デイヴィッド・ヒーリー

ファルマゲドン

背信の医薬

田島治監訳
中里京子訳

みすず書房

PHARMAGEDDON

by

David Healy

First published by University of California Press, 2012

一五年以上にわたり、私は薬害事例に関わってきた。
自らの物語を伝えるために生き延びた方々、あとに残された家族の方々、
そしてとりわけ、誤りを正そうと奮闘してきた方々に本書を捧げる。

あの子が幼かったとき　わたしは『出エジプト記』を読みきかせた
わが娘に「イスラエルの子どもたちは……」と

火の柱
雲の柱

おしまいまでくると
わたしたちは互いの瞳をのぞきこんだ　どこに、と
あの子は言った　ひそひそ声で

おとなたちはいたの、と

ジョージ・オッペン『出エジプト記』

船大工の技と同じくらい古い　新たな木材が
遠くに浮かぶブイのわきを曲がっている、荒々しい
鋼鉄が海で戦っている、船大工よ

船大工よ、
船大工とほかのものたちよ、溶接された巨大な継ぎ目が
波をかいくぐっては、しずくをしたたらせる　船大工よ
船大工よ、この惑星はなんと荒々しいのだろう

ジョージ・オッペン『船大工のボート』

ファルマゲドン　◆目次

はじめに　2
ファルマゲドンの進展
ファルマゲドンを避けるには

第一章　かつて医療と呼ばれていたもの　25
医療からマーケティングへ
かつてのブランドとこれからのブランド
特許薬
ブランドと特許
情勢の変化

第二章　医療とマーケッター　68
医師が注文したもの
ブロックバスター薬の台頭
鏡の中の顔
新たな医療

第三章　エビデンスに従え　99
数字的転回
疾患の原因
医療における肥料？
医者に催眠術をかける
偶然を飼い慣らす
ギャップにご用心
企業がおこなう臨床試験
エビデンスに歪められた医療

第四章　データの改竄　149
科学を装う
機械の中の幽霊
科学という巣に産みつけられたカッコウの卵
利益相反を超えて
鏡の国のアリス
サイエンス・エクス・マキナ
消える科学

第五章　ガイドラインに縛られて　200
自由裁量の終焉
コンセンサス会議
一つのガイドライン、一つの声
医学界最大の乖離
企業に掌握された双極性障害のガイドライン
足元の現実問題

第六章　医療の測りまちがい　248
ケアと測定
標準化された医療
尺度の魔力
帽子の中のウサギ
危険になった世界
非平穏状態を測定する
品質の誘惑
測定を超えて

第七章　翳りゆくケア　302
治療が悪い方向に向かうとき
オズの魔法使い
最先端のケア
工場医
疑念の支配
専占攻撃
冥界への拉致

第八章　ファルマゲドン　365
データに基づく医療
処方箋扱いのステータス
RXISKドットコム（RxISK.com）
医薬品の特許
ポストモダニズムの工場
医学的ケアの将来

謝辞　413
解説　415
原注　xiii
索引　i

ファルマゲドン

はじめに

私の父は、大人になってからずっとタバコを吸い続けた。いくつも病気を抱えたが、その一つが潰瘍性大腸炎だった。皮肉なことに潰瘍性大腸炎は、喫煙が病態によい影響をもたらす数少ない病気の一つである。一九七四年、大腸炎の治療のために入院した父は所定の胸部X線検査を受け、肺に影が見つかった。担当外科医のドクター・ネリガンは、手術の重要性を母に説いた。

当時のわが家の家庭医はドクター・ラピンだった。子どものころから診てもらっていた私は、彼のことを長身で銀髪をたくわえ、よく蝶ネクタイをしめていた風格ある医師として覚えている。かつて英国陸軍の軍医として勤務していたと人から聞いたが、これは当時のアイルランドでは極めて珍しいことだった。子どもの私にとってドクター・ラピンは根っからの賢者、そして当時私たちを取り巻いていた宗教、政治、差別といった幾重もの垣根を超越している人に見えた。

一九六〇年代の初頭に母が出産後の不調を訴えたとき、ドクター・ラピンは一週間に一度診療所に来るようにと母に勧めた。だが母には、そのような治療はらちがあかないものに思えたうえ、金銭的な余裕もなかった。そのため別の医師の診察を受け、潰瘍と診断されて、当時標準的だった手術を受けた。つまり、迷走神経を切断し、胃の一部を切り取ったのである。だが、この手術のせいで母は生涯にわたって腸管障害を抱えることになり、ドクター・ラピンの助言に従わなかったことを悔やんだ。不調は産後うつ病だったにちがいないと思うようになっていたからだ。

父の手術をすべきかどうかと母が相談をもちかけたとき、ドクター・ラピンはすぐには返事をしなかった。だが母がせがんだので、ようやく口を開いた。ご主人はいくつも疾患を抱えており、そのどれにも腫瘍より先に命を奪う可能性があります。癌や心臓疾患や他の致命的な病を抱えたまま墓に入る人は大勢いますが、必ずしもそういった病気が命取りになったわけではありません。手術は彼の体に大きな負担をかけることになるでしょう――これがドクター・ラピンの答えだった。

母はこの話を父に伝えた。そして、半年間養生したのちに耐えられると思えたら手術を受けるというのはどうだろうと提案し、父も母の意見に同意した。だが母が電話でこの希望を伝えると、ドクター・ネリガンは言ったそうだ。「構いません。でも四八時間以内に退院してください」と。癌をわずらっていることを伝えていないと母が明かすと、彼はその場で電話を切って父の病室に行き、このままでは余命数か月だが、手術をすれば治療のチャンスがあると伝えたという。不安になった父はドクター・ネリガンの意見を受け容れ、二日後に手術がおこなわれた。開腹したとき父の腫瘍はもはや手がつけられない状態だったと、ドクター・ネリガンは手術後に言った。それから六か月後、父は他界した。手術に命を縮められたことは、まずまちがいない。

父の死以降、肺癌の治療が進歩したのなら、父が受けた医学的ケアは、少なくとも究極的に他者を助けることになった犠牲と見ることもできただろう。しかし、医学のほぼあらゆる分野で毎日のように喧伝されているにもかかわらず、そうした進歩はほとんど生じていない。真の進歩が生じた一部の分野もたしかにあるとはいえ、大部分の分野で実際に生じた進歩は、大勢の人が信じ込まされているよりはるかに少ないのだ。さらに重要なのは、医薬品の分野では、一見進歩に思われることの多くが、ここ数十年間続いている医学的ケアの容赦ない劣化をもたらし、それに拍車をかけているという事実である。すなわち、ドクター・ラピンのような医師たちがドクター・ネリガンのような医師たちに取って代わられ、ファルマゲドン（ファーマ＋アルマゲドン）に向かって突き進んでいるのだ。医薬品は、私の父の身に起きたことに直接関与はしていなかったものの、いわば「ファスト医療」として手術に頼る治療を助長するという点で、医学的ケアの劣化に大きく貢献してきたと言えるだろう。

父が病をわずらったころ、私は医学の道に進んだ。それはまた、西欧諸国で臨床診療の大きな変化が生じてから、七〇年ほどが経過した時点だった。一九〇〇年前後の数年間に、血液検査、X線検査、細菌検出のための痰や尿の培養検査といった一連の新たな診断方法が登場し、医師たちは多くの疾患を区別し、その一部の治療法を見いだすことができるようになった。こうした検査法が登場する前、診断は、診察室に入ってきたときの患者の外見や、患者の自己申告に基づいておこなわれていた。もし患者が弱り、疲れているようであれば「衰弱」という診断が下され、やせ衰えているように見えれば「消耗性疾患」を抱えているとみなされたのである。腫瘍の診断が下されたとすれば、それは腫瘍が目に見えたから、あるいは触診できたからであり、糖尿病の診断が下されたとすれば、それは尿に独特の臭いがあったからだった。しかし、新たな検査法の発達により、血液検査やX線検査で疾患が確認されなければ診断は下されなくなった。患者が診察を受けたり入院したりしてから何週間も経ってようやく診断が下りることもあっただろう。検査は、心臓発作や十二指腸潰瘍などの新たな疾患を明らかにした。消耗性疾患には、肺結核が原因であるものもあれば、そうでないものがあることも判明した。

こうして出現したのが、新たなタイプの医師や病院である。ボストンでは、診断におけるリチャード・キャボットの慧眼が称賛された。二〇世紀初頭の数十年間には、新たな技術に支えられて正しい診断を下す医師たちの手腕が評価され、それはより良い医学的ケアをもたらすものとみなされて、マサチューセッツ総合病院（ハーヴァード・メディカルスクールの関連医療機関）の評判が、うなぎのぼりに上がった。だが、そのような状況に懸念を抱く者もいた。衛生学の教授で、高名なマサチューセッツの医師でもあり、のちに老年医学と苦痛緩和ケアの父と称えられることになったアルフレッド・ウースターは「近代的な診断がもてはやされるようになり、医師たちは、人間の特質に関する伝統的な知識を発展させて行使することをやめてしまった」と嘆いた。ウースターは、診断に検査が欠かせないとする新たな態度は、医師と患者が相互作用する方法を変えてしまうのではないかと危ぶんだのである――医師が新たなテクノロジーに気を取られ、治療的な影響力を継続的に患者に行使する能力を失くしてしまうのではないかと。[1][2][3]

とはいえ、優れた医学的ケアとは、キャボットとウースターそれぞれのビジョンを包含できるようなものでなければならないと思うのは当然だろう。なんと言っても新しい技術が患者を救う能力を大きく押し上げることになったのは確かだし、思いやりのある医学的ケアはすばらしいものだとはいえ、多くの人々はたとえ医師が気に入らなくても、病気が治るならそれはそれですばらしい医療だとみなすだろうから。実際、二〇世紀初頭の患者たちは、病院に足を運ぶことによって、新たな世代の専門家に対する支持を態度で示した。しかし私の父のケースが如実に示しているように、患者を気遣うこと（ケア）と病気を治療しようとすること（キュア）には、バランスが必要だ。そして治癒が望めないときには、このバランスがことさら重要になる。

医学は実質的な治療手段と引き換えに患者を思いやる心をなくしてしまうのではないかという初期の懸念は、一九四〇年代と五〇年代、命を救う数々の治療法が次々と登場した際に、脇へと追いやられてしまった。世界初の腎臓および心臓の移植手術に代表されるような外科技術の大きな発展も生じたものの、当時飛躍的な進歩が生じたのは医薬品の領域だった。というのも、免疫抑制剤や抗生物質といった新たな薬は、治療薬としての本来の役割に加えて、手術や他の医学領域の発達を促す礎にもなったからである。

このような飛躍的進歩にもかかわらず――むしろ一部の批評家によると、まさにこのような進歩のせいで――医療が専門化することに関する懸念が「医療化《メディカライゼーション》」（医療的問題でなかった事象を治療の対象にすること）という概念の形で、一九六〇年代に再浮上した。懸念を抱いた識者たちは主張した――人々の生活の大きな部分を病的なものとみなすことにばかり腐心して人間とは何であるかを定義する能力を欠く医学界に、私たちはあまりにも多くの権限を委譲しすぎていると。医療化に対するもっとも先鋭的な批判は、オーストリアの哲学者イヴァン・イリッチの著書『脱病院化社会――医療の限界』(4)（邦訳は晶文社刊、一九七九年）で展開された。同書が上梓されたのは一九七五年。私の父が他界した年だった。

いまにして思えば、一九七〇年代の半ばは、医学がもっとも頂点に近づいたときだったとみなせるだろう。その時点ではまだ、製薬業界は医学界の従属的なパートナーだった。しかし、役割が移行して製薬企業の威力がいっそう明らかになる二〇〇〇年代半ばから、人々は医療化について語る代わりに、医薬化（ファーマスーティカライゼーション）について語るようになった。医薬化が進むいま、人々のアイデンティティーはますます、どの薬剤が使える疾患を抱えているかということに応じて見極められるようになりつつある。

そんなおり、二〇〇七年に、英国を代表する医療消費者運動の提唱者チャールズ・メダワーが、医薬化を超える将来の見通しを提起した。「私は、社会が見境もなくファルマゲドンに向かって突き進んでいることに危機感を抱いている。ファルマゲドンは、パラドックスの金字塔だ。個人としての私たちが何かすばらしい医薬品の恩恵に与《あずか》る一方で、全体としての私たちは健康を見失い、健康であることの感覚を失くしてしまう。たとえとして、車の旅と気候変動の関係を考えてみよう。この二つは密接な関係にあるが、車を運転している人の頭の中で、その関係が結びつくことはまずないだろう。ちょうど、車の旅をした結果生じる気候変動に考えが及ばないのと同じように、ファルマゲドンという考えも、ほとんどの人の医薬品にまつわる体験にはまったく結びつかないと思われる(5)。

「ファルマゲドン」という用語でメダワーや彼に近い研究者たち（私も含む）が表現しようとしたのは、単純な医薬化――気分について語るかわりに神経伝達物質について語るような、世俗主義の生物学的還元――とはまったく異なるものである(6)。ファルマゲドンとは、従来と異なる医学用語を使ったり、宗教的な用語を生物学的な用語に置き換えたりといった語彙の変化を指すのではなく、そもそもは私たちが互いをよりよくケアできるようにするために生みだされたにもかかわらず、いまや、ケアの能力を排除するように変化しつつあるプロセスのことだ――そんな運命は、だれも望んでいないというのに。このプロセスの中心には、二〇世紀の半ばに生じた定量化へのシフトがある。これはほんとうに有益な変化ではあったものの、医療に一連の科学的な外見を与えることになり、それを一部の抜け目ないアドバイザーやマーケッターたちが操作して、あたかも「臨床免疫不全ウイルス（ＣＩＶ）」を使ったかのように私たちのケア能力を汚染してしまった。その結果、先に述べたようなプロセスに対して当然生じると思われた一流学術誌や医師団体による防御反応は、まったく生じなかった。それどころかこのウイルスは、自らの利益のために彼らを堕落させることさえやってのけたらしい。というのも、このプロセスに対する非難の声があがると、学術誌や医師団体は、まるであらかじめプログラムされている自らの任務が、一部の脆弱な製薬企業を医薬品監視者たちの敵意に満ちたまなざしから守ることにあるかのような反応を見せてきたからである。

ファルマゲドンの進展

一九七〇年代以来、販売される医薬品の性質および医療行為の双方に大きな変化が生じ続けている。すなわち、スタチン系薬剤のような新しい薬が続々と登場する一方で、コレステロール値を測定するような新たな診断検査法も開発され続けているのだ。これは一見、二〇世紀初頭に数多くの医学の進歩を導いた検査の伝統に沿った進歩のように見えるが、かつての薬や検査法が生命にかかわる病気の診断や治療を目的としていたのにひきかえ、現代の医療は生命を救うというよりも、危険因子や生活習慣要因を修正する薬を使って慢性病を管理するという方向にどんどん進んでいる。これは、ウースターやキャボットのような医師さえ過去のものとなった世界――製薬企業が、治療薬ではなく病気を売る世界だ。

表面的には、医療行為は以前と何ら変わらないように見える。しかし、その中身は同じではない。たとえば、コレステロール値が異常に高くなる遺伝性の疾患を持つ人が少数いる。こうした人々にとって、スタチン系薬剤のような薬は、半世紀前に抗生物質やインスリンが患者の命を救ったのと同じように命を救ってくれる手段になるだろう。スタチン系薬剤にはまた、脳卒中や心臓発作の病歴がある人で、現在喫煙中あるいは体重過多の人の命を救う可能性もある。ただし、こちらのほうは、脳卒中や心臓発作をわずらった人々のうちのほんの一部を救うために、他の何百人もの人に生涯薬を服用し続けるよう説得しなければならない。おおかたの場合、スタチン系薬剤が処方されるのは、コレステロール値がやや高いというだけの健康な人々だ。同様に、喘息《ぜんそく》や骨粗鬆症《こつそしょうしょう》の治療も、以前だったら、そんな疾患の診断も治療もなされなかっただろう人たちに対しておこなわれている。今日の治療は、近年登場した一連の検査方法が導き出す結果に対応するという形でおこなわれる——だが、そうした新たな検査は生命に対する脅威を取り除くための診断を助けるものではない。むしろ、何らかの「医薬品欠損症」を明らかにするためのものであり、新薬を売り込むためのマーケティング戦略の一環として医療現場に持ち込まれることが少なくない。

このような新たな疾患とその治療法が人々の心を捉える理由は、それらが、インスリンや抗生物質などを人類にもたらし、いつの日か癌の治療手段をももたらすであろう「進歩という物語」の最先端に位置しているとみなされるからだ。こうした薬が私の父の世代に存在していたら、多くの人命が救われただろうと考える人もいる。しかし実のところ、当時も今も、脂質や血糖値を下げたり、喘鳴《ぜんめい》を緩和したり、ストレスホルモンの分泌をブロックしたりする薬の見境ない使用は、人命を救うどころか、死亡率を押し上げる可能性さえあることが臨床試験で明らかになっている。(7)しかも、最新の医薬品をもっとも大量に使用しているアメリカで、それが生じているように見受けられるのだ。アメリカ人の平均余命は、一九七〇年以降一貫して低下し、他の先進諸国をはるかに下回っているのである。(8)

三、四〇年前に、一〇〇人以上の人々が集まっているレストラン、映画館、またはオフィスを見回したとしたら、そのうちの五〜一〇％の人に何らかの疾患があるとみなすことができただろう。なかには、本人も自覚していない疾患があったかもしれないが、経験を積んだ医師なら、患者の姿を見ただけで、そういった疾患の多くをすぐに見抜けたはずだ。一方現在では、その同じレストランやオフィスにいる一見健康な人たち——医師でも疾患があるとはすぐに見抜けない人たち——の八〇〜九〇％は、新たな

「障害」を抱えていると診断されるだろう。おそらくは、ほとんどの人に、コレステロール、血糖値、血圧、骨密度、喘息のいずれかの数値の異常、あるいは近年とみに増え続けている何らかの「メンタルヘルス不調」に関する数値の異常が見つかり、治療薬の服用を勧められるはずだ。伝統的な疾患の診断とは異なり、このような人々が診断を下されるようになるのは、心身の異常を感じて自ら医師のもとを訪れるからではない。こうした疾患の診断を下されるのは、検査装置が向こうからやってきたからだ。装置は、ほかの疾患のために診察を受けにいったときに、たまたまそこに置いてあったという場合もあるだろう。近い将来には、近所のスーパーにも置かれるようになるにちがいない。装置は、検査を受けた人に、あなたの「数値」は少しおかしいと教える。人々が症状を感じはじめるのはそれからだ。それは、病気があると診断されたことにより不快感や不安感を抱いたためかもしれないし、まさに服用しはじめた新薬——数値が少しおかしい人への対策として売り出された薬——の副作用のせいかもしれない。

医療の現状に対して増大する懸念の本質を明らかにしようとした書籍は、近年、何冊も出版されている。(9) こうした批評研究のほぼすべてで槍玉にあげられているのは製薬企業だ。彼らはこう糾弾する——いまや製薬企業は、地上もっとも莫大な利益を手にしている企業の一つであり、はなはだしく誇張された医薬品開発コストの見積もりとブロックバスター薬——少なくとも年商一〇億ドルを超える薬——の登場もあいまって、儲けすぎている。そして、こうした潤沢な資金を使って、ロビイストと影響力を買い、医師を振り向かせるためのさまざまなトリックを駆使するだけでなく、患者グループに資金を提供して、最新の高額薬物治療を妨げようとするあらゆる試みに反対するロビー活動を展開させているのであると。

これらの書籍は、数多くの優れた主張を展開し、製薬業界が突きつける問題に立ち向かう必要性を提起してはいるものの、懸念を抱いた著者たち——その多くは医師だ——は概して、医療そのものは根本的に健全だとして描いている。医師たちがなぜそのように安心していられるかというと、医療はいまや、初期のころとは異なり、科学という塁壁に守られているから安全だと思いこんでいるためだ。この科学とは、前世紀の変わり目にリチャード・キャボットのような医師が実践した実験科学ではなく、一九五〇年代から登場した無作為化比較試験（ＲＣＴ）に基づく医療のことである。こういった比較試験では、新薬は偽薬（プラセボ）に対比させられ、それに「勝った」ときに限って使用が許されることになる。

比較試験は、「エビデンスに基づく医療（ＥＢＭ）」と呼ばれるようになったものに先鞭をつけた（エビデンスとは科学的根拠のこと。一般的に、疫学的・統計的な研究データを指す）。ＲＣＴの結果は、さまざまな疾患のエビデンスに基づく治療用のガイドラインにも組み込まれる。このようなガイドラインが薬事当局に採用されると、医師が処方できる医薬品は制限される。多くの医療専門家は、このようなガイドラインがありさえすれば、たとえ製薬企業や医療機器企業のどんなご機嫌取りにさらされようとも、医師は細くてまっすぐな治療上の美徳の道を歩むことができると考えており、本書の第五章と六章で見ていくように、このガイドラインこそが実際に医療を製薬企業に引き渡す役割を果たしているのではないかと不審に思う者はほとんどいない。エビデンスに基づく医療が、医師に「効き目のある」治療だけをおこなわせ、そうでない治療を排除させることを意味する限り、それ以外に国民皆保険制度のベースになりうるものはないとみなす医療専門家は多い――そうした制度が望まれているとしての話ではあるが。しかし、現在おこなわれているエビデンスに基づく医療は、アメリカにおける国民皆保険制度の可能性についても、あるいは他の国々ですでに実施されている国民皆保険制度の存続についても、弔いの鐘をならすものにほかならないのである。

何かがおかしいと感づいた私たちは、悪者捜しをしたあげく、現在の悩みをもたらしているのは保険会社あるいは他の第三者支払人だと決めつけてうっぷんを晴らすことがよくある。しかし、保険会社に対する不満はもっともなものであることが多いとはいえ、保険会社もまた、医療における支配力を失いつつあるのだ。というのは、効き目があると証明されるのは特定の医薬品と、その医療品を使用するスタイルの医療だけなので、保険会社はそうした治療に対する支払いを余儀なくされるからである。また、入院費については、そのような投薬計画を実施する期間しかカバーしないことがよくあるが、保険会社にしてみれば、製薬業界とかかわりを持たない医学者による最良の根拠に基づいて策定されたガイドラインに従っているだけなのだ。こうしたガイドラインはえてして最新の高額な薬物治療を推奨しているため、それよりずっと効果的かつ安価で、より人道的なスタイルのケアは採用されなくなる。

製薬業界との接点に問題があることには気づいていても、問題の原因がどこにあるのか突きとめられない医学界は、製薬業界と密接すぎるつながりや利益相反（研究者個人の利益と公共の利益が相反する状況）を抱える医学界の重鎮や世論指導者たちがいることを、以前より認めるようになってきている。とはいえ、このような学者はどんな樽にも見つかる腐ったりんごにすぎず、そうした者たちの誤ったふるまいは、製薬企業との結びつきを開示する新しいルールの施行によって早々に是正できるとみなしているのが実情だ。

さらには、承認を得るために新薬が辿らなければならない臨床試験のほぼすべてが製薬業界により設計・実施されていることも事実として認められているうえ、学術誌に発表された論文は「ゴーストライティング」される――すなわち、著者名に列記されている学者によってではなく、ゴーストライターによって執筆されている――のが通例だという認識も高まりつつある。しかし、おおかたの評論家にとって、このような事実は、単に製薬業界の手綱を一層引き締める必要性を示唆するものでしかない。本当に考えるべきなのは、医薬品における現行の特許制度の性格や、多くの医薬品が処方箋でしか入手できないという状況を変える必要性といった、より広範囲に影響を及ぼす改善策、あるいは第四章と五章で見ていくように、論文のゴーストライティングや他の慣行がいかに臨床ケアそのものを貶《おとし》めているのかを仔細に調べる必要性などであるのだが。

成功を批判しても、勝てる可能性は低い。どだい、市場経済において、成功しないように努める企業などあるだろうか？　医学的ケアがこれほどまでの問題を抱えている理由は、保健医療経済におけるそれ以外の部分が、まだ完全に市場原理を受け容れていないからだ、と製薬業界は簡単に反論できるだろう。(10)この反論は非常に魅力的に響くので、アメリカでもヨーロッパでも、左派寄りの評論家でさえ、保健政策がとるべき道は市場原理を一部導入することだという案に一理あるとしぶしぶ認めているほどだ。(11)

製薬業界にとって、医学界からの攻撃は持久戦の様相を呈してきた。製薬業界はモハメド・アリさながら、利益相反、患者グループへの資金提供、ゴーストライティングといった問題について、医学界のジョー・フォアマンに自らを打たせている。製薬業界はロープにもたれかかり、喜んで罰を受け容れているのである。

本書ではこれから、医学界や評論家たちが攻撃している問題の根源は、ほかのだれも認めていない三つの原因にあることを明らかにしていく。第一の原因は、現代の医療が始まった一九五〇年代に医薬品に特許を付与する基準が変更されたため、製薬企業はそれまでにない方法で医薬品の販売を独占することができるようになったことだ。これによりブロックバスター薬の開発が可能になり、現在私たちが目にしているような医薬品マーケティングの基盤が築かれた。第二の原因は、同じく一九五〇年代に、このような医薬品が処方箋なしには入手できなくなったことにある。こうして、マーケティングのトレーニングを受けたこともなく、そのテクニックの知識もない比較的小さな集団に属す人々——医師たち——は、地上もっとも精巧なマーケティング・マシーンの照準器の標的に据えられることになった。第三の原因は、一世紀にわたり製薬業界に包囲され続けてきた医療従事者たちが、一九六〇年代になって、比較試験という名のトロイの木馬が門の外に置かれていることに気づき、それを城内に引き入れたことにある——製薬業界が設計する比較試験は、薬の効果に関してはすばらしいエビデンスをもたらすものの、患者にとって最良となるエビデンスはほとんど何も提供しないという事実には気づかずに。

こうした背景に照らすと、利益相反やゴーストライティングに関する議論は、重要ではあっても、問題のうわべを論じるものにすぎないことがわかるだろう。私たちには問う必要があるのだ——比較試験のデータを見ることが私たちには許されていない状況で、そのような比較試験を信奉することが、はたして商業的なバイアスから私たちを守ることになるのかと。また、医薬品に処方箋薬というステータスを与えるのは、ブロックバスター薬の時代に適切なことなのかと。そして今日の社会は、医薬品に特許取得を許した見返りの恩恵を手にしているだろうかと。これから本書で検討していくように、製薬業界に対するあらゆる攻撃は、比較試験、処方箋薬の特権、医薬品特許、そしてさらなる規制に対するニーズをかえって強めることになり、それらすべてが組み合わさった結果、医師と政府は、ますます製薬業界にしっかり結びつけられてしまった。製薬企業がブロックバスター薬を創薬する道筋をつけられたのも、このような変更が組み合わさった結果であり、こうした変更に疑問が突きつけられない限り、製薬業界は喜んでロープにもたれかかりパンチを受け続けるだろう。

変化が生じるときには、かつての黄金期の美徳を賛美したい誘惑にかられるものだ。だが、犬が吠えても隊商はつねに先に進む。私たちは何世代にもわたって、信念と愛する者の命を、最先端の医療を提供する医師の手にゆだねてきた。なかなか進歩が見られない分野も少なくないが、こと生と死と障害についでは、私たちのほとんどは——私の父のように——どれほど確率が低くても、望みを差し出してくれる者を選ぶ。いまのいままで、それは正しいことだった。では、これからは違うのか、と読者の方は思われるだろう。ファルマゲドンの到来を予告する本書の著者には、かつてアルフレッド・ウースターからイヴァン・イリッチまでの懸念を抱いた批評家がしてきた以上に人々の注意を惹くべき理由があるのだろうかと。そして、最良の批評者は、私たちに希望をあきらめるよう促す以上のものを提供してくれるのだろうかと。

ウースターやイリッチ、そして他の批評者たちは、私たちが人間性や他人をケアする能力を失ってしまうのではないかと危惧した。人間性や他人をケアする能力を失いたいと思うような者は一人もいないにもかかわらず、彼らの批判が成果を生まなかった理由の一つは、他人をケアすることの具体的な意味も、私たちの人間性が脅かされる瞬間を察知する方法も示されていなかったからだ。もう一つの理由は、たとえ医学の発展にどんな欠点がともなっていたにせよ、ごく最近まで、寿命が延び続けていることは疑いようがなかったからである。しかし、こうしたことすべては変わりつつある。私たちはいま、早死にしないために、最新の奇跡的治療法から身を守る必要が増しているような世界に暮らしているのだ。

治療《キュア》をおこなわないのが優れたケアなどと言うことは決してできない。とはいえ、ウースターから私の父の家庭医だったドクター・ラピンまでが実践していた伝統的な医学の良識では、治療が状況を改善するどころか悪化させる可能性のあるときを知ることの絶対不可欠な重要性が強調されていた。この哲学をもっとも端的に表現したのは、二〇〇年前、フランス革命さなかのパリで精神病患者の世話をしていた医師、フィリップ・ピネルである――「薬の適切な投与は重要な術《アート》だ。しかし、さらに重要かつ習得の難しい術は、投薬を留保すべきとき、あるいは完全に停止すべきときを知ることである[12]」

当然のことながら、病気が治れば医薬品の消費量は減るはずだ。また、ピネルが定義した優れた医学的ケアも同じ結果を導くはずである。しかし私たちは、命を救うにはほとんど、あるいはまったく役に立たず、生活の質を有意に向上させることもないような万能薬とされる薬の販売高が、唖然とするほど絶え間なく伸び続ける姿を目のあたりにしてきた。一九九一年に医薬品市場の六％を占めるにすぎなかったブロックバスター薬の消費量は、二〇〇六年には四五％にまで増加し、[13] 上位一〇種類の医薬品販売合計額は、年商六〇〇億ドルにまで達した。[14] かつて製薬業界は疾患を治癒する効力のある薬を販売して収益を得ていたが、いまや巨額の収入源は、現在もっともよく売れている医薬品がほとんど効かないような慢性疾患を私たちに売りつけることにかかっている。私たちは、消費者の健康よりも薬を売るための病が活力を保ち続けることに腐心する製薬企業の命を救うために、文字通り薬を飲んでいるのだ。これに比肩する過去の例は、一九世紀後半から二〇世紀初頭にかけて大流行した、特許や商標に保護された専売薬だけだろう。

二〇一〇年における医薬品の世界市場の規模は、九〇〇〇億ドルを超えた。この額は、二〇〇八年の金融危機の際にアメリカ政府が国家経済を救うために注入した公的資金額を上回る。売り上げのほぼ半分はアメリカ国内から来ており、そのほとんどが、命にかかわる治療ではなく慢性病の管理にかかわる医薬品の売り上げだった。癌の治療薬を別にすれば、同年の医薬品の世界市場でもっとも売れたのは、抗うつ薬と気分安定薬および他の中枢神経系に作用する薬（五〇〇億ドル）である。これに続いたのが、コレステロール低下薬のスタチン系薬剤（三四〇億ドル）。スタチン系薬剤は、他の心血管疾患治療薬とともに一〇五〇億ドルの市場を形成していた。そのあと、逆流性食道炎治療のためのプロトンポンプ阻害薬（二六〇億ドル）、血糖降下薬（二四〇億ドル）、アドベアーなどの喘息治療薬（アドベアーだけで八〇億ドル近くの市場規模）、骨粗鬆症治療薬、そしてバイアグラのような性機能改善薬が続いた。[15]

このようなセレブ待遇のブロックバスター薬の売り上げは、世界中で毎年一〇～二〇％の増加を示しており、金融危機のさなかでさえ、その上昇傾向は衰えなかった。中国とインドが本格的に市場参入するようになれば、売り上げが増加の一途を辿ることはまちがいない。おそらく倍にはなるだろう。ブロックバスター薬の利幅はおよそ数千％。だからいまでは、同じ重さの金より高い。これほどの利益を生み出す商品はほかになく、ブロックバスター薬の製造企業の利益率は、他のどのような企業の利益率をも超えている。

もしこの出費が私たちの命を救ってくれたり生産性を回復させてくれたりするなら、そんな暴利も、ためらうことなく正当化されるだろう。だがほとんどの場合、医師たちがスタチン系薬剤を使ってコレステロール値を低下させることについて語るとき、彼らは疾患の治療をしているのではなく、リスク管理について話しているのである。私たちの命を救う話をしているのではなく、一生涯続く治療を提供する話をしているのだ。処方されたスタチン系薬剤はコレステロール値を低下させるかもしれない。しかし、それよりもっと重要なのは、製薬企業のマーケティングが医師のみならず私たち患者の感じ方までを変え、コレステロール値を低下させることは結核のような疾患の治療と同じくらい重要だと思い込ませていることだ。

こうしたマーケティングは、かつて医療行為だったものから「ヘルスケア株式会社市場」へ私たちを着々と運んでいく。実際彼らは、市場どころか、ヘルスケアという新たな世界の創造までやってのけた。この世界では、焦点は医療からヘルスケア製品市場へとシフトしている。つまり、進歩の速度はゆっくりであっても患者に恩恵をもたらしていたかつての医療から、科学と進歩がマーケット用語になり、たとえ患者に害が及ぼうとも企業が利益を手にするようなヘルスケア市場に移行しつつあるのだ。

その過程で私たちは自らケア能力を損ねていると言うのは簡単だろう。だが、ケアとはいったい何なのか、そしてケア能力が損なわれているという証拠はどこにあるのか。ケアとは、命あるいは心身の能力が奪われる危機に瀕している患者に医師が提供するものだ。理想的なケアは、病気を治癒すること（キュア）である。しかし、心身の能力の喪失や死に対する脅威をもたらしているのが、実は薬物治療だとしたら？　薬剤誘発性の傷害はいまや、入院患者の死因の第四位につけている。先進国における障害の原因としては、おそらくダントツの一位になるだろう。増大する医療費に関する議論では、医薬品のコストがよく問題にされる。しかし、医療提供者は、この命や金の出血を止める明らかな努力を何もせずに、医薬品自体に使うよりも多くの金を、治療により誘発された健康問題の改善に使っている。なぜ、こんなことが起きているのだろう？　私たちを苦しめているこの新たな障害のケアおよび治療に役立つエビデンスの基盤を探しても、そんなものはまったく見つからない——ガイドラインもなければ、研究もないのだ。そして、何かが誤った方向に進んでいる可能性を示す証拠《エビデンス》は、全面的に否定される。

ケアについて言えば、医薬品の販売にかかわる何十億ドルもの金の話は、全体像のほんの一部を示すものでしかない。医学界では最近まで、疾患の対処法や患者のケアのしかたにおけるさまざまなアプローチの妥当性に関して活発な議論が交わされ、医学会議は、まったく異なる観点を情熱的に主張する学者でひしめいたものだった。議論は、治療のリスク管理に関して戦わされることも多かった。しかし、ブロックバスター薬のマーケティングに投入された金は、異なる治療オプションや、ブロックバスター薬の有害事象に関する議論を着々と封じつつある。これはアメリカだけの問題ではない——沈黙はいま、全世界に広がっている。

五〇年前、ヨーロッパ諸国の多くが、国民皆保険制度を導入した。保健医療の歴史における重要な分岐点に差しかかったいま、アメリカが医療保険の適用範囲を拡げようとしている。五〇年前には、たとえば肺炎や結核といった本当の疾患を治療したり、死の床から人々を救い出して職場に復帰させたり、障害者リストから外して生産性を取り戻させたりすることに税金を使うのは道理にかなったことだった。それは投資にほかならなかった。生命を脅かす病気や障害を残す病気を治すことができれば、税金を使っても元がとれる——たとえばアメリカはより豊かな国となり、中国や日本やヨーロッパとよりよく競争できるようになるだろう。だが、医学的には必要ではないのに、人口に占める割合がとみに増しているコレステロール値の上昇や他の「数値病」を治療することは、健康不安を増大させ、患者を早死にさせないまでも不快な副作用を与えることにより、アメリカの生産性を引き下げかねない。なにより、その種の投薬は、地球上のどんな国よりも、アメリカが得意とするものである。これは投資ではなく出費だ。さらに言えば、いまや「薬物治療」が必要だと製薬企業が示唆する一連の異常な検査値を事実上あらゆる人が抱えるようになった現状を考えると、これはアメリカの経済を麻痺させている出費だと言えよう。

オバマ政権および他の者たちは、進むべき唯一の合理的な道は、エビデンスに基づく医療を受け容れることだと言う。しかし、保険会社が見いだしたように、エビデンスに頼ろうとする者はみな、効力があり費用節約になるのは最新の医薬品を使った治療であることを示す比較試験の結果に直面することになるだろう。さらには、製薬企業と利害関係のない、その分野のもっとも高名な研究者によって策定された、最新の医薬品の使用を推奨するガイドラインにも出くわすことになる。そして、エビデンスに基づく医療に従わない医師がいることが最大の問題なのだと告げられる。新世代のウェブベースの企業などは、最新のガイドラインへの準拠を確実にするために、医師が自由裁量を行使できないようにする手段を電子カルテに組み込むサービスを提供しているほどだ。

ボトル入りの水を消費者に買わせることができるような世の中に暮らしているにもかかわらず、マーケティングの威力を薬物治療に応用したらどうなるか、と考えてみた人はほとんどいないらしい。もし医療分野におけるマーケティングの目標が、医師に自ら製品を売らせるために、医師たちが何を望んでいるかを見つけ出すことにあるとすれば——実際そのとおりなのだが——そして、何よりもエビデンスにもっとも影響を受けると医師が言うとすれば——実際そうなのだが——エビデンスが確実に自分たちにとって「適切な方向」を指し示すように製薬業界が心を砕くだろうことは、推して知るべしだろう。こうした状況下では、医薬品を処方箋がなければ入手できないものにすれば、製薬企業の営業担当の仕事は、そうしない場合よりずっと楽になる。というのも営業担当は、マーケティングに関しては平均的な思春期の子どもよりもっと世間ずれしていない少数の消費者——医師たち——に狙いを定めればいいからだ。

だれも指摘しようとしないのだが、実は私たちはいま、唖然とするようなパラドックスを抱えている。医学界は、製薬業界の手綱を引き締めるには、エビデンスに基づく医療が最良の手段だと言う。他方、製薬企業はいまや、エビデンスに基づく医療をもっとも精力的に擁護する存在になっている。そして、アメリカおよびヨーロッパ諸国の政権は、こうした種類のエビデンスこそ、医療コストのコントロールに役立つものだと考えているらしい。もし「キャッチ＝22」という言葉（ジョーゼフ・ヘラーの小説より）が存在していなかったら、私たちはいま、それをつくりださなければならないところだ。

ファルマゲドンを避けるには

製薬企業によるゴーストライティングの話題がニュースに取り上げられるようになったとはいえ、医学界の主要学術誌が、この慣行にどれほど共謀しているか、また医薬品の有害事象に関する論文が投稿された際に、製薬企業に訴えられることを恐れて、いかに自主検閲をおこなっているかについては、まだほとんど知られていない。また、製薬業界とは無関係な学術界の専門家によって策定されたはずの治療ガイドラインが、なぜつねに企業の最新の製品を推奨しているのかを説明する研究もない。

他方、医師と患者は、診療の場のあり方が大きく変化したことについて不満を述べている。かつて人々は、医学的な問題を抱えたために医師の診察を受けに出かけ、医師は診察のたびに患者に生じている変化を見抜くことができた。こうした医師なら、治療が問題を引き起こした場合にも、それを見抜くことができただろう。しかしいまでは、診察を受けるたびに医師の顔が毎回違う可能性が高い。多くの医師のおもな役割は、命にかかわる疾患の兆候がないかどうか、あるいは治療がもたらした有害な副作用の兆候がないかどうかを監視することから、患者の危険因子に関する最新の検査結果をコンピューター画面でモニターし、ガイドラインに基づいて数値を管理することに変容してしまった。コンピューター画面で数字を眺め、ガイドラインに沿ってそれを管理することが医師の仕事であるのなら、いまやアメリカやヨーロッパで医療制度を運営するようになりつつある管理者《マネージャー》たちが、そんな仕事はだれがやっても同じだという考えに至ったとしても、だれも文句は言えないだろう。

患者を目の前にした医師の役割は、ガイドラインに結びつけられた目標に基づき、患者を「教育」して——すなわち、丸め込んだり、強要したりして——本人がかかっていると思ってもいなかった疾患の治療を受けるようにさせることになりつつある。その治療法は、患者の健康を向上させるどころか、場合によっては患者を傷つけたり、死に至らしめたりする可能性があるものだ。ケアはこのような姿に変貌してしまったのである。

医師たちはこういったことすべてについて不満を漏らす。しかし、彼らを偏った方向に押しやっている要因の分析をしなければ、そしてそれに代わるケアのモデルを提唱することができなければ、漏らした不満は無意味に終わるだろう。製薬業界は不適切なほど儲けていると一部の者たちが感じること以外に何も具体的に問題を指摘せずに業界批判をするのは、彼らに罪を押しつけるだけだ。こうした罪の転嫁をおこなう者たちは、不平を述べる以外に何かしているだろうか？　本書第二章の終わりまでには、現行の特許法と医薬品の処方箋薬指定が、表面的な問題の多くを生じさせていることが明らかになる——しかし、このような取り扱いを変えたいと望むような医師や医療関係者はいるだろうか？　第四章の終わりまでには、臨床試験のデータへのアクセスが妨げられている現状は科学的規範に対する重大な違反であることが判明するが、この違反に立ち向かおうとする医師がいるかどうかは、それよりさらに不透明である。

これらすべての問題は、第七章で、薬害をこうむった患者のエピソードに集約され、私たちはその例を通して、最良のレベルにあったかつての医療の姿と、現在なりかけている危険な医療の姿とのギャップをはっきり目にすることになる。「エビデンス」——比較研究の結果を公表した報告書——に基づくとき、医師たちには、処方された治療薬が問題をもたらした可能性を否定する以外に、合理的な選択肢がないように見える。薬物治療が患者に傷害を与えたか、あるいは与えた場合には何をすべきかを、エビデンスに基づいて判断するアプローチは存在しない。なぜだろう？

ファルマゲドンを回避する第一義的な意義は、増大する医療費の抑制ではない――それも重要なことではあるが。その第一義的な意義とは、私たちを苦しめている病を医師が診断して適切なケアが提供できるような状況を取り戻すことにある。ここで言う種類のケアとは、何か実体のないものや、最近はやりの試み――医療従事者に、もっと笑顔で患者に向かい「良い一日を」と言わせることや、他の「良いサービス」を提供すること――などではない。こと治療誘発性の傷害については、医療をゆだねられる者に「職務の遂行に不可欠な資質（ライト・スタッフ）」が備わっていることが、いっそう重要になる。

一見すると、医師や他の医療従事者は患者のパートナーになるように促されているように見えるかもしれない。しかし実際には、患者が病をわずらったときに、その潜在能力を最大限に発揮できるようにしてあげたいと望む医療従事者の本能は、治療誘発性の問題を見えなくするプロセスによって阻害されてしまっている。その結果、医療に携わっている人々が日々現場に持ち込む山のような理想主義や善意は無駄になっているのだ。したがって、国家のもっとも重要な富とは、地面に埋まっている石油や他の資源などではなく、最高の状態で機能している人々だという限りにおいて、私たちの国や経済は貧しくなりつつある。

現代の医療には、情勢の変化《クライメット・チェンジ》が生じている。これは、ウースターと、それ以降の何世代もの医師たちが嘆いてきた、つりあいのとれた見方の喪失とはまったく異なるものだ。この情勢の変化をもたらしている要因と真摯に取り組むには、特許法、処方箋薬のステータス、そして比較試験のデータへのアクセスの改善などが必要になる。その一方で、医師や患者自身が行動に訴えることも必要だ。地球規模の温暖化の進行に際して、個人の努力は無益に見えるかもしれない。しかし、地球環境問題と同じように医療の問題においても、一人の力を他の一人の力に加えていくことによって違いを生み出すことは可能だ。本書は、そんな努力の一つである。ひとたび問題が検討されさえすれば、診療をおこなっている医師のほぼすべて、そして彼らのもとを訪れるあらゆる人々が、臨床ケアの場で高まる惨事への予感に警戒感を抱き、協力しあって変化を生み出すことができるようになるという信念のもとに、本書は書かれたものである。

第一章　かつて医療と呼ばれていたもの

アルフレッド・ウースター（一八五五〜一九五一）とリチャード・キャボット（一八六八〜一九三九）がボストンで活躍した時期は、近代医学の形成期に重なる。一九世紀末にウースターが医学生に授けたトレーニングには、医師見習いとして、病人や死にかけている患者の家を繰り返し訪れることが含まれていた。一方、二〇世紀初頭のキャボットの学生たちは、細菌学のような医学の基礎となる新たな科学のトレーニングを受けたが、同じ患者にふたたび会うことはめったになかった。ウースターはこう言っている――一九一二年にメディカル・スクールで医学を学ぶ二年生は、自分の世代の医師より疾患についてはるかに多くの知識を身につけているだろう。だが結局のところ、疾患のメカニズムに関する精緻な知識は、患者の死因が何であったかを明らかにはしても、患者の生き方や死に方を助けようとする医師の役には立たないだろう、と。年配の医師たちは疾患のプロセスに関する知見を無視しようとしたわけではなかったが、若い医師たちよりも人間の非力について、はるかに豊かな知識を蓄えており、そうした状況の扱いにも慣れていた。「生命の神秘に取り組むとき、科学は現代の医師を見捨てる」とウースターは書いている(1)。

診療に一度も携わったことのない者が薬理学を教えるという、ハーヴァード大学で当時生じていた変化を嘆き、ウースターは次のように指摘した。「現代のメディカル・スクールでは科学が玉座に据えられている。病因論的発見の目覚ましさに夢中になり、メディカル・スクールの強みのすべてを疾患の研究に費やしてしまっているのだ。そこでは診療の技術は教えられない。そういったものが存在していた事実すら、ほとんど無視されている」[2]「無理もないことだ」と彼は続ける。人々が「クリスチャン・サイエンス（一八七九年に創設されたキリスト教系の新宗教）教徒や他のペテン師たちに救いを求めるのは。たとえそういった連中の目的が、疾患の存在を愚かにも否定することや金を儲けることにあったとしても、少なくともいくらかの希望を病床にもたらしてくれることは確かなのだから」

ウースターの言葉には、決まり悪い真実の響きがこもっている。しかし、自分の医師は「保守派」であってほしいと願ったにせよ、過去一世紀のあいだに科学が医療にもたらした恩恵を手放そうとする患者は、たとえいたにしても、ごくわずかだろう。狭い「医学的」アプローチの危険性を自覚している多くのメディカル・スクール――とりわけハーヴァード・メディカル・スクール――では、疾患は患者の人生におけるエピソードの一つにすぎないことを学生が確実に理解するように図っている。[3]だがそのような努力にもかかわらず、医療は依然として劣化の一途を辿っているようだ。

ウースターの治療を受けた患者は、彼のあとに従う見習い医師たちの姿を目にしたかもしれないし、リチャード・キャボットの診察を受けにマサチューセッツ総合病院に出かけた患者は、診察室で見学している医学生におそらく出会ったことだろう。しかしいまや製薬業界は医師たちを説得して、訓練中の営業担当（MR）を診察に立ち会わせる許可をとりつけている――最近の映画『ラブ&ドラッグ』で描かれたように。次のような実例もある。営業担当になるためのトレーニングの一環として、「薬物療法管理クリニック」で働くドクターNの診察を参観することになったジャネットという女性がいた。ドクターNは実在する医師の仮名である。彼は医薬品の処方箋を大量に書いている医師で、現代の臨床診療の実態を調べるプロジェクトの研究対象になっていた。(4)ジャネットは、ドクターNがそれぞれの患者について記入しなければならない書類の多さに驚いた——治療薬が効果を発揮しているか、副作用が現れていないかについて、医師と患者双方の感じ方を追跡する表を作成しなければならないのだ。ドクターNは書類の記入に追われて、一〇分から一五分間の診察時間中、ほとんど患者に目をやることがなかった。

ある日、中年の男性が診察を受けにやってきた。診察し終わった患者の書類をドクターNが記入し終えるまで、ジャネットは、この男性の相手を引き受けた。車いすに座っていた患者は、血管の問題のために最近両脚を切断したわりには、機嫌がいいように見えた。ドクターNは、いつもの質問を始め、質問しながらチェックシートに印をつけていった。

ついに患者が遮って言った。「私を見てくださいよ、先生。何か変わったことに気づきませんか？」男性がこの質問を何度か繰り返したあと、ドクターNはついに書類から目を上げ、親指でメガネを押し上げながら、男性をまっすぐに見た。そして、数秒間じっと見つめてから口を開いた。「いや、なにも見当たりませんね。どうしたんです？」患者は笑みを浮かべ、上ずった声で言った。「両脚を切断したんですよ！　この前、先生に診てもらったあとに」。ドクターNは会話を患者の薬の話に戻し、その数分後に診察は終了した。

これほどの配慮の欠如は、たとえドクターNが架空の人物だったとしても度を越していると言えるかもしれないが、今日、医師のもとを訪れるとき、私たちの多くは、この例とあまり変わらない状況に遭遇する。最良の医師でさえ、私たち患者よりコンピューター画面を眺めることにますます時間を割くようになっているように見える。キャボットはウースターより当時の最新科学を取り入れることに熱心だったが、彼でさえ、ウースターと同じように、このような状況にはおそらくあきれたことだろう。なにより、科学を容認することが、このような診療の劣化を招かねばならぬ理由はない。ドクターNの例は戯画的なほど極端だとはいえ、今日の医療を支配する力が助長するタイプの診療を浮き彫りにしている。

本書では、ドクターNのような医師が実在するだけでなく、近い将来、医師の標準のようなものになりかねない状況に至った理由をつぶさに検討していく。その最初のステップとして、私たちはまず、二つの歴史のあらましを知る必要がある。一つは、医薬品に対する医療の関係という比較的伝統的な歴史で、その関係がもっとも大きな転機を迎えたのは、二〇世紀半ばに、真に効果のある一連の特効薬《マジック・ビュレット》を使う薬物治療が登場したときだった。もう一つは、一九世紀の末から始まったマーケティングの歴史である。当初、この二つの歴史に共通項はほとんどなかった。だがこれから見ていくように、医療はどうやら近年、地球上でもっとも洗練されたマーケティングの温床になってしまったらしい。医療の変容は厳然たる事実だが、何かを変えたければ、変容が生じたと単に主張するだけでは不充分だ——私たちは、この変容を促したメカニズムが何であるかを端的に見極めなければならない。

医療からマーケティングへ

戦場にいる米軍兵士を登用した一九五一年の広告で、製薬企業のイーライリリー社は、同社と他の製薬企業がアメリカ国家に対して果たしている貢献について、次のようにまとめた。

「歴史に残るアメリカの快挙――数千名に及ぶアメリカ兵と同盟軍兵士が今日生きながらえているのは、第二次世界大戦中に生じた人命を救う進歩のおかげです。わが国の兵士の死亡率は、世界のあらゆる陸軍の歴史を通して、もっとも低いレベルに達しました。この快挙は、より良い医療の手法とテクニック、とりわけ新薬や改善された医薬品の使用を通じて達成されたものです。厖大な量のペニシリン、麻酔薬、サルファ剤、処理された血液が、イーライリリー社のような製薬企業により、迅速に供給されました。自由企業体制が、このような役割を果たすことができる規模のアメリカの産業を育てたのです(5)」

皮肉なことに、この広告にあげられている治療の大部分は、自由企業体制から生まれたものではなく、政府の資金あるいは戦前のドイツの製薬カルテルだったＩＧ《イーゲー》ファルベンが生み出したものだった。また、当時ソ連圏に属していたチェコスロバキアは、一九五〇年代と一九六〇年代を通し、人口一人当たりで換算すると、他のどの国よりも多くの新薬を生み出していた。とはいえ、資本主義と自由市場主義の組み合わせは、ある程度まで「うまく機能」する。それはいまや、だれの目にも明らかだ。そして「世界最高のハイテク医療を創造して画期的新薬《ブレイクスルー・ドラッグ》の開発に貢献するけれども利益を追求するシステム」と、「利益は追求せず、画期的新薬よりもケアを重視し、適切な治療を考慮する際に社会的要因を盛り込むシステム」のいずれかを選ぶように迫られたら、平均的な人はつねに画期的新薬のほうを選ぶだろう。

この自由市場主義的世界観――それをもっとも堅固に抱いているのは、なにより製薬業界だ――にまつわる問題は、巨大化した製薬企業数社が、二〇世紀のあいだに、より良い新製品《マウストラップ》を生み出すことになっている自由市場の都合の良いところだけを食い荒らしてしまったことだ。そんな企業の一つがイーライリリー社である。その後こういった大企業は、利益を生み出す究極的な鍵として、イノベーションよりマーケティングを優先する立場がとれるようになった。イーライリリー社やファイザー社のような巨大製薬企業の研究開発予算は、かつてはマーケティング予算より大きかったが、いまではそれが逆転している。たとえば製薬業界が現在マーケティングに費やしている予算は、アメリカだけでも年間三〇〇億ドルにもなる。二〇〇二年、ファイザー社は、上昇したコレステロール値の治療薬としてスタチン系薬剤「リピトール」（一般名アトルバスタチン。日本ではアステラス製薬が販売）を販売するため、マーケティングに約一二億ドルを費やした。これは、米国国立衛生研究所（ＮＩＨ）が、アルツハイマー病、関節炎、自閉症、てんかん、インフルエンザ、多発性硬化症、鎌状赤血球病、脊髄損傷にかけた研究費をすべて合計した額にほぼ匹敵する。[6]そのリピトールも当時市販されていた六種類のスタチン系薬剤の一つにすぎなかったことを考えると、スタチン系薬剤の売り込み自体を批判する医学的メッセージ——スタチン系薬剤が医療に果たす役割はごく限られたものであり、コレステロール値は薬を服用しなくても食生活の改善などで低下させられること——を公にしようとする者が、手ごわい抵抗に遭うことは推して知るべしだろう。このように潤沢な資金にバックアップされた二一世紀の企業のマーケッターは、どんなものでも売ることができると自負している。ボトル入りの水だろうが酸素だろうが、そして適切なパッケージにくるめば低品質の新製品《マウストラップ》さえ売ることができると。そんなことまで可能になるなら、ホメオパシー薬や比較的無価値な医薬品を売ることなど、なんでもないことなのかもしれない。

伝統的な市場を弱体化させることにもっとも貢献したのは、おそらく他のどんな事業の会社より、製薬企業だろう。リリー社の一九五一年の広告から、ファイザー社のＣＥＯだったハンク・マッキネルが出版した二〇〇五年の書籍[7]までを駆使して、自由企業体制以外の代替手段はないというメッセージを広めるのにもっとも積極的だったのが製薬企業だったのも偶然ではない。多くの事業会社が一世紀も前に、熾烈な競争をともなう資本主義と自由市場は、思ったよりも——少なくとも自分たちにとっては——うまく機能しないと結論づけたなか、製薬企業だけはこのテーマをとことん推し進めることができたのだった。

　製薬企業が現在のシステムをどのように生み出したかを見ていくには、一九世紀半ばに立ち戻る必要がある。当時は、科学に基づく最初の企業が、新たに興った理化学によって可能になった製品を製造しはじめたときだった。このような科学は、電気工業をはじめ、化学工業や金属工業の基盤を築き、自動車から、プラスチック、爆薬、染料、ゴム製品、化学繊維、そしてのちには医薬品までの一連の新製品を次々と生み出していくことになる。これらすべてのケースにおいて、企業間の競合は——理論的には——自由市場における価格の低下をもたらすはずだった。とりわけ製造コストは、自動化が進むたびに削減されていったのだから。しかし、利益低下の危機に直面した新たな製造企業の大部分は、製品価格を人工的に吊り上げるために、結束してカルテルを構築するという手段に打って出た。カルテルとは、世間に対して企業間の競争があるかのように見せかけておきながら、実は企業間で話し合って製品価格と市場協定を調整し、実質的に市場独占の優位性を享受するものである。(8)しかし、一九世紀の末には、アメリカとヨーロッパで、カルテルに対する政府の締めつけが強まった。

　そこで企業は、利益を維持あるいは向上するための代替手段を見つけなければならなくなった。これこそ、企業がマーケティングに目を向けた理由である。製造企業にとっての問題は、自動車、プラスチック、染料、ねじ、ボルトや目新しい製品《マウストラップ》に対する真の需要が余剰生産能力によって急速に満たされていくにつれ、さらに生産量を増せば、製品価格が低下するという事実だった。こうして企業は、価格がカルテルによって不正操作できないならば、販売する製品が、望ましい物あるいは必要な物だと消費者を説得することにより、需要を維持または拡大できないだろうか、と考えたのである。[9]

販売機会を開拓したマーケティングは歓迎され、一九二〇年代には、企業にマーケティング部が創設されて、大学にも最初のマーケティング講座が登場した。[10] 皮肉なことに、このような講座で使われた素材のほとんどは、一九世紀に処方箋なしで購入できる専売薬（特許や商標で保護された医薬品）の販売を支えた、その場しのぎの才気あふれる思いつきを寄せ集めたものだった。マーケティングという新たな科学の初期の提唱者たちは見抜いていたのである――まったく価値のない治療薬を押しつける偽医者こそ、人々に必要なものだと思わせて商品を売りつける方法を真に理解していたエキスパートだったと。[11] また、他のだれにもまして広告という分野を創造し、現代のマーケティングの道筋をつけたのも、彼らだった。

専売薬が後世のマーケッターたちに授けた最初のレッスンの一つは、一八三〇年代に生じた一件だった。それは、「胆汁丸薬（Bilious Pills）」を製造していたコネティカット州在住のサミュエル・リー・ジュニアと、同じく胆汁丸薬に基づく治療薬を製造していた、もう一人のコネティカット州在住のサミュエル・リーが、新聞紙上で繰り広げた激しい論争である。市場を崩壊させるどころか、この論争は胆汁丸薬の需要を押し上げることになり、ほどなくしてアメリカ中の専売薬製造者が独自の製法を引っ提げてこの市場に参入するようになった。染料や金属製品の製造企業とは対照的に、こうした薬のビジネスマンは、製造企業間の競争が売り上げ増をもたらすことを見いだしたのだった――しかも自社製品の値段を落とすことなく。医薬品の領域におけるこの現象は、二〇世紀にアスピリンを登録商標製品として売り出したときから、今世紀のリピトールやバイオックス（日本では発売されなかったメルク社の鎮痛薬。二〇〇四年に副作用のため発売中止になった）の販売時まで、幾度となく繰り返されることになる。[12]

一八〇四年には、ニューヨークで約九〇種類の専売薬が市販されていたが、その数は一八五七年までに、全米で一五〇〇を数えるまでになっていた。産業は新聞の発達と識字率の向上に比例して成長した。一八〇〇年に二〇〇社ほどだった新聞社は一八六〇年には四〇〇〇社に達し、専売薬を手がける業者はこの爆発的な新聞の発達を利用して全国的なマーケティングを展開した最初の業種の一つになった。彼らがおこなったマーケティングは規模も大きく、一九世紀後半には、他のどの業界よりも広告に費用をかけていた。たとえば一九世紀末までに、アメリカの市民に「スコットの乳剤（Scott's Emulsion）」（タラの肝油）の効用を説くために投入された額は最大一〇〇万ドルに達した。しかもこれは、数億ドルの小売価格市場で販売されていた推定五万種類の化合物のほんの一例なのである。(13)

専売薬業界は、化合物自体よりもライフスタイルを売り込んだ最初の業界で、それは、近代的な「マーケティング」という言葉自体がまだ存在していなかった時代のマーケティングだった。彼らがライフスタイルを売り込んだのは、単純な理由からだ。つまり、製品自体にほとんど価値がなかったのである。主要成分はビンの中にではなく、ビンの外側――ブランド――にあった。広告業界の初期の優れた指導者だったクロード・ホプキンスが「私の時代の偉大な広告業者たちは、医療分野で学んだ」とよく言っていたのも偶然ではない。「学んだ」というのは、つまり、「カーターの小肝油丸薬（Carter's Little Liver Pills）」「リディア・ピンカムのベジタブル化合物（Lydia Pinkham's Vegetable Compound）」「クラーク・スタンリーのヘビ油《スネークオイル》塗布薬（Clark Stanley's Snake Oil Liniment）」、あるいはコカ・コーラ、のちにはセブンアップが、健康や美容の回復、口臭の解消、疲労克服、あるいは厄除けなどといったことに効くと人々を信じ込ませるテクニックを身に付けた、ということだ。販売キャンペーンに投じられた金は、こうした化合物の巨大な利幅から得られたもので、通常、製造コストの五倍にまで膨れ上がっていた。(15)

今日のマーケティングもまったく同じことをして、特定のランニングシューズや音楽再生機が、説明に記載された機能を得るために必要なだけでなく、日々の生活でもっとふつうに求められていること――まだ満たされていないニーズ《アンメット・ニーズ》――を満たすものであると私たちに信じ込ませている。こうした暗示が、二〇世紀の大部分のあいだはほとんどの人が商品になるなど考えてもみなかったボトル入りの水のような製品のマーケティングを支えているのだ。そして、二一世紀のボトル入りの水や一九世紀の専売薬（これらの成分も大部分が水だった）がはっきりと示しているように、製品の差別化を決定するものは、おおかたの場合、実際の製品にそなわる違いではなく、ブランド認知度の差なのである。つまり、マーケッターが競合相手より、どれほど効果的に製品に願望充足感を込められるか、そして潜在的な客にどれほどメッセージを浴びせられるかにかかっているのだ。

医学界について言えば、たとえばキャボットやウースターに見られたように相容れない主張が存在することがあったとはいえ、偽医学と専売薬ひいてはその延長としてのマーケティングに対しては、一八五〇年から一九五〇年までの一〇〇年間、医師たちは一致団結して妥協なく反対し続けた。一九世紀初頭のヨーロッパとアメリカには医師免許制度が存在せず、医師の教育に科学的な訓練は含まれていなかった。病院は効果的な治療をおこなうことを使命にしている機関というよりも救貧院の役割を果たしていた。そのため人々は病気になると、治療薬――全国的に宣伝され、癌治療薬から恋愛の秘薬や不老不死の薬まで扱うセールスマンが売り歩いていた薬――にますます頼るようになっていった。

肺病から神経症までなんでも治すという途方もない主張が蔓延している事態に対抗するため、ヨーロッパとアメリカでそれぞれ一九世紀半ばに誕生した最初の医師会は、医師たちが処方している薬の内容を確実に把握し、治療している疾患について知るべきことをすべて知るように図った。(16) 治療薬の効果が、投薬せずに思慮深く静観した場合と変わらないような場合、新たな世代の医師たちは、患者とともに静観することの美徳を教えられた。フィリップ・ピネルが学んだのと同じように、薬を処方することよりも処方しないときを知ることのほうが、よほど優れた医療である場合があることを理解できるような訓練を受けたのだ。

ヨーロッパにおける専売薬に関する最大の懸念は、患者を助ける成分がほとんど含まれていない化合物を売っておきながら、五〇〇％を超える利幅という暴利を業者がむさぼっている事実だった。[17] 一方、専売薬産業が極限にまで繁栄したアメリカの医師たちは、こうした薬の一部がもたらす傷害について、大きな懸念を表明した。一八六〇年のマサチューセッツ医師会の医学会議で、オリバー・ウェンデル・ホームズは、次のように語っている。「私は、あらゆるマテリア・メディカ〔入手可能な医薬品〕が海の底に沈んでしまえば、人類にとって望ましい――そして魚類にとっては不幸な――ことになると固く信じている。[18]」

専売薬に関する医学界の懸念は、規制を求める動きに発展した。アメリカではこの動きが、一九〇六年の化学局の創設に結実している。同局は医薬品を規制した最初の公的機関であり、一九三八年に創設されることになるアメリカ食品医薬品局（ＦＤＡ）や他の類似機関の先駆けとなった。[19] 化学局が創設されたのは、医薬品を宣伝販売している企業に、製品の成分をラベルに明記させるためだった。しかし、この最小限の市場への介入が、皮肉にも、あるプロセスを生み出すことになる。規制の強化は、規制の要求を満たすことができない弱小企業を市場から追い出すことになり、結果的に生き延びた企業を成長させることになったのだ。こうした企業はいよいよ強力なマーケティング能力を手にして、その一世紀後に、私たちをファルマゲドンの危機に直面させることになる。

一五〇〇年のあいだに、最初は偽医者、次は代替医療や補完医療と戦ってきた医学界は、偽の治療薬の誇大な効果を謳うようなマーケティングとはまったく縁がないということを自己イメージの一部にしている。消費者は人生の他の領域では用心しなければならないかもしれないが、こと医療に関しては安心していい、というわけだ。

このゆるぎない自己信頼はいまでも、医師、病院管理者、看護師を含め、医療に従事するほとんどの人々に見てとることができる。一般の人々も、そうしたイメージを額面通りに受け取っている。大部分の医師は、実は体をハイジャックされていて、顔の見えない企業のマーケティング部のために働く人間によって置き換えられているという考えは、ほとんどの人にとって、最初は信じがたいものだろう。テレビ番組の面白いネタにはなるかもしれないが、それ以上のものではない、と。

医師、そして医師以外の人たちの多くは、医薬品のマーケティングのことならもう知っている――無料のボールペンやランチ、山のような試供品、エリート医師ならカリブ海のゴルフ旅行に接待してもらえるかもしれない――し、それが及ぼす影響は無視できるものだと信じている。現代では安全措置が配備されており、企業のマーケティング部がおよそ考えつくようなことには、建前上は対処できることになっているからだ。私たちが使う医薬品は審査官の精査をパスしなければならない。それにパスする方法は、比較試験をおこなって、薬に効果があることを示すことしかない。そのあと、こうした医薬品は医師が書く処方箋でしか入手できないようにされているし、医師自身も患者に対してできることがガイドラインによりますます制限されるようになっている。そのガイドラインも、比較試験に基づき、専門家が策定したものだ。このようなガイドラインは、医療のあらゆる分野を通して医療基準に組み込まれており、何らかのマーケティングに反応してこうした基準から逸脱する医師は、裁判に訴えられるリスクや、医師免許を失効するリスクを負うことになる。

これだけの安全措置が存在する以上、ちょうど靴の製造企業が消費者の健康など気にもとめないのと同じように、医薬品を消費する人々の健康になんの関心も払わないような機械——だが、ボトル入りの水においてブランド間の違いがほとんどないのと同じように、効果の違いがほとんどない薬を際立たせるために疾患や健康問題を利用することについては熱心な機械——に医療が吸い込まれてしまったという事実は、多くの分野で疑われたり、理解されなかったりするだろう。人々はこう考えるはずだ。重い病に陥っている人が、受けている薬物治療がリスクよりベネフィットをもたらすかどうかより、錠剤の色やブランド名に注意を払うようなことはありえない。とどのつまりマーケティングも、飢饉のような状況では、ほとんど影響力が行使できないはずだ。飢えた人々が、パニーニやライブレッドがもらえるまで、何も食べずに我慢するなどということは絶対にないではないか、と。

しかし、これは的はずれな議論なのである。なぜなら、現在の仕組みにおいては、処方箋薬の消費者は患者ではなく医師であり、ほとんどの医師は患者とは違って、極限状態に瀕しているわけではないからだ。医師が指示する薬にはブランドの価値がつく。おそらく医師が治療しようとして処方箋を書く病気は、メディカル・スクールでは教わらなかったものだろう。そうした病気は、いまや製薬企業によって宣伝販売されるものなのだ。おそらく医師も、治療を受ける患者も、さらには治療のガイドラインを策定した専門家たちも、その治療法の効果は、実際には最近退職した医師が処方していた旧来型の治療法より低いという事実には気づかないにちがいない。医師はまた、リピトール、プロザック（一般名フルオキセチン。抗うつ剤（日本では未認可）。イーライリリー社が製造販売）、ネキシウム（一般名エソメプラゾール。逆流性食道炎治療薬で、アストラゼネカ社が製造し、日本では第一三共が販売）のような薬の利幅が最大二五〇〇％にまで及んでいることにも気づいていないだろう。一九一二年に医師会は、五〇〇％の利幅を得ていた当時の専売薬に疑問を投げかけることにより、大きな変化を促した。しかし二〇一二年のいま、二五〇〇%の利幅に対して声を上げる者はほとんどいない。この沈黙は、製薬業界が製品をブランド化する現在の方法を医師たちが理解していないことと深い関係がある。

かつてのブランドとこれからのブランド

一八〇九年にパリで働いていたフィリップ・ピネルが手にしていた効果のある治療薬は、一握りの薬草や金属を除けば、鎮痛剤または鎮静剤としてのアヘン、同じく鎮痛剤のヤナギの樹皮、マラリアの治療薬としてのキナの樹皮、そして心不全用のキツネノテブクロ（ジギタリス）などしかなかった。が、その後しばらくして一八二〇年代に、化学の発達にともなって、アヘンからアヘン剤、キナの樹皮からキニーネ、そしてキツネノテブクロからジギタリス製剤が抽出されるようになり、標準的な治療用量を投薬することが可能になった。その後、一八六〇年――オリバー・ウェンデル・ホームズがほぼすべての入手可能な治療薬を海底に沈めようとしていた年――に、一連の新たな医薬品が登場する。一八九〇年代には、ウースターやキャボットのような医師が、こうした新たな治療薬を使えるようになり、さらに多くの治療薬の登場が期待された。

一九世紀後半、一連の化学企業――そのほとんどは、バイエル社、BASF社、ヘキスト社といったドイツ企業――が急成長した。その理由は、コールタールから染料を合成する新たな技術が開発されたからだった。こうした染料は、くすんだ茶色や緑色ばかりだった私たちの衣装を一変させ、現在のような青やピンクや黄色といったカラフルなものにした。染料はまた、ヒトの組織や細胞の識別を可能にして組織学の誕生を促し、細菌の染色を通して細菌学を生み出した。細菌を区別することができるようになったため、医師たちは、たとえば当時子どもの最大の死因だったジフテリアをそれ以外の喉の感染症と区別できるようになった。ウースターのような医師は、ジフテリア菌が気管の奥に向かって次々に形成する膜に窒息させられかけている子どもの命を救うために、何度も家に呼ばれたものだった。医師は子どもの喉を切開して管を差し込み、それより先に膜が形成されないことを祈ったが、それが無駄に終わることはあまりにも多かった。しかし、ジフテリア菌を他の細菌から鑑別できるようになったことにより、一八九四年にジフテリア抗毒素が合成された。抗毒素の注射に反応して膜が消滅するにつれ、抗毒素が入手できた地域では、ジフテリアの悪夢も消え去りはじめた。[20] このような成功は、特効薬の時代の到来を告げるものとなる。

一九世紀後半のドイツでは、新たな染料や薬を発見しても、企業はその製品に対して独占権を入手することにはならなかった。もし他の企業が、当初の企業が記載した製法とは異なる製法で同一の化合物を製造できると証明できれば、その企業は合成染料の「サマーブルー」（抗うつ薬イミプラミンの原料）だろうがアセチルサリチル酸（アスピリンなどの成分）だろうが、自らのバージョンの化合物を製造販売する権利が手にできたのである。たとえば、染料由来の医薬品の一つ、アセトアニリドに解熱作用があることが判明したあとでは、一〇を優に超える企業が、この薬を製造する異なる方法を発見している。このような状況下では、どんな企業でも、簡単にブロックバスター薬を生み出すことはできない。このシナリオに直面して、一八八六年に、カレ社というドイツの製薬企業が、専売薬の慣行に従って、自社版のアセトアニリドを「アンチフェブリン」という名で商標登録した。その結果、この製品は大いに売れた。他の会社もこれに目をつけ、バイエル社は、一八九八年に「アスピリン」と「ヘロイン」を商標登録して、この動きに追随した――これらは今日に至ってもなお、アセチルサリチル酸やジアセチルモルヒネといった、それぞれの一般名より、はるかに通りの良い名称である。しかし、これら二つの鎮痛薬の基剤は、それより五〇年近くも前に創出されていたものだった。そのため、アスピリンとヘロインは、新たに開発された医薬品というよりも、社会的に新たに生み出された製品と言うほうがふさわしい[21]。

初期のブランドが医学界に足がかりを築くにつれ、医師たちはこの変化した現実に対して、不安定な対応策を講じるようになった。医学生は薬を一般名で呼ぶように教えられた――たとえば、「ヘロイン」ではなく、「ジアセチルモルヒネ」と呼ぶようにと。一世紀近くのあいだ、ブランド薬を拒否する慣行はまずまずの効果を発揮してきた。しかし、今日の医師が、いまでもブランド薬よりジェネリック医薬品を処方することのほうが多いというふりをし続けるのは、否認を超えた夢想というものだろう。

ブランド薬の拒否を助けたのは、ジフテリア抗毒素製剤からヘロインまでを含む特効薬のマーケティングが一般大衆ではなく医師に向けられ、かつマーケティングの重点が日常生活の不満を利用することよりも病気の惨禍の克服に置かれたことにある。こうした新しい化合物の販売は、専売薬業界につきものの誇大広告ではなく、製薬企業の営業担当が医師を訪問したり、医学誌に広告を載せたりすることによって促進され、医学界の判断をむしばもうとするような試みはなされなかった。とはいえ、その理由の一部は、一九四〇年代が到来するまで、儲けを生み出す医薬品が比較的少なかったことにもあるだろう。

ところが一九三七年に、ドイツの複合企業体であるＩＧファルベンが製造していた赤色プロントジルという染料がサルファ系合成抗菌剤を生み出す。この薬は、その四〇年前にジフテリアの治療にジフテリア抗毒素が発揮したのと同じくらい劇的に、心臓内膜に炎症が起こる細菌性心内膜炎のような致命的疾患に作用した。一九四〇年代には他の合成抗菌剤も次々とあとに続き、サルファ剤から多くの医薬品が生まれた。そのなかには、心不全患者の体から余分な体液を排出させる利尿薬、血圧を下げる降圧薬、そして血糖値を下げる血糖降下薬などが含まれている。一九五〇年代には、メチレンブルーやサマーブルーといった染料が、抗精神病薬や抗うつ薬の開発を導いた。

これらの薬には、すべて製造企業のブランド名がつけられていた。しかし、こうしたブランド名は、能書きの内容が実際の効果と反比例していたかつての万能薬とは異なり、疾患の名前や化学的な成分を表していた。こうして、カレ社が医師たちに「アンチフェブリン」（解熱を意味するアンチフィーバーから）をもたらしたように、メルクも一九六〇年代に「ジウリル」（利尿を意味するジウレシスから）を、そして抗うつ薬として「トリプチゾール」（一般名はアミトリプチリン）をもたらしたのだった。当初、こうした新たなブランド薬は、「フーヴァー」（電気掃除機の製造企業で、電気掃除機そのものの代名詞になった）や「メルセデス」といったブランドと同じように、質の高さで買われていた。ブランドは、それまで画期的新薬を生み出してきた有名企業がその医薬品の製造元であることを伝えるものであり、医師はその薬の出自について安心することができたのである。当時は、ペニシリン、チアジド系降圧薬、そしてクロルプロマジンのような最初の抗精神病薬などの「特効薬」の時代だった。こうした薬は、ブランド化しようがしまいが、自ら販路を見つけ出したことだろう。

実際、一九六〇年代までに、このような新たな特効薬の到来にともなって専売薬業界が衰退していくにつれ、多くの医師たちの目には、医療がマーケティングの破壊力を屈服させおおせたように見えていた。一九五〇年代と六〇年代には、ブランドが医療という要塞に仕込んだトロイの木馬から真夜中に抜け出してくるような製薬企業の侵入者はほとんどいなかった。ところが、致命的な違反が生じたのである。一九六〇年代に特許法が変更されたことは、このような新薬が処方箋でのみ入手可能になることと相まって、一九八〇年代のブロックバスター薬というブランドを生じさせる礎になったのだ。

特許薬

特許とは、ある製品やサービスを製造する排他的権利を提供することである。特許は国によって付与されるもので、ブランドよりさらに古くから存在し、かつて医学界は特許に対し、ブランドに対してと同じぐらい深い敵意を抱いていた。医薬品に特許を付与すること、および特許の付与により物理的に——あるいは独占を通して上昇した価格により——製品の入手を阻むことは、何世紀ものあいだ、病を軽減するための天職とは相容れない行為だとみなされてきた。現代の医薬品特許の独占期間は二〇年間続く。

世界初の成文特許法が一四七四年にヴェネツィア共和国で制定されて以来、特許の概念はヨーロッパ中に急速に広がった[22]。英国では、すでに長いあいだ存在していた技術に対して、特許による排他的独占権を国王が付与したことに不満が募り、特許に関する法律が一六二四年に厳格化され、独占権の付与対象を「王国内の新しい製造方法による加工または製造に関する、真正かつ最初の発明者に」制限するようになった[23]。

商品やサービスの排他的な特許所有者になるということは、競争市場では望めないような価格を商品につけられることを意味する。そのため、創造力に富んだ製造者が英国に惹き寄せられ、その結果として商業が刺激を受けて国家歳入が増大するものと期待されたのだった[24]。とはいえ製造者は、この恩恵の見返りとして、一般社会の役に立つ何か目新しいことを生み出す計画を提示するように求められた。

英国の特許は、一六世紀に起きた共有地《コモン・ランド》の囲い込み《エンクロージャー》と手を取り合って発展した。そのため特許の批判者は、非共有的影響《アンチコモンズ・エフェクト》という言葉を用いて、この制度を批判してきた。科学の発展はあらゆるデータへのアクセスを共有することにかかっているため、科学者の多くや自由市場の提唱者たちは、特許に敵意を抱いてきた。なかでも、一九世紀と二〇世紀を通して特許にもっとも激しい敵意を燃やしていたのは、医療分野である。患者を治療した医師も、医師の指示に基づいて治療薬を調合した薬剤師も、施した治療薬や自らの行為が工業製品や商品であるとはみなしていなかった。

フランスでは、革命が、医薬品を特許対象にすることを求めた一七九一年の法律の発布を導いた[25]。化学者や事業者団体は当時、発明者の権利を認めるように主張したが、フランスの医師と薬剤師は特許には反対だった。自分たちの天職は病人を治療することにあり、利益を得るためではない、と考えていたからである。さらに彼らは、特許が医薬品の価格を押し上げ、公衆衛生に悪影響をもたらすことになると推測した[26]。結局、一八四四年、フランスの国民議会は一七九一年に施行された法律を翻して、特許が取得できる製品分野から医薬品を除いた。

ドイツの法律は医薬品に対する製品特許の付与は認めなかったものの、化合物の製法特許を認めることにより、製造企業が製品を保護できるようにしていた。しかし特許により生じた独占状況は、同じ化合物の異なる製法を見つければ回避可能だった。アセトアニリドの例が示すように、これは、ある種の化合物ではむずかしいことではなく、カレ社とバイエル社が、自社製品の新規化合物に商標を登録し、ブランド名の排他的使用権を手にすることになったのも、そのためである。

対照的にアメリカの法律では、医薬品に対する特許の付与を許可していた――建国の父の一部が特許を敵視していたにもかかわらず。ベンジャミン・フランクリンは、自らが発明した薪ストーブに特許を出願することを拒否し、ジェファーソンも、何にでも喜んで特許を付与しようとするイングランドの態度をさげすんで「発明を独占することを拒否した国民は、新しく有益な装置を持つことにおいて、イングランドと同じくらい豊かである」と語り、自ら発明した「ヘンプ・ブレイク」（麻の繊維を茎からはがすための装置）の特許を出願しなかった。こうした精神を引き継いだアメリカの特許庁は、当初、医薬品の特許出願審査を厳しくおこなっていた。たとえば、一九二二年に、トロント大学が公益のために開発したインスリン製造技術に特許を取得しようとしたイーライリリー社の出願は却下された。(27) また、その翌年には、ビタミンDの生成を紫外線が活性化することをハリー・スティーンボックが発見して、その使用法の特許を出願したところ、太陽の特許を取ろうとするのかと批判され、出願は受理されなかった。ジョナス・ソークは、一九五〇年代にポリオワクチンの特許取得を拒否した際に、この一件に言及して当時のアメリカ人医師の大部分が抱いていた意志を代弁した。(28)

英国で特許の問題が顕在化したのは、第二次世界大戦中、オックスフォード大学のエルンスト・チェインとハワード・フローリーが細菌感染に対するペニシリンの有効性を実証し、その製法を開発したときだった。チェインは製法の特許を申請するよう提案したが、フローリーとグループの他のメンバーおよび研究資金を提供した医学研究審議会は、臨床ケアにこれほど重要な意味を持つ製法に特許を出願することについて異議を唱えた。これはのちに多くの者から国益となるチャンスを逃した一件とみなされるようになり、医薬品に対する特許の付与を許可する新たな法案を一九四九年に通過させるきっかけになった。

第二次世界大戦後、製品特許を保有していたアメリカと英国の企業は、製法特許しか保有していなかったドイツの企業よりは安泰だったものの、特許は国内のみの適用だったために、それがもたらす独占権の効力は限定的だった。たとえば、一九六〇年代にもっともよく売れていたアミトリプチリンの場合、特許を所有していたのは、アメリカではメルク、スイスではロシュ（実はこの薬を最初に製造した企業）、デンマークではルンドベック、そしてチェコスロバキアでは、ある研究所だった。[29] まったく同じ製品を他の企業に製造されてしまう可能性があったため、どんな製薬企業であっても、先進諸国全体にわたって収益が得られるような販売計画を立てることはできなかった。そのため、一九五〇年代と六〇年代に市場に登場した化合物には非常に良い販売実績を上げたものもあったとはいえ、企業側には、どんな化合物についても多大な投資をおこなって開発するメリットはなかったのである。アメリカ国内と英国国内を除けば、別の製薬企業が同じ薬を製造して利益を侵食することから身を守るすべはまったくなかった。

国際的な医薬品市場において、特許に関する重要な変化が最初に起きたのは、一九六〇年のことだった。この年に、医薬品に対する特許付与にもっとも強硬に反対していたフランスが医薬品の製品特許の許諾へと方針転換したのである。一九六七年には、世界中の他の諸国すべてを足したものを上回る医薬品を一国で開発してきたドイツがこれに従った。主要国すべてにおいて特許を申請すれば、競合する製品の開発を同時に防ぐことができるということは、企業にとってブロックバスター薬開発への道が拓かれたことを意味した。そして真に世界的なブロックバスター薬が登場する可能性が生まれたのは、一九八〇年代に世界貿易機関の「知的所有権の貿易に関連する側面に関する協定（ＴＲＩＰＳ）」が締結され、特許による保護期間が延長されたときだった。[30] 特許が有効であれば、この協定により、新製品は特許申請日から二〇年間にわたって世界的な排他的独占権を手にすることができるようになったのである。その時点から、世の中にはただ一つのリピトール、ただ一つのネキシウム、ただ一つのプロザックしか存在しないことになり、企業がブランド化に内在する可能性を最大限に引き出すこと——そしてコカ・コーラのようなグローバル企業になること——への道が拓かれたのだった。[31]

一八四四年に医薬品に付与していた特許を撤回した際のフランスにおける活発な議論や、英国でペニシリンを、アメリカでポリオワクチンを特許の対象にしないようにする動きをもたらした議論などに比べると、こうした近年の変更は、事実上、沈黙のなかでおこなわれたと言えるだろう。かつてのように、特許や商業は科学の進歩や医療の原則と相容れないと反論する者はだれもいなかった。

この沈黙には、おそらくいくつかの歴史的要因が関与していると思われる。第二次世界大戦中、国家は医学研究に多大な投資をおこなった。それが科学者と大学と製薬企業のあいだに提携関係をもたらすことになり、この提携関係は知識を活用して、現在「知識経済」と呼ばれているものの発展に貢献した。一九四〇年代と五〇年代には、この提携関係は真に新規的で非常に効果のある物質——抗生物質から、コルチゾン、利尿薬、降圧薬、血糖降下薬、向精神薬、そして癌の最初の化学療法まで——を生み出すという、すばらしい成果をもたらした。もはや、まやかしのヘビ油《スネークオイル》（インチキ薬という意味がある）の時代は過ぎ去り、その先ずっと本物の発展が続いてゆく軌道に乗ったかに見えていた。学問的理解と医学研究はかつてないほど進歩して真の発展の礎を築き、その発展には製薬企業も一役買った。それになにより、たとえ医薬品に特許が付与されるようになったとしても、特許法の精神と医学界の期待は——少なくとも名目上は——製薬業界に独占期間を与える見返りに、本物の新薬が一般の人々に確かな恩恵を提供できるように図るという目的から逸脱することはなかった。よって、このような取り決めは、商業的な活力を公共の目的に使うための推進力になると思われていた。

しかし、そうはならなかったのである。医薬品の特許出願を審査する際、審査官は、出願されている化合物の分子構造が、すでに販売されているものと充分に異なっているかどうか、そして明白な臨床的恩恵をもたらすものであるかどうか――つまり、まだ答えが得られていない医療の問題に解決策を提供するものであるかどうか――を精査することになっている。[32] しかしながら、一見些細なものに見える違いが、実は重要で画期的なものだと主張することは、製薬企業の利益にかなう。実際、そのような主張が真実である場合もある。しかし、戦後の数十年間にアメリカが画策したように、もし国家が製薬業界を育成しようとするなら、それを達成する一つの手段は、特許を取得しやすくすることだ。地域社会への貢献度や新規性といった概念は徐々に削っていけばいい。そうすることにより、健康や他の公共的価値において何も明白な恩恵を与えることにならない化合物の些細な違いによって、企業が特許を取得できるように図ればいいのだ。

さて、こうした背景をふまえて、「デパコート」（日本では未承認）が特許を取得した経緯について見てみよう。アメリカにおけるデパコートの特許は一九九一年に付与されたが、実はこの薬は、一九六二年に最初にフランスで創薬された抗けいれん薬、バルプロ酸ナトリウムが基になっていた。バルプロ酸ナトリウムの鎮静作用が躁病《マニー》にも有効であることは、一九六〇年半ばまでには判明していた。アボット社が一九九一年にバルプロ酸セミナトリウムの特許を出願した際、その新規性は、この薬剤の作用機序とはまったく関係のないナトリウムの含有量をごく微量減らしたことにあった。もしアボット社がこの化合物――バルプロ酸ナトリウムとわずかに違うだけの化合物――の臨床試験をその時点まで治療法のなかった障害についておこなうと提案していたのなら、臨床的なニーズに鑑みて、特許法の精神を拡大解釈したことは正当化できたかもしれない。しかし、アボット社がしようとしていたのは、わかりきった結果が目に見えている躁病での使用における臨床試験をおこなうことだけだった。にもかかわらずデパコートに特許が付与されたという事実は、アメリカの特許法の適応がはなはだしく弛緩してしまったことを示している。アボット社がなぜこれほどの手間をかけたかというと、バルプロ酸ナトリウムが特許期限切れの薬剤になったからだ。つまり、どんな企業でも製造できる状態にあったのだ。そのため同社は、排他的に販売することができなければ、この薬はほとんど、あるいはまったく収益を上げることができなくなると判断したのである。

ＦＤＡは、躁病治療薬としてのデパコートの申請に際し、その適応を認可した。とはいえ臨床医たちは、高価な特許薬のバルプロ酸セミナトリウムを、特許期限切れ薬だが実質的に効能が変わらず、ずっと廉価なバルプロ酸ナトリウムよりも優先的に使うようなことはしなかったのでは？　そう考えたとしたら、あなたは、製品特許が可能にする類のブランド化の威力を過小評価していると言っていい。デパコートという真新しい化合物、気分安定薬という真新しい薬剤のグループ、そして双極性障害という真新しい疾患を突きつけられた医師たちは、この組み合わせに夢中になった。かくしてデパコートは全世界における一〇億ドル規模のブロックバスター薬となり、躁うつ病は歴史のゴミ箱に葬られ、その過程で保健医療費は増大した。デパコートの成功は完全に、二滴の水を区別するというに等しい、アボット社の能力に拠るものだった。しかし、その能力は全世界を包含する特許を取得する能力にほかならず、同社にとって、その価値は充分にあるものだった。

抗精神病薬かつ気分安定薬の「ジプレキサ」（一般名オランザピン）の物語も、驚くべき経緯を持つ点では同じだ。第一世代の抗精神病薬は、一九七〇年代に問題に直面した。服用者の外観を損なう、遅発性ジスキネジアという神経学的副作用のために製造各社が訴えられ、一〇〇万ドル規模の訴訟和解金を支払わなければならなくなったのである。そのため、その後二〇年近くにわたって、新たな抗精神病薬が市場に出回ることはなかった。こうした副作用のない唯一の抗精神病薬はクロザピン（日本での販売名はクロザリル。二〇〇九年に承認された）だったが、クロザピンも他の抗精神病薬より高い死亡率との関連性が疑われ、一九七五年に市場からいったん引き揚げられていた。*

先に進む道は、安全なクロザピンを製造することにあると思われた。そして、それを達成する手段は二通りあった。一つは、クロザピンが結合していた主要な脳の受容体に結合する薬剤を開発すること。この方法は「リスパダール」（一般名リスペリドン）と「ジオドン」（一般名ジプラシドン）の特許取得を導いた。もう一つの手段は、クロザピンの分子に微調整を加えることだ。分子をいじることには、原型の長所をまったく持たず、有害な欠点ばかりをそなえた化合物を生み出す危険性がともなう。が、これこそリリー社がやったことだった。一九七四年、同社は一連の化合物を製造したが、それらはすべて毒性のために放棄される運命を辿った。

これら一連の化合物の特許残存期間が短くなるにつれ、リリー社は、さらなる追求を断念するかどうかの決断を迫られた。当時同社は深刻な財政問題を抱え、潜在的な買収の危機に直面していた。一九八二年四月二九日、リリー社は、オリジナルの化合物群の化合物であるオランザピン――当然のことながら新規の薬剤ではない――を使って前に進むことを決意する。これが、後に「ジプレキサ」という名でブランド化されることになる薬だ。ジプレキサを商業的に見合う医薬品にするには新たな特許が必要で、そのためには他の抗精神病薬にはない何らかの長所を実証する必要があった。一九九一年、リリー社はジプレキサの特許を申請して認可されたが、その唯一の新規性は、もう一つの市販されなかった薬剤よ

＊　その後ふたたび使用されるようになり、現在は日本でも使用されている。

り血中コレステロールの上昇値が低いことが、イヌにおける実験で示されたという点だけだった。

以来ジプレキサは、あらゆる医薬品のなかで、おそらくもっとも人間のコレステロール値を上昇させる医薬品の一つであることが判明し、リリー社は、ジプレキサが引き起こしたコレステロールの増加、糖尿病、および他の代謝障害に対して、二〇億ドル以上の和解金を支払わなければならなくなった。この薬はほぼまちがいなく、抗精神病薬としてではなく、コレステロール値を上昇させる薬として特許出願をおこなっていたら、ずっと良い論証をおこなうことができただろう(33)。リリー社の特許は、カナダでは無効にされたが、アメリカとヨーロッパでは有効なままに留まった。こうしたことにもかかわらず、ジプレキサは史上もっとも売れた薬の一つになり、一九九〇年代末から二〇一〇年にかけて、毎年四〇億ドルから五〇億ドルの売り上げをはじき出してきた。ジプレキサが他の数十種類の薬剤より効果が高いと信じるべき根拠はどこにもない。それどころか、むしろ患者にとって他の薬剤より問題が多いと思われる根拠が多々ある。しかし、特許薬としてのステータスがもたらすマーケティングの威力が、利点を誇大宣伝し、有害性を隠し、リリー社が自社を救うに充分な数のジプレキサの処方箋を医師に書かせることを可能にしたのだった。

私たちが暮らす「すばらしい新世界」(オルダス・ハクスリーのディストピア小説より)では、製薬企業はデパコートやジプレキサのような医薬品からブロックバスター級の巨利を手にすることができる。もしこれら二つの化合物が例外だったのなら、新規性があり、それまで治療できなかった重要な疾患の治療につながるその他一連の医薬品を開発するための代償だったのだと解釈できなくもない。ため息をつく人も多いだろうが、それでもほとんどは現状を受け容れることだろう――世の中は、そうやって機能しているのだとあきらめて。ところが、世の中は、もはやそんなふうには機能していないらしいのだ。一九五〇年代以来、毎年のように、一握りの新たな精神安定剤、抗精神病薬、抗うつ薬や刺激薬が登場してきたにもかかわらず、新規性を持つ向精神薬の流れは、一九八〇年代の半ばに、ぴたりと止まってしまったのである。

この状況は、抗うつ薬の衰退に、はっきりと表れている。一九五八年から一九八二年までに製造販売された抗うつ薬は、おもに重い気分障害の治療に使われていたため、その販売高は、家庭の常備薬だったベンゾジアゼピン系薬剤よりずっと少なかった。もっともよく知られたベンゾジアゼピン系の医薬品には「ヴァリウム」や「リブリウム」などがあり、それらは「お母さんの小さな《マザーズ・リトル》ヘルパー」（ローリング・ストーンズの楽曲にちなむ）として親しまれていた。ベンゾジアゼピン系薬剤は一九六〇年代から不安症治療用の精神安定剤として販売されたが、一九八〇年代に、これらの薬には依存性があるという訴えがなされて逆風にさらされる。そのため市場には新たなグループの薬剤が参入する余地が生まれたのだが、もはやそれらの薬を「精神安定剤」という名で呼ぶことはできなかった。なぜなら、その名はすでに依存性と退薬症状にしっかり結びついてしまっていたからだ。大手製薬企業にとって、とるべき戦略は明らかだった——すべての不安症にはうつ病が隠れていると医師を説得すること。そして、新たな薬剤のグループ「選択的セロトニン再取り込み阻害薬（ＳＳＲＩ）」は、抗うつ薬であるだけでなく、進歩した治療法であると思い込ませることである。実際には、精神安定剤よりも、そして古いタイプの抗うつ薬よりも効果が低い薬として、製薬企業は一九八〇年代初頭にＳＳＲＩをゴミ箱に放り込むところだったのだが。ＳＳＲＩはまた、とりたてて新規的な薬でもなく、大部分はすでに存在していた抗ヒスタミン薬——神経系疾患に対してＳＳＲＩと同程度の効果を持つ薬剤——の単なる派生物だった。とはいうものの、この分子群の新規性と治療的有用性は、些細ではあるが特許を取得するには充分だったらしい。特許薬というステータスにともなってもたらされた利益は、ＳＳＲＩ薬群全体で毎年一五〇億ドルにも達し、一般的な神経病に対する精神医学の見解を変えさせる手段をもたらした――ただしそれも、これらの医薬品の特許が二〇〇〇年を迎えてすぐ期限切れになるまでのことで、それ以降臨床医たちは、同じ患者はいまや双極性障害をわずらっており、実際には気分安定薬が必要なのだと再教育されたのだった。

もしSSRIが、さらに効果的な化合物群への橋渡しとして働いたのであれば、こうしたことも受容れる余地があっただろう。しかし、二〇〇〇年以降にもたらされたほぼ唯一の新規性は、以前のSSRIの三つの異性体から来たものだ。多くの薬剤は、鏡像異性体、つまり右手と左手のような関係にある二種類の構造をもつ分子の形でもたらされるが、通常の場合、薬剤活性があるのは、どちらか一方の分子だけである。一九九〇年代まで、これらの異性体は簡単には分離できなかった。しかし、一九九〇年代の半ばに、セプラコール社が「プロザック」（一般名フルオキセチン）を、S-フルオキセチンとデクスフルオキセチン（商品名「ザルトリア」）に分離することに成功する。また、ルンドベック社は「セレクサ」（一般名シタロプラム）からエスシタロプロム（商品名「レクサプロ」）を、ワイス社は「エフェクサー」（一般名ベンラファキシン）からデスベンラファキシン（商品名「プリスティーク」）を分離した。驚かされるのは、まるで二滴の水のように親化合物とそっくりなこれらの化合物に、特許が付与されたという事実である。[34]

市場に出回る本物の新薬が近年ほとんどないのは、抗精神病薬の開発だけにまつわる特異な状況ではない。一九八〇年代と九〇年代のベストセラー薬だった、胃酸の分泌を最小限に抑える薬は、プロトンポンプ阻害薬の「プリロセック」（一般名オメプラゾール）だった。二〇〇二年にオメプラゾールの特許が切れそうになると、親会社のアストラゼネカ社は、オメプラゾールの異性体の一つである「ネキシウム」（一般名エソメプラゾール）を導入し、臨床医たちは、廉価な水滴から、ほとんど同一物だが何倍も値の張るこの水滴を使用する治療法に切り替えた。医薬品の異性体が利用できない場合、製薬企業は近年、親化合物の代謝産物に特許を出願し、それを新薬として販売してきた。アメリカの特許庁は、こうしたものにも特許を付与し、医学界からの抵抗もほとんどない。

一九五〇年代に画期的新薬が登場した際には、それまで治療法のなかった疾患の治療薬になるだけでなく、治療中の疾患の性質にも光が当てられるだろうと、大きな期待がかけられたものだった。ジフテリア抗毒素薬が到来した一八九六年には、喉の炎症のすべてがジフテリアとは限らないことが示され、細菌学により呼吸器や胃腸や他の部位の疾患がそれぞれ独立した疾患として切り分けられて、個別に治療できるようになる見通しが拓かれた。一九五〇年代には同様に、関節炎、うつ病、高血圧症、統合失調症の新たな治療法が、これらの疾患が個々に発生したものなのか、それとも複数の異なる疾患が辿る共通の経路の結果として生じたものなのかを明らかにすると期待された。

新薬は――よく知られた表現を使えば――「自然を分岐点で切り分ける」のを助けてくれる。ちょうど細菌が区別できるようになったおかげで、感染症を分岐点で切り分けられるようになったように。しかし私たちはいままさに、それとほぼ正反対の地点に到ってしまった。自然を分岐点で切り分けるために医薬品を利用するかわりに、本質的にごくわずかな差異しかない医薬品を区別するために自然を利用するようになってしまったのだ。

特許法の適応基準が非常に緩くなり、まったく機能しない場合さえあることによって新たな収益を得るチャンスが拓かれたため、医療の世界は、科学者たちが新たな分子ツールを活用して限界を打ち破っていく領域ではなくなってしまった。事実、医学者を含む科学者たちに対し研究成果に特許を取得することを奨励するバイドール法（アメリカ政府の資金で研究開発された発明についても、大学や研究者に特許権を帰属させる余地を認めた法律）が一九八〇年に制定されて以来、臨床医や科学者たちは、医学の知識や保健医療を進展させるよりも、自ら特許を申請して新興企業を立ち上げることのほうに熱をあげているように見える。一方、製薬企業は、どのような分子がヒトの体の仕組みを明らかにすることになるかというようなテーマにはまったく関心がない。分子に対する企業の関心は、それがニッチ市場を捉えるために利用できるかどうかという点だけだ。傍目に見れば、医療は以前からずっと変わっていないように映るかもしれない。しかしマーケッターは、そうではないことをちゃんと理解している。

ブランドと特許

製品特許の出現はブランド確立の意義を飛躍的に高めた。潰瘍を治療するためのH2ブロッカー（H2受容体遮断薬）や、コレステロールを低下させるスタチン系薬剤、うつ病を治療するSSRIなどの薬が販売途上にあった一九八〇年代には、製薬企業にとってブランドの確立が極めて重要になったため、その仕事はインターブランド社やメディブランド社といった、マンハッタンに本拠地を置く専門の企業に外部委託された。もはや薬には、「ジウリル」や「トリプチゾール」というような名称（薬剤の分子構造の名称に関連している）はつけられなくなった。それに代わって登場したのが、「プロザック」「バイアグラ」「ゼストリル」「ネキシウム」といった名称だ。基剤や疾患とはなんの関連もないが、医薬品界の新たなブランド薬をナイキやリーボックなどのブランドと同じように差別化し、若々しい活力を取り戻せることを仄めかす名前である——ちょうど一九世紀の専売薬ブランドが、臆面もなくそう宣伝していたように。

いまやブランドの確立は、しゃれた薬の名前を生み出して市場試験をおこなうようなことよりずっと先を進んでいる。ブランドはブランドの中に入れ子状に存在する。新たなマーケッターが薬物のグループや疾患について確立するブランドは、医薬品や社会にはるかに広範な影響を及ぼすようになった。

たとえば、一九九〇年代に新たな種類の抗うつ薬を製造した企業が、旧来の薬物療法と一線を画す必要が生じたときに登場したのが、ＳＳＲＩ（選択的セロトニン再取り込み阻害薬）という用語である。これは医学用語でもなければ科学用語でもない。セロトニンはたしかに脳内の神経伝達物質だが、セロトニンに作用する点では新たな抗うつ薬も旧来の抗うつ薬も同じだ。さらに、旧来の一部の抗うつ薬と比べた場合には、新たな抗うつ薬のほうが、より選択的に機能すると言うこともできない。ＳＳＲＩという用語は、スミスクライン・ビーチャム社のマーケティング部が生み出したもので、その当初の目的は、同社の「パキシル」をリリー社の「プロザック」とファイザー社の「ゾロフト」から差別化することにあった。しかし、この三社はＳＳＲＩという同じ用語を採用することによって新たな薬効群の薬剤という見せかけを装い、旧来の――そしてより効果が高いことが実証されている――治療法を過小評価させるためのマーケティング戦略を打ち出す、共通のプラットフォームに仕立て上げたのだった(35)。

今日に至るまで、医学の教科書に医薬品のブランド名は採用されていない。しかし、こうした教科書類のすべてには、スタチン系薬剤、ＳＳＲＩ、そしてＡＣＥ（アンジオテンシン変換酵素）阻害薬に関するセクションがある。まるでこれらは医学用語でもあるかのように扱われているが、実際には、医学用語を置き換えたブランドのような名称にすぎないのだ。「リピトール」をはじめとするスタチン系薬剤は、同じ程度の薬効を持つニコチン酸のような旧来の薬剤までもが含まれている脂質低下薬の下位カテゴリーにすぎない。また、「ゼストリル」とその姉妹化合物は、単なる血圧降下薬としてではなく、「ＡＣＥ阻害薬」として一九八〇年代に市場に登場し、ＳＳＲＩと同じようにベストセラー薬となり、より廉価で効果も高い血圧降下薬を駆逐してしまった。

新たな薬物群のブランドを確立した例のうち、もっとも驚かされるものの一つは、「気分安定薬」という概念の創造である。かつてめったに使われなかったこの用語は、一九九〇年代にアボット・ラボラトリーズ社が、特許を取ったばかりの新薬「デパコート」のマーケティングに利用するために引っぱりだしたものだった。すでに見てきたように、デパコートは一九九五年にＦＤＡの認可を受けた医薬品である。しかしそれは、以前、躁うつ病と呼ばれていた疾患の「躁《マニー》」状態の治療薬として承認されたものだった。この承認が下りたのは、当然と言えば当然だった。なぜなら躁患者では、どんな鎮静剤を与えた場合でも、効果があるとみなされるような変化が生じるのだ。むしろ同社がそのようなＦＤＡの承認をわざわざ申請したことのほうが意外だった。躁患者の数は比較的少ないのに、その疾患を処置するための鎮静剤が当時すでに数多く出回っていたのだから。アボット社が大儲けを目論んでいたとすれば、本当に狙っていたのは、気分が不都合に変動してしまうために「気分安定薬」を必要としているような人々を抱える、もっと大きな市場だったろう。しかし、アボット社が取得した承認では、デパコートが予防薬であると主張することはできなかった。つまり、気分の変動を止めると主張することもできなかったし、実のところ、躁うつ病の治療薬であると主張することさえできなかったのである。

ところが、デパコートの宣伝では、当初から、この薬は気分安定薬であるという主張をおこなっていた。アボット社が、デパコートは予防薬であると言っていたら、つまり、この薬は気分変動を防ぐことが証明されたと示唆していたら、法に抵触していたはずだ。しかし気分安定薬という言葉のすばらしいところは、正確には何を意味するとも言えないことにある。とはいっても、気分安定薬が予防薬でないとすれば、いったい何だというのだろう？　それに「気分安定薬」という用語は、処方箋を書く医師に、気分を安定させる目的でこの薬を使わせることになる――予防薬としてのデパコートの効果を証明した比較試験など存在しないにもかかわらず。気分安定薬という用語は、充分な根拠のある科学的概念どころか、ほぼ完璧に近い宣伝用語であり、一九五〇年代の「精神安定剤」という用語や一九九〇年代のSSRIの概念と同じくらい大成功したブランドなのだ。

それはまるで、一夜にして、だれもが気分安定薬が何たるかを知ったかのようだった。医学誌では、この用語をタイトルに含めた論文が指数関数的に増加し、一九九〇年には一編もなかったのが、二〇〇〇年までには毎年一〇〇編を超えるようになっていた。あらゆる精神薬理学の本には、ほんの数年間のあいだに、気分安定薬のセクションが設けられるようになった。あたかも、TVドラマシリーズ『バフィー～恋する十字架～』の途中で、主人公もその存在を知らなかった妹が突然現れたようなものである。娯楽作品なら、こんな展開もさほど問題なく受け容れられるかもしれないが、科学や医学の分野で確たる証拠もなしに生じるような出来事ではない。

気分安定薬の登場は、いまやほぼ必ず「双極性障害」と呼ばれるようになったもの――もう一つの再ブランド化成功例――の広がりを示す推定値の上昇と時を同じくしていた。一九九五年のデパコートの発売までは、ほぼだれでも「躁うつ病」について耳にしたことがあっただろうが、この用語は「双極性障害」に取って代わられ、ほぼ完全に消滅してしまった。医学文献では二〇〇五年までに、毎年五〇〇編を超える論文のタイトルに双極性障害という言葉が含まれるようになり、躁うつ病に言及する論文はほぼ皆無になった。

この再ブランド化は、疾病カテゴリーを土台から設計し直したものだった。躁うつ病はめったに生じない重篤な疾患で、発生率は一〇〇万人に一〇人とされ、患者は必ず入院による治療が必要だった。それにひきかえ、双極性障害は一〇〇万人に五万人の割合で生じるとされる。いまや家庭医たちは製薬企業から、軽度の神経障害の多くのものは、不安症やうつ病よりも双極性障害の存在を示唆しており、こうした患者たちは、旧来の廉価な抗うつ薬や精神安定剤ではなく、「ジプレキサ」や「セロクエル（一般名クエチアピン）」といった新しくより高価な気分安定薬で治療すべきであると聞かされ続けている。(36)

双極性障害は驚くべき速さで、極めてファッショナブルな疾患になった。アメリカでは、テレビによる消費者直結型のプロモーション（処方箋薬の販売促進活動（DTC））を通じて疾患認識キャンペーンが根気よく繰り返され、ヨーロッパでは、患者に教育資料が配布された。つまり、患者に自己診断をおこなわせ、自分の病気の原因は双極性障害ではないかと医師に尋ねるように促したのだ。この疾患の人気はうなぎのぼりで、双極性障害を抱えていることを自慢する衣類やアクセサリーがオンラインショップで販売されているほどである。(37) たった一〇年のあいだに、もっとも深刻な精神疾患の一つだったものが、破滅的な疾患からライフスタイルの選択肢に変わってしまったのだ。

あらゆる人がその恩恵に与っているように見えた——医師も、企業も、患者もみな。双極性障害は遺伝疾患として描くこともできる。つまり「親の育て方が悪かったわけではない」(38)というわけだ。生物学的疾患にかかりたい人などいないだろうが、製薬企業の資金で製作された小冊子や宣伝によると、この疾患は創造力豊かな人がかかる病気だとされ、一九世紀と二〇世紀の重要な芸術家も罹患していたことになっている。そのリストに名を連ねているのは、フィンセント・ファン・ゴッホ、ロベルト・シューマン、ロバート・ローウェル、シルヴィア・プラスといったそうそうたる面々だ。一方、公共機関もスクリーニング・プログラムを実施する言い訳を手にすることができた。たとえば、二〇〇五年から多くのアメリカの学校で導入されるようになった「ティーンスクリーン」がその例だ。これは、できるだけ早期に精神疾患を発見して治療を始めるための取り組みで、発見と治療がおこなわれなかった際に引き起こされかねないさまざまな社会的・個人的問題――自殺、離婚、就業の挫折、犯罪、薬物乱用など――を未然に防ぐことを目的としている。(39)

専門家に対しては、新たな医学誌が創刊された――『*Bipolar Disorder*（双極性障害）』、『*The Journal of Bipolar Disorders*（双極性障害誌）』、『*Clinical Approaches in Bipolar Disorders*（双極性障害における臨床的アプローチ）』などの医学誌は、製薬企業が提供する無制限の教育助成金によって刊行が可能になったものである。一九九五年以降には、おびただしい数の学会も登場した――例をあげると「The International Society for Bipolar Disorders（国際双極性障害学会）」、「The International Review of Bipolar Disorders（双極性障害国際レビュー学会）」、「The International Society for Affective Disorders（国際感情障害学会）」、「The Organization for Bipolar Affective Disorders（双極性感情障害機構）」、「The European Bipolar Forum（欧州双極性障害フォーラム）」、「The Australasian Society for Bipolar Disorders（オーストラレーシア双極性障害学会）」などがある。

「インポテンツ」が消滅して「勃起不全」に取って代わられたように、「不感症」は「女性の性的欲望障害」に、子どもの騒々しさは「ＡＤＨＤ（注意欠陥多動性障害）」になった。コツは、市場を理解し、それに薬を適切に位置づけることにある。たとえば、不安症が重篤化した形の疾患としてパニック障害が一九八〇年に新たにつくりだされた際、製薬会社アップジョン社のマーケティングの目標は、同社の薬「ザナックス」をパニック障害用の市場に送り込んで、ザナックスは重篤な不安症に効くという認識を生み出し、パニック障害以外の不安症に対しても医師にこの薬の処方箋を書かせることにあった。(40)このあとの各章で見ていくように、このようなマーケティングは、骨減少症、むずむず脚症候群、線維筋痛症といった疾患を、何もないところから魔法のように生み出すことになる。こうした行為はいま、「病気づくり《ディジーズ・モンガリング》」と呼ばれている。しかし、これよりもっと憂慮すべきなのは、こうしたマーケティングの「機会費用」(ある行為を選択することにより失われる利益)が、たとえば緊張病《カタトニア》のような、二千年もの歴史のある病気を消してしまう種類のものであることだ――もし企業が、そういった疾患を見抜く医師や看護師などを支援することから利益を得られなくなるとすれば。そうなったら、患者は死なざるを得なくなるかもしれない。治療手段は、すぐそばにあるというのに。(41)

かつて、ブランド薬を医師の武器庫に加えることは、医療文化に些細なものを加えることでしかなかった。しかしいまや、バイアグラやバイオックスのような薬が医療市場に導入されると、それらが治療分野における既存の医療文化を置き換えてしまうことがよくある。その良い例が、気分安定薬や双極性障害だ。以前、患者の治療ニーズや病態に対する医師の知見によって定義されていた疾患は、いまやますますマーケッターの目標によって定義されるようになっている。しかも、これはいま、全世界で生じている現象だ。かつては薬のブランド名が国ごとに異なり、たとえば日本とアメリカの医療や、フランスとドイツの医療には大きな隔たりがあった。しかし、一九九〇年代の半ばからは、ジプレキサ、リピトール、バイアグラといった薬が全世界に向けて販売され、どの国においてもマーケティングの内容は本質的に変わらなくなった。医療文化における各国の差異は、一つにはこのようなマーケティングの猛攻のせいで、グローバルな医薬市場の動向に沿って標準化されてしまっている。二〇年前に、双極性障害、骨粗鬆症、あるいは女性性機能不全などにかかっていた人はほぼ皆無だったにもかかわらず、これらの新しい疾患は、いまでは全世界的な流行病の様相を呈するようになった。

しかし、こうした主張をするだけでは安直すぎる。薬や薬物群および疾患に魅力的な名前をつけるだけで医学界を牛耳ることができるのなら、一九世紀の専売薬業界が消滅することはなかったろう。しかし、社会でもっとも無防備な人々を助けたいという心からの願いと科学に対する献身に駆られて、医学界はそうした模倣薬を一世紀のあいだ排除してきた――リステリン（洗口薬）やクレアラシル（にきび治療薬）といった旧時代からの残留品もあるにはあるが。良薬は、明らかに悪薬を駆逐していた。その理由は、良い科学に立脚していたことに大きく拠っている。そして良い科学は、途切れることなく続いている――私たちはいまや、長足の進歩を遂げた遺伝学や医用画像技術を手にしている。だとすれば、本書で提起する論点は、医薬品販売のトリックを暴いて、いかに現代のマーケティングが「すべての人をずっとだまし続ける」という聖杯に迫っているかだけでなく、なぜ医師の抵抗がこれほどまでにないのかについても明らかにする必要があるだろう。

　マーケッターが繰り出す巧妙なごまかしの多くには、科学的な外見を装うことがかかわってきた。二〇世紀初頭には、死にかけている人を死の床から起き上がらせたサルファ剤やペニシリンのような抗生物質を生み出した本物の科学があった。このような科学は、マーケティングを超越する。こうした薬がもたらした結果はあまりにも劇的だったから、それは実質的に何もしなくても売れた。しかし今日のベストセラー薬は、こうした薬とは異なっている。今日の医薬品は、科学がもたらしたように見える数値にくるまれて売り出されるが、その数値はマーケッターがこしらえたものだ。それらは、脂質から、血圧、血糖、気分、骨密度、呼吸流量まで、さらには、ペニスの固さからクリトリスの感度まで、企業がたまたま製造している薬剤の治療対象である項目に異常があると示唆するためのものなのだ。

　しかし、どれほど巧みに提供されたとしても、科学だけでは、ここ数十年に生じたライフスタイル・ドラッグ（生命維持にかかわる薬ではなく生活の質を向上させる薬）への包括的なシフトを生み出すことはできなかっただろうし、製薬企業に医療の聖地への侵入を許し、医師をマーケティングに深い敵愾心を抱く専門家からマーケッターにとっての夢のような存在に変えさせることなど到底できなかっただろう。実はそれ以上の要因があったのだ。ここまで私たちは、その要因の一つである特許法の変更について検討してきたが、ここからは、あと二つの要因、すなわち新薬に処方箋扱いのステータスが付与されるようになったことと、医薬品の審査に比較試験が使われるようになったことについて検討していくことにしよう。

情勢の変化《クライメット・チェンジ》

いまにしてみれば、サルファ剤が最初に導入された一九三七年から、医薬品を司る規制を強めるためにアメリカの食品医薬品法が改正された一九六二年までの二五年間は、医学的発展の黄金期であったように思える。あれほど数多くの新規物質が登場したのは、後にも先にも、この時期だけだ。最初の抗生物質、血圧降下薬、抗精神病薬、抗うつ薬、そして最初の経口抗糖尿病薬などはみな、この期間に導入されたものだった。とはいえ、この輝かしい期間も順調なスタートを切ったわけではなかった。最初のスルファニルアミド（サルファ剤の一種）が一九三七年に導入されてすぐ、エチレン・グリコールの危険性を知らなかったオクラホマ州の薬剤師が、この溶剤に溶かしたスルファニルアミドを販売し、一〇〇人以上が中毒死する事件を引き起こしたのだ。(42) この事件がきっかけとなって一九三八年にアメリカの政治家が介入し、連邦食品医薬品化粧品法によって医薬品の販売が規制されることになった。一九六二年には、アメリカの政治家たちが製薬業界を統制するためにふたたび介入をはかり、本書の最後までかかわる結果をもたらすことになる。

いまやほとんど忘れられている歴史ではあるが、一九六二年の法改正前の一九五〇年代末まで、米国医師会（ＡＭＡ）は研究所を擁し、そこで新薬の試験を自らおこなっていた。医師会は正確を期すために、学会誌である『米国医師会誌』（ＪＡＭＡ、*The Journal of the American Medical Association*）に掲載する広告の正確さを厳しく吟味し、学会の認可印（シール・オヴ・アプルーヴァル）を受けたものだけを掲載していた。また、製薬業界にはばかることなく、新たな治療法の審査を頻繁におこない、ブランド薬よりもジェネリック医薬品を支持することでも知られていた。しかし一九五〇年代に、こうした医薬品販売促進に対する抑制は止まってしまう。下院でメディケイド（低所得者向け医療費補助制度）の法案を通そうとする民主党と戦うために、医師会が製薬企業や他の企業からの広告収入をあてにするようになるにつれ、認可印のポリシーが骨抜きになったのだ。新たに広告を掲載することで、医師会の収入は倍増した。

一九五〇年代になると、製薬業界の慣行と医薬品の不当な価格に対し、一連の新たな不満が湧き上がってきた。こうした不満を明るみに出したのは、テネシー州選出の民主党上院議員、エステス・キーフォーヴァーである。キーフォーヴァーがこの問題に関心を抱いたのは、異なる製薬会社が販売している同種の抗生物質の価格がまったく同じで、しかも、販売価格が製造価格の一〇〇〇％に達していることを彼のスタッフが発見したときだった。さらに調査を進めたところ、製薬企業が秘密裏にカルテルを構築して医薬品の販売価格を維持しているうえ、医師に賄賂を送って、より高額な特許薬を処方させるように操作していることを裏づける証拠をスタッフがつかんだ。そこには、キーフォーヴァー自身の言葉によると「製造量が低いままに留まったり減少したりしているときでさえ価格が上昇を続けるという、さかさまの競争」が生じているように見えた。[43] 上院の反トラストおよび独占禁止分科委員会の議長だったキーフォーヴァーには、明らかな価格操作の背後にあるものを調査する権限があった。

キーフォーヴァーは、医薬品の広告についても憂慮していた。その量があまりにも厖大だったからである。パーク・デイヴィス社のウォルター・グリフィスはキーフォーヴァーに、「この国の処方箋薬製造産業は、三七億九〇九〇万八〇〇〇ページ分の有料広告を学術誌に掲載し、七億四一二一万三七〇〇通のダイレクトメールを送っています」と告げた(44)。しかし、それよりさらに気がかりだったのは、その内容が通常、誤解を招く性質のものであり、多くの場合、あからさまな虚偽だったことだ。キーフォーヴァーのスタッフは、ある抗生物質の広告を暴いている。それは薬の治療効果を示すために掲載された、治療薬服用前と服用後の胸部X線写真だったのだが、実際には写真は別々の患者のもので、いずれも宣伝されていた抗生物質の投与は受けていなかった。スクイブ・ファーマスーティカル社の元医療ディレクター、デイル・コンソールは、のちにキーフォーヴァーが開いた上院公聴会で次のように述べている。「もし車にモーターがなければ、どれほど広告費を費やしたところで、モーターがあるように見せかけることはできないでしょう。けれども、ちょっとした運と、適切なタイミングと、優れた販促プログラムさえあれば、独特の側鎖を持たせたアサフェチダ（生薬として使うセリ科植物）の抽出物を特効薬に見せかけるのは不可能ではありません(45)」

懸念はほかにもあった。医薬品の安全性に関するデータを公表しない製薬業界の慣行、新薬を販売する前の動物実験の欠如、さらに重大なことに、規制側には、医薬品が実際に効くことを確実に調べる所定のプロセスがなかった。一九三八年の連邦食品医薬品化粧品法では、多くの患者において薬剤が安全であることを証明するための動物を使った基本的な毒性試験さえ義務づけていなかった。キーフォーヴァーのスタッフが指摘したように、医薬品が、効くとして宣伝されている疾患に効かないとき、あるいはすでに存在している製品より効果が低いとき、その医薬品は本質的に危険だった。こうした不満が一

九五九年に、医薬品業界の慣行を問うキーフォーヴァー・ハリス上院公聴会を開かせることになったのである。(46)

キーフォーヴァーの最重要ターゲットは特許制度だった。アメリカ国民だけが特別に支払っている人為的に吊り上げられた価格の根源は、この制度にあると考えていたからだ。公聴会でキーフォーヴァーは、カリフォルニア大学の薬理学教授だったフレデリック・マイヤーズから告発的証言を引き出した。マイヤーズは「ほぼすべての〔医薬品研究〕プログラムはヨーロッパと英国の研究者によりもたらされたものです」と認めた。そして彼は、アメリカの製薬企業がおこなっているほとんどの研究の目的は、そうした外国製品を「利用して販売することもしてはいるけれども、おおかたは、オリジナルの薬をほんの少しいじって、特許が取得できる派生物を手にすることです」と証言した。(47)そうすることは企業にとって得策だったのだろうか？　キーフォーヴァーのスタッフが明らかにした数値によると、調査対象の七七か国のうち、製品特許を付与していたのは二八か国で、こうした国々では、製品特許を付与しない国に比べ、医薬品の価格が一八倍から二五五倍にまで膨れあがっていた。そして、ヨーロッパで売られている医薬品の価格は、アメリカで製造された医薬品もヨーロッパで製造された医薬品も、アメリカ国内の値段よりはるかに安かった。

しかしキーフォーヴァー自身が見いだしたように「こうした薬屋の連中がロビー活動に費やす金額は、鉄鋼業界の連中ですらポップコーン売り並みに見えてくるほどだ……敢えて真実を突き止めようとする者は、迫害者だと非難されるだろう」。(48)一九六〇年の改選時、キーフォーヴァーは「医療の破壊に夢中になっている社会主義者」という烙印を押された。そして再選こそスムーズに果たしたものの、彼が提出した法案は、一九五六年の民主党副大統領候補という経歴があったにもかかわらず、ケネディ政権からなんの支援も得ることができなかったのだった。当時ケネディは議会でメディケイドの法案を成立させようとしており、製薬業界を敵に回したくないという事情があったのである。キーフォーヴァーはまた、米国医師会（ＡＭＡ）からも支援を得られなかった——製品を上市する前に薬効を証明するよう製薬企業に義務づけるというような基本的要件についてさえも。ＡＭＡは、メディケイドと戦う準備をしており、学会誌に掲載する製薬企業の広告収入にますます依存するようになっていたからだ。

キーフォーヴァーの法案（上院一五五二法案）は、議会の反対陣営によって製薬企業の思惑により合致するように書き直され、そのような形で議会を通過するかに見えていた。ところがそのとき、サリドマイドと呼ばれる医薬品に関する報告がドイツから届きはじめたのである。サリドマイドはドイツで市販されていた睡眠薬で、アメリカでもメレル・ファーマスーティカルズ社が市販することになっていた。が、そのとき、新たな、そして気がかりな問題との関連性が浮上したのである——サリドマイドを服用した母親から、四肢の欠損した乳児や、四肢があるべきところに短すぎる手や足（アザラシ肢症）を持つ乳児たちが生まれていたのだ。製造企業のケミエ・グリュネンタール社はサリドマイドとの関連性を否定し、圧力がかかったドイツ国内でのみ、同薬を市場から撤収した。最初の報告から一年近くが経過した時点でも、メレル社はこの化合物の試供品をアメリカ人の医師たちに送り続けていた——アメリカでの販売認可はまだ下りていなかったのだが。

この状況は、政治的な優先課題を一変させることになった。キーフォーヴァーの法案は復活し、上院と下院双方を大急ぎで通過して、食品医薬品法の一九六二年の改正をもたらした。この改正により、医薬品は上市前に適切な動物実験をおこなって無害であることを明らかにするよう義務づけられ、ＦＤＡも医薬品の宣伝広告に対する支配権を手にした。新しい法案には、さらに三つの条項が盛り込まれていた。それらがもたらした広範囲に及ぶ影響については、第二章と三章で詳しく見ていくことになる。具体的には、すべての新薬を処方箋薬扱いにする制度を存続させたこと、販売する医薬品が治療対象の疾患に効果があるという実証を製薬企業に義務づけたこと（それまでは、安全性を証明するだけでよかった）、そして医薬品の有効性は比較試験によって実証するように要求したことである。しかし特許庁長官の支援があったにもかかわらず、特許法を改正する条項はキーフォーヴァーの法案から削られてしまった。そして、特許法が変わらなかったことにより、一九六二年の改正は、キーフォーヴァーの本来のターゲットだった医薬品の価格の統制には、なんの貢献も果たさなかったのである。

本来の目的は遂げられなかったとはいえ、換骨奪胎された法案は議会を通過して、広く称賛されることになった。同じテネシー州選出の上院議員、アルバート・ゴア・シニアに脇を守られたキーフォーヴァーは、この件について上院で演説をする栄誉を与えられた。医療現場における気がかりな情勢の変化は止まるだろう。もしかしたら元に戻すこともできるかもしれない。彼はそう期待を述べた。ケネディとキーフォーヴァーは成功の栄誉に浴した。ＦＤＡ職員のフランシス・ケルシーは、ケネディ大統領から「優れた連邦文民功労に対する大統領賞」を贈られた。サリドマイドの承認申請を審査する際の、彼女のお役所仕事的な事務処理の遅延が、母親の子宮内で同薬に曝露するアメリカ人の子どもたちの数を低く抑えることにつながったのは確かだろう。ＦＤＡの改革は、世界中の規制当局の手本になった。こと医薬品について言えば、妊娠の管理は、ピネルがあらゆる医薬品について望んだこと――薬を処方しないときを知る医師は、もっとも高尚な医術を授ける――をもっとも忠実に踏襲する医療分野になった。多くの人は、こうしたことがいまでも実践され続けていると思っている。ところが現状は、大きく異なるのだ。

第二章　医療とマーケッター

二〇〇四年に妊娠が判明したとき、三八歳のジーナ・フロムは、一九六〇年代初頭に妊娠していた女性ならほとんどしなかっただろうことをいくつも実践した。お腹の赤ちゃんに害を与えないようにと、湯を使わずに水でシャワーを浴び、リステリア菌からサルモネラ菌までの多数の菌に汚染されないようにと、ヨーグルトを食べるのをやめ、鶏肉は黒焦げになるまで焼いて食べた。そして、妊婦用のビタミン剤を飲むのもためらった。だが妊娠前から一過性の不安症の発作をなだめるために常用していたパキシルは妊娠中も飲み続けた。その理由は服用をやめるのが難しかったためと、お腹の赤ちゃんには何の危険もないと医師が請け合ったからである。二〇〇五年二月二日、彼女は男児を出産した。その子には先天性の心臓欠陥があった(1)。

キーフォーヴァー上院議員の法案が通ってからの数十年間、女性が妊娠中に喫煙したり、アルコールやコーヒーを飲んだり、鎮痛剤を服用したりするようなことは大幅に減った。にもかかわらず、サリドマイドの直系の後継薬のなかでも、パキシルや他のＳＳＲＩ抗うつ薬は、妊娠中にもっともよく処方される薬になりつつあった――それもとりわけアメリカで。一九六二年におこなわれた連邦食品医薬品法の改正から四四年が経過した二〇〇六年、ＳＳＲＩ抗うつ薬に誘発された先天性欠損症における初めての訴訟がグラクソ・スミスクライン社に対して起こされ、同社は有罪判決を受けて、巨額の和解金を支払わなければならなくなった。しかし、この一件ですら、妊娠中にＳＳＲＩが処方されることにはほとんど影響を与えず、その処方数は増加し続けた。

一九六二年の法改正の条項には、現在私たちが抱えているような薬剤誘発性の先天性欠損症の再来を明らかに予測させるものは何も含まれていない。投薬治療には相変わらず処方箋が必要だったし、連邦食品医薬品法における一九六二年の改正により、製薬企業は、口臭や一過性の不安といった些細な適応症ではなく、本物の疾患を治療する薬剤を販売するように制限を加えられることになっていた。さらには一九六二年以降、製薬企業は、販売する治療薬に効果があることを比較試験という手段によって実証しなければならなくなっていた。

産まれてくる子どもに先天性欠損症をもたらす危険性がある薬だという警告が強まっているなか、処方箋がなければ入手できないそんな薬が、妊娠中にもっとも服用される薬になっているという事態ほどファルマゲドンを端的に象徴するものもないだろう。そんなことが起こり得た理由は、製薬企業が、一九六二年の法案にキーフォーヴァー上院議員が盛り込んだ保護策そのもの――そして彼が達成できなかった改革――を逆手にとって利用してきたことが大きくかかわっている。処方箋薬は、医師たちをマーケティングの標的にした。そのマーケティング手法は、医学誌に何億ページ分もの広告を載せることや、医師に賄賂を贈って薬を使わせることなどより、はるかに巧妙だ。第一章で見てきたように、医薬品に特許というステータスが付与されたことは、患者の健康を無視してブロックバスター級の利潤を追い求める動機を製薬企業に与えることになった。一方、比較試験は、ヘビ油同様のインチキ薬であってもすごく効くのだから妊娠中に患者に使わせないのは非倫理的行為であると医師を説得する手段、そして治療の結果として生じる問題を消滅させる手段を、製薬企業に与えることになったのである。しかしこうした問題の根源はすべて、このような医薬品が処方箋なしに入手できないことにある。

医師が注文したもの

二〇世紀の幕明けにアルフレッド・ウースターあるいはリチャード・キャボットが処方箋を書いたとき、彼らは何世紀も続けられてきた伝統に従っていただけだった。つまり、処方箋（Rxすなわちレシピ）は、特定の材料を調合するよう、医師が薬局に依頼する手段だったのだ。調合薬に二つ以上の材料が入っていたとすれば、それぞれの材料に特定の目的があるはずだった。治療薬が効き目を発揮したら、患者は、ふたたび医師の承諾を得ることなしに、同じ処方箋を何度でも薬局に持って行って自分用に薬を補充することができた。また、一度その処方箋で効き目のある薬が手に入ったら、また薬局を訪れて、今度は家族のために同じ薬を調合してもらうこともできた。医師が書く処方箋は、患者たちが、自ら必要だと思える薬を入手する複数の手段のほんの一つにすぎなかったのである。

キャボットの時代には、医師に頼らずとも、アヘンから、ブロム剤、バルビツール酸塩、抱水クロラール（鎮静剤として使われた）、消毒剤、そして胃腸、泌尿器系、心臓、呼吸器系疾患などの治療薬までが入手できたため、医師の診察を受けるのは、今日よりずっと敷居の高い行為だった。二〇世紀半ばまでは、潜在性糖尿病や潜在性高血圧、そして脂質の上昇などについて治療を受ける人は皆無で、精神分析を受ける少数の裕福な人々を別にすれば、精神病により保護施設に入所させられていたわずかな人たちを除いて精神衛生制度にかかわりを持つ人はほとんどいなかった。

アメリカの議会が一九〇六年に連邦食品医薬品法を通過させたとき、その法案には医薬品を処方箋薬にする条項は含まれておらず、義務づけられていたのは製品の成分をラベルに記載することだけだった。製薬業界は活発なロビー活動をおこなってこの法案成立に反対したが、ひとたび法律が制定されると、進取の気性に富んだ数多くの企業は、新たな状況を自分たちの強みに変える手段を編み出した。たとえば、製品ラベルに「化学局承認薬」と謳ったのも、その一つである。[2]

このことが、伝統的な診療行為に影響を及ぼすことはなかった。が、このあとすぐに実施されたもう一つの規制のほうは、甚大な影響を及ぼすことになる。一九世紀は、アルコール依存症に加えて、アヘンとコカインの濫用に関する懸念が増した時代だったが、医療はこうした問題にほとんど関与していなかった。薬物濫用は、濫用者が肝硬変や精神病を引き起こして患者にならない限り、アルコール依存症と同様に社会問題として捉えられていたのだ。しかし二〇世紀になると、依存症に対するさまざまな社会的対処法が成果を生み出せない状況に対応して、一九一四年にアメリカ議会が、アヘンとコカインを処方箋薬にするハリソン麻薬法を採択する。[3] 医師を通さなければこれらの薬が合法的に入手できないようにすれば、依存症の問題はコントロールできると考えられたからだった。

汚染されたスルファニルアミドの悲劇が一九三七年に生じたあと、その翌年の一九三八年に制定された食品医薬品化粧品法の条項では、新薬を処方箋がなければ入手できない薬にすることが奨励されていた。サルファ剤は、完全にとは言わずとも典型的に医師の管理下に置かれていたインスリン、ステロイドホルモンおよび甲状腺ホルモンと同じカテゴリーに入れたほうがよい、というのがその理由だった。第二次世界大戦後の一九五一年には、アメリカにおいて新薬を処方箋薬扱いにすることが、一九三八年の食品医薬品化粧品法を改正したデュラム・ハンフリー改正法により確実に実施されることになる――

大規模な反対運動が活発に繰り広げられ続けたにもかかわらず。識者は、依存者のために導入されるような制度は自由な市民にはそぐわない、と苦情を述べた。しかし一九五〇年の初頭までには、本当に効き目のある医薬品を手にすることの副作用の一つが明らかになりつつあった——すなわち、真に恩恵をもたらしてくれる薬は、真に有害なものになりうるという事実である。一九五二年には、レオ・メイラーの『医薬品の副作用大事典』が刊行された。これは、史上初めて薬剤誘発性の傷害をまとめた医学的大要だった(4)。それから数年後、この潜在的な危険性は、旧来のバルビツール酸系催眠薬より安全だとされたサリドマイドを妊娠中に服用した母親から四肢のない赤ん坊が産まれるという悲劇によって現実のものとなる(5)。

一九五九年に公聴会を開いたときにキーフォーヴァーが懸念を抱いていたのは、新薬に処方箋薬のステータスを与えている慣行だった。それは、ほかのどんな市場にもない、医療分野だけに見られる特徴で、彼自身が言うように「注文者は購入せず、購入者は注文しない」という状況を招いていたのである。その結果、処方箋がなければ入手できない医薬品の場合、一般消費者は、商標登録や特許に内在する独占的要素から自らを守れない立場に置かれていた。患者の利益を守るには、医師が登録商標や特許、ひいてはマーケティング策略に影響されないことをあてにするしかなかった。医師には特許のある最新ブランド薬を処方するか、またはそれより古いけれども効果がより高く廉価な薬を処方するかの選択肢があったが、患者は医師の処方に従うしかなかったのである(6)。

サリドマイドはヨーロッパの多くの国では市販薬だった。しかし、サリドマイドの問題は、市販される前の試供品薬が処方箋でのみ入手可能だったアメリカでも生じた。実のところサリドマイドの薬害があれほど迅速に明るみに出たのは、ドイツの医師たちが、市販薬に有害性が潜んでいる可能性を認めるのにやぶさかでなかったからかもしれない――つまり、もしそれが自分たちの生計手段にかかわる処方箋薬だったら、医師たちはそうした危険性を認めなかったかもしれないのだ。それでも、サリドマイド禍勃発の危機に瀕していた一九六二年当時のアメリカでは、医薬品を処方箋薬にすることは道理にかなっているように見えていた。似非《えせ》医療と長年闘ってきた歴史に基づき、医師たちには、薬の効能書を額面通りに受け取らないだけの余裕が、ある程度まではあったし、製薬企業から潜在的に有害な副作用の情報を引き出せる立場にいるのは医師であると考えられていたからである。

処方箋薬というステータスは、一九六二年以前には、まだ目新しいものだったのだが、一九六二年以降は、新薬の流通システムの中心となる。というのも、製薬企業は、医師を通さなければ新薬を流通させられなくなっただけでなく、ＦＤＡの承認を得るために、何らかの病状に効果があることを実証しなければならなかったからだ。この規制の組み合わせは一九六二年にはかなり確実な安全措置に見えたことだろう。しかし医療という枠組みの中で製薬業界を抑制するには効果的手段ではなかったことが判明する。むしろそれは逆効果だった。製薬企業がコレステロール上昇、骨粗鬆症、勃起不全といった市場向けの医薬品を上市するのは、企業が病気を売りはじめる時点、自社製品に見合うように医療市場を設計し直す準備を整えた時点だ。ちょうどアボット社が、市場でデパコートを売りやすくするために双極性障害を作り出したのと同じように。病気の薬の販売を制限されたら、製薬企業は病気そのものを販売しはじめるだろうと、一九六二年の時点でだれも考えつかなかったらしいことに、いまさらながら驚かされる。

もし製薬企業が、疾患の治療における薬効の実証を求められていなかったとしたら、私たちみんなのカルテに書かれる疾患の数はずっと少なくてすんだかもしれない。第一世代の抗うつ薬は、強壮剤や刺激薬として販売されたことだろう。ストレスを感じたときにＳＳＲＩの属性を持つ薬草のセント・ジョーンズ・ワート（セイヨウオトギリソウ）を手に入れたければ、それを強壮剤として売っている薬局から直接買えばいい。しかしプロザックを入手するには、うつ病の正式な診断が必要だ。同様に、スタチン系薬剤は、いわゆるコレステロールの異常を治療する薬としてではなく、体の内部を若々しく保つため、あるいは動脈の調子を良くするための薬として販売できただろうし、ビスホスホネートも、骨粗鬆症治療薬としてではなく、骨の若さを取り戻すための薬として売り出すことができただろう。保険会社は診断に応じて保険金を支払うため、疾患の診断が減れば、疾患の数が減ることに加えて、私たちが医師の診断をあおがなければならない回数も減ったはずだ。

一九六二年の改正が医薬品に課した第三の要件は、製薬企業は製品に効果があることを、適切におこなわれた比較臨床試験によって実証しなければならないということだった。この要件は、比較試験の信奉者だった薬理学教授のルイス・ラザーニャが最終法案に潜り込ませたものである。当時教授が目指していたのは、比較試験を義務化することではなく、その部分的な利用を奨励することだけだった。(7) ラザーニャ自身は、サリドマイドについて唯一おこなわれた比較試験を手がけており、この試験の結果、同薬の販売は順調に伸びたのだった――有意な副作用のない効果的な睡眠薬として。

キーフォーヴァー公聴会によって新薬の処方箋薬扱いが決定的になった件だけでも、それ以前にはなかったようなやり方で、医師たちは製薬企業のマーケティング部の監視下に置かれることになっただろう。しかし、特定の疾患に対して医薬品のマーケティングをおこなうよう、さらには、当時は新しかった医学的発明――比較試験――を通して有効性を実証するように迫られた製薬企業は、医師を監視下に置くだけでは足りず、医師たちが自らを知る以上に彼らを把握することが必要になった。

巨利を生み出している商標登録されたある種の薬物——たとえば、タバコのマールボロ——については、医学は命にかかわる健康被害を明るみに出す名誉を担った。だが、もしタバコが処方箋でしか入手できなかったとしたらどうだっただろう？　潰瘍性大腸炎には明らかに役に立つとわかっている。そしてほぼ確実に、プロザックや他のＳＳＲＩと同じくらい、抗うつ薬としての効き目があるとされただろう——だとすれば、市場規模は大きい。この場合医師たちは、どれほど迅速に喫煙に関連があると指し示されている健康被害について独立研究をおこなっただろうか。タバコ業界が組織的にタバコの危険性に疑問を投げかけるなか、どれほど迅速に危険性の深刻さを主張しただろうか？

医師は自らを消費者とは考えていない。自分たちは、現代のマーケティングが消費者に加える途方もない圧力にさらされるようなことはないと考えているだけでなく、処方箋薬の制度により、地上もっとも凝縮されたマーケティングの標的になっていることにも気づいていない。たいていの医師は、マーケティングを理解する必要性を認識することなく、無邪気にわが道を進む。彼らは、汚染されているとはよもや思っていない比較試験やエビデンスに基づく医療というマジノ線（第二次世界大戦中にフランスが築いた、難攻不落と思われていた防衛ライン。結局は一挙に破られた）の裏側にしゃがみこんでいる。敵の戦車師団や空軍師団が、日々このマジノ線に感謝を捧げていることも知らずに。

ブロックバスター薬の台頭

医薬品に特許を許し、これらの医薬品を処方箋薬にした政権によって拓かれた新たな世代のブランド薬——およびそれが生み出す途方もない売り上げ——の可能性が最初に明らかになったのは、一九八〇年代に、製薬業界の二大巨人、グラクソ社とスミスクライン社が、潰瘍治療薬のタガメット（一般名シメチジン）とザンタック（一般名ラニチジン）について争ったときだった。

　ジェームズ・ブラックは、もっとも成功を収めた医薬品科学者の一人だ。彼はまた、製薬業界に身を置きながらノーベル賞を受賞した最初期の科学者の一人でもある。ブラックはもともと、インペリアル・ケミカル・インダストリーズ社に勤務しており、そこでβ遮断薬《ベータブロッカー》という概念を生み出した。そして、エピネフリンのようなストレスホルモンが作用するβアドレナリン受容体を全身にわたって遮断するβブロッカーは、一九七〇年代にもっとも急成長していた医療分野である高血圧の治療にとりわけ有益であることを突き止めた。

　その後スミスクライン社に転職したブラックは、関心を抗ヒスタミン薬に移し、二つの異なるヒスタミン受容体——Ｈ１とＨ２——の分類に貢献する。これが、腸内のヒスタミン受容体を標的とするＨ２ブロッカー薬の開発を導き、当時潰瘍の原因であると考えられていた胃酸の生成が抑制できるようになった。この成果が結実した薬が、タガメットである。それは当時の内科学最大の問題の一つだった十二指腸潰瘍の治療における真に画期的なアプローチを具現化した薬だった[8]。この薬が導入されてからほんの数年のうちに、潰瘍の手術はほとんどおこなわれなくなった。もしタガメットがもっと早く利用できるようになっていたら、私の母はあれほど苦しまなくてすんだろう。この薬は、新しく画期的な製品が医療現場で使われ、患者に大きな恩恵をもたらすようになるという、科学と業界双方における最大の望みをかなえたものだった。

　タガメットの開発過程で実験の詳細を学術集会で発表していたブラックは、同じようにＨ２ブロッカー薬の開発を目指していたグラクソ社の化学者たちの関心を刺激した。グラクソ社の努力はザンタックに結実する。それは、タガメットとほぼ瓜二つの薬剤だった。しかし、タガメットは画期的な化合物であったうえ、ザンタックより六年も前の一九七九年から販売され、さらにはブラックのお墨つきという名声までそなえていたので、その販売高はザンタックをはるかに凌ぐだろうとだれもが考えていた。

ふつうの市場であればライバル製品より安い値段をつけるだろうところ、グラクソ社はそうするどころか、ザンタックをタガメットより高値で販売することにした。そして、これら二つの薬のあいだにある微細な副作用の違いに狙いを定めて、マーケティングに巨大な資金を注ぎ込んだ。その結果、市場関係者が大いに驚いたことに、ザンタックの収益はすぐにタガメットの収益を上回るようになり、この薬は史上初のブロックバスター薬、つまり、少なくとも年商一〇億ドルを稼ぎ出す薬になったのである。(9)

グラクソ社とスミスクライン社は西暦二〇〇〇年を迎えた際に合併して、世界最大の製薬企業になった。しかし、合併する前に、潰瘍の医学における胸の躍るような発見に対してグラクソ社が示した態度は、医療の世界と企業の関心に関して進行しつつあった重要な変化を暗示するものである。オーストラリアのパースで研修医をしていたバリー・マーシャルは、潰瘍からとられた組織に異常な細菌、ヘリコバクターピロリ（ピロリ菌）を見つけた。その後マーシャルは、一連の有名な実験をおこなう。すなわち、ピロリ菌を培養し、それを飲み込み、潰瘍を発生させて、自分に生じた潰瘍を抗生物質で治したのだ。(10)

マーシャルはグラクソ社に創薬を提案したが、グラクソ社には潰瘍を治すことへの関心がないことが判明した。H2ブロッカー薬のうまみは、ひとたび服用を始めたら、患者のほとんどは、永遠にその薬を服用し続けることにある。製薬業界のドル箱となったばかりの薬の治療対象である潰瘍自体を治すようなことは、グラクソ社が目指していたことではなかった。ジェームズ・ブラックとバリー・マーシャルそれぞれがおこなった科学実験のあいだに横たわる一〇年間に、医療は新たな世界に足を踏み入れた。それは、過去三〇年間にわたってみなされていた、科学とビジネスは同じ側にいるという想定が、もはや成り立たなくなった世界だった。

ザンタックは他に類を見ないブランドだった。錠剤は識別しやすくするために色分けされていた。医師には無料のペンや小物が配られただけでなく、国内外で開催される教育的な会議に出席するときは、惜しみなく支援が与えられた。ザンタックは、積極的な医薬品販売促進の鋳型を作り上げたのである。販促キャンペーンが大成功したこと自体が、その反応として、「ノー・フリー・ランチ」のような反対運動を生み出すことになった。これは、無料のペンや昼食など、企業が気前よく提供しているものを拒絶することにより、製薬企業からの独立性を保とうと医師に呼びかけたグループによる運動で、ボブ・グッドマンが立ち上げたものだ。一九八〇年代の末にグラクソ社が繰り広げた積極的マーケティングの記憶は、一九九〇年代に登場した「エビデンスに基づく医療」がマーケティングの威力を抑え込む一つの方法であるという考えを、多くの医師に受け容れさせる素地をつくることにもなった。

しかし、利益相反を排除するための「ノー・フリー・ランチ」や類似の運動は、ブランド薬の何が医師をとりこにするのかを問おうとはしていない。ブランドの価値は、見る人の感じ方にある。そして医薬品に関して言えば、医師はつねにこう言う――カプセルの色分けやランチなどがどれだけ魅力的であろうとも、薬剤のベネフィットとリスクに関する証拠は、それらに勝ると。そのため、排他的にポジティブな一連の連想を築き、ネガティブな連想をすべて排除することがブランド確立に必要であるとすれば、どれほど薬剤の色を適切なものにしたところで、医薬品のブランドは確立できないのである。

問題は、ブランドというものは欠点のないものだということになっている点にある。それは、関心を厄介な現実から逸らすことにより私たちを誘惑する部分的真理だ。言わばそれは、おならなどしないし、体臭もない。複雑な臨床という背景のもとでは、安心感さえ与えてくれる。しかし、まさにそれだからこそ、ブランドと医薬品はなじまないのだ。医薬品は毒であり、その投与にはリスクとベネフィットのあいだの思慮深いバランスが欠かせないという了解がある——あるいは、了解があった——からだ。

　このブランドと処方箋薬という特権の組み合わせは、古典的な意味の「悲劇」をもたらす——ちょうどハムレットの身に起きたように。「ほかにどれほど純粋で、人間に可能な限りの美点があろうと、このたった一つの欠点ゆえにすべて朽ち果て滅んで、世間の非難を浴びることになる。ほんのわずかな疵がもとで、貴いものがすべて、帳消しにされ、揚句の果てに恥をさらすのは、よくあることだ」（『ハムレット』第一幕第四場、野島秀勝訳、岩波文庫）。そのわけはこうだ。ブランドと製品特許の結婚はブロックバスター薬の出現を可能にする状況を生み出し、いまや製薬企業の富は、このようなブロックバスター薬とそのブランド化の成功にますます依存するようになっている。誇大広告は極限までおこない、有害性は隠蔽しなければならない。ブランド構築の力学は、処方箋薬というステータスを通して、医療に内在する根深いバイアスに結びつく——医師は、患者がよくなれば自分の治療の結果だとみなしがちな半面、自分がもたらした可能性のある悪影響は見逃す傾向にあるのだ。医師は治療に熱意を傾けなければならない——その熱意こそが、成功するか失敗するかの違いを生み出しうる。しかし同時に、自らがもたらした悪影響をすぐに見抜けるようになることは、多くの場合、臨床医療を麻痺させることになる。

　製薬企業が大儲けできるかどうかは、このブランドの誘惑と医師のバイアスの結びつきが堅持されるかどうかにかかっている。悲劇的なことに、この結びつきがほどける可能性はほとんどない。企業も医師も、あらゆる悪影響は治療している疾患がもたらしたものだとみなすバイアスを抱えている——抗うつ薬を服用している人の自殺行動を増加させているのは、抗うつ薬ではなく、うつ病なのであり、患者に冠動脈バイパス手術を受けさせ、手術後に意識混乱を生じさせたのは、手術台の上で起きたことではなく、患者の動脈の状態が悪かったせいであり、遅発性ジスキネジアという、患者の外見を変えてしまうような神経学的疾患をもたらしたのは、抗精神病薬を使った治療ではなく統合失調症である、というように。三〇年のあいだ、肺癌の治療結果はほとんど変わっていない。この期間、根治手術や、強い放射線療法や、強い化学療法などを受けたあとに、何百万人もの人が命を落としてきた。こうした治療が一部の人の余命を延ばしたとしても、全体的な寿命は変わらずにとどまっている。ということは、治療により命を縮められた人が同じ数だけいるはずだ。しかし、あらゆるところをくまなく探しても、死因が肺癌ではなく治療に帰されるケースには、まずお目にかからない。

医師たちは、こと市販薬あるいは違法薬物の服用による害については、一九世紀末以来、問題を発見することも、AMAのような団体を通して意見を表明することもまったく忌憚なくおこなってきた。しかし、ひとたび薬が処方箋扱いになり、医師を介して提供されるようになるやいなや、服薬に慎重を期すように促す独立した声は、どんな地位にある人からも、聞かれなくなってしまった。こうした臨床的背景のもと、ブランド確立の力学が医療に対して生み出しているものは、純粋な毒素に限りなく近い。

レセルピンとプロザックの対照的な運命は、このことを浮き彫りにする。一九五〇年代初期に、最初期の降圧薬の一つで、最初の精神安定剤でもあったレセルピンが、自殺惹起に関連づけられた。当時は特許制度が異なっていたために、レセルピンを製造していた企業は二六社にも及んでおり、どの社もレセルピンを専売のブロックバスター薬にすることはできなかった。そのため、各製造企業には、同薬を命懸けで守る動機はなく、その結果、多くの医師が自分の治療により問題が生じたと認めることを拒否したにもかかわらず、ほかの関係者の意見も聴取された。こうしてレセルピンと焦燥感との関連性が確立され、レセルピンは人気を失った。

しかし一九九〇年に、プロザックが自殺を惹起するのではないかという同様の懸念が広がったとき、状況はまったく異なっていた。プロザックを製造販売していた企業はリリー社一社で、同社の命運は、この薬にかかっていたのである。リリー社は、自社のブランド薬に瑕疵がある可能性を簡単に認めるわけにはいかなかった。このことは、後に法廷で公表された、当時の最高科学責任者リー・トンプソンの社内向け電子メールに明らかである。

> プロザックの安全性に関する英国の報告が気がかりだ。数分前にリーバー（ＦＤＡ）が、ＣＳＭデータベースを使って、プロザックの攻撃性と自殺念慮の統計を英国の他の抗うつ薬のものと比較したらどうかと言ってきた。彼はプロザックのファンで、この報告の大部分はガセネタだと信じているが、明らかに政治的な人物だから、圧力の高まりには対応しなければならないだろう。プロザックを失ったらリリー社は崩壊すること、そして英国で一件ことが起きるだけでそうなる可能性があることがパトリック（英国リリー社のメディカルディレクター）にわかっているといいんだが。[11]

それから数年後の内情は、プロザックの後継ブロックバスター薬「ジプレキサ」に関するリリー社の社内文書が明らかにしていた。

社はジプレキサに全資金を注ぎ込んでいる。イーライリリーが独立企業に留まり、この一〇年間でもっとも急成長する製薬企業になれるかどうかは、ジプレキサを世界規模で商品化できるかどうかにかかっているんだ。(12)

プロザック、ジプレキサや、他の類似ブロックバスター薬は、全世界の市場で販売することを定めたライフプランのもとに発売される。(13)そして、潜在的ブロックバスター薬の発売前にもかかわらず、有効性や安全性を実証する臨床試験もおこなわれないまま、子どもや高齢者の服用を促す方法が模索される。こういった使用法を制限しかねない副作用を認めることは、ライフプランには含まれていない。企業が社運のかかったブランドを防御する必要性に直面すると、商業的ロジックが発動し、どんな手段を使ってでも――証拠の改竄まで含めて――リスクが浮上しないように先手を打つよう命令する。この商業的ロジックは、ジプレキサの呵責なきマーケティングを導き、究極的には、生後一二か月の乳児にまで服用させるという事態を招くことになった。ジプレキサを処方している臨床医たちは、同薬がもたらすはなはだしい体重増加、同薬が引き金になった糖尿病、やがてもたらされる脂質増加、そして早死になどに、まったく気づいていないらしい。(14)

H2ブロッカー薬と潰瘍の治療の逸話が示唆しているように、製薬企業には、自社の特許薬が曲がりなりにも症状を緩和している疾患を根治してしまうような画期的治療薬にはまったく関心がない。抗生物質の導入後に潰瘍が消滅したあと、プリロセック（一般名オメプラゾール）のような新たな世代の胃酸分泌抑制薬を持つアストラゼネカ社などの企業は、潰瘍に代わる疾患としてGERD（胃食道逆流性疾患）をあてにするようになった。いまや広範囲に蔓延し深刻な影響を与えているかのように見えるこの病気は、私が医学を学んでいたときにはめったにお目にかからない疾患だった。そのため、少なくともその原因の一部は、近年とみに増しているバランスを欠いた不自然な食生活やライフスタイルからきているのではないかと考えないわけにはいかない。たしかに迅速な医学的処置が求められる重篤な例もあるにはちがいないが、これは、生活習慣を改善することによって手当てしたほうが望ましい消化障害の大部分が、いまや医療化され、薬物によって処置されるようになった例であると思われる。

驚くことに、GERDはいまや乳児にまで広がっている。数か月経てば解消し、本当の意味のケアが効果を発揮する乳児疝痛《コリック》（ミルクを飲んだあとに起きる腹痛など）まで、この疾患に含まれるようになったのだ。乳児におけるGERDの最初の治療薬プロパルシド（一般名シサプリド）が殺した乳児の数はかなりになる——それまでは、疝痛により乳児が死亡した例など一例もなかったのに[15]。しかし、人々はプロパルシドが死を誘発したことにショックを受けたとはいえ、従来の疝痛の医療ケアに立ち戻りはしなかった。乳児はいまや、プリロセックやザンタックの後継薬を飲まされている。

一九九〇年六月にパリで開かれた第一八回医薬品会議年次総会（the 18th Annual Pharmaceutical Conference）で、当時グラクソ社のマーケティング部長だったクリストファー・アダムは、会議の聴衆に向かってこう宣言した。「私たちはいま、メガ製品の時代に向かおうとしています[16]」。彼は正しかった。ちょうどそのころ、ザンタックが史上初のブロックバスター薬になった。その翌年、ブロックバスター薬の売り上げの合計が医薬品市場に占める割合はまだ六％にすぎなかったが、プロザックのようなSSRIがメディアの人気者になった一九九七年には一八％に上昇した。そして二〇〇一年には、リピトールとスタチン系薬剤の影響を受けて、市場占有率は四五％にまで達した[17]。ブロックバスター薬に、命を救うものはない。それらはみな、ライフスタイル・ドラッグあるいはリスク管理用の薬だ。

一九九〇年、市場アナリストたちは、世界最大の製薬企業としてのグラクソ社の地位を危うくする二つの脅威を察知した――ザンタックが特許切れになることと、潰瘍治療の新薬プリロセックの登場である。実のところ、同社のリスクはバリー・マーシャルの研究に端を発していた。プリロセックはたしかにザンタックを蹴落としたが、それはGERD市場から蹴落としたまでで、潰瘍市場から蹴落としたわけではなかった。そのため、グラクソ社は主要製薬企業の地位に留まるために、何度も合併を繰り返すことを余儀なくされる。一九九五年に、グラクソ社はバローズ・ウェルカム社と合併した。その際、グラクソ社の最高経営責任者だったリチャード・サイクスは、同社は当時も依然として本格的な研究企業であり、プロザックのようなライフスタイル・ドラッグの製造販売には関与しないと明言した。それから五年後、グラクソ・ウェルカム社は、スミスクライン・ビーチャム社と合併する。スミスクライン・ビーチャム社の財産はプロザックと同じSSRIのパキシルで築かれたもので、この薬は、合併後のグラクソ・スミスクライン社の最大の稼ぎ頭になった。サイクスはすでにグラクソ社を去っていた。市場は製薬企業の性格を変容させ、それにともなって、医療の姿も変えていたのである。

鏡の中の顔

いまやリピトール、パキシル、フォサマックス（日本での商品名はフォサマック）のようなブランド薬が、かつて「クラーク・スタンリーのへビ油」や「ビーチャムの丸薬」といったブランド薬には不可能だったやり方で医療行為に入り込み、これら現代のブランド薬が、ランニングシューズ界におけるナイキやリーボック、または自動車業界におけるレクサスやBMWのような役目を医療界で果たそうとしているという考えは、医師たちの自己イメージにすんなりなじむものではないだろう。

ほとんどの医師が学んできた医学界では、医薬品は善だが、残念なことにそれらは、誠意がないとは言わないまでも口先巧みな営業担当によって売られているということになっている。医師は製薬企業の営業担当にそつなく接しはするが、内心では避けて通りたいと思っているのであると――「あの連中」が飲み代を支払ってくれるとき以外は、だが。しかし、新たな医学の世界で医薬品を売るのは、展示品の横に立っている安っぽいスーツ姿の営業担当ではない。営業担当がそこに立っている理由は、医師たちが重要だと自ら言っているものは、実際には製薬企業のお膳立てに乗せられて買わされているものなのだという事実から、医師たちの注意をそらすためなのだ。製薬業界は、医師が堕落の根源として特定できる者、拒絶すべき人物、そして明らかに魅力的だが退けるべき罠として、営業担当をそこに立たせておく必要があるのだ。この新しい世界では、「ノー・フリー・ランチ」のようなグループが存在していなかったら、製薬業界は、わざわざそうしたグループをでっち上げる必要にかられただろう。

他の業界であれば、企業は商品を製造すると、それらを工場から小売店に移し、商品はそこで他の商品と競合することになる。企業は消費者のあいだに需要を生まなければならない。望ましい仕組みは、自動車メーカーやアップル社などのように専用のショールームを持つことだ。そこでなら、競合するブランド商品が目に入ることはなく、車の場合なら、歩いたり、走ったり、サイクリングしたりといった他の移動手段の美徳をほめそやすものもないので、消費者が商品を購入することは、ほぼ避けられなくなる。ブランド薬の場合、販売促進の任務とは、病院や管理医療会社《マネージド・ケア》（提供する医療内容について決定権を持ち、それを管理する保険会社）の承認薬リストに掲載されること、国のガイドラインに記載されること、そして有名医学誌すべてに論文を載せることだ。第四章と五章では、製薬企業がいかにしてこの任務を成し遂げ、競合する影響を排除しているか、そしてそれにより医師が、車のショールームにいるとき同様に、勧められるまま医薬品を購入せざるをえなくなる実態について検討していくことになる。だがここではまず、ショールームに足を運ぶ前の医師の姿を見てみよう。

医師はおそらく、自分は医薬品の宣伝に特に影響を受けるようなことはないと思っているだろう。この点において、たしかに医師はある程度まで正しい――少なくとも医薬品の広告の四分の三は、医師に向けられたものではないからだ。医師はまた、目にする広告のほとんどは、薬を処方させるよりも、させないように働くとさえ思うかもしれない。医師は気づいていないのだ。女性と男性を区別するのと同じように、あるいは、ハイテクのランニングシューズを好む人とレトロのシューズを好む人を区別するように、マーケッターは医師たちを「野心家」「懐疑的な実験者」「規則に縛られた者」「声なき大衆」の四つのタイプに分別しているということに。[18] マーケッターがどのように自分を分類したかなど知っている医師はほとんどいないため、どの宣伝が特に自分に向けられているのかはわからない。そのことがまた、どんなタイプの医師の疑念をも逸らすように機能する。

「野心家」タイプの医師は、新しい物を試すのに熱心な医師たちだ。ガイドラインに何が載っているか、同僚が何をしているかには関心がない。知りたいのは、何らかの新たな適応、他の薬剤との併用、あるいは従来より高用量の使用などを勧める最新の報告だ。企業に「早期摂取者」と呼ばれるこうした医師は、新薬を採用させるための重要な人材だ。「懐疑的な実験者」も野心家に似ているが、処方する薬の選択は、経験に基づいて調整する可能性がより高い。

こうした二つのタイプとは対照的に、マーケッターがほとんどの医師を位置づけるタイプは「規則に縛られた者」か「声なき大衆」といった保守派だ。「規則に縛られた者」にとって、医薬品における規制当局の承認とは、その薬を規定の適応に限り、最新のガイドラインに準拠して使用しなければならないことを意味する。大部分の保守的な医師は、あらゆることが簡潔であってほしいと望む。こうした医師は、一度薬を選択したら、それを使い続ける。もっとも関心がある局面は、服薬遵守《コンプライアンス》の度合いを高めるような新しい製剤設計の薬が入手できるか、といったようなことだ。たとえば、口の中で瞬時に溶けるような薬なら、患者は使用法を守らざるをえなくなる。

医師やメディアや他の者たちは、製薬企業の営業担当のことを、無料のペンやランチの誘いとともに医師のもとを訪ね、薬剤に関する最近の臨床試験の結果などに基づく宣伝文句を並べ連ねる者だと見ているだろうが、実のところ、主要なやりとりはまったく違ったレベルで生じている。肝心なのは、医師に何かを渡すことではなく、営業担当の話に対する医師の反応を収集し、それを製薬企業にフィードバックすることにある。そのあとで、「野心家」に対する宣伝文句と「規則に縛られた者」に対する宣伝文句を変えるのだ。その違いは、スポーツカーを買いたがっている客に対する宣伝と自家用車を買おうとしている客に対する宣伝ほど異なったものになる。(19)「野心家」に向けられる広告と宣伝文句には、たとえば、猛威を振るう疾患と闘う使命を帯びた医師——その使命達成には極端な手段に訴えることも正当化される——が登場する一方、「規則に縛られた者」に向けられる広告には、最新の権威あるガイドラインが取り上げられている、というふうに。目指しているのは、ショールームに正しいムード音楽を流すこと、すなわち、ブランドに適切な口調で語らせることだ。

医師たちは、自らショールームに足を運ぶ必要はない。たとえショールームが国外にあったとしても、そこに連れていかれることだろう——道中、ワインやご馳走の接待を受けながら。ショールームに到着したときに出迎えるのは営業担当ではなく、同じ医師仲間や、現地の大学教授、あるいはそれ以外の医学界の著名人だ。ブロックバスター薬を構築するために必要な知識は、ほぼ完全に、製品の販売対象である医師たちから導かれる。リピトール、ネキシウム、バイオックス、プロザック、デパコートの履歴を見れば、その事実は明らかだ。医師たちは製薬企業に、自分たちが何を聞きたがっているかを教えているのである。

医薬品の開発過程では、消費者が求めているものを知るために、医学界の学識者――オピニオンリーダー――からなるパネルが形成される。製薬企業はこうしたパネルを「フォーカスグループ」と呼ぶような下品なことはしないが、実質的には同じことだ。招かれた消費者は二足の草鞋《わらじ》を履いた医師であり、そのプロセスの目的は、どうやれば、こうした臨床医に影響を与えることができるかを探ることにある。一九九〇年にパリで開かれた医薬品会議で、グラクソ社のマーケティング部長は「薬を売るのはコンセプトだ」と聴衆に語った。[20]「学術的フォーカスグループ」は、製薬企業が最新流行のコンセプトをピンポイントで探るためのものである。メルク社の鎮痛剤バイオックスが消滅したあと（副作用のため販売停止となった）、医師は患者の苦痛を緩和する何か新しいものを必要としていた。だがファイザー社は、医師たちに「リリカ」――あまり効果が高くない鎮痛剤――を売りつける代わりに、リリカと線維筋痛症とを結びつけて、このコンビネーションを売ることにしたのである。線維筋痛症は、一〇〇年間にわたり医療のさまざまな分野をたらい回しにされてきた非特異的な痛みに特徴がある、願ってもない曖昧な疾患だった。[21]

このプロセスを仲介することは、医学界の学者たちの新たな役割になった。かつて医療文化の宝庫であり創出者であった学者たちはいま、薬を処方する医師に欲しいと思わせることができるもの――患者にとって最良のものは何かではなく――を探し出すために製薬企業が利用するリソースと化してしまったのである。肝心なのは、処方箋を書く医師たちが薬に何を求めているかを探り出し、医師たちにまさに求めていたものを手にしたように思わせることだ——たとえその薬に、医師の求める効果がたいしてなかったとしても。たとえば、疼痛の管理が医師にとっての問題になれば、疼痛緩和における新製品の効果が旧来の製品に比べてとりわけ優れているわけではなかったにしても、新製品のマーケティングではこの特質が強調されることになる。製薬企業は今日、医薬品を市場にもたらすには巨額の研究開発コストがかかると盛んに吹聴している。しかし、そうした医薬品を創るためのコストは、実は微々たるものだ。新たな薬の研究調査はおこなわれるが、その研究のほとんどは、医学的知識を前進させることよりも、治療におけるニッチを確保することに向けられている。本当の「研究」予算は、新製品発売に際して臨床医の考え方《マインドセット》を確立するために充てられるのだ。二〇〇三年にアメリカの医薬品業界で思想的リーダーを育てるために費やされた金額は、マーケティングコストの二〇％で、その割合はさらに上昇していると推定された(22)。一方、消費者直結型宣伝費の割合は一四％だった(23)。

たとえば、腹圧性尿失禁治療薬のエントレーブ（一般名デュロキセチン）の例を見てみよう。リリー社は一九九〇年代に、デュロキセチンを潜在的な抗うつ薬として開発するのをあきらめた。なぜなら、その副作用の一つに、尿の貯留誘発があったからである。その後同社は、この薬をヨーロッパで、腹圧性尿失禁治療薬として上市した。しかし、プロザックの特許が二〇〇一年に切れ、その後続薬とされたザルトリアが心臓障害をもたらすように見えたとき、リリー社は、デュロキセチンを「サインバルタ」という名で、ふたたび抗うつ薬として再登場させる道を選んだ。サインバルタは、うつ症状の軽減に加え、疼痛緩和薬としても重点的に売り込まれた。その理由？　それは、さまざまな痛みを訴える患者がよく訪れるのだが、どう治療したらよいかわからないと医師が市場調査で答えていたからである。

リリー社にとって幸運だったことに、サインバルタがちょうど市場に出回りはじめたとき、首位を走っていた鎮痛薬のバイオックスが市場から撤収された。心臓発作を引き起こすという研究結果が発表されたからだ。これを受けて、あらゆる企業が、痛みの緩和に役立つあらゆるものの販売促進を強化した。サインバルタも、もちろん例外ではなかった。(24) その結果、ペインクリニックや内科医や家庭医のもとを訪れて痛みを訴えた厖大な数の患者が、サインバルタを処方されることになった――うつ病の兆候などまったく示していなかったにもかかわらず。サインバルタの誘惑の声に耳を傾けていた医師たちは、実は自分自身のニーズを聞き取っていたのだ。デュロキセチンに他の抗うつ薬より優れた疼痛緩和効果があったわけではまったくないのだが、「サインバルタ」は、痛みに関する医師の心配を緩和したのである。(25) このようなマーケティング手法は、もともとザルトリア用に開発されたものが、単にサインバルタに切り替えられたのかもしれない。これは、ある種類のボトル入りの水を売るマーケティング手法が他の種類の水にも応用できるのと同じだ。感じ方の違いをもたらす成分など、もともと水の中には入っていないのだから。

疼痛緩和のためにサインバルタを処方された患者は、この薬が焦燥感を引き起こす割合は他の薬よりも高く、ときにはそれが深刻化して自殺念慮をもたらすきっかけになる危険性があること、そしてまさにその理由で、サインバルタを尿疾患の適応薬とすることをＦＤＡが禁止しているという事実については知る由もないだろう。また、サインバルタは、疼痛を緩和するよりも、尿貯留を引き起こす可能性が高いことについても、おそらく知らないままになるだろう。しかし、患者は消費者ではない。消費者は医師だ。そして患者の場合とは違い、医師の痛みはサインバルタによって、影を落とすような副作用を何もともなわずに緩和されるのだ。

ひとたび差がつけられる販促活動の特徴を見極めたら、次は科学的裏づけをでっち上げる番だ。たとえば、痛みについては、リリカ（表向きは線維筋痛症を治療するというファイザー社の薬）やサインバルタの臨床有用性についてのコンセンサスは、科学シンポジウム、オピニオンリーダーが書いたことになっている論文（実際にはゴーストライターが書いたもの）や、有名な学者を起用した教育的イニシアチブなどによって形成される。

このような種類のブランド確立は、究極的には、アメリカやヨーロッパの政府が支援する無価値な研究や医学教育を糧にしている。そうしたものがなければ、脂質や骨や血圧に対する薬の効果を理解することはできず、その結果として、マーケティング目的で薬の効果を表現するときに使える言葉もほとんどなくなってしまうからだ。マーケティングの観点から言えば、医科学の長所とは、より良い医薬品が導かれることにあるのではなく、マーケッターが利用できる概念や用語が提供されることにある。

このプロセスの格好の例は、脳内化学物質の不均衡という概念をつくり出したことである。脳内の神経伝達物質が同定されたのは、一九六〇年代初期のことだった。一九六五年までには一部の研究者が、二種類の一般的な神経伝達物質――ノルエピネフリンとセロトニン――のいずれかの量がうつにより低下するが、抗うつ薬によって減少分を補塡することができるという仮説を提唱した。しかし精神薬理学者たちは、その仮説を一九七〇年までに破棄していた。明らかに不適切な仮説だったからである。[26] にもかかわらず、その二〇年後、うつ病にかかって低減したセロトニンの量は治療により正常に戻すことができる、という考えが、パキシル、プロザック、ゾロフトを売り込む宣伝の一環としてスミスクライン・ビーチャム社、リリー社、およびファイザー社のマーケティング部により蒸し返された。それは、撥ねつけるにはあまりにも魅力的な、極めて優れたキャッチコピーだった。実際、脳内化学物質のバランスを元に戻すというばかげた宣伝は、一九九〇年以降、SSRIを製薬業界でもっとも高い利益をもたらす収入源にするのに大きく貢献することになる。これと同じように、骨粗鬆症やコレステロールや喘息などの症状を改善する薬を販売する際にも、マーケッターは、製品の見かけをよくするために、適切な科学分野の用語を都合に合わせて使う。マーケッターが自ら言っているように、科学的知識のうち、自分たちの都合に合う部分だけを利用しているのだ。

基礎科学の情報を利用することに加えて、企業が駆使している明らかな戦略の一つは、ある疾患を治療する薬を売るために、その疾患自体を売り込むことである。この手法は、利尿薬の「ジウリル」に抗高血圧作用があることが判明したあと、同薬の製造企業だったメルク社が、血圧の上昇（高血圧）とそれがもたらす結果を認識するように医師を教育した一九五〇年代以降に使われ出したものだ。メルク社はシンポジウムを開催し、高血圧をモニターすることの利点を示す研究に資金を提供した。[27] このアプローチは、臨床用語を通して臨床医を直接説得することができる。さらには、医薬品――専門分野のエキスパートが是認している薬――を処方して疾患を除去しなければならないという倫理的責任を医師に負わせることにもなる。

患者たちについても、スタチン系薬剤や血圧降下薬や骨のためのビスホスホネートなどが処方されるという考えを受け容れやすくさせるための懐柔策が必要だ。アメリカでは消費者直結型宣伝が、人々に脂質のレベルや血圧や骨密度といった「数値」の重要性を教育し、むずむず脚だと思っているものが実際には病気なのだと警告し、[28] 尿意切迫感や低レベルの痛みや完璧でない性交能力は実際には病気であり、治療できるものなのだと教えている――思い当たることがあったら医師に相談しましょうと。

世界各地の新聞や雑誌の健康欄で取り上げられる宣伝用の話も同じ役割を果たしている。PR会社はメディアに話を流し、『驚異の脳内薬品――鬱に勝つ「超」特効薬』[29]（原題は *Listening to Prozac*）のような本の出版に資金を提供する。一方、マーケッターはますますインターネットサイトを活用し、患者が自己診断をおこなって、その結果を医師に見せられるように図る。何らかの症状について噂が立てば、消費者直結型宣伝が許可されていない英国、オーストラリア、フランスのメディアであっても、もちろんそれを取り上げることに関心を示すだろう。こうしたメディアは、薬剤を使わなくても効果的に治療できる症状としてそれを描くかもしれないし、特定の症状を治療が必要な疾患とみなすことについて、積極的に異議を唱えるかもしれない。しかし、小ずるい製薬企業は、その症状に対する認識度が高まるという状況自体を利用するのだ。企業の手法は周到だ。たとえば、後援しているシンポジウムには、疾患の非薬物治療を提唱する学者の講演をつねに含めるようにする。こうした学者の講演は、ストリップショーにおけるコメディアンの役割を果たす——服を脱ぐ女性たちの芸の合間にはツッコミ役が必要なのだ(30)。

理解させることは、薬を売るための序曲だ。マーケッターは、人々の考え方を変えさせようとしている。たとえば、子ども時代とは変遷と発達の段階で、ほとんどの悩みや異常は一過性のものであるという考えを捨てて、疾患や脳内化学物質の不均衡という観点で子ども時代を眺めさせ、うつからＡＤＨＤ、自閉症、若年の双極性障害に至るまで、子どもにも治療が必要だと考えるように仕向ける。加齢による血中脂質の正常な上昇や骨密度の低下も疾患に変貌させられる。さらに、それらはｉＰｏｄと同じくらい商品化され、流行に左右される疾患になる。その流行をもっとも左右するのは、薬の特許寿命だ。

こうした戦略があまりにも功を奏したため、マーケッターたちはいまや、自分たちの会社や競合会社が洗脳した内容以外の情報を頭の中に蓄えている医師はほとんど存在しないとみなすようになった。そして、薬を売りつけられていることを自覚している医師はそれよりさらに少なく、それに抵抗できる医師はもっと少ないことも把握している。たとえ抵抗したとしても、チェ・ゲバラが体制側の看板にされてしまったように、さまざまな形式の抵抗がマーケティング戦略に組み込まれてしまう可能性がある。[31]ちょうど酷評がかえって本の売り上げを伸ばすように、企業は問題を「論争の的にする」ことを通し、たとえば先天性欠損をもたらすパキシルの危険性について注意を喚起するようFDAから要求されるような事態に直面したときでさえ、売り上げを伸ばす方法を心得ているのだ。

新たな医療

フランス革命の意義について意見を求められたとき、毛沢東と周恩来は、判断を下すにはまだ早すぎると答えたそうだ。欧米の医療が現代の特徴の多くを身につけたのは、二〇〇年前に起きたその革命の真っただ中だった。従来のプライベートな医師と患者の関係に加え、より大きな患者集団の世話をするという新たな責務が登場し、医師と患者と国家とのあいだに新しい関係が築かれたのだった。そうした新たな医療を形づくるうえで重要な役割を果たしたのが、フィリップ・ピネルである。彼は、心気症の疾患を抱える裕福な患者を診ることで生計を立てていた一八世紀と一九世紀の社交界の医師とは一線を画す、新しい時代の医師の一人だった。[32]

降りかかってくる矛盾した圧力に直面し、医師はケアの提供者と科学者という役割を併せ持つ必要があるとピネルは強調した。治療している症状を区別して、それぞれの自然歴（特別な治療をしなかった場合の結果）を医師が確立できる唯一の方法は、科学を応用することだけであり、そうすることによって、医師は症状の解剖学的根拠が発見できる最良のチャンスを手にし、それが個々の患者と、より広い地域社会に対する新たな治療法を導くことになるかもしれない、と言って。

科学とその公的な側面双方に対するピネルのアプローチの正しさは、疾患と微生物の関連が実証されはじめた一八八〇年代に立証された。感染症が伝染することがひとたび明らかになるやいなや、医療は公衆衛生という分野を考慮することが必要になった。今日、この分野はグローバルな広がりを見せ、ロシアで発生している薬の効かない結核やアフリカのエイズなどは、地球上すべての人々に脅威を突きつけている。(33)

医療の使命とは原則的に、病をわずらった人や死にかけている人を、そういう人がどこにいようが治療することにあるとしたら、製薬業界の使命とは特許と利益を守ることに急速になりつつある。この価値観の衝突が頂点に達したのは、一九九〇年代の末、HIVウイルスが引き起こすエイズを治療する抗レトロウイルス薬をサハラ砂漠以南のアフリカで使用できるようにしようとしたときだった。当時、グラクソ・ウェルカム社とスミスクライン・ビーチャム社は、合併交渉のさなかにあった。最初の抗レトロウイルス薬「ジドブジン」（AZTとも呼ばれる）は、大学の研究所で公的資金を使って開発されたものだったが、マーケティングと流通の便宜を図るために、その最初の市販薬の特許出願はバローズ・ウェルカム社（グラクソ社との合併前）に託され、同社はこの薬を「レトロビール」という名で販売した。(34)一九九〇年代のエイズ禍に対する恐怖の広がりは、グラクソ・ウェルカム社やこれらの薬を販売した他の企業に、潤沢な利益を保証していた。

一九八〇年代の初期、エイズはアメリカや西半球に限定されているように見えていたが、一九九〇年代までには、アフリカにおける感染率はそれよりはるかに高く、アジアや他の諸国にまで広がる危険性があることが明らかになった。その感染率は非常に高く、アフリカ諸国の多くは、エイズによる国家機能不全に直面していた。しかし、他のすべての製薬企業の支援を得たグラクソ・スミスクライン社（G

SK）は、ジェネリック医薬品として薬をはるかに安い価格で販売することを他の企業に許そうとも、自社のAZTの価格を下げて、アフリカで苦しんでいる何十万人もの患者に恩恵を与え、この厖大な悲劇の流れを押しとどめようともしなかった。GSKは、そんなことをしたら、将来の医薬品の発見を危うくする形で特許法を侵害することになる、と主張した。まるで一世紀前にジフテリア抗毒素を製造していた企業が、薬の提供を拒否したようなものである。結局、ほぼ全世界から批判の声が上がり、GSKは主張を撤回せざるをえなくなった。

近年、GSK社や他の製薬企業は、西側諸国の――および近年では中国やインドやブラジルも含めた――富裕層をゲーテッド・コミュニティー（安全確保と資産維持のために周囲をゲートで囲った居住区域）として扱うことに前向きになっている。ゲートの内部ではある形式の医療が利用できるが、外部の医療がどうなっているかについては、だれも関心を払わない。ゲートの内側にいる人の中には、こんな方針を憂える向きもあるが、自分の子どもたちや家族がジフテリアやエイズで命を落とす側の集団に入らない限り、そうした思いが行動に移される可能性は低い。しかし、これは近視眼的態度の最たるものだ。特許とマーケティングという要素は、今日のブロックバスター薬の基準に見合う投資利益率が得られない第三世界の疾患に対して医薬品を開発しようとする意欲を製薬企業に失わせてしまった。この組み合わせはまた、かつてジフテリアや細菌性心内膜炎といった疾患の撲滅に果たした役割を、製薬企業がもはや果たさないだろうことも意味している。実際、AZTも、エイズ治療のための他の抗レトロウイルス薬も、開発したのは製薬企業ではなかった。エイズへの適応は、他の機関で公的資金により開発されたのである。製薬企業がこれから、てんかんを止めるために一層効果のある抗けいれん薬の開発に力を注いだり、多発性硬化症の治療薬を市場で売り出したりするようなことはないだろう。なぜなら、先進国のゲーテッド・コミュニティーの中でさえ、このような疾患の発生頻度は低く、投資する価値がないからだ。とどのつまり、製薬企業の推進力は、疾患の撲滅にあるのではなく、投資の利益率にあるのである。

こうした哲学は、フィリップ・ピネル、アルフレッド・ウースター、そしてリチャード・キャボットの哲学とは、これ以上望んでも望めないほど真逆の位置にある。患者たちは一世紀以上にわたり、自分たちを助けるためにキャボットのような医師がもたらしてくれる知識は、おもに治療対象の疾患について判明していることから来ているとみなしてきた。また、ウースターのような医師がもたらすケアは、その時点での知識や治療の限界を思慮深く評価することから来ているものと考えていた。しかし過去二〇年間のあいだに、「判明している」こととは製薬企業が作り上げるもの、すなわち自社の利益のために後援する活動、促進する研究、公表あるいは隠蔽することを選んだ情報などを通して、製薬企業が作り上げたものにどんどん変わりつつある。この包囲網の中で、ドクターNのような医師は上辺だけの科学に頼り、患者と話を交わしたり患者を見つめたりするかわりに、薬物療法管理クリニックで、標準化された用紙にチェックを入れていくことに時間を費やしているのだ。この過程で医師たちは、たとえ無意識にであれ、製薬企業の忠実な協力者になってしまった――まるで一世紀前に医療の目的に関してキャボットとウースターが論争を繰り広げたことなどなかったかのように。あるいはもっと悪いことに、医学が発展してピネルやウースターが提唱したタイプの医学的ケアへの傾倒が深まったにもかかわらず、ヘビ油を売り込むクラーク・スタンリーや丸薬を売り込むトマス・ビーチャムが生き残って、保健サービス事業を支配してしまったかのようだ。

ちなみにビーチャムの丸薬は一九〇九年に、困った立場に立たされた。アロエと生姜と石鹸という材料――市販価格は製造価格の五〇〇〇%にも膨らんでいた――でできている同社の薬はあらゆるライフスタイルの問題に効く万能薬で「軽率な行動がもたらした病」[35]にも効く可能性があると宣伝したところ「事後用経口避妊薬《モーニング・アフター》」のことを指していると受け取られたのだ。二〇〇九年には、ＳＳＲＩのパキシルで巨利を得たグラクソ・スミスクライン社が、ＡＺＴにまつわる特許訴訟に敗訴した。パキシルは前述したように、グラクソ社の元ＣＥＯがライフスタイル・ドラッグとして軽んじたプロザックと同じＳＳＲＩだったが、スミスクライン・ビーチャムと合併したときに、グラクソ社が受け継いでいた。この訴訟とは、息子リアム・キルカーが先天性心臓疾患を抱いて生まれてきたのは、パキシルが原因だとしてミシェル・デイヴィッドが同社を訴えたものである。[36]この裁判で明らかになった証拠と、それに続くジーナ・フロムの訴訟により、パキシルは先天性形成異常の発生率を倍増させるだけでなく、自然流産率も二倍になり、人工流産率をも増加させることが判明した。

驚くことに、こうした証拠があるにもかかわらず、医師のみならず倫理学者までが列を成して「抗うつ薬」は妊娠中に充分に用いられていないと唱えている。[37]ここには常識の麻痺がある。そんな状況を引き起こした原因は、製薬企業が売り込む比較試験とエビデンスに基づく医療だ。皮肉なことに、比較試験を義務づける要件は、一九六二年に施行されたキーフォーヴァー上院議員の改正法に含まれていた。当時は、この措置により薬物治療を制限する――推し進めるのではなく――ことができると想定されていたわけだが、実のところ比較試験は、製薬企業の第一のマーケティングツールになってしまったのである。マーケッターは自分に都合の良い比較試験を選び出し、ちょうど政治家の演説を磨くように、それをゴーストライターの手によって洗練させ、学術的な医学誌や学術集会の査読審査システムをすり抜けて受理させている。それでも、臨床試験そのものの意義が転覆させられるようなことがなければ、こうしたことが医師に影響を与える力を持つまでには至らなかっただろう。

第三章　エビデンスに従え

カリブ海に面した、とあるゴルフコース。第十一ホール脇の生垣からジャーナリストが飛び出してきて、その日の午前中に医学会議で短い講演をおこなった有名大学の内科教授と別の有名大学の精神医学教授に、製薬企業が資金を出したこの旅が彼らの判断に影響を与えることはないのかと尋ねたとしたら、教授たちは「もちろん、そんなことはない！」と答えるだろう。では、何に影響されるのかと尋ねられたら、学者たちは自信を込めて、論文で発表されたエビデンスだと言うにちがいない。私たちはエビデンスに従っているのだ——金にではなく、と。たとえ医師が、講演料を研究費にせずに自分のポケットに収めたとしても、答えが同じであることに変わりはない。

ちょっとした景品でさえ、受け取り手の医師に甚大な影響を及ぼすことを詳しく研究した論文がある。(1) また、同じくらい詳しい他の論文では、質問された医師たちが自分は違うと言いながら、同僚が企業の厚遇に影響されていることを素直に認めている。(2) 景品や厚遇が堕落を招く可能性があることは、医者以外の人々の目には当然のこととして映ったらしく、製薬企業から医師および医学者に対してなされた贈与を公共のウェブサイトで開示するよう義務づける「サンシャイン法」の法案が、二〇〇九年にアメリカ上院に提出された(3)（法案は二〇一〇年三月に成立）。

この上院法案をはじめ医師のプロ意識を非難する動きに対して医学界が見せている反応は、一言で言えば困惑だ。伝統的に医師たちはプロ意識を大事にしてきたが、少なくとも医師たちのこういう反応に関してプロ意識と同じくらい重要な役割を果たしているのは、科学的研究は景品やバイアスや利益相反などの影響を受けないという彼らの信念である。データが嘘をつかないことは当然の事実とみなしている。だからこそ医療関係者や医学者の同僚たちは、無料のペンからカリブ海で開かれる全経費込みの学会参加費用まで、製薬会社からの贈与に関して楽観的な考えを抱いているのだ。ゴルフコースにいた医師が臨床で処方している薬の実際の作用と論文で発表しているエビデンスが一致していないことを、どこかのメディアが暴いたとしたら、それはまた別問題だ――しかし、バーナムの森がダンシネインの丘まで進軍してこない限り、彼らが心配しなければならない理由はどこにもない。

近頃は、まるでマクベスの魔女たちがバーナムの森が動かないほうに賭けたかのように、製薬企業もまた、論文で発表されたエビデンスに立脚して議論を張る。医学界の学者と交流する製薬企業の上級幹部から、研修医のもとを訪れる営業担当まで、企業の社員は比較試験の美徳を喧伝し、何かにつけて、エビデンスに基づく医療を実践するように熱心に医者に説く。

最初に登場したとき、比較試験とエビデンスに基づく医療は、流行りの治療法の無能さを実証することにおいて知られていた。それなのに、もしいま現状を正当化するために製薬企業自身がエビデンスに基づく医療と呼ぶものを引っ張り出しているのなら、何かおかしなことが起きているのではないかと、少なくともいくらかの疑念を抱いてしかるべきだ。第四章と五章では、製薬企業がいかにして自らに都合の良い比較試験のデータだけをつまみ食いし、不都合なデータは公表しないままにすることによって、科学をあざ笑っているかを見ていくことになる。だが、本章では、製薬企業がいかにして比較試験を逆手に取り、現在流行っている薬が効かないことを示す可能性を根絶やしにし、無価値な治療法を売るための手段に変えてしまったのかについて検討することにしよう。

数字的転回

ヒポクラテスの誓いにある「害と知る治療法を決して選ばない」という金言に学べば、私たちは、自分たちが知っていることはあまりにも少ないという立場に立つべきだ。しかし、アルツハイマー型認知症や悪性腫瘍や関節リウマチなどといった本物の病気に直面すると、患者も医師も必死かつ無力になり、冷静で懐疑的な態度を取るのは「言うは易しおこなうは難し」になる。まさにそのために、私たちはどれほど薬物療法をよく知っているかを突き止める必要があり、その目的において、比較研究は天の恵みになることがある。

薬剤や医療処置が「効く《ワーク》」ときを知るのが難しくない状況はいくらでもある。たとえばアルコールの場合には、薬物を摂取してから比較的すぐあとにある種の影響が生じるのが見てとれるため、私たちは楽に判断を下すことができるし、飲酒量とその後経験する影響とのあいだに何らかの関係があることもわかる。また、アヘンの鎮痛効果やバルビツール酸系薬剤の鎮静作用についてもアルコールと同じように見てわかるし、脱臼した肩をはめなおすことや腎臓結石を取り除くことの効果も、それらの行為がすぐに痛みの緩和をもたらしてくれることでわかる。

しかし、すべての治療効果がこれほどわかりやすいわけではないし、あらゆる効果が――アルコールや鎮静剤の効果でさえ――わかりきったものであるわけでもない。鎮静剤は気分をなだめるには有益で、その意味においては効くと言うことができるが、長期的に見た場合、神経的な疾患にそれほど有益な影響をもたらしてはいないかもしれない。さらに大きな問題が生じるのは、治療の有益な効果がアルコールやアヘンほどすぐには現れない場合や、治療効果の個人差が大きい場合、あるいは疾患の自然歴が良好で、一部の患者はいずれにせよ回復するはずだった場合などだ。これらのケースでは、治療が治癒をもたらしたように見え、治療法の効果が出ているとみなしたい医師や患者は、実際にはそうでないにもかかわらず治療法が効いたという短絡的な結論を導いてしまう危険性がある。似非医者やペテン師がつけ入るのは、そういった隙間だ。効くものがほとんどない世界では、ペテン師が偽りの期待を数多く生み出す。一方、今日の世界で誤った処方箋を与えられることは、有害な副作用に不必要にさらされたり、効いたかもしれない治療法を見逃したりすることを意味する。いずれにせよ、結果はさらに深刻だ。

このような曖昧なケースでは——医療分野ではこうしたケースがとても多いのだが——治療に効果があるのかどうか、そしてどんな有害な副作用があるのかをどうやって知ったらいいのだろう？　数百年間にわたり少なくとも一部の医師は、推奨された新たな治療法を受け容れる前に、その効果を、コントロールされた状況下で観察しなければならないと察していた。患者の改善は治療がもたらしたもので、何かほかの要素や、さらには偶然によるものではないと実証できる方法が必要だった。似通った条件のもとで生活している何らかの患者集団を比較可能な複数の小集団に分け、その一部だけに治療手段を施すようにしなければならない。しかし、収監や隔離に近いそんな状況は、簡単に得られるものではなかった。

そんなおり一七四七年に、南大西洋に向かう「ソールズベリー号」の船医だったスコットランド人のジェームズ・リンドが完璧な機会を手にする。一部の船員に壊血病が発症したのだ。これは組織の破壊をもたらす恐ろしい病気で、傷は治らず、歯は抜け落ち、皮下出血や下血を引き起こす。長距離の航海では、船員の半数がこの病気で命を落とすこともあった。「望みうる限り似通った症状を持つ」まったく同じ食生活を送っている一二人の船員を前にしたリンドは、二人にりんご酒、二人に硫酸、二人に酢、二人に海水、二人にオレンジとレモン、そして二人にナツメグ、にんにく、マスタードシード、ペルーバルサムノキを混ぜたものを与えた。オレンジとレモンを与えられた船員の症状は急速に改善したが、他の船員たちは衰えていった。(4) しかし回復をもたらした原因の可能性は限られていたにもかかわらず、多くの者は症状の改善を換気に帰し（換気は一二人の患者全員に等しい条件だったにもかかわらず）、リンド自身でさえ、生じた好ましい反応の原因が柑橘類にあったとは、すぐには認めなかったほどだった。英国海軍が航海の食糧としてライムを積み込むようになるには――そして、英国の船員が広く「ライム汁飲み《ラ イ ミ ー》」というあだ名で呼ばれるようになるには――それからまだ五〇年の時を経なければならなかった。このケースでは、予測と証拠という選択に際して、観察者たちはまず、予測のほうにしがみついたのだった――これから何度も目にしていくことになるパターンである。

革命の騒乱に沸く一八〇二年のフランスのパリでは、サルペトリエール病院で働いていた、いまや近代的な精神医学の父と広くみなされているフィリップ・ピネルが、リンドのケースよりずっと大規模だが比較対照の条件がそれほど厳密ではなかった状況下において、エビデンスに基づくアプローチを医学にもたらした最初の人物となった。当時、精神疾患における典型的な治療法は、瀉血《しゃけつ》、暴力、強制的に水風呂に浸からせる、ホースで水をかける、下剤、催吐薬、利尿薬や他の薬剤を使うというものだった。こうした治療法の一部には、エレガントな論理的根拠があるものもあり、なかには大昔にルーツを持ち、歴史上もっとも高名な医学者たちによって提唱されてきたものもあったが、ピネルは懐疑的だった。彼の観察では、医師が介入せずに静観した場合に患者が改善することがよくあるように思えたのだ。疾患の典型的な経過を学べば、患者が自分の力で回復への道に進むときを推測することができると、ピネルは推論した。そして彼のこの慧眼が、医療における偉大な術《アート》は治療を控えるべきときを知ることだ、という金言を支えるものになったのだった。(5)

一八〇二年四月と一八〇五年一二月のあいだに、サルペトリエール病院に入院した患者は一〇〇二人だった。ピネルは入院期間中の個々の患者を追跡して、回復した者、しなかった者、特定の診断グループの患者が他の患者より良い結果を手にしたかどうか――そのため、当時の診断は価値があったかなかったか――について調べた。これは、のちに疾患に対する統計的アプローチと呼ばれることになるものの最初の例である。なぜ、そんなことをしたのか？　ピネルは次のように、その理由を綴っている。

医療では「実験」という言葉に正確な意味が与えられなければ、同意に達するのはむずかしい。なぜなら、みなそれぞれ自分の結果を自慢し、程度の差こそあれ、自らの見解に都合の良い事実しか引用しないからだ。しかし、実験をいつわりのない決定的なものにするには、そしてそれをどんな治療法にとっても盤石な基盤となるものにするには、同じルールと秩序のもとに多数の患者を使っておこなうことが必要だ。そういった実験はまた、一連の一貫した観察に基づいて慎重に記録され、規則的なやり方で数年間にわたり繰り返されなければならない。最後に、良好な結果とそうでない結果の双方を、それぞれの数を引用して報告することが必要だ。その際には、どちらのグループにも等しく重要性が与えられなければならない。一言で言えば、そうした実験は確率論に立脚したものでなければならないのだ。この理論はすでに市民生活のいくつもの課題に応用されて成功を導いているもので、疾患の治療を充分な根拠に基づいて確立したいと望むならば、今後拠り所とすべきものである。これこそ一八〇二年に、精神が錯乱した患者の治療を任され、患者がサルペトリエールに移送されてきたときに、精神病に関して私が設定した目標だった。(6)

医療の世界でこのようなことがおこなわれたのは初めてだった。ピネルは、全体で四七％の患者が回復したことを見いだした。が、そのうち、入院が初めてで、それまで他所で治療を受けたことがなく、急性発症の疾患をわずらっており、ピネルの方法だけを用いて治療した患者のあいだでは、最大八五％までに効果が現れていた。自然の治癒に任されたときには、初めて入院した患者群のほうが、他の治療法によって以前治療を受けた経験がある患者群よりも、回復した者が多かった。それだけでなくピネルは、患者が入院してからさほど日の経たないうちに、臨床的特徴に基づいて、回復する可能性の高い患者とそうでない患者を見分けることができた。言い換えれば、疾患の種類は一つだけでなく、ある種のタイプの疾患にかかっている患者は何も治療を受けずとも回復する一方で、他のタイプの疾患にかかっている入院患者は、どんな治療を施しても回復しないように見えたのである。そして最後に、退院後の患者を追跡することで、まったく新しい一連の周期性障害が初めて明らかになり、躁うつ病や他の再発性精神疾患がのちに発見される礎を築くことになった。

自分の研究が先駆的なものだとわかっていたピネルは、一八〇七年二月九日にそのデータを、フランス医学アカデミーではなくフランス学士院の数学および物理学部門で発表した。ピネルの報告はハードサイエンス（データの質が確かで、理論形態を形成することが可能な分野）であり、その結果は医学の領域で初めて、研究対象の患者全体を網羅した比率で表された――それまでのように個々の患者のケースを説明したものではなく。

こうした所見を報告するなかで、ピネルは、自らのバイアスが結果に影響を与える可能性についてもよく認識していることを示した。しかし、彼が指摘したように、ロンドンにいる一人の患者をパリやミュンヘンにいる個々の患者と適切に比較することはできなくても、充分に多数からなる患者群についての結果なら比較可能である。そして、サルペトリエール病院の患者の記録は公表されていた。こうしてピネルは、彼の所見に異を唱える者に対し、結果を用いて批判を試みるようにと自信をもって挑んだのだった。

科学者たちは感心した。だが、医師たちはそうではなかった。もう一人のフランス人の医師がバトンを受け取って、医学界を数字で動揺させるには、あと三〇年間待たなければならなかった。一八三六年に、この医師ピエール・ルイは、多数の患者を使って差異をコントロールする新たな数値的手法のあらましを述べた。「どのような流行病であっても、たとえば、無差別に選んだ五〇〇人の患者に一種類の治療を施し、同じように選んだ五〇〇人の患者に異なる治療を施した場合、もし最初のグループにおける死亡率が二つ目のグループの死亡率より高かったとしたら、最初のグループの治療法は二つ目のグループのものより適切ではなかった、つまり効果が低かったと結論づけるべきではなかろうか？」(7)

ルイが評価した治療法は瀉血だった。瀉血は実際、心不全のような疾患には効果を発揮する。しかし、ある流行病が蔓延したときに、充分な数の患者について瀉血と何も治療しない場合とを比較した彼は、治療学に激震を走らせることになった。医師たちの予想は、瀉血のほうが、何も治療をしない場合よりも効果があるというものだった。しかし「炎症性疾患における瀉血の効果における私の実験の結果は、一般的な見解とはあまりにも異なっていたため［ルイは瀉血した患者のほうが死亡する確率が高かったことを見いだしたのだった］、私はためらいながらも、それを公表することにした。最初に関連する事実を分析したとき、私は自分が誤っているのだと思った。そのため分析を繰り返したのだが、この新たな結果は変わらぬままだった[8]」

このような結果は医師たちの憤慨を招いた――医療を数字によっておこなうなどということは不可能だ、医師の務めとは常に、人口全般ではなく目の前の患者を診ることだ、どんな医師でも病床で見いだした所見に従うべきだ、と。

皮肉なことに、医学界の重鎮が伝統的に主張してきたことによるのではなく、実際に患者に起きていることに従うべきだと呼びかけていたのは、ルイやピネルのほうだった。しかし、もし可能だったらグラクソ・スミスクライン社や他の製薬企業のマーケッターがルイやピネルに忠告しただろうが、たいていの医師を説得するには理論が必要だ。つまり、医師たちを導くための疾患と治療法のコンセプトが必要なのである。ある対立者は次のように言った。「この〔ルイの〕見解によると、医療行為とは、完全に実験によって立証できるものになる。あらゆる合理的帰納が剝奪され、実験的観察と断片的な事実という下級なレベルに位置づけられることになる[9]」

パリでルイが抵抗にあっていたころ、ウィーンにも苦戦する者がいた。一八四七年、イグナーツ・ゼンメルワイスは、医師と医学生によって運営されていた産科病棟における死亡率が、見習い助産師に運営されていた病棟のものより高いことに気づいた。解剖室にいた医師たちが、死体由来の粒子を手につけたまま分娩中の女性のもとに来ているためではないかと疑ったゼンメルワイスは、消毒剤を使ってより徹底的に手を洗うことを励行し、消毒慣行の効果を示すことができた。しかし、そのことに関心を寄せる者はだれもいなかった。それからしばらく経った一八六〇年、ジョゼフ・リスターが、グラスゴー王立診療所に消毒慣行を導入し、それ以降、術後の化膿率が低下する。のちに、細菌感染が化膿を導くという発見が、このような観察を説明するコンセプトを提供することになるが、そのときが来るまでリスターは、ゼンメルワイスと同じように、彼の所見を他の医師たちに真剣に受け止めさせることに苦労した。

ピネル、ルイ、ゼンメルワイス、リスターらの例が示しているように、エビデンスに基づく医療が最初に登場した際の弱点は、数字の裏にあるものを明らかにできなかったことにある。関連性は示したものの、原因については何も説明することができなかったのだ。通常、このタイプのおおまかな関連性、研究室での実験が導く特定のエビデンス、自分の目で見たエビデンス、そして現在支配的な理論が指示するもののあいだには軋轢《あつれき》がある。ほとんどの医師が安堵したことに、おおまかな関連性とより特定されたエビデンスのあいだにあった軋轢は、一九世紀の後半に、原因と作用をよりはっきりと結びつける実験科学の登場にともなって、ある程度まで緩和されることになった。

疾患の原因

一八七〇年代に一連の実験科学が登場して、新たな科学・診断研究の基礎を築いた。これらがのちに医療を大幅に変革し、第一章で見てきたリチャード・キャボットのような医師の診療行為の根拠となり、マサチューセッツ総合病院のような病院の台頭を促すことになる。細菌学の発達は、新たな治療法を導いた主要な科学的発展の一つで、科学がさらなるブレイクスルーをもたらすという希望も抱かせるものだった。フランスでは、ルイ・パスツールが、狂犬病などの一連の感染症の原因要素は病原体《ジャーム》――のちに細菌《バクテリア》と呼ばれるようになる――であるとする最初のエビデンスを提供し(10)、ワクチンと消毒法にエビデンスと論理的根拠の双方を与えた。(11) ドイツでは、ロベルト・コッホが、疾患の原因としての微生物の追究を専門におこなう研究所を設立する。コッホのもっとも有名な弟子のパウル・エールリヒは、細菌の鑑別を導いた染料の開発にだれよりも尽力し、のちに、そのうちのいくらかを死滅させる薬物を開発した。病気の原因だけを標的とし、それ以外については患者に影響を与えない特効薬を「魔法の弾丸《マジック・ビュレット》」と呼んだのもエールリヒである。(12) その後、一九六〇年代が到来するまでの数世代にわたり、『微生物の狩人』のような本に描かれた彼らやその後継者たちによる発見の魅力や重要性は、学生たちを医学の世界に惹きつけることになった。(13)

一八七七年、コッホは、感染した動物の血液を感染していない動物に注射することにより、致命的な病である炭疽《たんそ》を感染させた。そのあと、炭疽菌の胞子を分離し、牡牛の目の中で数世代育てることによっても、感染が生じることを実証した。消毒という条件の有無において感染数を比較し、手術における消毒のアプローチを推薦したリスターは他の医師からの抵抗にあったが、コッホは桿菌《かんきん》の存在を顕微鏡下で、そしてのちにはペトリ皿の上で生育しているところを実際に見せたあとで、桿菌を殺す消毒の効力を実証することができた。数値の比較だけでは消毒という革命的な考えに対する抵抗に打ち勝つことは難しかったが、多くの人々にとって、見ることは、まさに論より証拠だったのである。

この細菌学という新たな科学と病原菌説が医療にもたらしたインパクトは、コレラのケースに見事に表れている。疾病に果たす細菌の役割がまだ認識されていなかった一八三〇年代から一八六〇年代にかけ、ヨーロッパをコレラの大流行が何度も襲い、何万人もの命を奪った。この疫病の原因も、このおぞましい死から身を守る方法も皆目わからないなか、多くの人々はパニックに陥った。そんなおり、ロンドンの医師だったジョン・スノウが一八五六年に有名な一連の調査をおこなって、ロンドン市内におけるコレラ患者発生箇所を地図に記した。そして患者発生場所の塊《クラスター》を疾患と水源の汚染とに結びつけ、住民に他の水源から水を摂取させるため、汚染源であるブロード・ストリートの井戸のポンプからハンドルを撤去するように勧告した一件は、いまでは有名な逸話になっている(14)。

スノウの業績は、疫学という新たな科学の最初の一歩を画すものとして、ピネルやルイ、あるいはゼンメルワイスの業績よりも引用されることが多い。疫学とは、集団における疾病（または治療）の進展をマッピングして、そのコースと影響を突き止める学問である。しかし、いまでこそ称賛されるスノウも、当時は無視され、井戸のハンドルもすぐには取り外されなかった。なぜなら、病気の原因を指摘することができなかったからだ。スノウが示唆した関連性は、当時多々取りざたされていた説の一つでしかなく、データだけでは説得力に欠けたのである。

のちにコッホのグループが、コレラを発した人たちが飲んでいた水にコレラ菌を発見したことは、スノウの業績を裏づけるとともに、その評判を貶めることにもなった。正しかったのは、当時流行っていた他の説ではなく、水源とのつながりを示唆したスノウのほうであったことは裏づけられたものの、市内全域にわたって何千もの人々に生じたことを追跡することが必要なコレラのような伝染病に対するアプローチとしては、スノウの手段は稚拙で不必要に人手を要するものに映ったのだ。スノウは、コッホの業績が発表される二〇年ほど前に亡くなっていた。しかし、消毒に関する調査においてスノウに近いことをおこなっていたリスターは、細菌が化膿を引き起こす現場を見せられたとき、感染症は細菌によって引き起こされるとする説を支持するようになった。ルイやスノウが提供したような数値は、全体像の一部であり、それらを、私たち自らの目でとらえたエビデンスや研究室からもたらされるエビデンスと比較することが必要なのである。

とはいえ、コッホの研究室での（実験的な）アプローチも、すんなり受け容れられたわけではなかった。当時、細菌が病気をもたらすという考えを拒絶した者は多かった。たとえば、ミュンヘンの衛生学教授だったマックス・フォン・ペッテンコーフェルは、コレラはコッホが近ごろ分離した桿菌によって引き起こされるのではなく、宿主にそなわる複合病因によるものだと主張した。そして自説の正しさを証明するために、数百万個の「コレラ」桿菌を含んだ培養液を作って、自ら飲んだのである。しかしその結果、彼の身にたいした悪影響は生じなかった。ペッテンコーフェルの挑戦に直面したコッホは、どうすれば、ある原因が別の結果をもたらしたことを明らかにできるかという問題に取り組まなければならなくなった。ペッテンコーフェルのケースについては、おそらく胃酸が桿菌を殺したのだろうとコッホは主張したが、それでも疑問の余地が残った(15)。

フォン・ペッテンコーフェルの挑戦、そしてどのようにして因果関係を導くかという一般的な問題に対するコッホの解決策は、次のような原則を定めることだった。まず、原因に挑戦する（人を曝露させる）と結果が生じること。第二に、原因を取り除くと結果も消滅すること。第三に、再挑戦すると結果もふたたび生じること。第四に、原因への曝露が大きければ大きいほど（投与量が多ければ多いほど）結果も甚大になる可能性が高いこと。第五に、薬物（あるいは細菌）に対する解毒剤が結果を減弱させること。第六に、薬物または細菌への曝露と結果の出現とのあいだに何らかの一時的な関係が生じること。最後に、望ましくは、原因と結果を結びつける何らかの生物学的メカニズムが見いだされること。

これらは、たとえば、アルコールのような薬物や工業用化学物質が私たちに特定の影響を及ぼすかどうか、そして疾患に対して特定の薬剤が効力を発揮すると比較試験で示されたかどうかを判断するときに、現在私たちが応用している原則と同じである。目の前にいる患者に起きていることを知ろうとする医師も、同じ原則を使用することだろう。一人の医師による直接観察と、製薬会社が数百人の患者を使って実施する比較試験のどちらがより良いアプローチであるかということは、解決しようとしている問題によって異なる。薬の副作用をこうむっていることが疑われる患者の場合、治療薬の投与量を調節したり、投薬を中止したりすることによって、疑われている薬に再挑戦できるのであれば、直接観察は比較試験と同じくらい科学的なものであり、場合によっては、それ以上に多くの情報を得られるものになるだろう。とはいえ現実的には、比較試験の結果が発表された論文で治療法の有害性が明らかにされていなかったとしたら、自分の目に有害性の証拠が映っていたとしても、医師はおそらく、副作用が生じているという事実を否定するだろう。なぜこのようなことが起こるのかを知るには、肥料の研究と無作為化比較試験のルーツに目を向けなければならない。

医療における肥料?

疑うことは、最良の意味において、まさに疫学者の仕事だ。ジョン・スノウ以降現代に至るまで、統計学を操るまともな疫学者なら、定量分析で見いだされた相関について、可能性のある説明をいくつも提供できるだろう。ケンブリッジ大学の数学者だったロナルド・フィッシャー(一八九〇~一九六二)は、そんなジャンルの典型的な学者だった。彼は、農業大学と協力しながら、現代の統計学的手法の開発における業績のほとんどを一九二〇年代から一九四〇年代にかけて成し遂げた。写真には、たいていタバコを吸っているフィッシャーの姿が写っている。彼は一九六二年に七二歳で没するまで、肺癌の原因は喫煙ではないと主張し続けた。すなわち、肺癌と喫煙の関係を示す証拠は、喫煙者と癌を結びつける数字だけだが、それは癌になりやすい人は喫煙者になりやすい傾向があるということを単に示しているのかもしれず、相関関係は因果関係の証拠とはなりえないと主張したのである。

フィッシャーの仕事の重点は、さまざまな肥料が穀物の収穫量を向上させるかどうかを調べることにあった。この答えを導く方法の開発に取り組んだフィッシャーは、のちに現代の医学を支配することになる二つの概念――無作為化と統計的有意性――を導入する。実のところ、これらの概念は医学をはるかに超えて適用され、科学に関する報告の大部分の基礎を成すようになっているため、ここで検討する価値は大いにあると言えるだろう。

無制限に撒かれた肥料は、一見すると穀物の収穫量を向上させるように見えるかもしれない。しかし実際には、たとえば土壌、日照、灌漑、気候といった要因がかかわり、結果に影響を与えている。ちょうどこれと同じように、医薬品の効果があるかどうかを判断しようとしているときにも、実験者はこうした「判明している未知の要素（known unknowns）」をコントロールすることが必要だ。つまりフィッシャーは「判明していない未知の要素（unknown unknowns）」という言葉を使ったドナルド・ラムズフェルド*に八〇年も先んじていたのである。もっとも、フィッシャーの明察は「判明していない未知の要素」をコントロールする方法を導き出したことにあった。その方法とは、研究中の植物に肥料を無作為に与えることである。

医薬品における初期の比較試験では、試験実施者は、たとえばある男性を新薬に割りつけ、その次の男性をプラセボ（偽薬）に割りつける、というように順次割りつけをおこなうと同時に、新たな治療法

＊　国務長官時代の二〇〇二年に、イラクで大量破壊兵器が見つからないことについておこなった記者会見でのラムズフェルドの発言。

群と対照（プラセボの）治療法群それぞれに、同じ年齢の被験者が同数含まれるように図った。それにひきかえ現在では、試験の開始前に無作為に生成された順番に基づいて、患者は治療群と対照群に分類される。無作為化比較試験が終了したのち、試験実施者は、年齢や性別といった明白な要素が治療群全体を通して等しく分散されているかどうかチェックすることができる――が、それはつねにそうなるはずだ。無作為の割りつけは、「判明している未知の要素」と「判明していない未知の要素」の双方を、一度に処理できるのである。

判明していない未知の要素を処理できることに加えて、無作為化は、植物だろうが人間だろうが、明確な答えを得るために大量に集めなければならない対象を、大幅に削減してくれる。一九五〇年代に登場した無作為化比較試験は、疫学研究を一気に推し進めた。無作為化のおかげで、試験群と対照群の年齢、性別、社会的階級、民族性などの要素のバランスを慎重にとる必要がなくなったからだ。それまでは、明確な結果を得るために膨大な数の患者が必要だったため、非無作為化のアプローチは遅く手間がかかるものだった。

無作為の割りつけは、肥料が「効いた」かどうかを判断するうえでフィッシャーを助けた。しかし、ここで留意すべきキーポイントがある。フィッシャーが抱えていた問題は、肥料が穀物の収量を増やすかどうかだった。肥料が撒かれた区画の収量は、そうでない区画の収量より一貫して多くなるだろうか？　この問題に答えを出すのは、検討対象の結果――この場合は穀物の収量――が一つしかない場合には単純明快だ。しかし、もし収量は多かったが、ほとんどにカビが生えていたとしたら？　それでもまだ肥料が「効いた」と言えるだろうか？

薬物療法が効くとは何を意味するのかと尋ねられたら、ほとんどの人は、命を救うことだと答えるだろう。たとえ副作用をともなう治療法だとしても、生きながらえることは、通常の場合、副作用に勝り、死はあらゆるベネフィットを無効にするからだ。しかし、多くの――おそらく大部分の――医薬品は命を救うための薬ではない。ひとたび死以外の結果に目を向けると、私たちは相反する価値観がぶつかりあう競技場に運ばれる。睡眠薬がもたらすタイプの睡眠などほしくないかもしれないし、バイアグラが可能にする性生活など送りたいとは思わないかもしれない。極端な例は、後の各章で見ていくような状況だ。そこでは製薬企業が自社の新薬は「効く」と謳っているが、それは企業自らが重要だと位置づけた効果があることが証明されたからであって、実際には同じ臨床試験においてプラセボ投与群よりも実薬群のほうで死体が積みあがっていたとしても、そうした事実は隠蔽される。このような例には、コレステロールを低下させるスタチン系薬剤、ＣＯＸ２（シクロオキシゲナーゼ２）を阻害する鎮痛剤、血糖を下げる薬、喘息治療用のβ作動薬のほか、さまざまな抗うつ薬や向精神薬が含まれる。こうしたことが生じるのは、比較試験でごくわずかではあるが明確で市場性の高いベネフィットが示されると同時に、疑わしいリスクの徴し――こちらについては製薬企業に無視される――が示される場合だ。このベネフィットとリスクの複雑な組み合わせは、実は、現在のベストセラー薬の大部分に当てはまるのだが、おおかたの医師や患者はベネフィットについてしか知らされない。

このような場合、「効く」という言葉の意味は曖昧になる。私たちは命が救われたときには自分の立場を理解しており、すべての観察者も、その人になされたことについて意見を一致させることができる。また、明白で即時的なベネフィットが得られるとき――たとえば、ペニスに対するバイアグラの作用や睡眠薬や麻酔剤の鎮静作用など――については、私たちはみな、効果が生じていると同意できるし、そういった作用を手にしたいかどうかを自分で決定できると思っている人も多い。ところが、現在のベストセラー薬には、このように明白なベネフィットのある薬はほとんど存在しないのである。

ブロックバスター薬時代が到来し、医療がこの新たな世界に移行しはじめた初期の兆しは、一九八二年に英国でサンジービット・ジャチュックと共同研究者がおこなった研究に現れた。この研究は、ジェームズ・ブラックがノーベル賞を受賞したβブロッカーであるプロプラノロールについて、七五名の医師、七五名の患者、そして七五名の家族の感じ方を調べたものである。調査対象となったすべての医師は、プロプラノロールが効果的な降圧薬だとして報告した。患者が診察に訪れるたびに血圧計の水銀柱の目盛を下げたその薬の効果は、まさに医師が望んでいたものだった。一方、服用した薬の反応に関する患者の感じ方は真二つに分かれていた。半数はベネフィットを報告し、残りの半数は問題を報告したのである。医師が嬉しそうにしているから薬は効いているのだろうと思ったという理由以外に、なぜ患者がベネフィットを報告したのかは疑問だ。というのは、血圧の上昇（高血圧）にはほとんどの場合自覚症状は現れないため、降圧効果という恩恵を感じた人はいないはずなのだ。しかし研究者たちは家族にも調査をおこなっており、その結果、一人を除く全員が、薬物治療はベネフィットを上回る問題を引き起こしていると報告した――患者は、プロプラノロールの副作用を訴えているか、診断プロセスが患者を心気症に陥らせているかのいずれかだと報告したのである。(16)

では、医師と患者と家族のだれが正しかったのだろう？　血圧を下げることは、心臓発作や脳卒中の危険性を減少することにより、命を救う可能性がある。とはいえ統計学的に見ると、人々が薬を服用していなかった場合に比べ、一人の命を救うには数百人に薬を服用させることが必要になる。しかし、製薬企業は、生活の質や新たな種類の副作用、あるいはベネフィットに関する家族の印象といったことについてはデータを収集しない。人々が死の床から立ち上がって歩き出したり、睡眠薬やバイアグラの効果が明らかに生じていたりする様子を実際に見るといったことに基づいてベネフィットを判断することができない場合には、私たちは、ますます医師の解釈や判断に頼らざるをえなくなる。一方、医師は、医薬品の作用について、それを製造している企業に一層依存するようになっている。製薬企業の解釈の中心には、フィッシャーの二つ目の発明である統計的有意性がある。このテクニックは医師を催眠術にかけて、製薬企業にとって都合の良い数値だけに目を向けさせるために利用されてきた。

医者に催眠術をかける

フィッシャーは、製薬企業の味方にされるには、ありえなさそうな人物だ。彼は懐疑論者で、その基本的なアプローチは、新たな肥料には効果がないことを前提としていた。これは帰無仮説と呼ばれる。二〇回のうち一九回において、新しい化学物質を肥料として施した区画からの収量が肥料を施されていない区画からの収量を上回ったときに初めて、結果から偶然性を排除し、新たな物質が何らかの役割を果たしたと譲歩できる、とフィッシャーは考えた。フィッシャーの検定では、肥料を施された区画からの収量が二〇回のうち一九回以上において多かった場合、その結果には「統計的有意性」があると呼ばれる。これが意味することは、肥料を施された畑の収量が多かった理由が偶然の結果であった可能性は低い、ということでしかない。しかしこれを薬剤とプラセボに応用すると、無意味な差異が、偶然生じた可能性は低いという意味において、有意であると示されることがある。しかし、それを有意であると言うことにより、おおかたの人は、本当に意味のある差異があるものとみなしてしまうのだ。

皮肉なことに、統計的有意性はフィッシャーにとっては枝葉末節の問題でしかなかった。彼が取り組んでいた主要な問題は、良好な実験が設計できるか否か、つまり何度繰り返しても類似の結果を導くような実験が設計できるかどうかだった。フィッシャーは記している――「たとえそれ自体どれほど有意な実験であったとしても、孤立した実験はどのような現象についても実験証明としては不充分である……有意性の検定に関して言えば、統計的有意性を持つ結果をほぼ必ず導く実験をおこなう方法がわかって初めて、私たちは、ある現象が実験証明足りうると言えるのだ」[17]。おそらく、物理や化学といった科学分野で統計的有意性という概念を用いることがほとんどない理由は、決定的な結果を導く実験が設計できるからだろう。

有意性を検定するという概念は、一九五〇年代から、おもに社会学、心理学、経済学、医学といった分野で取り上げられるようになった。このような学問分野では複雑な条件が関与してくるため、決定的な結果を導く実験をおこなうのがずっとむずかしいからだ。有意性検定がこうした領域で大人気になった理由は、それが科学的な厳密さを与えてくれるものであるように見えるからかもしれない[18]。有意性検定が人々に与える印象は、科学者たちを後ろに下がらせて、データが示すものを検定手続きに客観的に導かせるというものだ。これは、激しい議論が戦わされている分野に、強力なシグナルを送ることができる。しかしそのシグナルは、実際に客観性を保証するというより、修辞的な操作にすぎない。多くの場合、このような科学における有意性検定は、考えることに取って代わる機械的行為になってしまった。実験は、たとえその所見が取るに足らないもので、追試もできないようなものであったとしても、「有意な」所見を導き出す限り、良い実験とみなされるようになったらしい。

治験により、たとえばコレステロール値や骨密度などについて「有意な」所見が生み出されると、たとえ実施した試験の五〇％において実薬がプラセボより効果が低かった場合や、実薬投与群のほうの死者がプラセボ投与群よりも多かった場合でさえ、製薬企業は大急ぎでその薬が「効く」という話を紡ぎ出す。そんなことができる理由の一つは、ＦＤＡのようなアメリカの規制当局やヨーロッパの規制当局が、医薬品を上市するための条件を非常に甘く設定しているからだ。製薬企業が医薬品を上市するには、たった二つの試験によって統計的有意性を持つポジティブな結果を提示するだけでいい。つまり、たとえ一〇〇回試験をして最大九八回までの結果がネガティブだったとしてもかまわないのである。フィッシャーが一〇〇回の試験のうちの五回は偶然によりポジティブな結果を提示する可能性があると予期していたことを考えると、この状況は、統計的有意性という概念を裏返しにしたものであることがわかる。たとえば、抗うつ薬についておこなわれた研究では、五〇％のケースで、プラセボに比べてベネフィットがないことが示されている。フィッシャーがこの状況を見たら、そんな薬の比較試験をおこなっている者たちは、科学的に何をしているのかまったくわからずに試験をしていると感じたにちがいない。

　有意性検定はまた、比較試験において、プラセボを与えられた人よりも実薬を与えられた人のほうが数多く命を落としているような場合でさえ、薬物治療が効果を発揮していると企業が言い逃れられている理由を説明してくれる。すなわち比較試験は、薬物治療によりコレステロール値が低下するというような所見が統計的有意性を持つように、そして死者の数の増加のような所見は統計的有意性を持たないように設定されているのである。数学が得意ではない多くの人たちと同様に、医師たちも、たとえ取るに足らないことであっても、統計的に有意な所見が与えてくれる確実性という幻想にすがりつく——そのような結果が偶然生じる可能性はないはずだという論拠のもとに。有意性に魅せられた彼らはまた、同じ薬物治療がもたらしている蓄積する有害性についてのあらゆる証拠を頭の中で却下しがちになる。これについては第七章で詳しく見ていくが、統計的に有意でない所見は偶然に生じた可能性があるという論拠に基づいて、有害性の存在を否定してしまうのだ。医師は催眠術をかけられてしまっているのである。

医学的ケアと医療ビジネスのあいだには、つねに根深い軋轢があった。優れた医学的ケアはかつて、あらゆる治療薬は潜在的に毒物であり例外なく副作用を生じさせる、という考えをしっかりと抱いており、この事実に対処するコツは、そのような副作用を正当化できるベネフィットをもたらすために、だれに、どのようにこの毒を投与するかを知ることだと理解していた。しかし、自らの事業利益を確保するという局面から言えば、医師は以前から、つねに新しい薬を受け容れることに前向きで、もしそれらに何らかのポジティブな効果があると説得されれば、あるいは自分をそう納得させることができれば、ほとんどの医師は新薬をもっと欲しいと思うだろう。こうした傾向は、まさにその新薬が命を縮めるときを見まいとするバイアスを生み出す。エビデンスに基づく医療の時代においては、製薬企業によるマーケティングの集中砲火と統計的有意性がもたらす約束は、広範囲に適用したときに限って効力を発揮する肥料やビタミンのように薬物療法をみなす世界に医師を連れて行った。かくして医療という職業では、薬物治療が毒であるという意識が欠落し、患者を医師のバイアスから守る手段として端を発した比較試験は、ビジネスを強化する手段に変容してしまったのである。その大きな理由は、製薬企業が医師に統計的有意性というコカイン吸引パイプを差し出し、彼らを病みつきにさせてしまったからだ。(19)

偶然を飼い慣らす

ごく微量で命を奪えることから、ストリキニーネは、かつて毒殺者のお気に入りの薬物だった。一八五二年、ピエール・トゥエリーは、活性炭がストリキニーネの解毒剤になると主張したが、同僚の医学関係者たちは納得しなかった。そこで彼は、自説を証明しようと、フランス医学アカデミーの大勢の観衆の前で活性炭を飲んだあと、致死量の一〇倍のストリキニーネを飲んだ。その結果、彼の身に悪影響はまったく生じなかったのである。こんなに深刻な状況における活性炭の効果を納得させるために、無作為化比較試験をおこなう必要があると考えるような人はいないだろう。ウースターもキャボットも、あるいはマサチューセッツにいた彼らの同僚も、一八九〇年代にジフテリア抗毒素が導入されたあと、比較試験の必要性を迫ったりはしなかった。抗毒素を投与すると、ほぼたちどころに、ジフテリアがもたらしていた喉を絞める膜が溶けていく様子を見てとることができたのだから。

治療が明らかに効果的だとわかる場合には、わざわざ比較試験をおこなって、それを知る必要はない。しかし、無作為化試験は医療の世界において、茶化されるほど崇拝されるようになってしまった。たとえば、二〇〇三年の『英国医師会誌』（ＢＭＪ、*British Medical Journal*）に掲載されたある論文は、パラシュートはプラセボを使った比較試験による有効性がまだ証明されていないのだから使うべきではないと皮肉っている[20]。

このひねくれたユーモアは、今日、医師と患者が出会うあらゆる場に浸透している。もし医師が、「比較試験では有効性が確認されなかったけれども、自分の目でその効果を確認している薬を明日から使いましょう」と患者に言ったとしたら、ほとんどの人は拒絶することだろう。その半面、「比較試験で有効性があると証明された薬だけを使って治療するつもりです」と医師が言ったら、私たちはおそらく安心するにちがいない。そして、「こうした試験には何千人もの人々が参加しています」と聞かされたら、さらに安堵することだろう。実のところ、試験に必要な参加者の数が多ければ多いほど、薬物治療は怪しげな万能薬のヘビ油に似てくる。というのも、本物のヘビの油にはオメガ3脂肪酸が含まれており、充分な数の参加者が動員できれば、比較試験でベネフィットがあると証明できるからだ。

いったいどうして比較試験における私たちの理解は、ある意味で逆転してしまったのだろうか？　その話の発端は、抗菌剤の発見にある。その登場によって、現代の治療法を可能にした最初の特効薬《マジック・ビュレット》は、一九三五年に発見されたサルファ剤だった。(21)抗菌剤が発見される前、細菌性心内膜炎（心臓内膜の感染症）、産褥《さんじょく》敗血症（出産後の母体の感染症）、敗血症（細菌が血流に入った重篤な感染症）といった疾患を引き起こす細菌による感染症は命取りになることが多かった。しかし、スルファニルアミドと、のちに発見された抗生物質のペニシリンは、そんな様相を一変させることになる。死の床にいた患者が起き上がり、病院から歩いて退院していったのだ。医師も規制当局も、このような薬剤の効果を示すために試験をおこなう必要はなかった――製薬企業は、薬物治療の安全性を確立するだけでよかった。

しかし、ペニシリンのようなすばらしい薬も、当時人々を何よりも恐れさせていた感染症の結核には効き目がなく、まさにそのことが、医療に最初の無作為化比較試験をもたらす直接の原因となったのだった。問題の一部は、結核が、細菌性心内膜炎や産褥敗血症などに比べて慢性的かつ潜行性の疾患であり、治療法が効果を発揮しているかどうかを知るのがむずかしい病気であることにあった。他の感染症が劇的な症状を呈して、治癒するにも患者を死に至らしめるにも迅速に作用したのにひきかえ、結核は被害者に忍び寄る疾患で、患者の状態は良好であったり悪化したりと一定しなかった。さらには、痰の検体に細菌が検出されなかったときでさえ、結核にかかっていないという絶対確実な答えにはならなかった。

当時創薬された新しい治療薬は、みな結核に効果があるかどうかが調べられた。そのなかには、最初の抗うつ薬と抗精神病薬までさえ含まれていたほどである。多くの治療薬は試験管の中では効果を発揮したものの、患者には効かなかった。効果があるとされる治療薬は無数とも思われるほど登場し、そのいずれもが臨床ケアにおいては無意味な薬であることが証明されたのだった。そんな状況だったため、メルク社が新たな薬物群の抗生物質――そのプロトタイプはストレプトマイシン――を一九四五年に開発したときには、疑ってかかることが求められた。そして、結核にかかったため医師になる道を断たれ、英国の医学研究審議会（ＭＲＣ）の統計学者になっていたオースティン・ブラッドフォード・ヒルが、無作為化におけるフィッシャーの概念を使って、新薬の比較試験をおこなうことを提案したのである。

ヒルの提案には、倫理的な懸念がまつわりついていた。すなわち、もし薬剤に実効果があると判明したら、プラセボの治療を受けたほうの患者は救命医療を拒絶されたことになるのではないか、という懸念だ。畑で肥料を施さない植物をしおれさせるのはともかく、医療では、病をわずらった人を放っておくようなことは、それまで一度もしてこなかった。実のところストレプトマイシンは、細菌性心内膜炎にペニシリンが果たしたほどの効果は発揮しなかったのだが、それでも同薬が結核に効かなかったと言うことはできなかった。比較試験では、ストレプトマイシンが患者に臨床的な差異をもたらし、痰に生息している結核菌の数を減らし、エックス線で見られる結核性空洞の数を低減し、ストレプトマイシンの治療を受けた患者の生存率が高まったことが示された。つまり、無作為化比較試験を実施することによりストレプトマイシンの効果が明らかになったわけだが、それは、この試験をおこなわなければ明らかにならなかったことだった。

一九五〇年代には、明らかに効果があり、ひとたび開発されると国境や言葉の壁を飛び越えて、マーケティングもほぼまったく必要とせずに世界中を席巻したペニシリンや抗精神病薬のクロルプロマジン、そしてアンフェタミンといった薬剤についても、比較試験は有益な情報を提供することになる。ペニシリンがある種の細菌に効果があったことには疑いの余地がなかったが、あらゆる細菌に効果があったわけでないことも明らかだった。また、クロルプロマジンには精神安定効果があったものの、もっとも利益が得られる患者のタイプを突き止めるという切実な問題があった。同様に、アンフェタミンは明らかに覚醒度を高めて食欲を抑制するけれども、内科的疾患についても差異を生じさせるかどうかについては判明していなかった。実際に比較試験を実施してみると、アンフェタミンには、会話の最中に突然眠り込んでしまうこともある疾患「ナルコレプシー」に効果があることをはじめ、他の神経症の症状にも効果をもたらす可能性が判明したが、驚くことに、重篤なうつ病については、ほとんど効果が見られなかったのである。

治療効果がないとみなすことによって、比較試験は薬物治療に対する過度の熱中を抑制する。たとえば、手術は明らかに体に負担をかけるものであるため、心拍数や血圧に対するストレスホルモンの作用を抑えるプロプラノロールのようなβブロッカーを術前および術後の治療に使うのは、良いことに決まっているとみなされていた。これはとても論理的だったため、標準的な治療としておこなわれていたほどだ。しかし、いざ厳密な研究がおこなわれてみると、βブロッカーで治療した患者群の死亡率は、そうでない群より高いことが判明したのである。[22] 同様に、腎不全のあとに生じる貧血症を処置することは、患者に役立ち、寿命を延ばすことにもつながる可能性が高いと当然のことのようにみなされていたが、最初におこなわれた無作為化比較試験の結果、高価な治療薬（アラネスプ）を利用して貧血症を緩和した群の死亡率は、プラセボ投与群より高いことが判明したのだった。[23]

治療法が効かないという証拠は、製薬企業が実施する比較試験ではなく、国家の保健機関や他の非営利の研究機関がおこなう比較試験によって明らかにされるのがふつうだ。しかし例外もある。抗炎症薬がアルツハイマー病に効果がありそうだという強い示唆に基づき、メルク社は一攫千金を目論んで数百万ドルを投じ、同社の鎮痛薬「バイオックス」が認知症の発生頻度あるいは進行速度を低減するかどうかを見る比較試験をおこなった。その結果、バイオックス（および、のちのセレブレックス（日本での商品名はセレコックス））を服用した患者群では、プラセボ投与群に比べて、より多くの患者がアルツハイマー病を発症し、アルツハイマー病の進行もより速く、死亡した患者の率も高いことが判明したのだった[24]。

あらゆる薬が毒であるとみなせば、こうした結果も驚くには値しない。生物学的機序は複雑であるという事実を素直に認めれば、たとえどれほどアプローチの論理的根拠が無害なものに見えようとも、介入のリスクや、私たちの思い込みや慣行を検証する必要性が浮き彫りになる。検証の必要性を訴える態度こそ、まさに無作為化比較試験を生み出した精神だった。こうした試験は、そもそも薬物治療に対する過度の熱中をコントロールする手段として生み出されたものだったのだ――その熱意は医師の善意から来ていた場合もあれば、ペテン師の拝金主義から来ていた場合もあったが。では、比較試験のどこが、製薬企業の興味をこれほどまでに惹きつけているのだろうか？

ギャップ《マインド・ザ・ギャップ》にご用心

明らかに命を救ってくれて試験も必要としない治療法と、推奨された治療法だが、効果がないことが試験により証明され、かえって使用しないことで人命が救われるような治療法とのあいだには大きなギャップがある。その両極の中間には、痛みを緩和したり、機能を回復したり、たとえほんの少しではあっても、他のなんらかの利益を約束してくれる治療法が含まれている。必ずしも命を救うとは限らないとはいえ、まったく何も利益がないと却下してしまうこともできないような治療法の場合、私たちは通常認識しているよりもずっと不確かな水域にいる。このような場合、比較試験はおもに、治療をおこなったあとに血液検査あるいは評価尺度によって示されるポジティブ・ネガティブ双方の変化を明るみに出すものとして働く。そしてこの水域こそ、製薬企業がエビデンスを自社に都合の良いものに操作するための腕を磨いてきた領域なのだ。

ある整形外科医が、骨折した左脚を固定するギブスについて比較試験をおこなおうとしていると想像してみよう。プラセボの治療として対照群には首にギブスをはめることにしたが、実治療群では、ギブスを無作為に患者の右腕あるいは右脚、または左腕あるいは左脚にはめることにした。患者はすべて、左脚を骨折していたのだが。この場合、実治療群はプラセボ投与群よりも、統計的に見て有意に優れた効果があったという結果が示されるだろうが、無作為化比較試験で明らかに効果があるという結果が得られたという理由に基づき、左脚の骨折の治療法としてギブスを見境なく四肢のいずれかにはめることを提唱するのは、まったく馬鹿げたことになる。(25) 無作為化比較試験の虜になった医療は、製薬企業に対して、こうしたことをますます許しているのだ。その理由の一つは、評価尺度や血液検査が巧みに操作され、医師たち自身が何をしているのか理解していないという事実が隠蔽されてしまっているからである。何が誤っているのかがわかれば、単に数値に基づいて医療をおこなうことの愚かさが明らかになる。ギブスのたとえは極端に思えるかもしれないが、これとさほど変わらないことが、抗うつ薬について実際に生じたのだ。

今日、企業や、そのおかかえの学者が、薬が「効く」と言うとき、それが一般的に意味するのは、血液検査または評価尺度で示される効果について、実薬治療群とプラセボ投与群とのあいだに、少なくとも最小限の「統計的に有意」な差があるということだ。規制当局が薬の販売を認可するには、命を救ったというエビデンスや機能が回復したというエビデンスではなく、統計的有意差があるというエビデンスだけで充分なのである。ひとたび販売が認可されると、その薬は――骨粗鬆症薬だろうが、コレステロール値の低下薬だろうが、抗うつ薬だろうが、血圧降下薬だろうが――まるでそれを使用することはペニシリンやインスリンの使用と同じことであるかのように販売される。問題は、数値が示すものに関する製薬企業の都合の良い解釈に影響された臨床医が、スタチン系薬剤や抗うつ薬を処方しないと医療過誤の責任をとらされかねないと思い込んでいるかのように、それらを処方していることだ――まるでそれらがインスリンやペニシリンでもあるかのように。企業にとっての魔法は、比較試験の被験者数を大幅に増やすことによって評価尺度のスコアや骨密度などに統計的有意差が生じるように操作する一方で、実薬治療による死亡率の上昇や他の重篤な有害事象については、統計的有意差が生じないように図ることにある。

うつ病をわずらっているとされる人々の治療においては、うつ病の評価尺度でかなりの変化が生じたという形を借りて、抗うつ薬への信任状が、ベンゾジアゼピン系薬剤の大部分、多くの抗ヒスタミン薬、ほぼすべての刺激薬、さらには抗精神病薬と抗けいれん剤について創り出されてきた[26]。そうした信任状はさらに、ニコチンについても、そして実に、本物のヘビ油についてまで生みだされたのである（ヘビ油に含まれるオメガ3脂肪には、何らかの向精神薬的属性があるように見受けられたため）。これらの多様な薬物と、パキシル、プロザック、ゾロフトといった選択的セロトニン再取り込み阻害薬（ＳＳＲＩ）との違いは、ＳＳＲＩがうつ病の治療用に新たに特許を取得した薬剤だったのにひきかえ、ニコチンや抗ヒスタミン薬は、うつ病の治療目的では特許が取得できない薬だったことだった。そのため、後者の薬の販売促進をするメリットは企業にとってまったくなかったのだが、だからといって、うつ病の治療に対するこれらの薬の効き目がプロザックより劣っていると考えるべき理由はまったくない。プロザックとパキシルの場合、弱いながらも治療と評価尺度の変化に相関があることを示すエビデンスが存在する。だが問題は、そのような変化の裏に何が潜んでいるか、だ。非常に多くのまったく異なる薬もかなりのベネフィットに関連づけられるという事実は、実際に起きていることについて、私たちがほとんど何もわかっていないことを示している。

医薬品が担うとされることに関する神話的イメージ（概念）の役割が、製薬企業のマーケティング部門にとって重要な意味を持ってくるのはこの時点だ。ニコチンやベンゾジアゼピン系薬剤が、うつにおけるセロトニンの低下を是正すると主張する者はいない。しかし、ＳＳＲＩには、その効果があるとされるのだ。うつではセロトニンの不均衡が起きているという考えは、神話的なでっちあげだ。それはパキシルを製造していたスミスクライン・ビーチャム社のマーケティング部門で生みだされた話である[27]。この神話の注目すべき点は、抗生物質によりペトリ皿の上の細菌のコロニーが縮小するイメージや、スタチン系薬剤を服用してコレステロールの値が低下するイメージ、あるいは骨粗鬆症治療薬のビスホスホネートによる治療で骨密度が上がるといったものに類似したイメージが提供できることにある。こうしたイメージは、実際には比較試験のデータが薬物治療にわずかな効果しかないことを示しているときでも、薬が「効いている」という印象を築き、どんなデータも打ち勝つことのできない都合の良い解釈を生み出すのだ。神話には常に、とどめの一言がある。

では、薬物治療の効果はどれほどわずかなものなのだろう？　二〇〇六年、ＦＤＡは、抗うつ薬を製造している企業に、あらゆるプラセボ比較試験のデータを提出するよう求めた。その結果、ちょうど何も治療を受けずに感染症から回復する人がいるように、抗うつ薬の比較試験に参加した一〇万人の被験者の一〇人のうち四人は、薬物治療の有無にかかわらず数週間以内に改善していたことがデータにより示された。[28] その理由の一つは、治療の有無にかかわらず、数か月以内に四〇％の人が回復するうつ病の自然歴からきていたのかもしれない。また、食生活、ライフスタイル、アルコール摂取に関する医師の助言や、仕事や人間関係の問題解決なども違いを生むだろう。医療専門家に診てもらい手当てを受けていると患者が感じることも差異を生じさせるだろうし、そのような影響は、化学物質の不均衡を正常に戻すものと患者が信じている薬を処方されることによって、さらに強まるかもしれない――たとえその不均衡は神話にすぎず、その薬がプラセボだったとしても。実治療薬を与えられた群では、一〇人のうち五人が薬に反応したことになっている。しかし、実治療薬をプラセボに比較してわかるのは、この五人のうち、抗うつ薬に反応したことになっている四人（八〇％）は、たとえプラセボを投薬されていたとしても、改善していたはずだという事実だ。言い換えれば、明らかに抗うつ薬に反応したと言えるのは、一〇人当たりにつき一人でしかない。その半面、プラセボを与えられた一〇人のうち四人は明確にプラセボに反応を示していると言えるのである。

臨床医が本当にエビデンスに従っているのなら、医師は、抗うつ薬に何らかのベネフィットがあることはすばらしいが、自分はそれを患者に無差別に処方することは控え、一部の患者には薬物治療なしに回復するチャンスを与える、と言うべきである。長期的に見ると、薬物治療に頼らずに回復する患者の多くは再発率が低いと信じるべき確かな根拠もある。このことは、少なくとも一部のケースについては、薬を与えずに思慮深く様子を観察することが必要であるという事実をさらに裏づけるものだ。[29] 一〇人のうちの一人が手にするベネフィットには代償がともなう――すなわち、プラセボ投与群よりも実治療薬群で死亡率が高い、プラセボ投与群よりも実治療薬群で薬物療法に依存する患者が多い、プラセボ投与群よりも実薬群で先天性欠損症を持って生まれる子どもが多い、さらに他の多くの副作用がともなう――ことを考えると、ほぼまちがいなく抗うつ薬は、「治療を控えるときを知ることが重要だ」というピネルの格言を裏づける完璧なデータを提供していると言えるだろう。

医師たちにとっても、非急性症例の多くについて、すぐに薬を投与せずに見守ることが自らの利益になるという強力な根拠がある。最近まで魔法は治療者自身だった。治療者が丸薬を提供することもあったが、そういった薬は、治療者が患者に及ぼすインパクトの延長にすぎなかった。しかしいまでは、魔法はカプセルにあり、医師たちは薬を得るためのパイプにすぎないように見えることが少なくない。治療者たちは忘れてしまったのだ――上昇したコレステロール値から、不可避だが深刻さの度は低い更年期後の骨粗鬆症のような症状についてまで、それらを改善する健康的なライフスタイルを広めるのに、自分がどれほど影響力を行使できるかを。医師と患者双方の意識は薬の摂取に向かい、なぜ苦しむようになったのか、なぜ不健康になったのか、といった文脈に注意を払うことはほとんどなくなっている。医師も患者も、薬による化学的操作の恩恵が些細なものになりかねないことや、化学的操作が状況を一層悪化させる可能性があることに気づいているようには見えない。実のところ医師は、製薬企業の都合に良いことをやるはめに陥っていることがよくあるのだ。つまり、患者に投薬治療を勧めるのである。なぜか？　その大きな理由は、自分が勧める投薬治療は、無作為化比較試験で効果が示されたものだと確信しているからだ。

薬に頼らない医学的ケアは、抗うつ薬以外の薬物にもかかわってくる。たとえば、ペニシリンのような抗生物質には生死の違いをもたらす力があるが、命を救う手段は、こうした薬を使うこと以外にもあるという事実に留意することは重要だ。感染症に罹患したときにもっとも役立つのは何より抗生物質だろう。そうした薬物治療をせずに患者を死なせた医師は、おそらく訴えられるにちがいない。しかし産褥感染症については、ペニシリンが到来するずっと前から、病院で出産すればこの疾患にかかる可能性が高くなることが知られていた。病院では女性たちのあいだで産褥感染症が容易に広がったからである。病院で厳密に消毒慣行を施行することは有益だったものの、病院以外で出産したほうが、感染症にかかる率は低かった。

現在、医師は、疾患の治療に薬を処方するようにと、保険担当者や病院管理者などからますます圧力をかけられつつあるように見える。患者が投薬治療を受けていなければ、治療を受けていないことになるのだ。どんな人でも――保険担当者でさえも――不必要な死に関連づけられたくはない。統計的有意性の観点から「効く」とされた薬を使えば、その危険性が回避できると、あらゆる関係者が考えている。しかし、ペニシリンは命を救うことが明らかである一方、抗うつ薬や、心血管系疾患歴のない人に投薬されたスタチン系薬剤、喘息薬、骨粗鬆症の治療、そして他の多くの症状については、同じ明確さで効果を示すことはできない。こうしたすべての例において製薬企業は、あらゆるキープレイヤーを幻惑するために、評価尺度や血液検査における統計的有意性のある変化を巧みに選びだし、投薬治療が「効く」というエビデンスに仕立て上げているのである。

あらゆるベストセラー薬における「効く」という意味は――これは非常に重要なので繰り返すが――その医薬品が、製薬企業にとって利益となる何らかの数値に変化をもたらすということだ。その医薬品が命を救うとか、だれかを治して職場に戻すとか、その分野の古い薬より良い薬であるとかいったことではないし、服用した人の具合を良くするということでさえない。自分の生活の質が向上したかどうかを患者自らが評価するような比較試験——たとえば、抗うつ薬の比較試験——では、サンジービット・ジャチュックがプロプラノロールについておこなった先述の研究と同断で、実薬がプラセボに勝る結果を示すことはない。しかし、抗うつ薬の比較試験における、そのような生活の質に関するデータはほとんど知られていないのである。なぜなら、そうした研究は、ほぼ例外なく公表されないままになるからだ[30]。要するに、プラセボ比較試験により薬が効くという見かけを与えられていても、比較試験で使われる評価尺度や血液検査の選択内容を少し変えたり、そうした薬の多くが抱えている退薬症状を考慮に入れたりすれば、製薬業界のブロックバスター薬のほとんどについては、まったく逆の結果を示すことができるのである。

ここに、製薬企業が操作している根本的な心理的問題がある。これは、一九七〇年代にダニエル・カーネマンとエイモス・トベルスキーが、不確実な状況下で意思決定をおこなうように求められたときに何が生じるかを調べた一連の実験で明らかになった問題だ[31]。こうした業績によりノーベル賞を受賞したカーネマンとトベルスキーは、被験者に、内気で、はにかみ屋で、本好きなある人物に関する記述を提供し、八名の看護師と二名の司書を含むグループからその人を選んだことを明らかにしてから、その人物が看護師であるか、司書であるかと尋ねた。その結果被験者たちは、記述された人物は司書であると、自信たっぷりに答えた——確率を考慮すると、看護師だと答えるのが当然だったにもかかわらず。これと同じように、前述した抗うつ薬の比較試験（一〇人のうち五人が薬により回復するように見えたが、詳しく調べると、この五人のうち四人は、プラセボの効果で回復した可能性があることが明らかになった比較試験）で言及されたような統計値は、圧倒的な確率の違いを考えると、プラセボの効果が患者にポジティブな反応を引き起こしたという結論を私たちに導かせるはずである。しかし、司書を選んだ人たちのように、私たちは、抗うつ薬が作用したにちがいないと早合点してしまいがちだ。

薬のマーケッターがよく知っていることだが、私たちはある状況における蓋然性を合理的に分析するよりも、典型的なタイプを選ぶほうがずっと得意なのである。薬物治療を受けた患者が回復する姿を見るとき、おそらくペニシリンやインスリンといった強力な例があるために、患者が回復したのは薬のおかげだとみなしてしまう。このバイアスは、「専門家」が抗うつ薬やスタチン系薬剤には効き目があると主張するのを耳にしたり、そういった主張を権威があるとみなされている学術誌などで見たりすると、いっそう強められることだろう。骨密度が増加していく、セロトニンのレベルが正常化される、コレステロールの値が下がっていくといった神話的イメージも、私たちの確信を増す一助となる。

臨床医にしても患者にしても、データに基づいて確実に意思決定を下せる立場にいるわけではない。私たちの心理は、データの実際の姿を見抜く際に支障となるバイアスを生み出す。このバイアスをさらに悪化させるのが、被験薬物に対して「ポジティブな」反応が生じたことだけを示すという、製薬企業がおこなう比較試験における選択的な公表、そして皮肉なことに、医師を「エビデンス」から逸脱させないようにするために設けられた装置だ。こうした要因は、スタチン系薬剤であれ、血糖降下薬であれ、ビスホスホネートであれ、向精神薬であれ、ほぼ自動的に最新薬を処方する傾向に、ますます拍車をかけている。

企業がおこなう臨床試験

医薬品の役目は、命を救ったり、機能を回復させたり、既存の治療法を向上させたりすることにある。製薬企業の目的は、自社の医薬品を市場で販売し、利益を得ることにある。新しい治療法がより多くの人命を救うか、または既存の治療法より優れた効果を発揮するかどうかを見る明らかな手順は、新しいものと既存のものとを比較することだ。市場に参入するには、既存の治療薬より優れていることを示せばいい。しかし、FDAをはじめ、ヨーロッパや日本の規制当局を満足させるには、プラセボより優れていることを示すだけでいいのだ。そして、比較試験に参加する患者の数を増やせば増やすほど、臨床的には意味があるとはいえないプラセボとのわずかな差異が、統計的に有意な差にすり代わっていく。こうして、より新しくより効力のない薬が旧来の薬より売れるようになるという、不合理な現象が生じるのだ。

現在、ほぼすべての医薬品の臨床試験は、自社の化合物を市場で販売できるようにするため、あるいは特定市場を確立するために、その薬の製造企業が資金を出しておこなっている。臨床試験が完了する時点は、あらゆる科学が停止してしまう時点だ。企業は言う——薬は「効く」と証明された、次は医師がそれを処方する番だ、と。しかし本来、薬の発売開始は、だれがどの薬の恩恵を手にするかを明確にするために科学が機能しはじめる時点であるべきだ。もしごく一部の人だけが、コレステロール値を下げるスタチン系薬剤や骨粗鬆症薬のビスホスホネートに特異的に反応するようであれば、そういった特異的反応者はどういった人々なのかを同定しなければならない。この問題に答えを出すまでは、四回のうちの三回は誤った場所にはめられるギブスの使用を喜ぶような状況に私たちは留まり続けるのである。とはいえ、この問題に答えを出したいと願うような製薬企業はもちろん存在しないだろう。

他方、たとえ治療法に効果がある理由が完全に理解できなくても、その使用法を改善する余地はある。たとえば、血圧の薬は多々あるが、それらを比較した研究や、どういった人にどの薬が効くか、といったことを調べた研究はまだほぼ皆無だ。一九五〇年代に最初に開発されたチアジド系降圧薬は、六〇年代と七〇年代にはジェームズ・ブラックのプロプラノロールに、八〇年代にはACE阻害薬に、九〇年代にはサルタン系薬剤に、そして他の複数の薬に取って代わられたが、新薬が発売されるたびに、それは最良の薬であるとされた。五〇年後にようやく各薬剤を直接比較する研究が初めておこなわれた際、もっとも効果があり、もっとも安全な薬であると示されたのはチアジド系降圧薬だった。[32] 五〇年にわたって私たちは、どんどん高価になっていく一連の薬を使い続け、そのあいだに、最良かつもっとも安全で、しかももっとも廉価な治療法は人気を失っていったのである。

同様に、SSRIの臨床試験において改善を示した重篤なうつ病患者の人数は、古い抗うつ薬を投薬された場合より少なかった。[33] しかし、市場で販売できるようにするには、新薬を旧薬と比較する必要はない。プラセボより良い成績を出すだけでいいのだ。マーケティングのせいで、古い抗うつ薬はほぼ完全に新しい抗うつ薬に置き換えられてしまった。これはもっとも重篤なうつ病の治療薬についても同様だ——新しい薬のほうが効くというような証拠は、これっぽっちもないのだが。

同じようなことは、鎮痛薬、骨粗鬆症薬、血糖降下薬、抗精神病薬、そして他のベストセラー薬のほぼすべてについて言える。ベストセラー薬がベストセラー薬である理由は、既存薬より優れているからではない。にもかかわらず、こうした治療分野すべてにおいて最新の薬をベストセラー薬に仕立てているのは、エビデンスに従っているはずの医師たちなのだ。

ここでは、単に、取るに足らない（が儲かる）新薬を追求するために金を無駄にしていることや、患者に次善の薬を与えていること以上の問題が生じている。企業がおこなう試験は、医師が患者を治療する方法を根本的に変えてしまった。一九六二年以前、すなわちＦＤＡが介入して、医薬品を市場で販売するために比較試験という証拠を提供するよう製薬企業に求める前、医師たちは何世紀にもわたり、薬が入手可能になったときには、その使い方を学ばなければならなかった。ジギタリスがそのいい例である。この薬は心不全が生じたときに体内から過剰な水分を取り除くことによって作用するが、あらゆる薬がそうであるように、ジギタリスにも問題があった。そのため医師はこの薬を処方するとき、ふつう低用量から始め、患者の反応を見ながら、用量を増やしていった。

しかし企業がおこなう試験では、たとえどんな企業であっても、プラセボを上回る効果が示されないような試験を実施するつもりはない。そのため、高用量、すなわちより毒性の強い用量を使って試験に失敗したほうが、しないよりましだという態度をとる。このようにデザインされた試験により薬が販売されることになると、医師は、その試験で使用されたスタチン系薬剤、鎮痛剤、抗うつ薬の用量を患者にも投与すべきだとみなしてしまう――実際には、多くの人にとって、過剰な用量であるにもかかわらず。たとえば、初期の試験の結果に基づいて高血圧患者に投薬されたチアジド系薬剤は、必要量の一〇倍に達していた。また、うつ病治療用のプロザックの最低用量は、多くの人が必要とするものの四倍に設定されていた。(34)

ひとたび薬剤が販売されれば、製薬企業は――やろうと思えば――調査をおこなって、適切な開始用量や、どの薬がどのような患者に適しているかといったことを突き止めることができる。しかし、企業のマーケティング部は、医師にとって簡便な使用法にとどめたいという理由で、薬剤の低用量投与に関する研究をおこなうことをしぶってきた。マーケティング部の夢は、だれにでもフィットするフリーサイズの治療法であり、既存薬における、より低用量の剤型の販売も拒否している。この意味において企業は本質的に、医療から術《アート》のみならず技《クラフト》までも排除し、過剰投与を促進しているのだ。

しかし、これよりもっと大きな問題がある。企業がおこなう試験は、医師と患者双方を罠にかけて、誤った薬を使う治療をおこなわせるのだ。抗精神病薬に属す薬は、事態がどこまで悪くなりうるかをよく示している。このグループの最初の薬はクロルプロマジンだった。一九五二年に発見され、ペニシリンに匹敵する現代医学の主要なブレイクスルーとして広く引用された薬である。この薬と、それに続く精神安定剤《トランキライザー》は、躁病《マニー》とせん妄状態、および一部の急性精神病に対して魔法のような効果を発揮し、数日あるいは数週間、ときにはほんの数時間のうちに患者の機能を正常に戻すこともあった。それは、評価尺度における些細な変化などではなかった。クロルプロマジンが効くことに、疑いの余地はなかった。[35]

しかし、この薬を発見したフランスの科学者たちは、クロルプロマジンが統合失調症の治療薬にはならないと、ほぼ確信していた。クロルプロマジンは、ある種のケースについては有益な精神安定作用を発揮したものの、統合失調症については、患者の最大三分の一までが病状の悪化をきたし、他の三分の一についても、薬のベネフィットは微細なものだった。にもかかわらず、クロルプロマジンの後継薬をアメリカ市場に持ち込むための企業試験のほとんどは、統合失調症についておこなわれたのである。レスポンダー（薬が効きやすい人）、ミニマル・レスポンダー（ほんの少ししか薬が効かない人）、および症状が悪化した人を組み合わせて平均をとると、これらの薬の試験結果は、プラセボよりかろうじて優れているように見せることができる——薬を市場で販売できるようにするには、それだけでいいのだ。このような結果は、精神安定剤を抗精神病薬として再ブランド化することによって強化され、薬が統合失調症に「効いた」かのような見かけを与えた。ＦＤＡとほとんどの医師にとっては、こうした薬による治療で症状が悪化した三分の一の患者は、統計的な有意差の次元で見れば存在しないということになってしまうわけだ——が、そうした患者は病院やクリニックから消えてなくなるわけではない。

抗精神病薬は、心臓発作、脳卒中、糖尿病、そして自殺の発生率を増加させるため、慎重な投与を要する薬だ。こうした薬を服用している患者における長期転帰（治療の経過および結果）[36]を調べた研究は、例外なく寿命の短縮を示している。それも、年単位ではなく一〇年単位の短縮だ。この事実は、抗精神病薬の使用を否定するものではないが、リスクをおかすだけの価値があるベネフィットを薬が確実にもたらすように促すものであることはまちがいない。残念なことに、薬に反応していなかったり、ネガティブな反応を示していたりするために、薬物治療を本来中止すべき患者を目の前にしても、薬物が投与され続けることは少なくない。看護職員、病院管理者、親類、そして他の医師たちにとって、薬剤がベネフィットをもたらすとされている症状を明らかに呈している患者に「効く」薬を与えないような医師の行動は、まったく不可解なものに映る。それどころか薬の処方を拒むことは、多くの施設において、解雇に値する行為になりつつあるのだ。

同じように、コレステロール低下薬のスタチン系薬剤や、骨粗鬆症薬のビスホスホネート、および他の薬についておこなわれ、薬剤が「効く」ことを示している企業の臨床試験は、臨床医に薬を処方させ、患者に薬物治療に同意するようにプレッシャーをかける。このプレッシャーは、単に製薬業界による買収のせいだと片づけることはできない。というのは、薬物治療が本当に正当化できるかどうかを見極めるため、投薬せずに病状を慎重に見守ってほしいと医師に望むような患者は、ただの一人もいないように見受けられるからだ。私たちは本や映画でならアルフレッド・ウースターの考えに賛同しても、現実の世界では違う態度をとるのである。

医療に重大な影響を及ぼしていることに加え、企業がおこなう臨床試験には、大きな倫理的問題がともなっている。無作為化比較試験は、第二次世界大戦後の物資の乏しい時代に始まった。にもかかわらず、治療を受けないことや、潜在的に危険な新しい薬物治療を受けることに同意した人たちは、家族のため、親類のため、あるいは故郷のために、無償でその役を買って出たのだった。言い換えれば、人々は医学的ケアの向上に貢献できると思ったから被験者になることに同意したわけであり、実際こうした人々はその貢献を通して、感染症や悪性高血圧などから解放された世界、そして癌にかかる人が多いにもかかわらず以前より伸びている平均寿命といった、現在私たちが享受している状況の礎を築いてくれた。そうした精神はいまや、企業がおこなう臨床試験への同意を求められるときに、患者のなかに掻きたてられる。しかし患者たちは知らされない。そうした研究はビジネスにおける優位性を確保するためにデザインされたものであり、ケアを薬で置き換えるようなマーケティングを導きかねず、故郷に恩恵をもたらすどころか、命を縮める薬物治療をもたらしかねないという事実を。あるいは、研究データは、薬物治療の副作用が発見されないようにするために秘匿されてしまう可能性があることについても一切触れられない。被験者が、そうしたことに同意するか否かを自由に決める機会が与えられることは決してないのだ。

比較試験の第一義的な倫理的・科学的目的はそもそも、治療の効果があるとする不当な主張の虚偽をあばくことにあったにもかかわらず、製薬企業は比較試験を、行動に移すことを命じるテクノロジーに変えてしまった。誤った治療の流行を食い止めるために元来考案された手法は、企業の手によって、最新の流行を煽るための主燃料になってしまったのである。薬物が作用しないこと、あるいは微々たる作用しかないことを実証する際に最大の効果を発揮する手法は、ヘビ油のようなインチキ薬を、絶対に使用しなければならない救命治療薬に仕立て上げるための手法になった。その過程で、エビデンスに基づく医療（evidence-based medicine）は、エビデンスに歪められた医療（evidence-biased medicine）に変容してしまったのである。

エビデンスに歪められた医療

無作為化比較試験の実施が始まってから二〇年ほど経過した一九七二年、英国ウェールズの首都カーディフを拠点としていた医学者アーチー・コクラン——最初の臨床試験がおこなわれたときにオースティン・ブラッドフォード・ヒルと共同作業をした医師——が、医療におけるエビデンスの役割に関する、影響力のある書物を出版した。そしてそのなかで、医療業務や医療処置の大部分は有効性が未だに検証されないままである一方、不充分であることがすでに検証された医療業務や医療処置の多くが未だに存続していると指摘した。[37] コクランは無作為化の過激主義者で、医師のみならず、裁判官も教師も、自らがとってきた行動を無作為化して効力があったものを突き止めるべきだと考えていた。しかし、この三つの職業は残念なことに「神コンプレックス」（自己の能力を過信し、自分の過ちを認めないこと）を抱いていた——彼らは正しいことが何であるかを「知っていた」のだ。一九八〇年代という、いまからさほど遠くない時点においても、エビデンスに基づく治療は一〇％に満たないとコクランは主張していた。[38]
比較試験を使用して治療の評価をおこなうことは、田舎の病院のレベルをハーヴァードやオックスフォードの水準に引き上げることではないと、コクランははっきり表明していた。むしろ彼には、医学的介入が多くなされている場所での死亡率は、そうでないところでより高いと思われたのである。たとえば、一九六〇年代に冠疾患集中治療室（ＣＣＵ）が流行り出したとき、コクランは、心臓発作を起こしている患者を無作為化して、ＣＣＵと自宅それぞれの場所で治療してみるように提案した。しかしカーディフの医師たちは、ＣＣＵにおける治療のほうが適切であることは火を見るより明らかだという理由で研究への参加を拒否し、研究は隣接するブリストルでおこなわれることになった。研究結果を初めて発表したとき、コクランは、実際には優れていた家庭での治療結果の数値をわざとＣＣＵの列に、そしてＣＣＵでの治療結果の数値を家庭の列に位置づけて示した。それを見た参加者は、家庭での治療をすぐさま止めるようにと要求した。しかし、その「誤り」が訂正され、データは家庭での治療を支持していることが明らかになったとき、その反応はまったく異なっていた。家庭での治療がＣＣＵでの治療より優れていることを信じたがらない傾向は、現在でも続いている。

コクランのバトンを引き継いだのは、オックスフォードの周産期医学者で公共医療研究者のイアン・チャーマーズだった。彼もまた、医師たちが、有効であると示された医療処置をなかなか実行せず、有効性が示されていないアプローチや、有効ではないと示されたアプローチまで使い続けがちであることにショックを受けていた。チャーマーズは、試験の実施を励行するだけでなく、すでにおこなわれた試験の情報が入手できるようにすることについても心を砕いた[39]。第二次大戦後に医学論文が爆発的に増えたことについてはだれもが理解していたが、臨床試験報告を収集する努力が払われるようになると、公表された試験の数は、多くの人々が考えていたよりずっと少ないことがわかったのである。何度も公表された試験がある一方で、まったく公表されない試験もあった。

さらに、臨床診療を記述した論文の多くは、総説《レビュー》としてまとめられ、それぞれの分野の高名な学者の名前で発表されていたが、しばしば非常に長くなり、感銘を受けるほど長大な引用文献のリストのついたこうした論文をよく読むと、あるトピックに関する一つの観点しか支持していないことがよくあった。言い換えれば、こうした学者たちは、入手可能なあらゆる研究をシステマティックに（体系的かつ網羅的に）考察していたのではなかったのだ。それらは科学的なレビューではなく、修辞学の練習のようなものだった。科学的なレビューはシステマティックなものでなければならないことを認識していたチャーマーズは、一九九二年にコクランセンターを立ち上げる。これは、医療のあらゆる分野においておこなわれた臨床試験の入手可能なエビデンスを、公表されなかったエビデンスも含めて、すべて集めることに特化した機関だ。

エビデンスに基づいて診療をおこなう医学生教育プログラムの概略を描写するうえで、エビデンスに基づく医療という新しい体制をブランド化したのは、カナダのマクマスター大学のデイヴィッド・サケットだった。[40] サケットは、究極の判断基準であるエビデンスを提供するシステマティック・レビューと無作為化比較試験が頂点に君臨し、個人による臨床的あるいは逸話的経験は底辺に来るような階層モデルを編み出した。これにより、世界はさかさまになってしまった――ほんの少し前まで、臨床的判断は、医学的見識の最上位に来るものとみなされていたのに。

これが意味したことは、あらゆる医療処置を比較試験に付さなければならないということだった。たとえ新たな治療が高くついたとしても、いずれ公共医療は利益を手にすることになるとみなされた――なぜなら、効果のない治療法は破棄され、より良い治療が慢性病の負担を削減するようになるのだから、結局は費用の節約になると考えられたのだ。これは、公共医療費を負担している人々、医師、その患者すべてにとって、そしてさらには学術誌にとっても、だれもが得をするウィン・ウィンの主張に見えた。こうしてあっという間に、主要な医学誌では、臨床試験でなければ論文を発表するのは不可能に近いという状況がもたらされたのである。

コクランが無作為化比較試験を提唱し、チャーマーズが試験結果を包括的に収集するよう求めて運動し、サケットがエビデンスの階層構造を築いて比較試験の結果を最上位に位置づけたとき、独立した第三者機関による試験と企業がおこなう試験はまったく区別されなかった。比較試験であれば、どんな比較試験でもよかったのだ。ふだんのお気に入りの治療法には効果がないというエビデンスを医師に認めさせるのは至難の業だと思われていたため、臨床試験によるエビデンスに沿って医師が診療をおこなっている徴しが少しでも見られれば、それは、正しい方向に向かっている良い兆しだとみなされたのである。

このアプローチには問題が二つあった。最初の問題は、第三者機関による試験と製薬企業がおこなう試験の双方にあてはまるものだ。すなわち、治療が効かないことを実証すること以外に比較試験がおもに担う役割は、解明が必要な関連性を浮き彫りにすることだ、という事実を私たちに忘れさせてしまったように思われるのだ。関連性を支えているものが何であるかが解明されていない状況で単に数値に基づいて治療をおこなうことは、科学ではなく、目をつぶって歩いているようなものである。骨折した部位にではなく、手足にむやみにギプスをはめるのと同じことだ。

二つ目の問題は、製薬企業がおこなう試験の場合、最終的に販売される効能は、病床ではなく、重役用会議室で選ばれるということだ。これが意味することをもっともドラマティックに示しているのがSSRIの例である。SSRIがもたらす性機能の低下はあまりにも明白なので、それについて比較試験をおこなったとしても、それは単なる手続きにすぎなくなるだろう。一方これとは対照的に、新薬にわずかでも抗うつ作用があることを示すには、何百人もの患者が必要になる。にもかかわらず、マーケッターは、ある一連のデータを執拗に取り上げ、統計的有意性というマントラを繰り返し唱えれば、医師を催眠術にかけて、こうした薬の第一義的な作用は気分の安定にあり、性機能低下はその副作用であると思い込ませることができるとわかっている。実際には、その正反対を記述したほうが、よほど正確な特性評価であるのだが。この手の臨床試験に異議を唱えるのは非常にむずかしいため、交霊会で大声を出して、催眠術を解こうとする者はほぼ皆無になってしまった。

レセルピン（日本における商品名はアポプロン）にまつわる教訓は、私たちがこの五〇年間にどこまで来てしまったかを痛感させる。一九五〇年代初頭、医学誌は、レセルピンが見事に血圧を下げたと主張する医学界の重鎮たちの報告であふれていた。それどころか、患者たちも単に具合がよくなっただけでなく、気分が上向いたと報告していた[41]。

レセルピンは精神安定剤でもあったため、一九五四年にブラッドフォード・ヒルのもう一人の弟子だったマイケル・シェパードが精神科分野における最初の無作為化比較試験をおこなうことになった。その際の試験は、不安抑うつ障害の患者に、レセルピンとプラセボを与えて効果を比較するというもので[42]、レセルピンはペニシリンのような特効薬ではなかったとはいえ、一部の患者は薬を服用したときに、明らかにリラックスして、不安感も緩和された。だから、ヘビ油よりはましだったのだ。シェパードの試験結果は、一流医学誌『ランセット（*The Lancet*）』に掲載された。しかし、その論文が影響を及ぼすことはほとんどなかった。彼は、自分のメッセージがまったく顧みられなかった理由は、当時の医学界で優勢を占めていたのは臨床試験ではなく、自らの目で見たエビデンスを信じることや、事例を詳細に論じた臨床に関する論文——私たちが現在「逸話《アネクドート》」と呼んでいる種類の論文——から情報を得ることだからだと考えた(43)。

皮肉なことに、同じ号の『ランセット』でシェパードの論文の前に掲載されていた二編の論文は、レセルピンを服用することで自殺念慮を抱くようになった高血圧患者に関する報告だった(44)。レセルピンは、内面の激しい情動不安と精神の動揺により自殺を引き起こしかねないアカシジア（静座不能症状）を誘発することがある。状況を明らかにするために臨床試験をおこなう必要はなかった。なぜなら、この新たな有害事象に関する症例報告は非常に切実なものであり、アカシジアは高血圧患者の場合レセルピンへの曝露がなければほとんど発現しない稀な症状であり、その発病はレセルピンの服用開始後であり、服用を中止すると症状が消退したためだ。このような詳細な記述に基づき、レセルピンは抗うつ薬にはならず、うつ病を発生させ、自殺の引き金になると言われるようになった。しかし重要なのは次のことである——表面的には矛盾するように聞こえるだろうが、症例報告と比較試験の結果のいずれについても、誤っていると考える必要はないのである。多くの人に適しても、すべての人には適さない薬は存在するのだから。

時間を三五年後まで早送りして、一九九〇年に飛ぼう。一連の試験の結果、旧来の抗うつ薬より効力は劣るとはいえ、プロザックに不安抑うつ障害に対する多少の効果があることが示された——ちょうどレセルピンがそうだったように。そして、「効いた」とするこのエビデンスに基づき、プロザックはブロックバスター薬のステータスに至る道を登りはじめた。そんなおり、プロザックの服用により自殺念慮を抱いた患者に関する一連の切実な報告が浮上する(45)。しかし、こうした報告はおおかたの場合、症例報告——逸話——だとして片づけられてしまった。製薬企業は臨床研究を再分析すると表明し、その後、三〇〇〇人の患者から集めたデータには、プロザックによる自殺リスクの増加を示す兆候はまったくなかったと主張した――実際には、プロザックは自殺行為のリスクを倍増させたことが示されていたのだが、この増加率には統計学的有意性がなかったために無視されたのだった。たとえプロザックの自殺率と自殺行為率が低かった場合でも、依然として、多くの人には利益をもたらしても一部の人には問題を突きつけた可能性はあったはずだ。だが、世間の風潮はあまりにも変わってしまい、プロザックの症例報告がもたらした騒動は逆に、臨床報告から比較試験に揺れる振り子に弾みを加えることになってしまったのだった。

しかし、すでに抗うつ薬の分析について見てきたように、プラセボに反応した四〇％の患者に加えて、さらなる五〇％の患者（一〇人のうち五人）は薬物治療に反応しなかった。そのため、比較試験だけを掲載し、抗うつ薬の場合のように説得力のある有害事象の報告を掲載しない医学誌は、効き目が生じた一人のレスポンダーの経験を優遇し、その九倍多く存在する、いずれにしても薬の利益を得ていない人々を無視していることになる。一つには公表するデータが選ばれているため、また一つには試験が巧みに設計されているため、今日主要医学誌に掲載される試験報告一〇〇件につき、比較試験がもっとも得意とすること――治療効果があるとする主張の虚偽を暴くこと――を実践しているのは、約一件だけだ。残りの九九件は、ブロックバスター薬の販促キャンペーンの一環として、スタチン系薬剤や気分安定薬をはじめ、ぜんそくや高血圧など、マーケティングがおこなわれているあらゆる疾患の薬の効果を裏づけるバラ色のポジティブな証拠として宣伝材料にされているのである。

慎重に記述された臨床症例よりも企業がおこなう試験を優先して掲載することに加え、ある医薬品についておこなわれた比較試験の一部を選んで掲載すること、そして完全にまちがったデータの解釈をすることが組み合わさると、新たな逸話主義《アネクドータリズム》が生まれる。これが臨床診療に与える影響は劇的だ。かつて医師は、すでに効果的な治療法がある場合には、新薬には飛びつかなかった。そして、新薬を使う際には、患者に問題が生じたら投薬を中止して、生じたことを記録した。しかしいまの医師は、比較研究にだけ注意を払うように訓練されている。こうした医師は、彼ら自身が考えているよりずっと汎用性の低いエビデンスに基づいて、新しくはあっても効果が劣る一連の新薬を急速に採用するようになっているのだ。

一九五〇年代に生じた無作為化比較試験の発展は、当時の画期的新薬《ブレイクスルー・ドラッグ》と少なくとも同等の価値のある医学的発展として、現在広く称賛されている。もし比較試験が、不必要な医療的介入から患者を救うために機能するのであれば、それはより良い医療に貢献したと言うのがフェアだろう。比較試験も、ときにはこの役割を果たす。しかし現代の医師は、製薬企業が差し出す選択的な試験と、それを具現化したガイドラインの虜になって、目の前にいる患者に起きていることにますます気づけなくなり、自分の目がとらえたエビデンスを信じることも、ますますできなくなっている。

私たちは、アルフレッド・ウースターが危惧していた結果に行きついてしまった。しかしそれは、彼が非常に気にかけていた診断や検査の偏重によってではない。医療の破滅をもたらしているのは、本来は不必要な治療や検査の使用を制限するためにデザインされた発明、おそらくウースターがもろ手を挙げて承認したであろう比較試験なのだ。

製薬企業による比較試験の意義の転覆は、企業が不正行為をおこなっているために生じているわけではない。それが起きているのは、企業に加えて、私たちも医師も、そして医師を雇う政府も病院も、皆が薬物治療に効き目があってほしいと願っているからだ。ここであらましを述べた問題をもたらしているのは、善意の共謀なのである。[46] しかしそれに加え、製薬企業は、科学界では珍しいことに、都合の悪い研究を発表しないままにしたり、自社に都合の良いデータだけを選択したりすることができる立場にある。この操作が、先ほど述べたバイアスを悪化させている。

無作為化比較試験を導入してから二〇年が経ち、医師の個人的な経験から大規模なエビデンスの考察の方向に振り子がある程度まで振れることを待ち続けたオースティン・ブラッドフォード・ヒルも、万一そのような試験が治療方法を評価する唯一の手段になったりしたら、振り子は振れすぎるだけでなく、フックから外れてしまうだろうと示唆した。[47] 私たちはいま、その時点に急速に近づいているのである。

第四章　データの改竄

一九五〇年代の医療を一変させた初期の抗生物質や最初の抗精神病薬からなる画期的な化合物のラッシュも、一九六五年ごろまでには先細りになりつつあるように見えていた。それまでのビジネスレベルを維持しようと必死になった製薬業界は、過去二〇年間うまくいっていたやり方、すなわち、その場しのぎの方法でお抱え研究者たちに科学的イノベーションを追求させるようなやり方が、事業に有益であるかどうかを判断する必要に迫られた。この課題の解決を任されたのが、過去数十年の成功を維持するために経営を立て直そうとして主要製薬企業に雇われた新手の専門家――経営コンサルタントである。こうしたコンサルタントたちが導き出した答えは、業界だけでなく、その後の医療の姿までを決定するものになった。

それまでの数十年間、製薬企業で働いていた科学者の研究に対するアプローチは、大学にいた科学者のものと変わらなかった。漫然と多岐にわたる研究をおこない、そのなかからセレンディピティが起きて新しい化合物が出現することを願っていたのである。そうした研究はまた、最初から明らかなニッチを想定していたものでもなかった。かつては、のちに巨利をもたらすことになる新薬の多くがそういったものだったのだ――経口避妊薬、チアジド降圧剤、血糖値を下げるトルブタミド、クロルプロマジン、それに続く抗精神病薬、さらにはイミプラミンやその後の抗うつ薬など、みなそうして発見されたものだった。しかし状況が変わり、コンサルタントが登場するに至って、研究者の使命は、マーケティング部門が指示する臨床的目標を五か年計画で追求するようなものに変わっていった。その過程で、興味はそそられるが計画に組み込まれていない糸口が捨てられたとしても、それはいたしかたないことだとみなされたのだった。

かつての製薬企業は、石油探査企業と同じように薬を掘り当てようとしていたが、そういった企業の性格は一変してしまった。製薬企業の株価は高騰したものの、それはいまでは、企業の薬のパイプラインと事業計画を綿密に調べるアナリストの推薦にかかっていた。それにともない、企業もそれまでとは異なる方法で事業をおこなうことが必要になった。ちょうど油井を掘り続けることが石油を見つける最良の方法であるのと同じように、新薬を見つける最良の方法は、薬を服用している人々の副作用を詳しく見守ることにあるのだが、こうした形の新薬開発ルートは遮断されてしまったのである。

決定的だったのは、企業の変貌と時を同じくして、医薬品開発の第二の波が成功をもたらしたことだった。一九四〇年代に生じたセレンディピティ的な発見という最初の波は、驚くべき新たな治療法をもたらすと同時に、生物学に関する私たちの知識も大いに発展させてくれた。この新たな理解から、ジェームズ・ブラックが発見した高血圧治療薬のβブロッカーや潰瘍治療薬のH2拮抗薬、アーヴィド・カールソンが開発した選択的セロトニン再取り込み阻害薬（ＳＳＲＩ）といった、さらなる化合物のグループが生まれたのである。この第二の波は当初、事業計画を好むアナリストたちにも希望を与えた。医薬品開発は、ビジネスモデルに適合する形で、合理的かつ予測できるものになったかのように見えたからだ。しかし一九七〇年以降は、この新たな潮流も先細りになる。毎年登録される新薬の数やブレイクスルー化合物の数は激減し、主要企業は新たな解決策を手にしようとやっきになった。そんな解決策の一つが、新興企業に薬の開発を外注することだった。

一九六〇年代に始まった薬剤開発戦略における潮流の変化は大々的なものだったが、とくに重要な再編成が生じたのは、企業がとりおこなってきたマーケティングと臨床研究の分野だった。そして、これらの変化が製薬企業の姿を、市場で販売する薬を製造する企業ではなく、市場で販売する薬のマーケティングをおこなう企業に変えたのだった。(1)こうした企業の変化は、一九六〇年代の経営コンサルタントが予想もしなかったような影響を製薬業界に及ぼすことになる三つの出来事の展開と、たまたま足並みをそろえて生じた。その結果思いがけず、製薬企業の再編成は、医療の世界をほぼ完全に掌握するという結果をもたらしたのである。

この三つの出来事の最初のものは、一九六〇年代からアメリカ政府が臨床研究に対する資金提供を削減したことである。その根底には、薬の承認を受けるために製薬業界がすでに多くの研究助成をおこなっているなら、さらなる負担をさせればいいではないか、よくデザインされて実施された無作為化比較試験なら、どこが資金を出そうが大した違いはないだろう、という計算があった。

アメリカとヨーロッパ双方における二つ目の展開は、大学と医療サービス業界におけるトレーニング部門の規模が大幅に拡大されたことだ。これにより医学者の数は急増した。それまで製薬業界は、新薬の成否を握る一握りの尊大な学者の恩恵に与らなければならなかったのが、いまや、治験責任医師という栄誉およびそれにともなう報酬とひきかえに喜んで比較試験をおこなう若い医学者たちの中から、人材を物色できる立場になった。こうした新たな医学者たち――キャリアの確保が一層難しくなっている なか、オピニオンリーダーになるという誘惑に一層前向きになっている者たち――は、彼らの先輩たちに対してはできなかった方法で自社の利益に沿わせることができるという目論見もあった。さらに言えば、こうした医学者の責務は、名目上の治験担当者になること以外にはたいしてなかった——製薬企業は、前の世代の医学者たちが一九五〇年代に開発した既成の治験実施計画書を、こうした医師たちに渡すだけでよくなっていたからである。

第三の展開は、臨床試験を実施する場所が広く分散するようになったことだ。一九五〇年代と一九六〇年代初期には、臨床試験は単一の大学あるいは病院でおこなわれていた。一九六〇年代の末には、多施設臨床試験が典型的になり、一九七〇年代までには、多国間臨床試験がおこなわれるようになった。その理由は、医薬品や試験方法が向上したからではない。むしろ逆に、薬の効力が明らかであればあるほど、それが効くと実証する試験は小規模なものでよいのだ——薬物治療の潜在的な有害性を明らかにするために、大規模な臨床試験が依然必要であることには変わりないが。しかし実際には新薬の効力は従来のものより劣っており、その効力が統計的に有意であると示すために、より大きな臨床試験が必要だったのである。典型的な臨床試験において被験者の数が増え、実施施設が地理的に分散したことは、やがて広範囲に及ぶ影響をもたらすことになる。治験責任者が試験に参加しているすべての患者を知ることはもはやできなくなり、すべての評価者に指導をおこなうことも不可能になった。さらには、責任者が自らの施設以外の施設だけで見られる副作用について、厳然と意見を主張することもやりにくくなった。かつて試験実施者は試験全体のデータを手にしていたが、いまでは自らの施設のデータしか手にできなくなり、他の施設については要約したデータしか入手できないのがふつうだ。施設間のデータの受け渡しは製薬企業やその代理会社が手掛けるようになり、そうしたデータは、どこか中枢部——製薬企業の本社など——に置いたほうが都合がよくなった。試験実施者がデータへの全面的なアクセスを要求すると、その要求は拒否される——生データは製薬企業に所有権がある情報だという理由で。データにアクセスできない以上、こうした臨床試験は一見科学的に見えたとしても、もはや科学ではない。

これら三つの出来事は、医療と産業の接点を変容させた。かつて効果の低い治療法を間引くための科学的行為だった臨床試験は、製薬業界の手によって、ほとんど効果のない薬物療法を売り込む手段に変えられてしまった。この状況の鍵を握ってきたのは——そしていまでも握っているのは——企業が「自分たちの」臨床試験のデータを支配しているという事実だ。そうしたデータは、都合の良いものだけが選ばれて、論文に記載される。このような論文の意図は、その薬がたまたま効く新たな疾患を売り込むことによって市場のニッチを確立すること、あるいは、薬物治療の有害性について触れているネガティブな報道に反論することにある。

科学を装う

一九七〇年代におこなわれた医薬品開発とマーケティング戦略を設計し直す取り組みの一環として、主要製薬企業は、臨床試験部だけでなく、メディカルライティング部も切り離して外注しはじめた。こうして、臨床試験を実施する仕事は、臨床試験受託機関（CRO）と呼ばれる新たなタイプの会社によっておこなわれるようになった。初期のCROとしては、クインタイル社（一九八二年に設立）、パレクセル社（一九八四年の創業以来、現在も営業中）、コーヴァンス社（一九八七年創業）などが登場し、一九九〇年代には、サイレックス社やターゲット・リサーチ社をはじめとして、その数は増加の一途を辿った。二〇一〇年までには、臨床試験業界は三〇〇億ドル規模となり、CROは製薬業界がおこなう臨床試験

の三分の二を手がけるまでになった。(2)

一九五〇年代と一九六〇年代、薬に関する比較試験の資金は、米国国立衛生研究所のような独立機関、または製薬企業が拠出していた。後者の場合、企業は医学者に新たな化合物を提供し、医学者は臨床試験のデザインおよび実施をおこなって新たな治療法の効果を検証した。こうした医学部教授やその同僚たちは、治験対象の薬とは外見的には見分けがつかないプラセボ、旧薬、新薬が患者に渡されるところを実際に見ていた。そして患者に直接会って聞き取りをおこない、評価尺度を自ら完成させた。それができない場合は、チームのメンバーを直接指導して、やり方を教えた。最終的にデータが集まると、教授はそれらを分析したあと、質問されたときに参照できるように、データを自らの書類整理棚に保管した。収入が増やせるこの機会を利用した学者も一部にはいたものの、多くの場合、治験担当者は無償でその任務を遂行した——新薬が医学という科学を前進させることはまちがいなく、ある者にとっては、その事実こそが報酬だったのだ。

治験責任医師が臨床試験の結果を学術誌で発表するとき、その論文には被験化合物に関して、同じ分野における他の化合物の知識に基づいて下された、責任医師自身による見立ても反映されていた。学術会議で臨床試験の所見を発表するときには、教授はその場にいて、新化合物の潜在的有害性や、論文や発表でカバーされていなかった他の問題などに関する聴衆からの質問に答えた。一九五〇年代と六〇年代におこなわれていた学術会議では、シンポジウム全体が新たな薬物治療の有害性の検討に費やされたものだったが、現在、主要学術会議で治療の有害事象について耳にすることは、サハラ砂漠で雪を探すくらいむずかしい。

一九六〇年代におこなわれていたやり方から一九八〇年代のやり方への変化に気づいた医師や業界外

の人はほとんどいなかった。ＣＲＯのもとでとりおこなわれた臨床試験には、かつての臨床研究の外見が完璧に揃っていた。しかし一九八〇年代以降、このような臨床試験は、それまでの臨床研究の慣行からどんどん逸れていたのである。

ＣＲＯは臨床試験事業において、価格の面だけでなく、迅速に患者にアクセスできることや優れた研究報告をタイムリーに完成することにおいても同業者と競い合っていた。適切な被験者となる患者を臨床試験に参加させた医師には、患者の数に応じて報酬が支払われ、患者が薬物治療を完遂すれば、報酬はその分増額された。しかし、特定の疾患があるとして採用された被験者が実際にその疾患にかかっているかどうかを監視する者はいないうえ、被験者が臨床診療の場ではなく、広告によって募られるケースが増大した。さらには臨床試験で報告された患者が実際には存在しないケースが増大していった。こうした傾向を示す例が、一九九六年に臨床試験業務における不正行為によってジョージア・メディカル・カレッジのリチャード・ボリスンとブルース・ダイアモンドが投獄された一件だ。彼らは、現在市販されている多くの抗うつ薬と抗精神病薬の臨床試験に、実在しない患者を含めていたのである(3)。

かつて臨床試験の実施計画書は、病院や大学内の倫理委員会――施設内治験審査委員会――で承認を受けることが必要だった。しかしいまでは、企業の研究用にＣＲＯが設定する社内審査制度の承認を得るだけでいい。さらに、大学や病院の審査委員会では通常、研究の倫理面に加えて、科学面についても言及し、研究者に治験計画の改善を求めることがよくあったが、社内の審査委員会では、企業の実施計画書を、何も言わずに承認してしまうことがある。臨床試験ビジネスが成長し、患者を集める競争が激化するにつれ、ＣＲＯはまず大学や病院を臨床試験の施設から外し、総合診療医に連絡をとって、被験者を都合するようになった。そして、アメリカやヨーロッパではプライマリケア（家庭医や総合診療医による最初の診療）の医師からでさえ患者を確保するのが難しくなると、CROは一九九〇年代末に臨床試験をまず東欧圏に移し、それからアジアとアフリカに移した。しかし、臨床試験の実施場所にかかわらず、治験実施計画書やその後の論文に記載される名目上の治験責任医師の名は、依然として欧米の学者のものであることが多い。

とはいえ、臨床試験の民営化がもたらしたさらに重要な変化は、データの扱いにある。かつては教授が治験データを自ら分析したものだったが、いまではCROの担当従業員が各施設からデータを収集し、本拠地でそれらを統合する。患者のカルテに記入された事象や調査結果は、副作用リストのあらかじめ決められた項目のコード名のもとに分類される。その後、これらの項目は集積されて、表形式で表される。こうした表こそ、自ら集めたデータを除けば、学術分野の研究者がアクセスできる、もっとも生データに近いデータだ。薬物治療を受けていた患者に起きたことを学術集会で尋ねられたときに学者が引用するのも、この表のデータである。かくして、盲人が盲人を導くような状況が引き起こされ、「二重盲検試験」（患者も治験実施者も、被験薬あるいはプラセボのどちらが投薬されているかわからないようにしておこなう）に、まったく新しい意味が加わることになった。

一例を挙げよう。子どもたちのうつ病あるいは不安症の治療におけるパキシルの臨床試験結果を発表した学者たちは、パキシルにおける情動不安定の発現率について論文を書いたり、その情報を含むスライドを示したりしていたが、そうしたプレゼンテーションのトーンは比較的軽く、パキシルによる情動不安定の高い発生率を懸念する聴衆がいたという記録もまったくない。おそらくその理由は、情動不安定の項目には自殺行動も含まれていることに、そこにいただれも気づかなかったからだ。もし、目の前に生データが提示されていたら、臨床医たちは、パキシルの治療が始まって以来、自殺行為の発生率に、統計的に有意な増加が見られたことに気づいただろう。

データを提示する方法に関する決定も、薬の効果のとらえ方に大きな影響を与える可能性がある。たとえば、一連の副作用をこうむった患者がいたとして、最初に感じた副作用が吐き気で、次にいくつか他の副作用を経験してから、自殺行動に苛まれたとしよう。この患者が臨床試験から脱落し、副作用リストの最初に吐き気が挙げられていたとしたら、実際には自殺行動が脱落の原因となったとしても、原因は吐き気だったとみなされる可能性が高い。システムの中心に問題を理解している人が存在しない限り、こうした新しい臨床試験実施手順にデフォルトでそなわっている仕組みは、問題を明らかにするどころか隠してしまうことになる。

しかしいまでは、実権を握っている独立した学者などいないのだ。この問題が最初に準司法的状況で扱われたのは、イングランドにあるシェフィールド大学のリチャード・イーステルとオーブリー・ブラムソーンに対しておこなわれた二〇〇九年の公聴会である。イーステルとブラムソーンは、プロクター・アンド・ギャンブル社の骨粗鬆症薬「アクトネル」の効果を調べる臨床試験で上級責任者を務めた医学研究者だった。しかしプロクター・アンド・ギャンブル社がブラムソーンの論文をゴーストライターに書かせる手はずを整えだしたとき、彼は職業倫理の見せかけの裏にもう一つの世界があることを知ったのだった。同社の重役から、ブラムソーンのところに送られてきたメールには、次のように書かれていた。「……アライアンス社（メディカルライティング会社）の外部メディカルライターの一人、メアリー・ロイヤーをご紹介いたします。私は数々の原稿作成においてメアリーと密に連携して作業する機会に恵まれました。彼女がアライアンス社を通して請け負った原稿のいくつかは、最近、学術誌に論文として発表されています。メアリーはニューヨーク在住で、リセドロン酸（商品名アクトネル）のデータと私たちの主要メッセージの双方に極めて精通しているだけでなく、競合企業や全般的な骨粗鬆症に関する文献についても、非常によく理解しています」[4]。そしてブラムソーンは、自分自身の名前で書かれた論文を突きつけられた。そのなかには「データ」の表が記載されており、ブラムソーンが生データを見せてほしいと言ったところ、彼の依頼は拒絶された。口実をつけて、最終的にデータを見ることができた彼は、大量のデータを外すために、表が切りつめられていたことを発見する。それらの情報が正しく盛り込まれていたら、同薬が効くという主張は成立していなかった[5]。論文の著者になることを辞退したブラムソーンは、結局シェフィールド大学の職も失うことになった。

一方、シェフィールド大学の医学研究部長だったイーステルは、同じ研究に関する複数の論文の著者となった。そのうちの一編は、データにたしかにアクセスしたことを申告するように求めており、イーステルはそれに従って、データにアクセスしたと自己申告した。二〇〇九年九月、英国の医事委員会（GMC）は、イーステルの行為が適切なものだったかどうか、あるいは医師資格を剝奪すべきかどうかについて裁定を求められた。この問題の中心にあったのは、データとは何かという定義である。二日間に及ぶ法的議論の応酬のあと、GMCは、おそらく本書の読者の大部分がすでに到達している見解に達した――すなわち、データへのアクセスとは、生の医療記録へのアクセスを指す、という見解である。事象や結果をまとめた表はデータではない。（お察しのとおり、イーステルは、申告をおこなった時点では、これは自分が考えていた「データ」の意味とは異なっていたと主張した[6]。）

では、おもなデータが生の医療記録だとしたら、そのデータの所有権はだれにあるのだろう？　実のところ、それはだれにもわからないのだ。裁判沙汰になると、法廷から提出を求められることを恐れて、製薬企業は「自分たちの」臨床試験にまつわる書類や他のデータ一切をアメリカ本土から避難させるのが常だ。もしある学者が発表した、企業の医薬品臨床試験の結果を示す論文について、私がその企業に生データへのアクセスを求めたとしたら、「うせろ」と拒絶されるのがおちだろう。しかしこうした拒絶は、科学的にも法的にも、はたまた倫理的にも精神的にも根拠のない、単なる強圧的《フォース・マジュール》な力の行使に他ならない。企業は彼らなりのエビデンスに基づく医療を実施しているつもりかもしれないが、科学としての医学の真髄である「データに基づく医療」は実施していない。それどころか、このデータに基づく医療をおこなおうとする者を、だれかれ問わず積極的に阻止しているのだ。

専売薬の提供者たちが繁盛していた時代に比べて、現代の私たちが手にしている保護策の一つは、私のような者が一流の学術会議で突然立ち上がり、データを公表せずに何らかの疾患の新たな治療法が見つかったと主張するようなことはできないことだ。もしそんなことをしたら、やじが飛び交って演壇から引きずり降ろされるのがおちだろう。代替医療や補完療法の施術者が学術会議に決して招かれない理由も、まさにこの点にある。彼らの主張は検証可能なデータに基づいたものではないからだ。

にもかかわらず、生データを入手可能にすることを拒絶しながら学術会議で突然立ち上がって医薬品の効果を主張することこそ、製薬企業と、彼らを代弁する学者が始終おこなっていることに他ならない。最初のころはこれもたいした問題にはならなかった。というのは、企業がおこなう医薬品の臨床研究は、わずかな数の報告がマイナーな医学誌に散見される程度で、学術集会でも、ときおりそうした発表がおこなわれるにすぎなかったからである。当初、人々は、このような臨床研究のデータは他の研究と同じように入手可能だとみなしていた——研究を発表している学者は、当然データにアクセスしていたはずだと思って。ひとたび発表者がデータを見ていなかったことが明らかになると、医学者たちは、少なくとも治験監督者はあらゆるデータに目を通していたにちがいないという考えに逃げ込んだ。しかしいまでは、主要な学会誌で報告される治療法の臨床試験も、学術会議のプログラムのかなりの部分も、データへのアクセスを封じている製薬企業の研究を取り上げている。そして、たとえ治験監督者があらゆるデータを要求したとしても、すべての研究のデータを入手することはできないだろう。とりわけ、利用しやすい形でデータが入手できないことは確かだ——こうしたことを知っている医師はほとんどいないのだが。[7] 学術会議や学術誌では、みな科学的な見せかけをもつビロードの手袋を歓迎し、データとの乖離を断固として拒絶する鉄のこぶしは目をつぶって無視しているのである。

実験データへのアクセスは、科学を形づくるものの心臓部にあたる。一七世紀の英国オックスフォードとロンドンで最初の科学会議が開かれた当初から、そうした会議をそれ以前の会議とは一線を画す科学的なものにするのは観察可能なエビデンスの重視であるというコンセンサスが形成されていた。分野が物理であれ、化学であれ、生物学であれ、会議の参加者は同じ分野の専門家たちの目の前で実験をおこなった。画期的なテクニックによるものだろうが新たな手法によるものだろうが、実験的技術は、それまで隠されていた世界のある局面を明らかにするデータを生み出すことを目的としていた。人々が口で語るところ、科学者はデータを生み出し、データと、それを生み出した技法の双方を人々が利用できるように公表した。ルイ・パスツール、ロベルト・コッホ、リチャード・キャボットや、それ以降の医学者たちが、自らの科学的な主張を裏づけているデータへのアクセスを拒絶するようなことは想像すらできない。しかし、鍵となる情報の共有を拒絶することこそ、専売薬提供者たちの特徴だった。

機械の中の幽霊

ちょうど一九七〇年代に多くの製薬企業が臨床試験を外注に出しはじめたように、彼らはまた、メディカルライティングについても同じことを始めた。その結果、ゴーストライティングが激増しただけでなく、さらなるひねりとして、ゴーストプレゼンティングまでが生み出されることになった。こうした慣習は、ついに問題が学術メディアでとりざたされ、そしてそのあとより広く一般のあいだで問題になるまで、二〇年以上も密かに続けられた。

医学分野のゴーストライティングを手がける企業が最初に登場したのは一九七〇年代のことだったが、一九八〇年代と一九九〇年代にかけては、さらに多くの企業がこの領域に参入することになった。いまでは、アメリカと英国に存在するメディカルライティング会社の数は、五〇社ほどにもなる。(8) こうした専門企業は、製薬企業から依頼される一連の論文作成の契約をライバル業者と競っている。差を生み出すのは、一編あたりの料金とその品質だけでなく、「著者」として依頼できる医学者の地位、および一流学術誌にスピーディに論文を載せるゴーストライターの能力だ。いまではPR会社の傘下に入ったメディカルライティング企業も少なくない。一方、親会社であるPR会社のほうは、WPP、(9) オムニコン、インターパブリックといった国際的な広告企業の子会社になり、その一部は自社で臨床研究を請け負うようになっている。

そうした企業の一社、アクシス・ヘルスケア・コミュニケーションズ社は、製薬企業に「科学をブランド化」するサービスを提供している。エンヴィジョン・ファーマ社は「臨床研究が生み出すデータは、製薬企業にとって最大のマーケティングツールです」と宣言する。GYMR社はこう自負する――「当社には、科学と医学の言語を、もっとわかりやすい健康という言葉に変換するノウハウがあります。顧客企業のみなさまに情報を広める最良の戦略について助言をおこない、御社のメッセージが説得力を持ち、文書にまとめられ、真に意味のある方法で他の国民的対話に貢献できるよう、お手伝いいたします」[10]。一方、カレント・メディカル・ディレクションズ社（CMD）は、特定の対象向けに戦略的に作成された、科学的に正確な情報をもたらすサービスを提供するという。そのために同社は「研究論文、総論、抄録、医学誌の付録、製品情報《プロダクト・モノグラフ》、専門家による解説、テキストブックの章を作成し、メタ分析をおこない、学会誌の別冊をまとめ、サテライトシンポジウム、コンセンサス会議および顧客に対する顧問委員会を組織」するそうだ[11]。

では、こうしたことを手がけているゴーストライターとは、どんな人物なのだろう？　その大部分は、博士号や他の科学分野の資格を持つ女性だ。彼女たちは、ゴーストライティングによって在宅勤務の仕事につける。仕事をしている自宅は、名目上の首席治験責任医師がいる大陸や、臨床試験がおこなわれている施設がある大陸とは異なる場所にあるかもしれない。この仕事をするのに、実際に生じたことに関する知識は必要ない。実のところ、臨床試験の直接の知識がないほうが、うまく仕事を運ぶことができるだろう。トム・レーラー（ハーヴァード大学の数学教授で風刺ソングのシンガーソングライター）なら、こんなふうに歌ったかもしれない――それはライターの職務範囲じゃない、と。

メディカルライティング会社、およびそうした会社と契約しているフリーランス・ライターの大部分は、自らの職務範囲を明確にするプロトコールや事業計画を整備しており、規定や基準の遵守を自負している。たとえば、医学誌に論文を投稿する際には、該当医学誌が求める利益相反の開示やオーサーシップ宣言などに配慮するということが、プロトコールに明記されていることだろう。実際、こういった要件は、学者が書く論文よりも、メディカルライターが書く論文のほうで、より几帳面に守られている[12]。

ゴーストライターたちは、自らをマーケティングと科学の実践の中間地点に身を置く者だとみなしている。彼らは、こう考えている――論文作成をマーケッターたちに任せたら、あからさまな販売促進をおこなう誘惑に勝てずに、科学的なプレゼンテーションの基準に満たないとして専門家による査読で却下されてしまうような論文を書いてしまうだろう。また、学者たちに任せても、薬の発売日には草稿さえ完成していないというありさまに陥るだけでなく、臨床試験の結果に、図らずも不都合なことを書いてしまう恐れがあると。ゆえに自分の役割は許容範囲内の妥協物の作成にあるとみなしているのだ。

『英国医師会誌（*The British Medical Journal*）』（ＢＭＪ）、『ニューイングランド医学誌（*New England Journal of Medicine*）』（ＮＥＪＭ）といった一流医学誌の編集スタッフは、メディカルライターの集会に頻繁に参加し、ライターたちに論文作成の初期の段階で連絡してくるようにと勧めている――そうすれば共通の関心度が測れるから、と言うのだ。もし私がゴーストライターだったら、編集部に連絡して、作成中の論文のトピックに彼らが関心を示すかどうか探るだろう。たとえば、もし発表前の同じトピックの論文が複数あったとすれば、編集部はそれ以上の数の論文には興味を示さないかもしれない。だがもし彼らが関心を示したら、もうその論文は半分受理されたようなものだ。論文を掲載したいと思う編集者はおそらく、内容に賛同してくれる査読者のところにその論文を送るだろうから。

医学誌が業界と協力関係を結ぶ方向に流れていったのは、さほど意外なことではない。医学誌の大きな関心は、最新の研究を出版する権利を手にすることにある。今日、無作為化比較試験の報告はエビデンスにおける序列の最上位に位置づけられており、主要医学誌は、自らの影響力および読者からどれほど真剣な医学誌であると受け取られるかは、そうした臨床研究の報告を掲載できるかどうかにかかっていると自覚している。臨床研究の大部分は製薬業界によっておこなわれているという事実、そしてメディカルライターは投稿規程に完璧に沿う論文を書き、マーケッターの過剰宣伝を回避し、完成論文をスピーディに納品し、説明責任のための記録を辿れるように保証するのだとすれば、医学誌の編集者が彼らとの協働作業をためらう理由など、どこにあるだろう？

　ゴーストライティングの問題が浮上したときに医学誌がもっとも気を揉むのは、ゴーストライターの役割を認めるべきか否かという点のようだ。論文執筆者、医学誌の編集者、そして製薬企業はみな、もし論文がゴーストライターによって書かれたことが判明したら、医薬品を処方する医師に対する論文の説得力は低くなると信じている――つまり、それは科学的な論文ではなく、プロダクト・プレイスメント（劇中で商品の露出を図ることにより製品を宣伝する手法）だというメッセージを伝えてしまうだろうと。これが示唆することは、オーサーシップ（著者であること）の問題さえ、より良い方法で解決できるなら、ゴーストライティングというシステムは救われるということだ――科学的・医学的な誠実さという、より大きな問題は別にして。

　たとえば、メルク社がサイエンティフィック・セラピューティックス・インフォメーション社（STI）を雇って医薬品「バイオックス」に関する一連の研究の論文を書かせ、バイオックスの有害事象という重要なデータを隠蔽した証拠が挙がった際[13]、『米国医師会誌』（JAMA）の編集者だったキャサリン・デアンジェリスは、二〇〇八年の論説でこの欺瞞を非難した[14]。しかし彼女が問題にしたのは、ゴーストライティングそのものについてではなかった。実際に論文を作成したメディカルライターたちの名前が著者名の列に含まれないために、著者としての実績が世に認められないことを問題にしたのである。

　科学者による科学のプレゼンテーションから、科学的外見をとりつくろう現在の状況へと向かう坂道。それを下る次の一歩は、ゴーストライティングからゴーストプレゼンティングへの進展だ。JAMA、NEJM、『ランセット』といった一流医学誌に掲載された論文に名前が挙がっている著者が、自ら執筆したはずの論文の内容をよく知らないという可能性は、ますます増えている。その一方で、実際に論文を執筆したメディカルライターは、発表文献に関する質問に答える人物としては最適だろう。そのため、おもな学術会議のポスター発表会場で、臨床研究の結果を発表するポスターの横に、自信に満ちた魅力的な女性がはべっているのを目にすることは今日珍しくなくなった。横を通り過ぎる医師たちは、こうした女性は研究にかかわった博士研究員《ポスドク》だとみなすことだろう。実のところ、こうした措置は、臨床研究のデザインと結果をつかえながら説明し、メッセージを伝え損ないかねない学者を立たせておくより、ずっと好都合なのだ。

こんなことができる専門職は他にあるだろうか——エンターテインメント業界を除いて。弁護士が「見た目のいい」人物を証人として呼び出し、陪審員団を惑わすことなど不可能だ。もし三〇年前に、こういったやり方で「体を乗っ取る《ボディースナッチ》」ことができる専門職は何かと尋ねられたら、学術的な医学はもっとも縁遠い職業に思えたにちがいない。

比較的最近まで、生物医学の分野では、もっとも著名な科学者——ノーベル賞の受賞者や受賞が見込まれるような科学者——は六〇代に達したとき、その経歴書に四〇〇～五〇〇編の論文名が記載されているというのがふつうだった。こうした偉大な科学者は、もし科学の分野でノーベル賞を受賞していなかったら、文学賞の候補になっていたかもしれないとよく冗談を言ったものだ。しかしいまや、三〇代あるいは四〇代のゴーストライターたちは、どんなノーベル賞受賞者よりも数多くの論文を一流医学誌に掲載している。しかしこれよりもっと興味深い数字は、まだ四〇代の学者のものだ。製薬業界からオピニオンリーダーに担ぎ上げられるこうした学者は、その年齢で八〇〇～一〇〇〇編もの論文をものしたことになっている。ときおり宣伝文句が、八〇〇編以上の論文に名を連ねているのだから、この学者の意見には信憑性があって当然だと、うっかりもらすことがある。

論文の著者名の行にだれを載せるかを決める際にものを言うのは、親会社のマーケティング部の意向だ。製薬企業は、研究のデザインや実施あるいは原稿の評価をおこなうことに貢献した人物についてもある程度の注意は払うが、もっとも重点を置くのは、学術界の同僚たちに対して企業の代弁者の役割を果たすことができる学者の経歴と能力である。

研究論文を掲載する医学誌を選ぶ際、製薬企業は、各雑誌がそれまでに掲載した論文を調べ、マーケティングの観点から必要な組み合わせを決定する――たとえば、数編をNEJMと『ランセット』に、そしてさらに数編をより専門化した雑誌に、というように。医学誌の編集者や論文の審査および掲載のスピードといった要素も、意思決定を左右する。バイオックスの例を挙げると、メルク社はJAMAに関心を寄せていた。なぜなら、同誌は「重要な」論文については特急で掲載できる選択肢を提供しているからだ。

では、どれくらいの数の論文がゴーストライティングされているのだろう？　一九九〇年代後半にカレント・メディカル・ディレクションズ社（CMD）がまとめた文献が、その答えを知る一助になる。同社はメディカルライティング会社で、当時、ファイザー社のゾロフトのために、とことんポジティブな論文の数々を作成し、その実績をポートフォリオにまとめていた。私も同僚とともに、作成された論文を分析する機会を手にしたのだが、その過程において、一九九〇年代後半という時点で、ゾロフトのような医薬品の場合は全論文の五〇％を優に超える数の論文がメディカルライターによって作成され、そうした論文の九〇％以上が主要医学誌に掲載されていることが判明した。

ポートフォリオに含まれていた八五編の論文のうち、医学誌で掲載されたことを私たちが突き止められたものは五五編あった。それらはすべて、ゾロフトがニッチ市場を確保するために作成されたものであるように見えた。たとえば、不安症、パニック障害、うつ病、気分変調症、強迫神経症、児童、高齢者、女性それぞれに対するゾロフトの効用に関する論文もあれば、ゾロフトの代謝データが他のＳＳＲＩに比べていかに優れているかを示す論文もあった。(15) しかし、発表された論文のなかに、ゾロフトのようなＳＳＲＩの作用機序について、あるいはどんな有害事象があるのかについて光を当てたものは一編もなかった。

とりわけ二編の論文は、状況を端的に示していた。これらは心的外傷後ストレス障害（ＰＴＳＤ）の治療におけるゾロフトの臨床試験を報告したものだった。ＣＭＤ社のポートフォリオが作成されたとき、この二つの論文はすでに執筆されていたのだが、著者名は未定（ＴＢＤ）のままになっていた。にもかかわらず、ＪＡＭＡとＮＥＪＭに掲載が決まっていたのである。（これらは結局、ＪＡＭＡと『総合精神医学アーカイヴ誌（*Archives of General Psychiatry*）』に掲載された。）

「ＰＴＳＤ」というカテゴリーが出現したのは一九八〇年のことだったが、当時もいまも、そんな疾患が果たして実在するのかどうかを疑う専門家は少なくない。そのような患者は不安症かうつ病にかかっているのではないか、と考えているからだ。いずれにせよ、一九九〇年代後半の時点で、ＰＴＳＤに効果があると主張できる治療薬を持つ製薬企業はなく、どの企業も承認をとりつける最初の企業になろうとしてしのぎを削っていた。前述した二編の論文の基になっていた臨床試験は、ファイザー社がゾロフトのマーケティングの一環としておこなったものである。ゾロフトがＰＴＳＤ市場に導入されれば、ＰＴＳＤに関する臨床研究を公表することは、ゾロフトの販売促進手段になる。それと同時に、ゾロフトを販売することは、ＰＴＳＤの正当性をいくらか強めることになるはずだった――治療薬が差を生むなら、その疾患は本物であると、医師も患者も考えるだろうから。これは、ＰＴＳＤだけでなく、女性性機能不全（FSD）や買い物依存症、ADHDにも当てはまる。そしてもちろん、そこにはインチキではないものもあった——ゾロフトに実際に反応した人々である。

実のところ、ファイザー社はPTSDの治療におけるゾロフトの臨床試験を四回実施していた。そして四回とも、男性には効果がないことが判明していたのだった。被験者の大部分は、戦争を通して心の傷となる出来事を明らかに経験していた男性だった。しかし、ポートフォリオに含まれていた二つの臨床試験では、一部の女性——心の傷となる出来事を経験したというはっきりした証拠のある、ずっと小さな集団——が、FDAの承認を受けるのに充分な反応を示したため、ファイザー社は、ゾロフトにPTSDの治療適応認可をとりつけることができたのである。

それからしばらく経ち、二〇〇七年になって、心に傷を負ってイラク戦争から帰国した米軍兵士やイラクで従軍中の米軍兵士のあいだの自殺率が急上昇しているという報道が広くなされるようになった(16)。そうした兵士たちの多くは、ゾロフトや他のSSRIを推奨している最良のガイドラインに基づいて治療を受けていたことだろう。これらの薬が男性に効くというエビデンスはほぼゼロである一方、ゾロフトと他のSSRIが自殺の引き金になるという説得力のある数年分のエビデンスが存在していたのだが。

科学という巣に産みつけられたカッコウの卵

ゴーストライティングの実態が露呈したあと、医学誌は安全策を講じるようになった。おおかたの場合この安全策とは、論文の著者に、臨床研究に何らかの形でかかわったと宣言する用紙のイエス欄にチェックを入れさせるようなものだった。こうした種類の安全策はゴーストライティングに利用されやすい。なぜならゴーストライターは、学者などよりはるかにきちんと最新最良の投稿規定を守るからだ。概してメディカルライターは、高い倫理基準に準拠していると自負し、外部に対しても自らをそう表現している。しかし、彼ら自身も医学誌の編集者も見落としているのは、自分たちが製薬企業に利用されていること、そしてそのようなメディカルライティングが医療に及ぼしている影響だ。ことの重大さがもっとも顕著に示されたのは、おそらく、研究329と377だろう。一九九〇年代の初期におこなわれたこれら二つの臨床研究は、グラクソ・スミスクライン社の抗うつ薬パキシルの子どもにおける作用を調べたもので、うつ状態にある子どもたちを治療する薬としての適応認可を取り付けることが研究の目的だった。

これら二つの臨床研究でパキシルは、うつ状態にある子どもたちにおいてプラセボに対する明確な効果を示すことができなかった。そして後に明らかになったことだが、パキシルを服用していた子どもたちが自殺願望を抱いた率は、比較対照の抗うつ薬（イミプラミン）あるいはプラセボに比べて三倍も高かったのだった。一九九八年のスミスクライン社内の覚書によると、こうした結果に直面した同社の担当者は、データをそのまま規制当局に見せることはできないと判断し、同社にとって最良の戦略は、研究329の最良の結果と思えた部分だけを発表することにあると結論づけた。その役割を任されたのが、サイエンティフィック・セラピューティックス・インフォメーション社のサリー・レイデンである。(17)

その結果出来上がった論文原稿は、パキシルを非常に好ましい薬に見せた。レイデンの連絡先だったスミスクライン社側の担当者ジェームズ・マカファティは、一九九九年七月一九日のEメールに次のように書いている。「これほど多くのSAE［重篤な有害事象］を報告していながらパロキセチン［パキシル］は安全だと言うのは、首尾一貫していないように思えます。治験責任医師たちが問題を提起していないことは知っていますが、編集者たちがそうするのではないかと心配です。有害事象をどのように説明すべきか、私はまだ決めかねています。論文に書く内容がしっくりくるように、もう一度すべてのSAEを見直してみるつもりです[18]」

おこなわれた治験は多施設臨床試験で、全データにアクセスできるのは、スミスクライン社だけだった。そのため、ある施設の治験責任医師が一つ、二つ問題に気づいたとしても、そうしたパターンがすべての施設で繰り返されていることはわからなかった。アクトネルの一件におけるシェフィールド大学のリチャード・イーステルと同じように、治験責任医師たちがデータだと思ったものは、実際には副作用を要約した表だった。そうした表は事実、パキシル服用中に情動不安定が増加することを示していたのだが、情動不安定が自殺行動を意味することに気づいていた治験責任者は、いたとしても、ごくわずかだったろう。私自身、当時パキシルの臨床研究の治験責任者だったが、情動不安定という岩の下に何が横たわっているのかは知る由もなかった。

こうして作成された論文に名前を載せた著者らが当の論文に問題を見いだすことができなかったのなら、査読に出されたときに査読者が問題を発見できた可能性はもっと低かったと思われる。査読者は、データからさらにもう一歩離れたところに身を置いているのだから。同様に、学術集会で数百人の聴衆を前にして発表されたときにも、だれが問題に気づいただろうか？　よしんば聴衆のなかに、発表内容に疑念を抱いた者がいたとしても、それを口にすることは、非常に高名な著者がおこなった研究、しかもその分野の一流医学誌で査読をパスした研究に疑念を差し挟むことになる――それは簡単にできることではなかったろう。

この臨床研究を実施していた施設の一つは、ロードアイランドにあるブラウン大学の系列病院だった。

いまでは、この施設でパキシルの服用により病状が悪化したため治験を中止した子どもたちの一部は、情動不安定あるいは自殺行動のカテゴリーではなく、服薬不遵守というカテゴリーに分類されたことが判明している。[19]臨床試験の意味を劇的に変えるには、こうした分類の誤りがいくつかあれば充分だ――おそらく、一施設に一件の誤りでいい。レイデンのところには、服薬不遵守として分類された子どもたちの記録――本当のデータ――はなかった。だが、たとえあったとしても、立場が上の臨床試験責任医師の判断に異議を唱えることなどできただろうか？

レイデンが書いた論文は、児童精神医学の分野でもっとも影響力のある『米国児童青年精神医学会誌（*The Journal of the American Academy of Child and Adolescent Psychiatry*）』（ＪＡＡＣＡＰ）に掲載され、パキシルは安全で子どもたちに効果があると結論づけられた。[20]二二人の著者の筆頭に名前が挙がっていたのはブラウン大学のマーティン・ケラーだったが、共著者には米国の児童精神薬理学界の重鎮がきら星のごとく名を連ねていた。レイデンの名は、論文には記載されなかった。

この例は、臨床試験受託機関（ＣＲＯ）が臨床試験の実施および管理を引き継いでから生じた臨床試験の産業化、および、研究３２９のような臨床研究で製薬企業がおこなった、データ管理と論文のオーサーシップをめぐる戦略を示している。さらに、今日の臨床試験の結果発表が一九五〇年代、六〇年代、七〇年代に医学者が実施していた臨床研究に基づいて作成された論文とはまったく異なる種類の科学論文によっておこなわれることも示している。完全なデータセットを保持している医学者が、これほど重大な臨床的問題に関して、都合の良い一部のデータしか公表しないことを選択するような行為は、かつて――そしていまでもたいていの場合は――想像もできないことだった。たとえ、以前の医学者の倫理観がいまより優れていたというわけではなかったとしても、他の同僚医師たちがすべてのデータを公表するように要求しただろうから。

さらには、医学者がPR会社を雇って自らの研究を進めるようなことも、かつては考えられないことだった。しかしいまやPR会社は製薬企業に雇われて、製薬企業が販売する薬に関する刊行物に医師と一般の人々が確実に目を通すように図っている。研究329のケースに関して言えば、グラクソ・スミスクライン社は、営業担当者から医師へ、パキシルを子どものうつ症状に使うよう勧めることは合法的にはできない。しかし、子どもへの使用が有名な医学者に推奨されていることを示す論文を一流誌に掲載すれば、多くの医師がパキシルを「適応外使用」によって処方するようになると期待できた。

このような適応外使用は、典型的には医学者の論文に基づいておこなわれており、全医薬品処方のうち、最大半数までを占めていると思われる——子どもへの処方に関しては、この割合を上回っている。臨床研究に関するメディア報道がうまくいった場合、適応外使用による医薬品の販売量は、すでに承認された薬の新たな適応の認可をFDAに申請するのが不要になるほど増加することがある。パキシルを子どものうつ病の治療薬として医師に直接勧められないとしても、営業担当者は、医学論文を販促資料とともに医師に手渡せばいい。研究329の場合、PR会社のコーエン&ウルフ社が作成した販促資料は、こう主張していた。「[この]〝最先端の〟画期的な臨床研究で……パキシルは青年期うつ病の治療において、注目に値する有効性と安全性を持つと実証されました[21]」。研究329に関して「注目に値する」事実はむしろ、一連のネガティブなデータから、ほとんどの医師が瑕疵を発見できない光り輝くダイヤモンドのような論文を仕立て上げるような世界に私たちが到達してしまったことなのだが。

パキシルの話の大部分は、テレビのドキュメンタリーシリーズという形をとった、現代版『裸の王様』がなければ、明かされないままになったに違いない。二〇〇二年からBBCは『パノラマ』（時事ドキュメンタリー番組）でパキシルに関するシリーズを放映し、最終的に研究３２９の全貌と子どもたちについておこなわれた他の抗うつ薬の臨床試験の実態を明るみに出し、こうした医薬品には、副作用の危険を正当化するような効能が実質的に皆無であることを実証した。医学のトレーニングをまったく受けていなかったにもかかわらず、ジャーナリストのシェリー・ジョフリーは、医学者である著者や論文の読者たちが見逃してしまった問題をすべて見抜くことができたのである。

彼女は、どうやってそれをやり遂げたのだろう？　ジョフリーは、本書の読者の多くがおそらくやったであろうことをしたのだった。医学分野にいたわけではなかったから、医学誌の評判に影響されることはなかったし、著者に連なっていた重鎮たちの名前も意味をなさなかった。統計的有意性は自分の暮らす世界とはなんの関係もなかったので、有意差のない事象は生じていないとする催眠術にかかることもなかった。彼女は情動不安定を、薬物治療が変わったことで生じる些細な変化だとはみなさず、パキシルの服用により情動不安定の発現が増加していることに気づいて問いはじめた。そして、合理的な答えが得られなかったことが究極的に、データがパキシルの無効性を示していることを認める企業内文書の発見につながったのである。

ゴーストライターは嘘をつくか？　この質問を直接ぶつけられると、彼らはふつう「ノー」と答える。だが、原稿を美化したり、内容を正しい方向にねじまげたりする見事なスキルの持ち主であることについては認めざるをえない。プラセボよりほんのわずかな効果しかないことを示すデータも、彼らの手にかかると、その薬に効果があるというエビデンスになる。ライターは、被験者の一％、五％、一〇％に生じている副作用のうち、どれを世界に知らしめるかを選ぶことができる。そのため論文では、被験者の九％に生じた重大な副作用についてまったく触れなくても、被験者の一〇％以上で生じている事象についてのみ報告すると表明しさえすれば、形式上は、嘘をついたことにはならないのだ。ほとんどの場合、ゴーストライターは自らのバイアスを見落とすことが多い。しかし、臨床試験の結果が示されるプロセスは、科学よりも政治的なものになりつつある。サリー・レイデンは、パキシルと離脱症状との関連を示す論文原稿を却下するというスミスクライン社の決定に直面したとき「たとえどれほど都合の良い解釈をしたとしても、修正できないデータがあります」と言って、この状況を端的に言い表した。[22] これは、子どもにパキシルを使うべきではないことを示していたネガティブな臨床研究「研究329」をパキシルの使用を奨励する広告に変えることができたライターの言葉であることを考えれば、多くを物語る告白だと言えよう。

では、治験責任者として、少なくとも名目上、名を連ねていた医学者たちはどうしていたのか？　メディカルライターと製薬企業は、通常こう主張する——学者は、彼らの名前でおこなわれたすべてのことを確認するチャンスが与えられていると。しかし実際には、前述したカレント・メディカル・ディレクションズ社の資料の一件が明らかにしたように、論文はしばしば——というよりも典型的に——医学者が目を通す段階ではすでにほぼ完成しており、それ以降は、医学者がまったくなんの変更も加えない状態で投稿されることがほとんどだ。

科学的な情報操作を加えるという闇の魔術ばかりを強調すると、データにアクセスできないという、より大きな問題を見過ごしてしまうことになる。データがなければ、関与したメディカルライターにしろ医学者にしろ、実際に生じた事実を論文が適切に提示するようにしたくても、そうする能力も与えられなければ、そんな動機も生じない。だれも根底にあるデータにアクセスできないとすれば、臨床実験で生じたことを公平に提示していないとして論文に反論するのは不可能だ。

医療行為と医療ビジネスの結びつきは非常に感情的かつ重要な活動領域であるため、バイアスがかかる傾向があるのは当然である。たとえば、前述したように、善意の共謀という問題がある。これは、製薬企業を政府に結びつけ、それら両者を医師、病院、患者に結びつける――すべての関係者が、治療薬に効果があってほしいと望むのだ。そして有害性は、だれも見たがらない。このバイアスは、ある種のケースにおいては、どんなデータも打ち勝つことのできない情報操作を生み出す。データへの全面的なアクセス権を手にすることの裏にあるのは、それによって、私たちが抱くバイアスの一部を是正することができるという希望だ。それこそ優れた科学を、そして科学に基づいた優れた医療を生み出すものにほかならない。しかし、このバイアスに、コード化というバイアス、データの選択的報告、データへの独立したアクセス手段の不在、そしてゴーストライティングによる情報操作により、明らかに都合の悪いデータを除外したり隠蔽したりすることが目的のシステマティックなプロセスが加わると、まさに科学とは正反対の行為が生じ、論文を販売促進用の資料の地位に貶めてしまうのである。

利益相反を超えて

いま、医療と産業界との接点に大きな懸念が生じている。医師が産業界に近づきすぎていると広くみなされているのだ。その一方で、政府と大学は、自分たちにとっても産業界にとってもウィン・ウィンの関係になるとして、製薬業界との連携を提唱している。

私たちが現在直面している問題と懸念の一部は、一九三〇年代と四〇年代における医療と産業界との結びつきを振り返ると理解しやすくなるだろう。一九三〇年代、スミスクライン＆フレンチ（ＳＫ＆Ｆ）

社は、喘息や他の呼吸器系疾患の治療薬として、アンフェタミンの異性体の混合物（商品名ベンゼドリン）を発明者のゴードン・アレスから買収した。そしていまや病気づくり《ディジーズ・モンガリング》と呼ばれている行為の初期の例にあたることになった「オピニオンリーダー」の見解を一九四〇年代に広めた。それはタフツ大学の精神科医エイブラハム・マイヤーソンの見解で、アンヘドニア（快感消失症、今日のうつ病の先駆け）にはアンフェタミンが効くというものだった。SK&F社はまた、アンフェタミンの異性体の一つであるD体のアンフェタミン（デキストロアンフェタミン、商品名デキセドリン）も、同社が前肥満状態として特徴づけマーケティングをおこなった病態の治療薬として販売した。

こうした病気づくりに加え、SK&F社は、ゴーストライティングをはじめとする文献操作にも手を染めた。たとえば同社は、ペンシルベニア大学の耳鼻咽喉科医ルイス・サルマンの論文の下書きをしたという明確な証拠がある。サルマンはこの論文で、ベンゼドリンに風邪の予防効果がある可能性を示唆したのだった。(23) デキセドリンを称賛したフィラデルフィアの医師ジョゼフ・スカラノについては、SK&F社が彼の論文の図を用意しただけでなく、原稿全体も代筆したのはほぼ確かだ。(24) さらには、ベンゼドリンが風邪に効かないことを実証するエビデンスを発表しようとしたミネソタ大学のハワード・ディールの気を変えさせることにも成功したらしい。(25) そして、エラ・ロバーツ医師と結んだ研究契約にいたっては、あらゆる研究のどのような結果についても、社側の都合で公表が阻止できる権利を手中に収めたのだった。(26)

今日、産業界との結びつきなどの利益相反がある可能性について自己申告することは、学者の必須条件になっている。そのため、ハーヴァード大学の医学教授で米国医学会の薬剤承認審議会の議長だったソーマ・ワイスがかつておこなったようなことは、もはや実行不可能だ。ワイスは一九三九年に発表した薬剤に関する総説のなかで、ＳＫ＆Ｆ社が彼のボストンの診療所に五年間の資金援助を提供した事実に触れずに、ベンゼドリンはそれまで開発された医薬品のなかでもっとも有望なものとして支持を表明したのだった(27)。一九九〇年より前に書かれた学術論文のなかで利益相反に関する宣言を目にすることはほとんどないが、利益相反の実態がなかったわけではないのである。

薬物の有害性――たとえば、ベンゼドリンの潜在的依存性――については、ＳＫ＆Ｆ社は名誉毀損を専門に扱う弁護士を雇い、ベンゼドリンに依存性があると示唆する記事を掲載する雑誌は起訴すると言って脅した。同社はまた、ベンゼドリンの潜在的依存性に対する懸念は誇張されていると示唆してくれそうな同分野の専門家の論文発表を積極的に支持した(28)。

ゴーストライティング、隠蔽された利益相反、医薬品の危険性に対する正当な懸念の妨害、そして薬を売るための疾患のマーケティングはみな、医療・医薬品複合体の特徴であり、そうした特徴は、医療が堕落することを懸念する批判者たちの集中砲火を浴びている。ベンゼドリンの例は、そうした慣行が数十年前にもおこなわれていたことを示すものだが、当時と現在には違いがある。ＳＫ＆Ｆ社のような例は医学者たちに、製薬企業の営業部や販売部は「卑しい嘘つき（scurvy knaves）」（シェイクスピア『ロミオとジュリエット』より）でひしめいているところだと確信させた(29)。そして一九八〇年代ごろまでは、学界と産業界のあいだには、ファイアウォールのようなものがあった。学術界で頭角を現そうとしている医師や科学者にとって、産業界に身を置くことは死のキスを意味した。製薬企業が最終利益を追求する事業体以外のなにものでもないという事実に幻想を抱くような学者は、まったくいなかった。

しかし一九八〇年代ごろから状況が変わりはじめ、私たちが現在抱いている懸念（およびかつての懸念の再登場）と産学提携に向けた熱心な奨励が同時に浮上してきた。この変化が生じた理由は、業界がいっそう貪欲になったからでも、学者が買収される敷居が低くなったからでもない。変化は、医薬品の研究、開発、配布、擁護、マーケティングにおける一連のプロセスが工業化されたことにより生じたものだ。ヘンリー・フォードが組み立てラインを採用したとき、他の同業者に比べて彼が一層商業的になったわけではなかったのと同じように、製薬企業も、さらに商業的になったわけではない。むしろ製薬企業は、いっそう倫理的になり、法律の一字一句まで遵守するようになったように見える。しかし彼らは一九六〇年代の末から雇いはじめた経営コンサルタントの助言に従い、ヘンリー・フォードと同じように、組み立てラインをあてにするようになったのである。

一九六二年以降、臨床試験が重要な位置を占めるようになったのにともない、製薬企業は社内事業を分断・編成して、高品質の臨床試験製品を迅速に製造・販売できるようにし、マーケティングの大部分を臨床試験がらみの事業に投入できるようにした。そして臨床試験の重要性がいよいよ高まるにつれ、企業は、ビジネスよりも科学にいっそう関与するような外見を呈しはじめた。こうした背景のもとでは、産業と提携するよう企業が学者を促すことも、以前ほど問題視されなくなった。

しかし、主要製薬企業にとって、規制当局の承認を得るという目的を別にすれば、臨床試験をおこなう最大の目的が、自社製品の市場ニッチを確保し維持すること、そしてときには、自社製品が治療することになっている疾患の確保と維持にあることはいっそう明らかになってきた。企業の興味は、科学的な疑問や治療上の疑問に答えを出すためにおこなうような臨床試験にはない。企業にとって意味のある唯一の臨床試験とは、ポジティブな結果を生み出し、有名医学誌に第一線の学者の名を冠した論文を載せられるような試験だ。これこそ、企業が工業化したプロセスである。こうしたシステムによって、製品を売る能力を最適化できる高品質で時宜に即した論文が生み出され、薬がもたらす問題にまつわる訴えに反駁する手段が得られると企業は期待している。そして、この目的の遂行を可能にしている最大の理由は、企業が研究データを隠匿できるという事実だ。

医療と医薬品業界の相互作用で生じている問題に取り組む人々の多くは、ゾロフトのPTSD適用に関する臨床研究や研究329のような臨床研究の論文に著者として名前が挙がった学者や、問題点を見抜くことができなかった査読者を見て、利益相反を批判する。つまり、講演や研究への参加、顧問契約などに対して学者が受け取る報酬や製薬企業の株券などが問題だというのだ。そして、利益相反を開示することや、著者列に名を連ねるうえでの基準を設けるといった措置を要求する。

だが、非難の十字砲火を浴びた学者は戸惑うことが多い。なぜなら報酬をもらって見解を変えたことなどないからだ――その単純な理由の一つは、そんなことが実際におこなわれているわけではないからである。企業は、自社の目的にかなう見解を持つ学者を選ぶことができる。こうして選ばれることは犯罪ではない――もっとも有名な科学的ブレイクスルーのいくつかも、このようにして明らかになったものだ。一八五〇年代、ロンドンのコレラ大流行のさなかに、ブロード・ストリートの井戸のハンドルを取り外すというジョン・スノウの提案に人々が耳を傾けたのも、コレラの汚染源として非難された食肉処理場の所有者などにとって、市民集会を支援し、非難の矛先を他に向けさせることが自分たちの商業的利益にかなっていたからだ(30)。

もし一つ問題があると言うなら、それは、競合する医薬品や製薬企業を戦わせることができない現在の特許システムにある。その結果、どの企業に選ばれたどの専門家も、ジョン・スノウには生じなかったようなやり方で、同じ楽譜の歌を歌っているのだ。私たちは、事実が競われる可能性がほとんどない状況にいるが、だからといってこの状況を、企業に雇われた専門家のせいにするのは的外れである。

実際、科学者たちには私欲がないとか、科学者たちは崇高な動機で物事をおこなうとか思い込むのは、ほぼ確実にまちがっている。科学の歴史を見れば、個々の科学者がだまされたり、こだわりすぎたり、さまざまな動機に基づいて直観を追い求めたりすることは明らかだ。その動機は、名誉や金であることもあるだろうし、対立する意見を抱いている者への恨みだったりすることもあるだろう。科学は、これらすべての動機を活用することができる。ただしそうするには、他者もデータを精査し、主張されている内容がデータに基づいているかどうかを判断できることが必要だ。科学の客観性は、個人よりも集団に宿る。この意味において、講演の報酬を一人の教授に支払ったところで、より大きな枠組みには、ほぼなんの影響も及ぼさない。問題は、科学に民間企業が関与したことではなく、政府も含めたあらゆる利害関係者を科学のルールにのっとって行動させることができないでいる、私たち全員の失敗なのだ。

科学は、価値判断を超越しているわけではない。科学はデータに価値を置く。科学とは、科学的実験の見せかけを公表することではなく、反復可能なデータを公表することだ。しかし何らかの理由から、製薬企業の近辺では、こうした科学の正常なルールが機能不全に陥るらしい。

アクセスできないエビデンス、およびオープンで独立した臨床試験に資金援助することができないという状況において、医療が企業に課した臨床試験という制約は、医療自体を制約するものになってしまった。一九五〇年代には、短期間とはいえ、臨床試験を引き受けることによって医療文化に貢献していると製薬企業が自らをみなした時期があったかもしれないが、これはもはや彼らの物の見方ではない。実のところ、製薬企業がいまやっていることは、かつて医療にそなわっていた文化を置き換えてしまっている。さまざまな種類の疾患はいまやマーケティング部の気まぐれによって、やってきては去っていくのだ。

新たな洞察を生み出したり、新しい現象を明らかにしたりするどんなプロセスも、商業利用の機会を必然的にもたらすことになるが、科学もその例外ではない。ゴムやプラスチック製品を作り出す礎となった一九世紀の化学の発展や、今日のコンピューター業界や宇宙探検を支えている物理の発達以来、私たちの産業が科学に基づく割合はますます増えている。科学はまた、見えざる手が実際に知識の向上を導く究極の自由市場だ――たとえ、その動機がパズルを解きたいという思いにあろうが、私利私欲にあろうが。だとすれば、科学は資本主義と同じ側にあるのが理想であるかのように見えるかもしれない。しかし商業が、データや他の結果を自由にやりとりすることにではなく、秘密主義と欲張りの利己心に基づいている限り、ビジネスは必然的に科学の敵になる――かつてカトリック教会がガリレオの敵になり、その後、ソ連の社会主義が進化生物学の敵になったように。

治療上の成功と論文のレトリックのあいだに広がりつつある不一致を懸念している人たちは、この秘密主義を取り上げずに、問題は、どこかでだれかが堕落したことにあるとみなしている。現在のところ、彼らが注目しているのは、講演をおこなったり臨床試験に参加したりすることの対価として医師に支払われる比較的少額の報酬に限定されている。もし利益相反が、一般に言われているほど重要なものならば、他にも考慮する局面はある。その一つは、処方箋でしか入手できない薬だ。多くの医師にとって薬を処方することは仕事の大きな部分を占めている。そして、薬が医師の処方でしか手に入らないという特権は、何十万ドルもの年収が得られる仕事を医師に与え続けている。利害衝突を生み出しているもう一つの原因は、現行の特許法だ。特許法がブロックバスター薬の開発を促すとともに、会社の株を高騰させているのである。抗うつ薬プロザックの成功からジプレキサの登場までをカバーする一九八七年から二〇〇〇年の期間に、リリー社の従業員が自社株購入権制度を利用して手にした収益の総額は三一億ドルにのぼった。もちろん、給料やボーナスを除いた収入である。[31] こうした支払いに比較すれば、平均的な学者が手にするだろう顧問料など、微々たるものだ。

ごく一部の人しか指摘していないパラドックスは、ある意味で、利益相反は望ましい場合があるという事実だ——利益相反がまったくないという状態は、効くものや情熱を傾けるに足る対象がまったくないという状態である。治療薬の効果が弱ければ弱いほど、製薬企業は列をなすほどの発言者を雇って、その欠点を補おうとするだろう。しかし、それがうまくいくのは、企業の主張を支えているデータがアクセスできない状態に置かれた場合、あるいはデータに加えられた統計的な修飾によって専門家がだまされ、最新の治療薬は重大な疾患の渦から私たちを守ってくれると信じ込んだ場合だけだ。

鏡の国のアリス

細菌学の創造は一九世紀に花開いた医科学の栄光の一つだったが、それと同じように塗料や燃料における鉛の毒性作用や、タバコ、アスベスト、塩化ビニル、ベンゼンおよび他の有機化学物質が呼吸機能や腫瘍増殖に及ぼす作用の同定に果たした疫学の役割も、二〇世紀中盤の医学を代表する栄光である。しかし、これが医療をビジネスと衝突する道に押しやることになったのだった。

一九世紀には、細菌に関するロベルト・コッホとルイ・パスツールの考えが、新たな科学的思考に対する典型的な抵抗にあった。二〇世紀には、塩化ビニルやベンゼンやタバコなどの化学汚染物質を製造している企業が、製品を癌や他の疾患に結びつける新たな科学的思考に抵抗するために資金力を動員した。この資金力によって企業は科学を侵し、一見独立機関がおこなったように見えるが実際には企業が資金を拠出した研究によって、科学の植民地化を試みることができたのだった。それは、研究を装いつつ、実際には企業の製品と健康被害との連鎖を疑わせることを目的とした意見記事に他ならなかった。このような擁護のもっとも有名な例はタバコ業界がおこなったもので、「疑わせることこそ私たちの製品だ（Doubt is our product）」というスローガンのもと、科学的な疑念を逆手にとって、真実を見いだす手段を、真実を隠す手段にしてしまったのだった。[32] 科学データへのアクセスを保証する一九九九年の米国データアクセス法の成立を導いたのも、タバコ企業によるロビー活動の成果だった。とはいえこれは、連邦政府または独立機関の資金でおこなわれた、化学物質による損害を実証する研究の科学データに企業がアクセスできるようにするもので、企業の資金でおこなわれた研究のデータに公的機関あるいは独立機関の科学者がアクセスできるという互恵的な権利は保証されていない。[33]

それでも、汚染企業と疾患とのリンク解明に取り組む医師や科学者たちは、いくばくかの優位性を手にしていたと言えるだろう。化学物質の被害者は、ほとんどの場合、化学物質に曝露する前は健康だった。これは部屋の中に象がいるようなもので、簡単には無視できない証拠である。さらに、おおかたの場合、有害化学物質は製品の副産物として生み出されるもので、製品自体には経済効果があるとしても、こうした有害化学物質が個人の役に立つと考える人はだれもいない。つねにあてはまるとは限らないが、化学物質がもたらす古典的な労働災害の多くは、工場の近隣でかたまって発生する。そしてもっとも重要なことに、医師たちは、塩化ビニルやベンゼン、タバコ、鉛を処方することで生計を立てているわけではない。

それにひきかえ、医療行為に誘発された問題と取り組むには、追加のハードルをいくつも越えなければならない。医療用の化学物質により被害を受けた可能性のある人は、もともと何らかの医学的問題を抱えているのがふつうだ。そのため医薬品を擁護する側は、患者がそもそも抱えていた疾病が本当の問題だとつねに抗議することができる。また、薬が引き起こす傷害はアメリカおよびヨーロッパ全土に拡散していることが多く、発電所や他の新しい産業施設の周辺でかたまって生じる新たな疾患に比べて、見極めるのがむずかしい。さらに重要なことに、問題を見極められる立場にいる医師は、同じ医療用化学物質で生計を立てているだけでなく、人のためになると信じて、そうした薬を処方しているのだ。

優れた医学的ケアがおこなわれていることの一番の証拠は、治療により傷害が誘発された場合に治療者がそれを検知できることだ。しかし傷害と治療薬の副作用との因果関係を見抜くと、製薬業界との衝突がお膳立てされる。医療とタバコ業界または化学業界のあいだの対立と同じように、医療と製薬業界の接点でも、自らの利益が損なわれそうになると、極めて不愉快な面が浮上する。企業は緘口令を敷き、企業秘密であるとして情報公開を拒絶し、自社製品のリスクに関する見解を弁護士・依頼者間の秘匿特権のベールで覆い隠し、データと文書を隠すために法廷闘争を示談にし、ときには批判している学者をストーキングしたり、ハラスメントをしかけたりするだけでなく、資金を提供して大学を丸め込むことさえする。[34]

しかしこの領域には、タバコ業界や工業化学業界には見られなかったもう一つの要素があり、それが薬害を明るみに出そうとする医師を孤立させている。工業化学製品の分野では、最良の研究が有害性の存在箇所をシステマティックに指摘する一方で、そうした指摘に対して疑念を生み出すために、それより劣り、企業が出資しておこなっていることが多い複数の「擬似研究」が熱心に宣伝されるという現象が起きる。しかし医薬品においては、唯一の臨床研究は製薬企業自身が出資しておこなった研究であることが多く、そうした研究は、ご推察のとおり、問題を引き起こしている可能性のある化学物質そのものを継続使用することに効果があるとおしなべて指し示す。

自由市場が正常に機能しているなら、医療の世界では患者に大量の化学物質が注入されているのだから、一五分間の名声を求める医師は患者の回りを飛び回って、薬物治療に起因する問題の兆候について論文を書こうとするはずだ。しかし、薬物治療はいまや病院における死亡の主要原因の一つになっているとする研究もあるにもかかわらず(35)、治療に誘発された有害事象に関する論文は枯渇しつつある。そのかわりに広がっているのは沈黙である。そして、この沈黙をもたらしている検閲はほとんど目に映らない。

大部分の医学者にとっては、医学誌や学術集会が検閲を受けていることなど考えも及ばないだろう。とはいえ一部の学者は、政治的に成熟するためには、いくらかは商業的感受性を受け容れることが必要だと譲歩するかもしれない。たとえば、ある種の事実上の検閲が生じる理由は、比較試験が重用されるからだ。薬物治療の有害性が比較試験で発見される可能性は実質的にはゼロである。そして、ゴーストライターが書いた些細な効力を実証する比較試験の論文と、少数の患者における、新たな、潜在的に重篤な有害性を詳しく分析した論文の両方を突きつけられたら、医学誌はつねに比較試験の結果を記述した論文のほうを選ぶだろう。

しかし、検閲プロセスの話には、まだ先がある。危機的状況がどれほど深刻なのかを切実に示すには、ある分野――この場合はＳＳＲＩに誘発された自殺リスク――における一連の個人的な体験に目を向け、そこからより大きな問題を明らかにすることが最適だろう。

一九九九年、プロザック服用中の殺人および自殺事件の裁判で証人になることを引き受けた私は、プロザックが一部の人々に自殺願望を抱かせるという事実をリリー社が把握していたことを示す一連の社内文書に出くわした。それらの文書から、同社がこの危険性の告知を避けていた年月も明らかになった。くだんの文書は公知の領域《パブリックドメイン》に属していたものの、その存在に気づいていた人はほとんどいなかった。そのとき私がまず考えたのは、それらについて論文を書き、『英国医師会誌（ＢＭＪ）』で発表するということだった。

プロザックが自殺を誘発するのではないかという疑問が一九九〇年に初めて投げかけられ、リリー社に対する最初の訴訟が起こされたあとの一九九一年に、ＢＭＪはチャールズ・ビーズリーをはじめとする、リリー社が抱える著者たちによる論文を掲載している。プロザックを服用した被験者の自殺行為率がプラセボに比較して一・九倍であることがデータに示されていたにもかかわらず、この論文は、プロザックによる治療にはなんの危険もない証拠として広く喧伝されたのだった。[36]このことは、製薬企業と軋轢を抱えた経験のある、ある学者から次のような発言を引き出した。「ＢＭＪは高名な医学誌だ。あえて言わせてもらえば、世間ずれしていないところもややあるらしい。アメリカでフルオキセチン［プロザックの薬物名］のメーカーが訴訟に直面している最中に、著者が全員そのメーカーの社員である論文を掲載してあげたのだから、メーカーのお抱え弁護士はさぞかし喜ぶことだろう」[37]。しかし、この学者でさえ、その論文が、プロザック服用中の自殺リスクに関してリリー社が弁明することになっていたＦＤＡの公聴会のまさにその週に掲載されたという事実までは知らなかったようだ。

私の論文草稿に対する当時のＢＭＪの編集者、リチャード・スミスの最初の反応は、一九九一年の「過失《ミステイク》」において同誌が一役買ったことを認めたと受け取れるものだった。彼は私の論文投稿を歓迎しているように見え、データに基づく研究論文ではなく問題提起のための論考として再構成するように助言してきた。書き直した論文はある査読者に送られたが、この査読者は、論文が企業の行動に関する考察であり、プロザックが誘発する自殺行動をエビデンスに基づいて評価した論文ではないことを知らされなかったらしい。査読者は、治療に誘発された問題の事例を立証するにはこの論文では不充分だというコメントを寄越した――そもそもそんなことは意図していない論文だったのだが。この査読者の見解に基づき、編集者は論文掲載を却下した。首尾一貫しない対応に納得がいかなかった私は抗弁したが、無駄だった。スミスは電話で、どれほど私が書き直したところで論文が掲載される可能性はない、と答えた[38]。

この論文は、修正を施さず、そのままの形で『医薬品のリスクと安全性に関する国際誌（*The International Journal of Risk and Safety in Medicine*）』に掲載された。薬剤が誘発する副作用に関して出版されたもっとも権威のある書籍[39]の編集も担当していた同誌の編集者グレアム・デュークスは次のようにコメントしてきた。「あなたのアプローチは独創的で公平なものに思えます……それに、副作用に関して信頼できる実態を導き出せない現在の全体的な研究アプローチの不備および、製品が傷害訴訟の対象になったときに業界が繰り広げる、ときに非現実的な製品擁護についてのご意見にも賛同いたします[40]」

その一年後の二〇〇〇年、健常者の志願者を集めておこなった盲検無作為化比較試験――そのうち二人の志願者がゾロフトを服用して自殺願望を抱いた――の論文投稿について、私はふたたびＢＭＪに連絡した。リチャード・スミスが製薬業界の意のままになっていると批判した者はいない。むしろ、かつて製薬業界で働いていた経験を持つ編集者のいる医学誌はたくさんある。あらゆる治療に関する問題の元凶は利益相反だと考えている人々なら、こう思うだろう――ＢＭＪが私の論文を採用する確率は、製薬業界との密接なかかわりを持つ編集者のいる医学誌より高いだろう、と。だが実際には、ＢＭＪは私の論文を査読に回すことさえせずに却下したのだった。そこで私は、製薬企業で働いた経験のある編集者がいる雑誌での論文発表を模索した。どうやら実際に製薬企業で働いた経験があると、かえって製薬業界の気を損ねることについて大胆になれるらしい。結局、論文は査読後、迅速に掲載されたのだった。[41]

いったい何が起こっているのだろう？　次の各例は、その可能性をいくつか明らかにするのに役立つかもしれない。二〇〇〇年の春、権威ある生命倫理誌の『ヘイスティングス・センター・レポート（*The Hastings Center Report*）』が「プロザック・疎外・自己」と題する特集号を発行し、プロザックに関する五編の論文を掲載した。[42] そのうち二編は、プロザックには非常にすばらしい効果があるのだから、その適用をうつ状態にいる人々だけに限定するのは誤りで、作用に反応するすべての人を対象にすべきであると示唆していた。他の二編は、プロザックには強力な効果があるとしても、その適用はうつ状態にいる人たちだけに限られるべきだと主張した。五編目の論文は私が書いたもので、プロザックに有効性があるという印象の大部分は、ネガティブな臨床研究結果が報告されないことに起因しており、有害事象に関するデータは隠され、この状態はある程度まで、プロザックや他の向精神薬の論文がますますゴーストライターの手によって執筆されるようになっていることに関連していると述べた。

この特集号の発行のあと、当時ヘイスティングス・センターにとって単一の団体としては最大の外部スポンサーだったリリー社は、センターが「偏っていて科学的に根拠がなく、読者、患者、コミュニティーに甚大な誤解を抱かせた可能性のある情報を含んでいると当社が感じた論文を掲載した」という理由で、資金援助を撤回したのだった。[43]

これに続く二〇〇三年、前述したカレント・メディカル・ディレクションズ社のゾロフトに関する論文のポートフォリオを使用して、私はゴーストライティングに関する論文を作成し『英国精神医学誌（*The British Journal of Psychiatry*）』に投稿した。この論文における重要な発見は、主要な医学誌に掲載された医薬品に関する論文の大部分がゴーストライターによって執筆されており、有害事象に関するデータを忠実に報告していない可能性が高い、というものだった。明らかに不安がった同誌のスタッフは、少なくとも五人の査読者（通常は二人）を使い、修正後の原稿を、ふたたび査読させた――つまり一〇回査読をおこなったわけだ。その後論文は同誌の法務部門に回され、さらに同誌の原稿整理編集者たちが最終原稿をしらみつぶしにチェックした。そのチェックは、私がいままで書いたどの論文よりも時間をかけたものだった。最終的にこの論文は、編集者の交代を経て掲載された。[44]

それより少し前の二〇〇一年、私は『コンテンポラリー・サイコロジー（*Contemporary Psychology*）』誌から、ＳＳＲＩの副作用の一部を明らかにしたジョゼフ・グレンマレンの本『プロザック・バックラッシュ（*Prozac Backlash*）』の書評を書くように依頼された。私は、著者の立場を支持も批判もせずに、同書の重要な点を述べた。それに加えて、同書を厳しく批判している書評が私の知る限りで五編あることにも触れた。それらはアメリカの高名な心理学者たちによって書かれ、リリー社お抱えのＰＲ会社が配布しているもので、リリー社は、グレンマレンの本を取り上げないように報道機関に圧力をかけていた。私は、作成した書評と、五編の書評を編集者に送った。その結果、すでに受理されていたにもかかわらず、私の書評は掲載されなかった。事情を確かめたところ、バランスをとるための書評を書く適任者が見つからなかったため、私の書評を掲載することができなかったと言われたが、そんな答えはナンセンスに思われた。

二〇〇四年には、二種類の学術誌『オープン・マインド（*Open Mind*）』と『ヤング・マインズ（*Young Minds*）』から、小児集団における抗うつ薬に誘発される自殺行動に関して、論文執筆を依頼された。だが論文を提出すると、両方の雑誌から掲載を断られたのだった。理由は、法的な助言に従ったためだという。論文の掲載によって製薬企業が抗議してきた場合、それに対抗する資金がないので、そんな事態になったら倒産しかねない、ということだった。

ここで問題にしていることは、学術誌だけの話ではない。二〇〇五年に『タイムズ・ハイアー・エデュケーション・サプルメント（THES）』誌が、オーブリー・ブラムソーンの一件に関して一連の記事を特集した。ブラムソーンは前述したとおり、プロクター・アンド・ギャンブル社の不正を「内部告発した《ブロウ・ザ・ホイッスル》」学者で、同社が論文をゴーストライティングしていたこと、および、同社のブロックバスター薬だった骨粗鬆症治療薬アクトネルにおける患者の反応のデータを隠蔽していた事実をあばいたのだった。(45) 私は、ブラムソーンの一件が例外的なものでないことを明らかにするために、THESに投書した——医療の新たな世界では、データは日常的に伏せられ、治療にまつわる危険性を報告する定期刊行物は、訴訟を起こすと企業から脅されている現状を明らかにするために。THESは投書を修正すれば掲載すると申し出たが、彼らが望む修正は投書を無意味なものにしてしまうようなものだった。彼らの言うとおりに修正したら投書を掲載する意味がないと示唆すると、THESはこう答えを返してきた。「私たちもまた、弁護士に投書の内容を審査させなければなりませんでした。なぜなら、おわかりのように、これは非常に微妙な問題で、施さなければならなかった法的な修正があるのです」。おもな修正箇所は、この件を掲載したジャーナルが訴訟という脅しによって制約を受けたことに触れた箇所らしかった。THESは結局、私の投書を掲載しなかった。(46)

これよりもっと驚くべきことが起きたのは、二〇〇七年に『検閲時評（*Index on Censorship*）』誌（表現の自由を追求する国際的季刊誌）から連絡を受け、次の証拠をまとめた記事を書いてほしいと依頼されたときだった——「製薬企業は透明でなく、医学誌はそんな状態を容認しています……科学にある程度の期待を抱いている

（つまりデータは広く一般に提供されており、データにアクセスできることは信憑性を得るうえで不可欠だと考えている）部外者にとって、これは不可解でショッキングな状況です」

その結果私が作成した記事は、うつ病にかかっているとされた子どもたちにおけるパキシルの服用についておこなわれた最大の臨床試験「研究329」を取り上げ、ゴーストライティングの進展と臨床試験データへのアクセスの欠如をカバーしたものだった。何度もやりとりを重ねたあと、編集者は言った。「当誌の法律顧問があなたの記事に目を通したところです……そして、もっと章や文を加えていただくようお願いしなければなりません」。私は、そのとおりにした。にもかかわらず、こう告げられたのだった。「お考えになっていらしたより、ずっとお時間を費やさせてしまっていることと存じます。どうかお許しください。法律顧問たちには、さぞかしうんざりなさっていらっしゃることでしょう……でも、それは必要なことなのだと、きっとご理解いただけるものと存じます」。このやりとりは、次の表明で途絶えた。「記事は興味を惹かれるもので……たしかにこちらの懸念に応えてくださっています……削ってくださった箇所も含めて。しかし、私は依然として、この記事の掲載に懸念を抱いているのです……このような事態になったことを非常に残念に思います。文書を探し出してくださったこと、そして私の要求にすべて応えてくださったことに感謝申し上げます。以前申し上げましたように……これはとてつもなく重大なテーマで、これからも追及していくことが必要だと思っています」。検閲時評は、自己検閲をおこなったのだった。

ロサンゼルスのリーモン・マクヘンリーとオーストラリア、アデレードのジョン・ジュレイディニも、研究329に関する論文を発表しようとした。タイトルは「臨床試験と薬剤の販売促進――研究329における選択的報告」というもので、彼らはまず『ランセット』での発表を試み、次にBMJに掲載しようとした。『ランセット』は論文をグラクソ・スミスクライン社に送り、同社が異議を唱えたため、論文は受理されなかった。ＢＭＪは二人に連絡をとり、論文については聞き及んでおり、速やかに掲載したいと申し出た。しかしその六か月後、弁護士たちが依然として懸念を表しているために掲載は見送るという通告があった。それから数年経って、論文は結局、ＢＭＪに掲載されたが、その内容は大幅に改訂されていた。[47]

二〇〇五年、ＢＭＪに新しい編集者が着任し、私は自殺と抗うつ薬のデータが操作されてきた実態に関する論文を投稿した。査読者からのコメントは私が投稿した当の論文より長かった。二度に及ぶ査読で質問にすべて答えたあと、論文は受理され、二週間後に掲載される予定の原稿の校正刷りが送られてきた。編集者からのＥメールが届いたのは、この校正刷りをチェックしている最中だった。「ご論文への尽力に感謝しております。残念なことに、弊誌は法の壁に突き当たってしまいました。名誉毀損担当弁護士が、あなたの論文掲載を渋っているのです……私自身は論文掲載を支持し続けますが、法的な助言に逆らって掲載を断行することは、明らかに不可能です」

私は一年以上を費やし、法的な疑問に答え、根拠となる文書を提供し続けた。そして一年半後、ついに論文は掲載された。[48]もともとの論文では、問題隠蔽の責任は、製薬企業と規制当局双方にあると示唆していたのだが、新しいバージョンではパブリックドメインにある改変データに関するＦＤＡの不手際が強調されるように言葉の言い回しが変えられたために、企業の落ち度は目立たなくなった。

かつてスミスクライン＆フレンチ社は、訴訟をちらつかせて医学誌を脅さなければならなかったが、いまでは医学誌のほうで自ら検閲をおこなってくれるようになったのである。製薬企業にとって不都合な見解は、医学誌や社会科学雑誌、あるいは他の分野のどんな雑誌においても、まったくとは言わずとも、ほとんど掲載されることはない。おしなべてブロックバスター薬の有害性が過小報告されていることは顕著だが、このような有害事象に関する論文は、影響力の強い医学誌ではとりわけ採用されない。パブリックドメインで入手可能になった有害性を認める企業文書のレビューでさえ、掲載されることはほとんどないのだ。

面白いことに、自己検閲とゴーストライティングはよくなじむ――幽霊は昔から、鏡に姿が映らないことで見つかるからだ。薬物治療の有効性に関する論文は、鏡に映したときのように、有害性に関する論文によってバランスがとられるべきだが、有効性についても有害性についても、実際に医学者によって執筆された論文の数は激減している。メディカルライターが、企業出資プロジェクトを代表して一流の医学誌にコンタクトをとるときには、そのライターも医学誌側の担当も、法律問題が生じる可能性に頭を悩ませる必要はない。

それどころか、二〇〇六年に、ＪＡＭＡの編集者だったキャサリン・デアンジェリスは、なぜ主要医学誌はゴーストライティングや他の不正論文と公に関連づけられている学者の論文を禁止することができないのか、という問題について、次のように論じている。

金銭的利害関係の開示を怠った著者に対して、一定期間論文の掲載を禁じるという制裁措置をとっても、その著者が他の医学誌に論文を送るということにしかならない。これでは、ほかの家を汚すことによって自分の家をきれいにするようなものだ。だとしたら、全編集者たち、いや、少なくとも一部の編集者たちが……情報交換に同意し、問題のある著者を協調して禁じるようにしたらどうだろう、と考える人もいるかもしれないが、そんなアプローチを示唆するのは、独占禁止法に抵触したとして訴えられ

るリスクのことを考えたことのない人たちだ。(49)

この発言が認めているのは、私たちが誇る一流医学誌も、こと製薬企業に関連する論文の掲載については、実質的に自らのルール違反を無視するということだ。治療の副作用について報告することは、医師にとって欠かせない法律上および倫理上の義務であるにもかかわらず、論文の内容が製薬企業の利益を損なうようなものだった場合には、医学誌がそのような報告を取り上げることはほとんどない。その一方で、医学誌をとみに埋めつくすようになった論文は、科学の基本的な基準に準拠していない。つまり、主張の根拠を成す完全なデータセットが入手できないのだ。

論文の掲載を怠ったこうした事例は、例外的なものではない。いままで述べてきた論文はみな、製薬企業に対する規制当局の公聴会や訴訟の中心にあった論文だ。研究329が浮上したとき、ニューヨーク市はグラクソ・スミスクライン社を詐欺罪で訴えた。その理由は、同社が喧伝した見せかけの科学は、医師にパキシルを処方させて、それを子どもたちが服用し、効果がない可能性が高いにもかかわらず、ニューヨーク市はパキシルの代金を負担させられた、というもので、市が取り戻そうとしていたのは、その代金だった。グラクソ・スミスクライン社は示談に応じ、医学誌編集者たちの意気地のなさを、さらに浮き彫りにすることになったのだった。

サイエンス・エクス・マキナ

こうした論文を掲載させることの並々ならぬ難しさとは著しく対照的に、セルトラリン（商品名ゾロフト、日本ではジエイゾロフト錠の名で販売されているSSRI）のマーケティングでは、一か月あたり平均二、三編の論文が主要医学誌に掲載されるように図られた(50)。その多くが、ゴーストライターによって執筆されたものと思われる(51)。論文発表のこのペースは、三種類の主要SSRIを合わせると、一か月に六編から九編の論文が掲載されたことになる——まさに一週間に二編という多さだ。リリー社のジプレキサについて言えば、この薬を市場に送り出すことになった四つの臨床研究から、二三四編の論文が生まれた。そのすべてがこの化合物の有効性を主張したもので、のちに訴訟の対象になる、臨床研究で見いだされた血糖値やコレステロールのレベル上昇や自殺率の増加に関するデータを含んだ論文は一つとしてなかった(52)。

　そのため、単に数的優位の問題として見ても、公《おおやけ》な対処が必要な問題——薬害訴訟だろうが規制当局による公聴会だろうが——に直面したときには、企業はほぼつねに、自社製品の良い面を強調する一見新たな研究を繰り出すことができるわけだ。この単なる数的優位に加えて、企業は学者たちより、製品にかかわる裁判や規制当局による公聴会の日程をよく把握しているし、医学誌における論文掲載の日程も学者たちより気にかけている。さらには、法律上の観点に関する考察の必要性を学術誌に抱かせて論文掲載にストップをかけてしまうようなこともほとんどない(53)。そのため、公知の領域《パブリックドメイン》におけるリアルタイムの討論で、患者や学者が、企業に立ち向かえるだけのデータや情報を手にすることは、ほぼありえないのである。

　医師会のような専門機関が出す声明は、製薬企業にとって、標準的な学術誌の論文よりも、規制当局による公聴会や裁判にピンポイントでタイミングを合わせて使いやすい。なぜなら、そうした声明は編集や査読といったプロセスをほとんど経ないで出されるからだ。二〇〇四年に初めて開かれた、抗うつ薬を服用していた子どもたちにおける自殺行動に関する規制当局の公聴会の一週間前、「米国神経精神薬理学会」（ACNP、American College of Neuropsychopharmacology）は、当時まだ刊行されていなかった立場表明書を報道発表した。それは一見したところ著名な学者のグループが作成したもので、抗うつ薬が子どもたちのあいだで自殺行動を引き出すことはないと結論づけられていた。[54] この立場表明は当時、大々的にメディアに取り上げられたが、実際に執筆したのは、ワシントンDCにあるPR会社だった。

詳しくは次章で述べるが、私は、もう一つの医学会の立場表明書を執筆した経験および数多くの合意声明会議に出席した個人的経験から、こうした専門機関が声明を出すタイミングはコントロール可能であると、自信をもって保証することができる。典型的に、こうした声明は、組織内の小規模な作業部会から生まれる。ある人物が発起人となって提案し、その人物が作業部会のメンバーを選定することもある。ひとたび立場表明書が作成されれば、数名からなる小さなグループが発表の頃合いを見計らうのは簡単だ。また、最終的な声明の合意が形成されても、その発表が遅れるような場合には、ACNPの立場表明書の例のように、草稿を直接、報道機関に送ることができる。

一九八七年の発売から二〇〇九年末までの期間に、SSRIがかかわる訴訟は四件引き起こされた。そのうち三件は自殺にまつわるもので、残りの一件――キルカー訴訟――は先天性欠損症にまつわるものだった。自殺にまつわる訴訟については、それぞれ公判の数週間前に少なくとも一編の論文が登場して薬物治療の効果を説明し、自殺の危険性を高めるどころか軽減すると主張したり、[55] 妊娠中の抗うつ薬の有効性を宣言したりした。[56]

一九九一年以降、SSRIと自殺行動との関連性に関しておこなわれた規制当局による公聴会は四回開かれている。二〇〇四年に開かれた二回の公聴会は子どもにかかわるもので、一九九一年と二〇〇六年に開かれた公聴会は大人に関するものだった。二〇〇四年二月のFDA公聴会に先立って出されたA

ＣＮＰの立場表明書に加え、二〇〇四年九月の公聴会前の七月には、ＳＳＲＩに関連する自殺リスクはまったくないと示唆する論文が発表されている。[57]一九九一年にプロザックと自殺との関連についてＦＤＡの公聴会が開かれた週には、ビーズリーの論文が登場した。[58]一方、抗うつ薬と大人の自殺行動に関する二〇〇六年のＦＤＡ公聴会の前には、『米国精神医学誌（*The American Journal of Psychiatry*）』に一連の論文が掲載されて、ＳＳＲＩのラベルに加えられた警告そのものが自殺率の増加に寄与したと示唆し、警告を子どもから大人へとさらに拡大するのは誤りだという考えを示した。[59]

こういうわけで、ＳＳＲＩに関して陪審員裁判や規制当局の公聴会が開かれるたびに、その時期の直前に、製薬企業の見解を支持する一編以上の論文が有力医学誌に掲載されてきたのである。どうやら製薬企業は、自社製品が困難に直面したり監視されたりしたときには、土壇場で勝利を収めるためにオンデマンドで論文をひねりだせるところまで「科学」を手なずけるプロセスを洗練させたらしい。

消える科学

ゴーストライティング、利益相反、そして研究の隠蔽が露呈したあとには、改革を求める声があがった。アメリカでは、共和党上院議員のチャールズ・グラスリーが音頭を取り、大学や医師会に対し、製薬企業との利益相反を開示していない一部の学者がいることについて、[60]および実際にはゴーストライターによって書かれた論文に、彼らのスタッフの名を著者として冠することを許している状況について説明するよう求めた。[61]彼は上院におけるサンシャイン法の発起人になって、こうした慣行に光を当てたもの[62]の、臨床試験のデータについてはまったく言及せず、それに光を当てることはなかった。しかし、データがなければ、学者が買収されたのかどうかを知るのは不可能だ。サンシャイン法の焦点は腐ったリンゴの上に合わされており、樽自体と危険性の上にはない。そのため、製薬企業に問題を突きつけるどころか、かえって彼らの都合に沿わせられる危険性がある。

これより数年前の二〇〇四年に、グラクソ・スミスクライン社が、研究329の都合の悪い部分を隠そうとしたことがニューヨーク市から訴えられ、同社はすべての臨床試験の結果をウェブに掲載することに同意した。他の企業も似たような措置を取ることに同意し、多くの医学誌や学者は、私たちは危機を脱したのだと意見を表明した――製薬企業はデータではなく、レポートを掲載するつもりであったことに気づかずに。

実のところ、パロキセチンのすべての臨床実験も、それらの臨床実験のデータも、二〇一一年二月の時点ではまだ掲載されていない(63)。掲載されているのは、企業の担当者が執筆した研究の要約だ。いまやウェブに研究を掲載すると何度も企業が声明を出しているにもかかわらず、それらは未だに果たされていない。企業がデータをすべて公表したという印象を築くことにより、ニューヨーク市の行動は逆説的に事態をいっそう悪くしてしまった可能性がある。透明になったと主張できる余地を製薬企業に与えてしまったからだ。

このような領域で政策を立てる人々が、問題の根源を突き止めようとしないならば、私たちが現在抱えている問題を改善するどころか、むしろ悪化させてしまう恐れがある――キーフォーヴァーによる一九六二年の法改正と同じように。とりわけ、臨床実験のデータへのアクセスが要求できなければ、製薬企業の思うつぼにすっぽりはまってしまうことになるだろう。

医学界では、私たちを自由にしてくれる「科学的な」データへの信頼は強いままに留まっている。しかし、企業のデータの問題を追及することに失敗したため、私たちは自分を自由にする手段を企業のマーケッターたちに譲り渡し、企業が生み出すエビデンスにますます縛りつけられてしまう危険をおかしている。こうした「データ」が、保険会社に伝えるメッセージはこうだ――最新のブロックバスター薬はそれ以前のどの薬よりよく効き、副作用はまったくないとは言わずともごくわずかであるため、そうした薬の使用は入院期間を最小限にする。こうした「データ」は治療ガイドラインに埋め込まれ、目の前に座っている患者に対して自由裁量のケアをおこなう能力を医師からますます奪いつつある。医学的ケアの品質を高めるべきであるにもかかわらず、ファルマゲドンを導いているのは、こうした「データ」なのである。

第五章　ガイドラインに縛られて

ビルは七〇代で背が高く、こころもち太り気味ではあったが、年齢のわりには元気なほうだった。それにひきかえ妻のサリーは小柄で、体格でも行動面でも圧倒される夫に頼りきりという印象を与えていた。だがそんな状況は逆転してしまった。ひと月前、ビルが脳卒中で倒れたのである。サリーは動揺していた。夫は回復できるはずだと信じていた彼女は、医療チームが夫に積極的なリハビリテーションを授けないことが気がかりだった。しかし脳卒中以来、ビルには、機能回復の兆候がまったく見られなかったのである。医療チームは、回復の手がかりは何もないと考えていたが、それでも、何らかの精神医学的な要因やうつ病が回復を妨げていないかどうか確かめてほしいと、私に依頼してきたのだった。

診察したとき、ビルは話ができなかった。とはいえ、必死で意思を疎通させようとしているようにも見えた。ちょうど、映画にもなった『潜水服は蝶の夢を見る』の著者、ジャン＝ドミニック・ボービーのように。ビルは、咳と咳払いの中間のようなしぐさを何週間も続けてきたらしい。彼はこの咳のようなものを数分ごとに繰り返し、そのたびに私をじっと見つめた。その眼は懇願しているように見えた。脳卒中を起こしたあとの患者が食道にたまった唾をうまく吐き出せないことはある。だがビルの咳は、そういったものと質においても頻度においても異なっていた。「どうして、この咳をなんとかしてくれないのかしら」とサリーは言った。「きっと、もっと楽にしてあげられるはずなのに」

私は、ビルがコレステロール値を低下させるスタチン系薬剤と降圧剤のACE阻害薬を服用していたことを発見した。担当医は、現行の国際的なガイドラインに沿って、脳卒中を起こした患者には必ずスタチン系薬剤とACE阻害薬を投薬していると言った。

私は担当医に、両方の薬剤を中止するように勧めた。これらの薬は両方とも、ビルの回復を妨げている可能性があったからだ。スタチン系薬剤は筋肉の痛みと脱力を引き起こす可能性があるが、そうだとしても、彼はいま、それを訴えることができない。もし医療チームが、彼に代わっていっそう積極的な介入手段をとろうとしていないのなら、薬物治療を中止して、経過を見守ったらいいのでは？　ガイドラインに基づいたそれまでの治療がもたらすのは、良くても、苦痛に満ちた人生を引き延ばすことだけだ。ACE阻害薬のほうはと言えば、ほぼ確実に彼の咳を引き起こしている原因だった。それは、このグループの薬にみられる、珍しいけれども判明している副作用である。

それでも、ガイドラインはガイドラインで、医療チームがそれに反することは期待できそうになかった。サリーに、彼女の夫の咳は治ると伝えることも無意味だった。医療チームの意志があれほど固いなら、これ以上、彼女を医療チームに盾突かせるのは得策ではない。同僚の医師に異論を吹き込まれたせいで彼女の不信感がむしろ強まったと医療チームに思わせるのも、ビルにとって何も利益をもたらさないどころか、私の信用も損なわれて、ほかの患者を助ける機会を失うことになりかねなかった。

この例を見て、悲惨さ以外に何か注目に値することがあると考える医師はほとんどいないだろう。おそらくは、この特定の患者の治療における不運な医療過誤の話だとみなすのではないだろうか。それと同時に、ミスなく医療行為をおこなうことなど不可能だとも思うだろう――このような残酷な結果を手にする人が少人数いるほうが、脳卒中後の適切な処理をおこなわなかったために、より多くの人命が失われるよりましだ、として。

問題は、医師たちが良心の咎めを感じずにすみ、最新の権威あるガイドラインに描かれた、手に入る限り最良のエビデンスということになっているものに従えることと引き換えに、ビルが耐え忍ばなければならなかった辛苦は、例外どころか、急激に臨床の典型になりつつあるということだ。かつては、一般化の犠牲となる人の数はほんの少しだった。たとえばワクチン接種の場合、はるかに多くの人々を救うという希望のもとに、ワクチンが誘発する傷害をごく一部の人に負わせることを、医療は是としていた。しかし、こうした精神は、急速に変わりつつある。

たとえば、シーラの例を見てみよう。彼女は一九六〇年代に不安症と広場恐怖症を抱えていた――いまだったら、おそらくパニック発作と診断されたにちがいない。シーラは長年にわたり、不安症に対してほぼ自動的にベンゾジアゼピン系薬剤を処方するという慣行に巻き込まれ、その薬に依存するようになっていた。不安症とベンゾジアゼピンへの依存が、広場恐怖症をもたらしていたのである。彼女は外に出ることに恐怖を感じて、家に閉じこもった。

それから二〇年後に夫が他界したとき、シーラは子どもたちに頼りきりになるのではないかと、だれもが心配した。しかし驚いたことに、彼女は自分の力で新たな生活を切り拓いたのである。子どもたちから少し離れた場所にアパートメントを購入し、過去二〇年間やってこなかったようなやり方で、人と交わるようになったのだった。

一九八〇年代になってベンゾジアゼピンの依存性に警鐘が鳴らされると、多くのプライマリケア医師は、患者に投薬する医薬品を低用量の抗精神病薬または抗うつ薬に変えるようになったが、シーラの新たな担当医も例外ではなかった。

私が初めてシーラに出会ったのは、抗うつ薬として選択的セロトニン再取り込み阻害薬（ＳＳＲＩ）が一挙に導入されたころだった。担当医が、薬物治療の評価のために、彼女を私のところに回してきたのである。私は抗精神病薬と抗うつ薬の組み合わせではなく、ＳＳＲＩを処方した。当初、シーラの状態はとてもよくなった。しかしそのすぐあとに、歯ぎしりを始めたので、別のＳＳＲＩに切り替えた。が、今度も当初は状態がよくなったものの、歯ぎしりと落ち着きのなさがふたたび始まった。同じことは、当時入手可能だった四種類のＳＳＲＩすべてについて生じた。

歯ぎしりは非常に激しい痛みをもたらしたため、シーラは義歯を抜かなければならなかった。義歯がなくなった彼女は、いっそう人目を気にするようになり、引きこもりがちになった。こうして彼女は、二〇年以上暮らした殻にふたたび入り込んでしまったのである。そこで私は、薬を従来の抗うつ薬の一種に戻すことにした。そうした薬を低用量服用することによりシーラの不安症は緩和され、歯ぎしりも落ち着きのなさも解消した。その後、私たちは一〇年近くにわたり定期的に会った。そのあいだ彼女は、デリケートなバランスを保っていた。

ところが八〇歳になったとき、シーラは「発作」を起こして病院に運ばれた。心電図には不確定の変化が現れており、それは軽度の心臓発作を示していた可能性があった。シーラは退院したとき、ＳＳＲＩとスタチン系薬剤の両方を投与されていた。病院の医療担当チームがＳＳＲＩを処方した理由は、彼女が服用していた旧来の抗うつ薬より心臓血管系に対して安全だとされていたからだった。スタチン系薬剤が処方されたのは、コレステロールの値が高かろうが低かろうが、心事故を起こした患者全員に、スタチン系薬剤を処方することが、国際ガイドラインで推奨されるようになったからである。

シーラはいまや、二種類の問題を抱えることになった。歯ぎしりがふたたび始まり、両脚がひどく萎えて痛んだため、思いもかけないところで転んでしまい、買い物に行くことも友人に会うこともできなくなった。彼女を診るように依頼された私は、彼女の脚の弱まりと痛みを引き起こしていると思われるスタチン系薬剤の服用を停止し、以前服用していた抗うつ薬に薬を戻すように提案した。こうして彼女のプライマリケア医師は、私の助言と医療チームからの相反する指示に直面することになった。そして選んだのは、スタチン系薬剤とSSRIの処方を続けることだったのである。おそらくこの医師にとって考慮すべきことは、治療により傷害が出ても命を長らえさせるか、あるいはより良い生活の質を保ちながら早死にするリスクを抱えさせるか、という点だっただろう。

私は二〇年以上にわたって患者に、彼ら自身にかかわるあらゆるやりとりの写しを渡してきた。シーラは、私がSSRIとスタチン系薬剤の投与を中止するように彼女の医師に勧めた手紙の写しを持っていた。彼女は、薬に関する私の考えが正しいと確信してはいたが、担当医に、私が勧めたとおりにするよう要求しはしなかったという。シーラは心配だったのだ。現在の自分の心もとない状況では、いつ救急治療が必要になる事態に陥ってもおかしくなく、その際には完全に担当医に頼らなければならなくなるだろうと。そして、自分がやっかいな患者になっていたら、すぐに助けの手を差し伸べてくれないのではないかという思いを振り切ることができなかったのである。言わば彼女は人質だったのだ——多くの患者がそうであるように。

シーラの医師は最終的に、SSRIが、以前服用していた抗うつ薬よりも心臓血管系に安全だという証拠はないどころか、むしろ脳卒中のリスクを高める危険性がある——とりわけ彼女が服用していたアスピリンと併用した場合には——という私の説明に納得した。そして以前の抗うつ薬に切り替えることで、シーラの歯ぎしりと落ち着きのなさは改善した。だが、彼女が回復することはついになかった。スタチン系薬剤は依然として処方され続け、彼女の脚の痛みと脱力感は持続したからである。不幸せで孤独感を募らせたシーラは、ついに老人ホームに入居することになった。

シーラの医師は、製薬企業の営業担当を診察室に招き入れるようなことは決してしていなかった。彼は製薬業界とは、まったく縁のない医師だった。にもかかわらず、この医師がとった行動は、業界が望んでいた行動そのものだった――そして、彼の目の前で患者が明らかに示していた問題にはまったく気づいていなかったように見えた。この医師が抱えていた問題と、シーラとビルが直面した問題には、共通の原因がある――アメリカとヨーロッパの双方で、医療機関により策定された一連のガイドラインだ。こうしたガイドラインはそもそも、医学的ケアを向上させ、企業のマーケティングに対する防波堤となることを願って策定されたものだった。しかしこうしたガイドラインこそ、最良のケアを提供したいという医療上の本能を利用して最新の医薬品を処方させる手段になっていることがあまりにも多いのである――たとえ最新薬の効果が従来の薬に比べて劣り、より多くの副作用をもたらすものである場合でも。

自由裁量の終焉

二〇〇九年が終わろうとしていたとき、医学誌上で論争が勃発した。ロシュ社が製造する抗ウイルス薬「タミフル」（一般名オセルタミビル）に関する論争である。タミフルは数年間にわたり、まず鳥インフルエンザ、次に豚インフルエンザの大流行を恐れた西側諸国の政府に大量に備蓄されるという幸運に恵まれていた。発表された研究によると、タミフルは本格的なインフルエンザが発症する可能性を低減し、発症したインフルエンザ症状の発現期間を短縮し、入院が必要になったり脆弱な集団では死者さえ生じさせたりする気管支炎や他の呼吸器系障害といったインフルエンザの二次性合併症を軽減するように見えた。だからこそ、すべての西側諸国の政府やアメリカの疾病予防管理センターのような機関は、タミフルの広範囲な使用に依存するインフルエンザ管理方法を医師に推奨する勧告書を策定したのだった。問題は、こうした勧告書を作成する際に基づいたはずのデータにアクセスすることがまったくできなかったことだ。さらには、発表されたのは、おこなわれた臨床実験のほんの一部でしかないことも、そして、発表された論文の内容には、ゴーストライターが大きな役割を果たしていたことも、徐々に明らかになってきていた。(1) 資料がパブリックドメインにリークされるにつれ、タミフルの有効性はより低く、その使用はより危険性をともなうものであるように見えてきた――患者の部分集団で神経学的問題を誘発するだけでなく、自殺行動を引き出すように見えていたのである。しかし、さらなるジレンマも視野に入ってきた。政府はすでに何十億ドルもこの薬に費やしていた。エビデンスのほんの一部しか見ていなかった薬、しかも設計されたとおりに機能しない可能性のある薬に何十億ドルも費やしたことを政府は認めるだろうか？　果たして、あらゆるデータを放出するようにロシュ社に圧力をかけるだろうか？(2)

データの隠匿は、たとえ法的に見逃されたとしても、科学の根本的規範を侵害する。多くのレベルにおける公共政策が科学的データに基づく――あるいは基づこうとしている――今日、このような侵害は、医師が提供する個々の治療から、国内および国際的保健医療の決定にまで、いよいよ多くの悪影響を及ぼすようになった。私たちが相談する医師と私たちが受ける医学的ケアの品質に対して、医療データの隠蔽がどのように直接悪影響を及ぼしているかを知るには、日常的な医療行為の二つの局面を調べることが必要だ。すなわち、ガイドラインの使用増加とそれらが何に立脚しているのか（本章のテーマ）、および「はじめに」の章で出会ったドクターNのような診療医が頼りにしている測定技術の裏に横たわる利益（次章のテーマ）である。

ガイドラインの進化は、私の口からじかに説明するのが一番だろう。そのためこれからメンタルヘルスの不調についてガイドラインが策定される経緯を見ていくことになるが、ここでつまびらかにする話は、他の医療分野で生じている展開にも共通するものだ。ビルとシーラを陥れたのも、まさにそうした展開だった。どんな医療分野にいる医師も、いまや、確立されたガイドラインや標準をこれまで以上に考慮しなければならない状況にある。しかも、目の前にいる患者の利益に反してそうしなければならないことも少なくない。万一患者が医師に対する不満を訴えたり訴訟を引き起こしたりしたときに、所属する医療サービス機関のマネージャーや法的システムが判断の拠り所にするのも、こうしたガイドラインだ。

さて話は、一九九三年に、ヤンセン・ファーマスーティカル社が新たな抗精神病薬「リスパダール」（一般名リスペリドン）を売り出そうとしたときに始まる。この薬の発売前のＦＤＡ審査は次のように結論づけていた。「リスペリドンが、安全性や効果の点において、ハロペリドールや他のすでに販売されている抗精神病薬を上回るという印象を与えるようにデータが提示された場合には、第五〇二条に基づき、リスパダールの広告、販売促進、あるいはラベルづけは、虚偽で、誤解を招き、公平なバランスを欠くものであるとみなす[3]」

リスパダールから、リリー社のジプレキサ、アストラゼネカ社のセロクエル、ファイザー社のジオドン（日本では未承認）、ブリストル・マイヤーズ スクイブ社のエビリファイ（日本では、同薬を発見・開発した大塚製薬が販売）や他の医薬品まで一九九〇年代に開発されたすべての抗精神病薬において、市販前臨床試験で比較対象となった薬は、初期の世代の抗精神病薬の一つで、すでに特許が切れていたハロペリドールだった。これらの企業はすべて、臨床的な必要量を超える用量のハロペリドールを使って臨床実験をおこなった(4)。ハロペリドールを比較対照薬に使用することについて表明された論理的根拠は、それが市場をリードしている薬だから、というものだったが、表明されていなかった論理的根拠は、新薬の副作用プロフィールが芳しくないものだったため、マーケティングの観点から見ると、新薬をよい薬に見せることができる最大のチャンスは、高用量のハロペリドールと比較することだったからである。このような比較は、新薬を市場に参入させるときに使われる常套手段だ。たとえ新薬が、スタチン系薬剤だろうが、降圧剤、鎮痛薬、骨粗鬆症薬、胃腸疾患治療薬だろうが、何らかのパラメーターにおいて新薬に劣る点があることがすでにわかっている旧化合物の製剤と比較すればいい。

一見すると、FDAの注意書――後続の抗精神病薬についても発行されただけでなく、やや異なる形で、コレステロール低下薬のスタチン系薬剤、胃腸障害治療用のプロトンポンプ阻害薬、最新の降圧剤、鎮痛剤のCOX2阻害薬、あるいは骨粗鬆症治療薬のビスホスホネートについても発行されている――は、新薬を売り出そうとしている製薬企業には支障になるように思える。とりわけリスパダールの場合は、従来の薬に比べて、最大五〇倍も高くつく薬だったのだから。

とはいえ、従来の薬に比較してとりわけ効果が優れているわけではない新薬を人々に服用させる方法はたくさんある。なかでも新薬は、旧薬が失ってしまった優れた効果をそなえているという希望と共に売り出される。だからこそ、人々はそれを欲しがるのだ。しかし、この希望を価格の上乗せにどう利用する？　新薬の効き目が旧薬と変わらないのに二五倍から五〇倍までの価格をつけるというのは賢いやり方だろうか？　患者は、こうした希望にすがりつく。そして製薬企業が近年とるようになったアプローチの一つは、患者グループを形成させて、新薬のロビー活動をさせることだ。患者団体は、最新かつ最良の薬物治療の利用がコスト削減の名のもとに拒絶されているという見方に染まりやすい立場にある。医師たちは――そして今日ではもっと重要なことに、政治家たちや保険会社たちも――経済合理性のために最新最良の薬物治療を受けるチャンスが拒絶されているのではないか、という弁の立つ患者の質問に抵抗するのはむずかしい――「先生、もし患者があなたの家族だったら、どの薬を処方しますか？」

患者の望みと期待は、製薬企業が新薬を市場にもたらすうえで有利に働く。しかしこれに加えて一九九〇年代からは、多くの国における医師たちは――保健維持機構（アメリカの医療保険システムの一つ）で働いていようが、国民皆保険制度のもとで働いていようが――、医療機関で処方できる薬とできない薬とを指示する処方集（承認された薬のリスト）に従わなければならなくなってきている。こうした処方集は、医療費が際限なく上昇を続けており、その主要原因の一つは薬剤のコストにある、という見方に呼応して編み出されたものだ。処方集の冒頭には、医師は可能な限り廉価なジェネリック薬を、薬価が高いブランド化合物に優先して使わなければならないという原則が記載されていることが多い。指針は、エビデンスに基づくことと、コストを抑えることを目的に作成されているが、いくらかの妥協の余地も残されている。そのため、たとえば新薬の価格が高くても旧薬より明らかな効果があるような場合には、新薬が承認薬のリストに含められることになる。処方集を策定するにあたっては、業界にまったく関連を持たない薬剤師や医師が下す判断が、不必要な新薬の市場参入速度を一般的に遅らせることができると考えられたのだった。

コスト管理について見ると、一九九〇年代以降、保健サービス管理者や他の者たちは、少なくとも理論的には、医療経済学を利用して、新薬が価格に見合う価値をもたらしたという企業の主張を審査することができた。そしてもちろん、市場が本当に自由市場で、複数の異なる企業がそれぞれ新たな降圧剤や骨粗鬆症薬などを市場にもたらしたのであれば、競争原理が働いて新薬の価格を低下させていたことだろう——一九六二年のキーフォーヴァー上院議員を皮切りとして、多くの人々が主張し続けてきたように。[5] しかし、一度としてそうなることはなかったのである。

リスパダールや他の新たな抗精神病薬に関するFDAの裁定が下されたのちの一五年間、こうした新たな抗精神病薬のどれ一つについても、安全性と有効性において旧来の薬を上回ることが示された独立したエビデンスは存在しない——新たな薬物治療のコストは、旧来のものに比べて、五〇倍から八〇倍にもなるというのに。[6] 一方、その間、企業は実質的に医学界にかかわるあらゆる者を旧来の抗精神病薬から新たな抗精神病薬の信者に変え、新たな薬はすべて病院の処方集に含まれることになった——いったい、どうやってそんなことができたのだろうか？　もっと一般的に言えば、企業はどうやって、新たな抗精神病薬の販売をこれほどまでに成功させることができたのだろう？　医療費の高騰があらゆる人をコストに敏感にし、ガイドラインが建て前どおりにエビデンスに基づくなら、ＦＤＡと同じ結論に達すると予想されるときに？

このなぞなぞの答えの一部は、すでに見てきたように、特定の医薬品に対する医師の考え方に影響を与える人々のグループ、すなわち医学者たちの存在だ。規制当局は、医学者が口にする意見を規制することは一切できない。そして製薬企業は、こうした医学者をオピニオンリーダーに仕立てることがよくあるのだ。リスパダールのような抗精神病薬、リピトールのようなスタチン系薬剤、ネキシウムのようなプロトンポンプ阻害薬について、医学、精神医学、薬理学や総合診療の学者たちは、講演で好きなように語り、医学誌で気の向くままに報告をおこなうことができる。企業は広告に、たとえば、リスパダールはハロペリドールより効果が優れているという主張さえ盛り込むことができる——その主張が、企業ではなく学者によってなされていることを明示する限り。そうした広告には脚注がつけられ、有効性を主張した論文名が記載されるだろう——それはおそらく、ゴーストライターによって執筆されたものにちがいない。

これよりさらに効果的なマーケティングテクニックは、雇われ殺し屋ではない医学者の支援を引き出すことだ。こうした医学者は自らを、企業のマーケティングに断固反対する者だとみなしており、そうしたマーケティングを第三者の策定による治療ガイドラインの枠で規制したいと考えていることも少なくない。実際、企業がリスパダールからリピトール、バイオックス、ネキシウム、フォサマックスまでの新薬を世界でもっとも儲かる薬に変えることができたのも、もっとも企業から遠いところにいる独立した医学者をガイドラインによって操作することができたからだ。

コンセンサス会議

一九八〇年代には、薬物治療や他の治療法に関して論争が生じているときに、異なる見解を持つ代表者たちを一堂に集めてコンセンサスを形成させることは、製薬業界になんの利害関係も持たない医学者の多くにとって明らかに論理的な行為に思えた。そして、こうした考えが、臨床診療のためのガイドラインの策定を目的としたコンセンサス会議を生み出すことになったのである(7)。当初、こうしたコンセンサス会議は、製薬企業のマーケティング部門の行き過ぎた行為を規制する手段になるように見えていた

──もし代表者たちがすべてのエビデンスを審査すれば、新薬の有効性はマーケティングの誇大広告が示しているよりずっと低いことがわかるにちがいないと。かくして、関節炎から統合失調症までの疾患を治療する新薬の治療ガイドラインを策定するために、医療界全域にわたってさまざまなグループが会議を招集したのだった。

当初、こうしたコンセンサス会議の組織者は、医師を支援するための「ガイダンス」の作成を目指しており、医師に厳格に守らせるガイドラインを策定しようとしていたのではなかった。それから二〇年が経ち、いまでも名目上、医師に対するガイダンスを提供してはいるが、この支援は、かつてロナルド・レーガンがもっとも恐ろしい英語の表現だと言ったもの──「私は政府の人間だ。あなたを支援するためにやってきた」──と同じような支援になってしまった。

一九九五年に、ヤンセン・ファーマスーティカル社を代表してカタリスト・ヘルスケア・コミュニケーションズ社がロンドンで開いたコンセンサス会議に私が招かれたころには、製薬企業はガイドラインに制約を受けるどころか、もろ手を挙げてそれを歓迎するようになっていた。このロンドンの会議に招かれた他のメンバーは、著名な精神科医、薬学者、経済学者だった。そのなかには一人として、製薬業界の友人だとみなされる者はいなかった。私たちは、リスパダールに関してヤンセン社がおこなった臨床研究の発表結果を見せられた。議論を封じたり、研究に反する関連資料の持ち込みを阻止しようとしたりする気配は、まったくなかった。

会議では、リスパダールに関して発表された研究に基づき、臨床試験で判明した結果──それらはみな著名な医学誌で論文として発表されていた──が実際の臨床診療に適応されたらどうなるか、ということが議論された。救急医療の病院からの退院率や、それより長期のケア施設からの退院率、そして再入院率にはどのような影響が出るだろうか、と。こうした結果におけるリスパダールの原価計算には、旧来の薬に比べて顕著に高い価格が使われた。にもかかわらず、長期的には、リスパダールを処方したほうが従来の薬より安くつく、という結論が導かれたのである。私には、この結果が道理にかなっているとは思えなかったし、実際にリスパダールが使用されている臨床の現場で目にしたこととも一致していなかった。こうした「所見」が本物なら、リスパダールを服用していた患者は明らかにもっとずっと良くなっていていいはずだった。

カタリスト社がこのトリックをやってのけた方法を見ると、製薬企業がこうした結果を手にできることは、ほぼ確実に保証されているという事実が明らかになる。その理由は、ガイドラインが基づいているのは、企業がおこなった臨床試験の結果だからだ。ガイドラインを信頼しうるものにするには、ガイドラインの推奨者が、妥当な臨床試験データすべてにアクセスできることが必要だ——まさに企業がそうできるようにすると主張しているように（しかし、実際にはそうしていない）。この想定に基づき、エビデンスに基づく医療の擁護者は、データに基づいている限り、会議参加者の個人のバイアスやグループの集団バイアス、あるいはそれが企業がおこなった臨床試験であるという事実から生じるどんなバイアスも、最終的な結論にはほとんど影響を与えないと考える。放射線専門医のグループ、すなわち製薬企業の影響を受けておらず、場合によっては製薬業界に敵意を抱いているがエビデンスには従うつもりでいるような医師のグループでさえも、患者の薬を旧来の薬からリスパダールに変えることは医療費の節約になるというこのコンセンサス会議の結論と非常に近い結論に達するはずだ。このコンセンサス・グループ会議の結果は、リスパダールには価格に匹敵する価値があると主張する論文にまとめられて発表された。(8) そのあとの数年間、ジプレキサや他の抗精神病薬についても、同じような会議の結果を発表する論文が続いた(9)。

それから一年と少し経ってから、私はもう一つのコンセンサス会議に招かれた。今度も、ヤンセン社とリスパダールに関するものだった。会議の手続きも同じだった。会議参加者のもとにはリスパダールについて発表された臨床試験すべて、および他の新たな抗精神病薬の臨床試験に関する発表論文一式が送られてきており、こちらから依頼したそれ以外の書類も、スムーズに送られてきていた。これらの資料に基づき、私たちは、長期療養および他の治療状況下での統合失調症患者にとって最適で、もっとも費用対効果が高い第一選択薬は何かと尋ねられた。ここでも、臨床試験のデータに基づくと、リスパダールは有望な薬に見え、「私たちの所見」は、参加者の名前を冠して、主要な国際精神薬理学学会の学術集会で発表された(10)。

このコンセンサス・グループがおこなったような薬剤経済評価の目的は——少なくとも表面上は——医療処置の原価計算をおこなって、価格に見合う価値をもたらすものがどれであるかを見極めることにある。当時、医学的ケアで実際に起きていることは、まだほとんど理解されていないのだから、医学界にいる私たち医師には、経済学者ができると主張しているようなことはできない、という声がいくつか上がっていた。しかし、医療業界は明らかに、この新しい学問を導入しようとしていた。医薬品は保健医療において、自動車がより大きな経済で果たしている役割を担うため、環境や医学的ケアの劣化について原価を計算するのは無理だとしても、医薬品や車については計算できるとして。

このようなコンセンサス会議にかかわるようになる前に、私は、医薬品の経済評価はインチキ科学だとみなす立場を明らかにしていた。それは、一連の新たな抗精神病薬の最初の薬として一九八九年に販売された「クロザリル」に関する論争のなかで表明したもので、クロザリルは年間一〇〇ドルの旧薬に比して年間約一万ドルもかかるという値札がついていたにもかかわらず、費用対効果があると主張されていたからである。(11) クロザリルが設定した基準価格は、もし大きな抵抗に遭わなければ、それ以降市場に導入される抗精神病薬の基準価格となり、患者個人と医療制度の双方に甚大な悪影響を与えることになるのは必至だった。

企業のマーケティング戦略の一環として、抗うつ薬の経済評価も、一九九〇年代から頻繁におこなわれるようになった。こうした経済評価は、たとえばプロザックのような薬は、旧来の薬が年間一〇〇ドル（あるいはそれ以下）ですむところ年間一〇〇〇ドルもかかるのだが、それでも価格に見合う価値があると主張するための手段だった。(12) 私は同僚と共に、このような価格は、より大きな利幅を持つ抗精神病薬の場合よりも、保健サービスに深刻な悪影響を与えることになると反論した。なぜなら、抗うつ薬を処方される人は、抗精神病薬を処方される人よりずっと数が多いからだ。(13) これはだれが見ても明らかなことであるにもかかわらず、ほかに声を上げる者はいなかった。ＳＳＲＩや他の新たな薬物治療が医療費の節約になると主張する論文が主要学術誌に掲載されるなか、異議を申し立てる者はいなかったのである。

私がこうした立場を公表していたことを考えると、企業の担当者が、私を経済評価とコンセンサス・ガイドラインに関する会議に招くことに不安を感じなかったという事実は興味深い。皮肉なことに、その数年後、英国国立医療技術評価機構（ＮＩＣＥ）の外部専門家が、ＮＩＣＥが策定していた抗うつ薬のガイドラインに関して私に相談することをＮＩＣＥに勧めたとき、その提案は却下されたのだった。ヒーリーは、こと薬に関しては、あまりにも反企業的だ、というのがその理由だった。どうやら私は、ＮＩＣＥにとっては反企業的すぎるが、製薬企業にとっては申しぶんない人材であるらしい。

では、なぜこうした会議に参加するのか？　まず、儲かるということがある。傍で見ている人の多くにとっては、ガイドライン会議で従来の薬よりも特許が切れていない薬が繰り返し推奨されるのは、ほぼ不可解に近い現象だろう。外からは、こうした会議の参加者が製薬企業から報酬を受け取っている事実はこの現象の唯一の説明とも思えるだろう。そうでなければ、あの学者が、他の場所で提唱していることと反対にとれるようなことをガイドラインで推奨しているように見えるのは、どうやって説明すればいい？

もう一つの要素としては、私たちの多くは活発な動きが生じているところに同席したがるもので、業界はそうした活動、少なくとも活動らしく見えるものをお膳立てするのが非常にうまいのである。さらなる要因は友情である。コンセンサス会議のような会合で出会えば、論文で意見を戦わせた者同士であっても、たいていは仲良くなる。実際に出会って友情が深まれば、自分と対立する意見の根拠がどこから来ているのかがわかったり、見解の差異を埋める方法がわかったりするものだ。企業は、巧みに友情を抱かせる――あなたに関する詳細を覚えていて、あなたが重要人物であるように思わせる。それに、業界との共同作業は汚点であるという印象は薄まり、いよいよ多くの人が業界と結びつくようになるにつれ、「彼ら」と「私たち」の差はどんどん消滅しつつあるように見える。現代の世の中では、利益相反は名誉のバッジになる。結びつく企業の数は、多ければ多いほど望ましい。

こうしたことはみな重要な問題ではあるが、報酬を受け取ることによる利益相反、友情、あるいは退屈しのぎといったものは、実は現状を説明するものにはならない。ここに、さらなる謎がある――企業が出資する会議から生まれるガイドラインは、製薬業界と何の結びつきもない会議が生み出すガイドラインとまったく違わないのだ。ゲームが自由市場のルールで競われようが、公共制度のもとで競われようが、結局は業界が勝つのである。

一つのガイドライン、一つの声

どちらのルールによっても企業が勝つ方法を明らかにするために、アメリカと英国の慣行を比較検討してみよう。とりわけ、独立機関による世界最高のガイドライン制度と広くみなされている英国国立医療技術評価機構（NICE）による英国のガイドライン制度と、アメリカのテキサス薬物アルゴリズム・プロジェクト（TMAP）の活動を詳しく見ていきたい。[14] TMAPは業界によって築かれた。NICEは、一つには業界を抑制するために設立されたもので、アルツハイマー病に対しておこなわれている現行の薬物治療に反する推奨をおこなったことで企業から訴えられるという栄誉を担っており、まさにオバマ政権が医療改革パッケージの一部に含めたいと望むような制度である。[15]

TMAPの設立は一九九四年。リスパダールがアメリカで販売された翌年のことだった。このプロジェクトはもともとヤンセン社が資金を提供して設立したものだったが、ほどなくして、他のすべての主要製薬企業も名を連ねるようになった。TMAPは、専門家が一堂に会し、抗精神病薬の使用におけるコンセンサスを導くことによって活動を開始したが、そののち、抗うつ薬と気分安定薬の使用を検討するために、さらに専門家パネルが構成された。このような顧問の多くは、それまでにヤンセン社やメンタルヘルス分野で活動している他の企業と結びつきがあった専門家だったが、彼らは高名な精神科医や精神薬理学者で、一人としてデータにアクセスできないことに不満を述べる者はいなかった。

最初にTMAPが策定した一連のガイドラインでは、販売されて間もない抗精神病薬――リスパダール、ジプレキサ、セロクエル――が、統合失調症の第一選択薬であると結論づけられた。次に策定したガイドラインでは、販売されて日の浅い特許薬のプロザック、パキシル、ゾロフトを、従来の廉価な抗うつ薬よりも、いまやうつ病治療の第一選択薬とすべきだと結論づけた。さらにガイドラインは、デパコートのような気分安定薬を、双極性障害の他の治療薬より優先するよう推奨した。いずれのケースでもガイドラインは、新しいほうの薬物を、従来の薬物より安全で有効性も忍容性（明白な副作用に耐えられる程度）も高い薬であると推奨していた。一九九九年にTMAPは、子どもの精神障害の管理に関する一連のガイドライン策定を専門家に依頼した――当時は、小児についても十代の青少年についても、使用が承認された向精神薬はなかったにもかかわらず(16)。

テキサス州を含め、アメリカのいくつかの州の議会には、公的施設で治療を受けている患者の治療に、TMAPが策定するようなガイドラインの適用を義務づける権限がある。エビデンスに基づいたガイドラインが本当に現状を反映しているのであれば、推奨された医薬品には長期的な費用対効果が望めるはずだ、というのがその論拠だ。テキサス州の議員は、たまにしか顔を合わせず、報酬も少なく、激しいロビー活動にさらされている。もしかしたら、そのようなロビー活動のせいか、あるいは医薬業界のロビイストたちが専門家たちのお墨つきである立場表明書を議員に見せることができたためか、一九九九年にテキサス州は、まったく反対意見なしに、統合失調症、気分障害、そして子どもたちに関するTMAPガイドラインを承認したのだった。こうして、州立病院で働く医師たちに、第一選択薬として新薬の処方を義務づけたのである。

このTMAPガイドラインは、そののち他の多くの州において採用された(17)。このようにして企業は、メディケイド（低所得者向け医療費補助制度）や他のプログラムが適用されている患者のますます多くが、最新かつもっとも高価な薬を処方され、その状態が維持され続けるという状況を効果的に築き上げたのだった。

その結果は知るに値する。二〇〇四年、テキサス州フルーガーヴィルに住む八年生（日本の中学二年生にあたる）たちに、心理学者によるスクリーニングが実施された。その際、一三歳だったアライア・グリーソンが、検査項目の一つである自殺行動の欄に「はい」と答えた。きっと「死んだほうがいいと思ったことがありますか」というような何気ない質問だったにちがいない。その結果、クラスの中でも活発な少女だとみなされていたにもかかわらず、この項目に印をつけたことでアライアは心理学者のもとに送られ、児童保護局によって家族から引き離されてしまった。そして、オースティンにある州立病院に入院させられ、病院に足を踏み入れてから数時間もたたないうちに、最高の治療を受けさせられていた――この状態がそれから九か月も続いたのである。TMAPの推奨に従い、彼女の治療にはすべて最新の抗精神病薬、抗うつ薬、気分安定薬が使われ、ちょっとした財産に匹敵する費用が注ぎ込まれた。これらの薬は、個々にではなく、最大五種類までの薬のカクテルとして毎日投与された。アライアの体重は激増し、さまざまな副作用をこうむり、改善はまったく見られなかった。結局、家族がようやく彼女を取り戻して、治療を中止させるには、丸々九か月かかったのだった[18]。

一九九七年から二〇〇四年のあいだに、テキサス州のメディケイドが抗精神病薬に費やした額は、二八〇〇万ドルから一億七五〇〇万ドルにまで膨れ上がった。二〇〇四年の七月と八月には、テキサス州に暮らす思春期の子どもたちの一九〇〇〇人以上に、抗精神病薬が投与された――製薬企業は、抗精神病薬を未成年者に販売する許可を申請していなかったにもかかわらずである。

二〇〇三年、ジプレキサはアメリカ国内で四三億ドルの売り上げを記録したが、その七〇％は、州の医療と他の公的医療プログラムからもたらされたものである。これを考えれば、すべての主要製薬企業には、公共セクターにおけるマーケティングを最大化するための部署があるという事実は、意外でも何でもないだろう。そして、二〇〇九年の調査で、メディケイドで治療を受けている子どもたちが抗精神病薬を処方される確率は、そうでない子どもたちより四倍も高いことが明らかになったのも、偶然ではない。(19)

とはいえ、こんなことは英国の公共医療システムではまさか起こっていないだろう、と読者は思われるかもしれない。英国ではおもなガイドラインはNICEによって策定され、NICEは身体疾患と精神疾患双方について、もっとも費用対効果の高い治療方法を推奨するという指示のもとに設立された機関なのだから、と。心臓病の治療だろうが、関節炎の管理だろうが、あるいは精神疾患についてだろうが、NICEのガイドラインを策定するパネリストたちはみな、コクラン共同計画の資源にアクセスすることができる。コクラン共同計画は、もともとイアン・チャーマーズによって英国で設立された独立機関だったが、いまでは多くの西側諸国にセンターが設立されるようになり、公表されたエビデンスの審査をシステマティックにおこなっている——あらゆる公表されたエビデンスを入手し、ある薬剤が他よりも優れているという印象を人為的に築くために重複して発表されたデータを、骨を折って一つずつ取り除いているのだ。NICEはまた、ガイドラインを策定する際に、さまざまな非医療関係者もメンバーに加えるように配慮している。こうすることにより、最新の治療を支持するうえで医師が抱えている潜在的バイアスを相殺しようとしているのだ。

このような配慮にもかかわらず、二〇〇二年に発表された、抗精神病薬の使用におけるNICEのガイドラインの結論は、TMAPと同じものになった——リスパダールやジプレキサのような新薬を旧薬に優先して使うべし、という結論である。(20) このニュースに接したリリー社は、NICEのシンボルとその声明をジプレキサの広告に掲載した。ジプレキサはいまや、ＮＩＣＥのお墨つきを得た薬になったのだ。ＦＤＡがアメリカ国内の製薬企業に違法行為として警告したことを、ＮＩＣＥはリリー社に許すことになったわけである。

どうしてこんなことになったのだろう？　第一の理由はこうだ――ＮＩＣＥはコクラン共同計画を通じて公表されたエビデンスにアクセスすることができたとはいえ、こうしたデータは結局、製薬企業に提出を求めた結果提供されるものと変わらなかったのだ。コクランセンターは、重複する内容の論文が山のように出回っていたことを明らかにしている。たとえば、統合失調症の治療についておこなわれたジプレキサの最初の四回の臨床実験からは、二三四編もの論文が生まれていた。そのほとんどすべてが、企業により執筆されたものだった。[21]論文の数を減らして実際におこなわれた臨床試験の数を明らかにすることは、ジプレキサがそなえているように見える有効性を制限する役には立ったが、ＮＩＣＥが下す全体的な評価にはなんの影響も与えなかったのである。

影響を与えた可能性のある事実は、四回のジプレキサの臨床試験から得られた厖大なデータのうち、二三四編の論文には含まれていなかったデータのなかにあった。論文では、自殺、糖尿病、コレステロール増加という副作用についてはまったく触れられておらず、肥満についてもほとんど記載されていない。統合失調症におけるこれらの臨床実験でジプレキサを与えられた患者たちの自殺率が、臨床実験の歴史のなかでもっとも高かったことを示唆した論文は、一つとしてない。実のところ、抗精神病薬が到来するまで、統合失調症患者の自殺は稀な事象だった。[22]また、これらの臨床実験に参加した患者が糖尿病を発症した率は、一般人口における糖尿病の自然発生率より三倍高かったという事実に触れた論文もまったくない。抗精神病薬が使用されるようになる前、統合失調症患者が糖尿病を発症するなどということは、ほとんど聞いたこともなかったのだが。[23]

論文は、ジプレキサを与えられた患者における肥満がどれほどのものであったかについても隠していた。体重増加は二〇ポンド（約九キロ）を超えることが少なくなく、一四〇ポンド（約六三・五キロ）にまで及ぶこともあった。また、こうした論文およびそれ以降の論文では、この薬が投与された疾患の種類によらず、ジプレキサがコレステロール値を他のほぼすべての医薬品より増加させている事実も、明らかにしていなかった——そもそもジプレキサが特許を取得した根拠の一部は、他の抗精神病薬よりコレステロール値を上昇させる可能性が低いという主張にあったのだが。

自殺、コレステロール、糖尿病に関する数値はみな、企業からFDAに提出された報告書のなかでは隠されていた。たとえ規制当局に提出された報告書のなかにそれらが記載されていたとしても、本当の数値が何であるのかを明らかにするのは難しく、データのかなりの部分も欠けているように見受けられた。[24] しかしNICEもTMAPもデータを入手しておらず、規制当局に提出された報告書すら入手していなかった。彼らは公表されたエビデンスだけに基づいて作業をおこなっていたのである。発表された論文を精査することだけからも、NICEは、新たな抗精神病薬が旧薬より優れている証拠はないという結論に達した。しかし、公表されたエビデンスは依然として、新薬は旧薬よりも高い生活の質（QOL）を提供し、副作用も低いと示唆し続け、生データはそれとまったく反対の結論を指し示していた。

こうした背景のもと、NICEは流動的な状況にも対処しなければならなかった。まず、NICEが旧薬の使用を推奨したとしたら、それまで何年にもわたってジプレキサとリスパダールの有効性を激賞し、このような薬は旧薬がもたらしていた恐ろしい問題のいくつかから患者を解放することになると主張する数百編の論文にさらされてきた臨床医や患者のロビーグループは、どう反応するだろうか。NI

CEはそれを考慮する必要があった。ジプレキサに関する二三四編の論文や、他の新たな抗精神病薬（リスパダール、セロクエル、エビリファイ、ジオドン）に関する数百編の論文は、こうしたプレッシャーを生み出すうえで大きな役割を果たしていた。NICEのパネリストのなかには、旧薬も新薬と同じぐらいの有効性があると個人的に考えた者もいたかもしれないが、そうした見解のエビデンスを提供するのは簡単ではない――とりわけパネリストは、もっとも確実な証拠を示しているデータにアクセスすることができなかったのだから。もしNICEが旧薬を支持する結論を下したとしたら、企業が後援している患者グループは、旧薬を使わなければならないと告げられて、医療制限だと声高に叫びだし、このいわゆる医療制限を医療民営化の根拠に利用しようとさえするかもしれなかった。もう一つには、医学誌が訴訟を恐れて製薬業界に批判的な論文の掲載を差し控えているのと同じように、NICEも、公表されたエビデンスに基づかない結論を下したら訴訟に巻き込まれる可能性があることをよくわきまえていた。それどころか、アルツハイマー病の治療に関するガイドラインのケースでは、公表されたエビデンスに基づいて結論を下したにもかかわらず、訴えられるという事態に陥っていた。噂によると、NICEは英国政府からも圧力をかけられていたという。もしガイドラインが製品を支持しないなら英国から撤退すると、複数の製薬企業が英国政府に通告していたというのだ[25]。

NICEのガイドラインは、二〇〇二年に策定された。その三年後、独立機関によりそれぞれアメリカとヨーロッパでおこなわれた二件の大規模臨床研究の結果が発表され、従来の抗精神病薬の有効性と忍容性はどの新薬とも変わらず、一部の新薬より優れていることが示された[26]。しかし、たとえ医師がこのエビデンスに従って従来の薬を処方したいと思ったとしても、目の前にガイドラインが立ちふさがる。ガイドラインの更新は、頻繁にはおこなわれないからだ。

私は数多くのガイドライン策定会議に招かれてきたが、一九九七年に、そのような会議を自ら招集する機会を得た。英国精神薬理学会（British Association for Psychopharmacology）の事務局長《セクレタリー》として、抗精神病薬を子どもに処方することにまつわる問題を調査する最初のコンセンサス会議を組織したのである。この会議を開催するきっかけになったのは、ＡＤＨＤ（注意欠陥多動性障害）の治療において医薬品が使われる頻度がとみに増していたためだったが、会議当日のおもな焦点は、子どものうつ病治療に絞られた(27)。

この会議と、それ以降おこなわれた小児科のガイドライン策定会議には、重要な違いがある。一九九七年の時点では、ＡＤＨＤを除けば、結果が公表された臨床試験はほとんど存在していなかった。さらに、うつ病に関して言えば、一九九六年時点の「臨床知《クリニカル・ウィズダム》」とは、子ども時代の不幸せ感は大人のうつとは異なるというものだった。すなわち、薬を与えることが一般に容認された答えではなかったのである。その結果、ガイドラインの最終原稿を執筆する際に重視されたのは、子どもを治療することであって、その症状を治療することではなかった。臨床医たちは、患者である子どもたちとその親たちのために、薬物治療と非薬物治療の双方を含めてあらゆる治療の選択肢を提供するように推奨された。そしてもし最初の治療の効果が発揮されていないように見受けられたときには、たとえ医師の気に入っている治療法でなくとも、代わりの治療法に切り替えることが推奨された。それは、指針《ガイドライン》というよりも、助言《ガイダンス》だった。

この会議にそなわっていたある特徴は、のちに興味深いものになる。私は自ら、パネリスト全員と複数の製薬企業を招聘した。スミスクライン・ビーチャム社も参加していたし、前章で見てきた、うつ状態の子どもたちにパキシルを投与したスミスクライン社の臨床試験「研究３２９」の治験責任医師も複数含まれていた。同研究は私たちがそのガイドラインを執筆していた時点ですでに完了していたのだが、私自身はその事実を知らず、それを知っていた他の参加者もごく一部だったろう。そして、会議当日には、パキシルについておこなわれたどの臨床試験についても、一言も触れられることはなかった。

それから二年後の一九九九年、ＴＭＡＰは、うつ状態にある子どもたちにＳＳＲＩの使用を推奨するガイドラインを公表した(28)。このころまでには、子どもたちにおけるプロザックの臨床試験の結果が報告され、ほかにも数種類の臨床試験が進行中であることが知られていた。二〇〇二年にＦＤＡは、子どもたちのうつ病治療におけるプロザックの使用を承認する。ＦＤＡはまた、グラクソ・スミスクライン社に対して子どもにおけるパキシルの使用を一時的に承認し、ゾロフトについても同じ措置をとる可能性が高いと思われていた。二〇〇二年の世界メンタルヘルスデーに合わせて『ニューズウィーク』誌に掲載された記事には、こう書いている――アメリカにはうつ状態にいる思春期の青年が三〇〇万人もいて、みな職を失ったり、離婚したり、アルコールや他の薬物依存症になったり、自殺したりするリスクの増加にさらされているが、こうしたリスクは、承認寸前の新しいＳＳＲＩのおかげで回避できるようになるかもしれない、と(29)。子ども時代の不幸せ感は大人のうつ病とは異なるという考えは、そこにはみじんもなかった。記事の論調は、薬物治療を怠ることは、命にかかわる感染症にかかった子どもに抗生物質を与え損なうのと同じだ、というものだった。

ＦＤＡは、成人に対するプロザック、パキシル、ゾロフトの使用を一九九〇年代初頭に承認した際、これらの薬物が子どもの治療に使用される可能性があることを指摘し、子どもにおける使用の安全性を確立する研究をおこなうよう企業を促した。その結果、これらの薬物についておこなわれた「非盲検試験」に関する七〇編以上の論文――そのすべてが薬物のすばらしさを主張していた――に押されて、子どもに処方されたＳＳＲＩの販売高は、一九九〇年代を通して徐々に上がっていった。非盲検試験とは、被験者がどの薬に割りつけられたかが医師にわかっている臨床試験で、患者自身に知らされる場合もある。こうした試験では、つねに治験薬に対するポジティブな結果が報告されるが、製薬企業はこのような試験の結果に基づいてＦＤＡから販売の承認を得ることはできない。承認の際に有効とされるのは、無作為化比較試験だけだ。

子どもに使用する医薬品については、どのような薬についても良好な臨床試験があまりにも少なかったため、一九九八年に発効したＦＤＡ近代化法（ＦＤＡＭＡ）により、子どもたちへの処方の安全問題を調査する研究を提出すれば、製薬企業は六か月間の特許期間延長の恩恵が受けられるという優遇措置が講じられた。企業は調査をおこなうだけでよかった。たとえその薬に有害性が認められたとしても、企業は依然として特許期間延長の恩恵を手にすることができたのである。ただしその際には、有害情報をラベルに記載することが求められた[30]。この特許期間延長措置は製薬企業にとって、自社製品が子どもたちに与える影響を調べた研究をＦＤＡに提出する意欲をいやがうえにも高めるものだった。というのも、パキシルやゾロフトの六か月間の特許期間延長は、優に一〇億ドルを超える追加利益をもたらしたからだ。それに、ＦＤＡが問題を見逃すチャンスは、いくらでもあった。

こうして、二〇〇三年にＮＩＣＥが小児期のうつ病治療のガイドラインの策定にとりかかったときには、子どもに投与したＳＳＲＩに関する無作為化比較試験の結果がすでに六件発表されていた[31]。新しいガイドラインは、子どもに対するプロザックと他のSSRIの使用を推奨することになると、だれもが思った。[32]これらの医薬品の使用はヨーロッパで急増しており、NICEの指示は水門を開くことになると予想されたのだった。

プロザックに関しては、リリー社が臨床試験を二件おこなっていた。子どもに対するTMAPガイドラインの策定に携わったテキサスのグレアム・エムズリーが、この二件の臨床試験にも関与していた。臨床試験では、治療の成功を判定する主たる測定値を明記することが慣例となっている。たとえば、特定の評価尺度の数値や血液検査の値などがその例だ。こうした測定値において治験薬がプラセボに勝ることができなければ、臨床試験の結果はネガティブであるとみなされる。これに基づくと、エムズリーがおこなった最初の臨床試験——一九九〇年に開始されたが、ようやく一九九八年になってから結果が公表された試験——の結果はネガティブだった。にもかかわらず、論文では、研究結果はポジティブだったとされたのである。[33]

二〇〇二年に公表された第二の研究結果もネガティブだった。この研究では、臨床試験が始まった最初の週に、プロザックに対して有害反応を示した子どもたちおよびプラセボに対して良好な反応を示した子どもたちが、研究から除外された。[34]臨床試験の初期の段階でプラセボに反応した被験者を除外することによって、治験薬に有利になるように細工するのは企業がよくやることだが、さらにこの小細工を一歩進めて、治験薬に曝露した最初の週に、その薬に対して悪い反応を見せた被験者を除外するなどということは、当時としても前例のないことだった。もしそうした被験者が臨床試験から脱落したのであれば、有害事象による脱落者としてカウントするべきで、研究データから完全に除外などすべきではない。しかしこの画期的なトリックはそれ以来、喘息、高血圧をはじめとするさまざまな病態に関して企業がおこなう臨床試験で、ますます利用されるようになっている。

パキシルについておこなわれたおもな研究であり、かつSSRIについておこなわれた最大の臨床試験は、第四章で見てきた研究329だ。これは、ネガティブな結果をもたらした臨床試験だったが、前述のようにサイエンティフィック・セラピューティックス・インフォメーション社のサリー・レイデンによって、パキシルの驚くべき有効性と安全性を実証する論文にすり変えられた。研究329に加えて、研究377も一九九〇年代に実施されたが、公表されないままになった。その後さらに二件の臨床研究が二〇〇二年に学術集会で発表され、双方とも、パキシルの安全性と有効性を主張した。[35]

第三の主要SSRIは、ゾロフトだった。FDAは、医薬品の市場での販売を承認する際には、比較臨床試験を二件要求する。ファイザー社は、臨床試験を二回実施したが、そのいずれにおいてもゾロフトはプラセボを負かすことができなかった。[36] 研究329と同様に、これらの研究もゴーストライターによって執筆され、論文は『米国医師会誌』(JAMA)に掲載された。そしてその過程で、一件のポジティブな研究結果に変えられたのだった——ゾロフトには効果があり忍容性も高い、と結論づけられたのである。臨床試験のデザインにより、ゾロフトに起因する問題は簡単には見抜けないように仕組まれてはいたが、それでもプラセボを服用した子どもたちに比べてゾロフトを服用した子どもでは、自殺行動や攻撃性を含む問題行動が二倍見られ、副作用による脱落率も三倍になっていた。[37]

二〇〇三年までには、一連の論文がみなSSRIには効果があると主張していたため、NICEの推奨が近々おこなわれるという見込みは当然のこととして受け取られていた。グラクソ・スミスクライン社は英国の規制当局(医薬品・医療製品規制庁、MHRA)に、子どものうつ病の治療薬としてパキシルを販売する認可を申請した。だが二〇〇二年一〇月と二〇〇三年の春に二本のBBCの調査報道番組が、パキシルの有効性に疑問を突きつけたのである。[38] 驚いたことに、MHRAはグラクソ・スミスクライン社のパキシル認可申請を取り下げ、この措置をバックアップするために、前例のない行動に出たのだった。すなわち、小児のうつ病の治療薬認可をとりつけるために複数の企業がおこなった一五件の抗うつ薬の比較臨床試験の詳細を、同庁のウェブサイトに掲載したのである。臨床試験の読み取り方にもよるが、一五件の試験のうち、一二件から一四件までの試験は、治験薬には効果がないことを示しており、総合的に見た場合には、治験薬が引き起こす自殺行為の率はプラセボに比較して二倍になっていた。掲載された研究を見れば、グラクソ・スミスクライン社が規制当局に提出していないデータがまだあることは明らかだった。[39]

ＮＩＣＥは二つの問題に直面した。まず、公表されたデータを使って作業していたところ、ＭＨＲＡが臨床試験の結果をウェブに掲載したために、さらに多くの臨床試験があったという事実が判明した。少なくとも一五回おこなわれた臨床試験のうち、結果が公表されていたのはたった六回だけで、公表されなかった臨床試験の結果は、みなネガティブだったのである。二番目の問題は、パキシル、プロザック、ゾロフトについて公表された臨床研究にも操作が加えられており、本質的にネガティブな研究だったものがポジティブな研究として示されることにより、治験薬に効果がないことを隠蔽して治療上の問題を覆い隠してしまったという事実が明らかになったことだった。こうした事実の発覚は、ＮＩＣＥの研究者たちに、賞を受賞することになる『ランセット』の論説「(ゆう) うつな研究 (Depressing Research)」を書かせることになった。[40] この論説は、もし企業が試験の結果を保留しデータを改竄するなら――そうした行為を小児における抗うつ薬の臨床試験で生じたケースのレベルにまで推し進めたら――すべてのガイドラインはどうしようもない立場に陥るという事実を指摘したものだった。そこでは言及されないままになったが、パキシルのような薬を子どもたちに投与することに対して正当な懸念を抱き、それがガイドラインと対立することになる医師にとって、職場がガイドラインを採用したら、自身の立場が一層難しくなることは明らかだ。そしてもちろん、あらゆる関係者のなかで最悪の立場に置かれるのは子どもたちである。

この危機を経験したNICEの関係者のなかには、ごく短い期間ではあったが、企業のおこなう臨床試験からエビデンスが得られた場合は、そのエビデンスの重要度を格下げすべきだと主張することを考えた者たちもいた。その時点までは、臨床試験の結果はすべてに勝るというのが、エビデンスに基づく医療のルールだった。企業が臨床試験データを選んで公表していることが明らかになったことで、企業のデータは、それまでみなされていたよりも、ずっと価値の低いものに見えてきたのである(41)。

しかし、NICEは結局、企業の臨床試験を格下げするという考えをあきらめた。NICEが逡巡した理由は次のようなものだった――子ども用の抗うつ薬という問題を経て策定されたルールは、たとえば、降圧薬や鎮痛剤や骨粗鬆症薬などについても適合するという確信が抱けるだろうか？ 製薬企業のエビデンスを格下げするとしたら、どこまで降格すべきだろうか――専門家の意見の上？ それとも下？ 企業のエビデンスは、実際どれほど無価値なのだろうか？ そして、認可を得るために必要だと主張して、ようやく製薬企業を臨床試験の場に引きずり込んだのに、いまここで彼らの頬を平手打ちするようなことをするのは得策だろうか？ そんなことをするよりも、企業の臨床試験を改善したほうが、ずっといいのでは？

さらにこの大失敗からは、ポジティブな結果が一つ生まれたように見えた。MHRAが公表したパキシルのデータは、BBCの調査で浮上したグラクソ・スミスクライン社の社内メモの内容――研究32

9はパキシルに効果がないことを示しているため、良好なデータだけを公表すべし――を裏づけていたのだ。二〇〇四年二月にFDAが開催した、抗うつ薬を子どもに処方することに関する公聴会の場で、私はこの事実を公表した。この情報はニューヨークの検事総長のオフィスに伝わり、彼はグラクソ・スミスクライン社を詐欺罪で訴えた。その結果、グラクソ・スミスクライン社は示談の一部として、同社がおこなったすべての臨床結果をウェブに登録することに同意したのである。

臨床試験を登録するというアイデアは好評を博した。医学誌は将来、中央の臨床試験登録機関に登録して一意（他に同じものがない）の識別子を取得した臨床試験の結果でなければ、論文を掲載しないようにするという意向を示した。このような識別子があったら、ジプレキサに関する二三四の論文の基になった臨床試験はたった四件しかなかったことを明らかにするのに役立ったはずだ。しかしながら、臨床試験の登録も、グラクソ社が臨床試験の結果を社のウェブサイトに掲載することも、実は根本的な問題の解決にはまったく役に立たない。企業は依然として、臨床試験の生データを公表していないからだ。

NICEは二〇〇四年に、ついに小児のうつ病に関するガイドラインを公表した。SSRIを治療薬として使用しないよう推奨したのである。二〇〇四年二月にはFDAが、前年九月の公聴会のフォローアップとして、さらなる調整聴聞会を二月に開いた。子どもにおける抗うつ薬と自殺行動に関するこれらの公聴会の結果、最大級の警告――黒枠で囲まれた警告文《ブラックボックス・ウォーニング》――を容器に記載して、薬が自殺行動を引き起こすことを警告する措置を企業にとらせることになった。そしてFDAは、パキシルもゾロフトも、そして他の抗うつ薬も、子どもへの使用については承認しなかった。

しかし、これは「終わりよければすべてよし」からは程遠いケースだ。子どもにおける抗うつ薬の使用は、私たちの科学的水準がどれほど凋落してしまったか、そしてそのことが、もっとも無防備な立場に置かれている人々をケアする私たちの能力をどれほど貶めてしまったかを示している。子どもたちにおける抗うつ薬の臨床研究は、科学的文献に記載された報告が伝えていることと、実際の生データが示していることのあいだにある、医学界でいままで知られてきたなかで最大の乖離を明らかにするものだ。とはいえ、この問題が、骨粗鬆症薬から、喘息治療薬、女性性機能不全、ＰＴＳＤまでを含む他の分野の治療に広がらないと考える理由はない。さらにこの一件は、医学界が一線を越えたことを示すもう一つの道標でもある。すなわち、公表された論文すべてが、ゴーストライターまたは企業の手によって書かれた唯一のケースなのだ。

これらの新しい抗うつ薬についておこなわれた一五件の臨床試験は、本来、比較試験をおこなう理由を示す有名な例として知られるべきだった――つまり、便乗する流れを止めるものとして機能すべきだったのだ。しかしそうはならず、企業は、ゴーストライティングとデータの選択的公表を駆使することにより、比較試験を売り上げ促進の第一義的手段にしてしまった。パキシル、プロザック、ゾロフトの使用を支持する論文は一流医学誌に掲載されたままになり、いまでもこれらの薬剤を子どもたちに承認適用外で使用するブームを推し進め続けている。[42] 研究３２９を医学誌から削除しようという動きがかつて起きたが、その試みは失敗に終わった。[43] そして、この研究はいまでも、子どもたちに対する抗うつ薬を推奨するガイドラインに組み込まれ続けているのである。

ＦＤＡの審査員だったエリック・ターナーは、現在市場に出回っている大人向けの抗うつ薬の市販認可をとりつけるためにおこなわれた比較試験の三分の一が、公表されないままになっていることを示した。しかし、それよりさらに心配なのは、公表された比較試験の三分の一は、ＦＤＡがネガティブだとみなした結果をもたらしていたにもかかわらず、研究３２９と同様に、企業がその結果をポジティブだと偽って公表したものであることだ(44)。

問題がまだオープンにされていない医学分野では、企業は公表した臨床試験結果を利用してガイドラインを掌握することができる――子どもに投与する抗うつ薬のケースでやってのけそうになったように。そしてこれから見ていくように、他の領域でもそれをやり続けているのだ。しかし、たとえ企業がガイドラインを手中に収めていないときでさえ、臨床試験やその結果としての論文は、私たちの考え方を変えてしまう。たとえば、抗うつ薬と子どもたちのケースでは、子どもが抱く不幸せ感は大人のうつ病とは異なるものかもしれないという考えは、もはやまったく考慮されない。今日そういった意見を表明しようとする者は、無名の医学誌に受理されたらもうけものと言えるだろう。

企業に掌握された双極性障害のガイドライン

入院治療が通常必要となる古典的な躁うつ病は、かつてもそうだったが、現在でも稀な疾患だ。最近でっち上げられた双極性障害はこの事実を曖昧にする一方で、企業がガイドラインを掌握する方法を明らかにする。古典的な躁うつ病で入院した患者は、躁状態にあるときでも、うつ状態にあるときでも、通常は病状が重すぎて比較試験の被験者として採用することはできない。とはいえ、奇妙に聞こえるかもしれないが、医薬品を用いるケアを含めて、その事実が優れた臨床ケアの提供に大きな支障をきたすことはないだろう。なぜなら、臨床試験が新薬の発見を導くようなことはめったにないからである。たとえば、最初の抗精神病薬、クロルプロマジンは、躁病の治療薬として一九五〇年代にパリで発見されたものだったが、それは、医師の目の前にいた患者にあまりにも明白な違いをもたらしたからであって、臨床試験が治験薬の効果を示したから発見されたわけではなかった。[45] それに続く四〇年間、躁病の患者に明らかな効果をもたらす抗精神病薬に比較試験を実施する必要があるなどと思う者は、医学界にはいなかった。

しかし、従来の躁病治療薬において、無作為化比較試験がおこなわれていなかったというこの事実こそが、製薬企業にこれらの古い治療薬を市場から追い出す黄金のチャンスを与えることになる。一九九〇年代になって製薬企業は、一連の新たな――そして従来の薬に勝る効果はなく、実際にはより重大な副作用を持つことが結果的に判明する――抗精神病薬を売り出しにかかった。それを可能にしたのは、治療ガイドラインの利用だった。

ではこれから、双極性障害を例にとって、具体的に起きたことをお目にかけよう。最初のステップは、ごく軽度の病態の患者で、かつ診断も明確に下されていない者を被験者にして、短期の臨床試験を実施することだった。評価尺度には、治験薬の鎮静効果がどれぐらい高かったかというようなことしか反映しない尺度が使われた。躁病の評価尺度では、強い鎮静剤はつねに「シグナル」を生じさせる。つまり、患者は薬の影響下にあるときに、活動性が弱まり、口数が減り、脱抑制（行動の抑制が効かなくなった状態）の程度が下がるのだ。しかし、自社の薬に抗躁作用があるとする承認をＦＤＡから取りつけるには、これだけで充分だ。このような臨床試験がおこなわれた結果、一九九八年に最初に作成されたＴＭＡＰのガイドラインから二〇〇六年に発行されたＮＩＣＥのガイドラインまでの全ガイドラインが、特許薬である抗精神病薬の使用を推奨することになった――そして従来の抗精神病薬は一つも推奨されていない。[46]

第二のステップは、たとえばヤンセン社が二〇〇三年と二〇〇四年に躁病に対するリスパダールの臨床試験をインドでおこなったように、倫理的に議論の余地のある臨床試験は、どこかよその場所でおこなうということだ(47)。この臨床試験はBBCに取り上げられ、西側諸国の臨床試験をインドに外注することの倫理面に疑問の声が上がった。患者は研究にかかわっていることを知っていたのか？　患者は研究に同意したのか？　患者は治験参加期間が満了すれば薬の投与が中止されることを知っていたのか――たとえ、その効き目が現れていても、と。そして問題は、倫理面だけに終わらなかった。『英国精神医学誌』の投書欄に寄せられたこの研究の妥当性を疑う投書の数は、同誌がそれまで掲載した他のどの臨床試験に関するものより多かったのである(48)。

この臨床試験もグローバル化する世界では、将来、スタチン系薬剤、降圧剤、鎮痛剤、抗生物質、そしてメンタルヘルスから呼吸器学までの実質的にあらゆる分野にかかわる薬の使用に関して、臨床診療を決定づけることになるエビデンスの大部分が薬の投与される環境とは非常に異なる環境で収集されるという事態を招きかねない。そもそも個々の薬剤の有効性と副作用は異なる民族ごとに著しく異なる可能性があることを別にしても、それが臨床診療に及ぼす影響は甚大だ。

臨床試験がインドや他の地域でおこなわれた結果、新しい薬だけが無作為化比較試験というお墨付きを手にすることになり、旧薬は、それが得られないままになった。今日のエビデンスに基づく医療という拘束衣は、ＴＭＡＰあるいはＮＩＣＥのようなガイドライン策定機関に見られるように、比較試験で得て公表されたエビデンスを、あらゆるものの最上位に位置づける――それも馬鹿げた程度にまで。それはまるで、有効性が比較試験によって正式に示されるまで、パラシュートは使えないと言うようなものだ。それだけではない。製薬企業のマーケティング部は、鉄壁の科学だとされる比較試験への私たちの陶酔をあてにし、それを利用して、ガイドラインの策定プロセスを握っている。

第三のステップは、チェックメイトにかなり似てくる。躁うつ病の場合、予防効果が確立されている唯一の薬物はリチウムだ。だが現代のガイドラインは、ガイドラインによって異なるが、ジプレキサやデパコート、および他の新たな抗精神病薬や抗けいれん薬も推奨している。しかしこれらの医薬品には、躁うつ病の治療薬としての認可が下りていないのだ。そんなことが起きた理由は、アボット社がデパコートをまず気分安定薬として強力に宣伝し、そのあとに抗けいれん薬と抗精神病薬の製薬企業がアボット社の例にならったためだ。「気分安定薬」という用語は、予防効果があるという期待を抱かせるが、これらの薬でそういった効果は示されていなかった。そのため、デパコートに躁うつ病の予防効果があると主張したら法に抵触することになる。だが、アボット社や他の製薬企業がわざわざ法を侵す必要はなかった。誉れ高いガイドラインが、主張してはならないと規制当局が禁じているデパコートの適用を推奨してくれたのだから。このケースでは、法律にしばられているFDAはガイドラインの策定者よりもずっと厳格だった。ガイドラインは、何ものにも勝る宣伝手段になってしまったのである。

最後のステップは、ガイドラインを利用して新たな疾患を作り出すことだ。一世紀以上にわたり、双極性障害に関する満場一致の臨床的見解は、この障害が思春期に発現することはときおりあるものの、もっとあとに発病するほうがずっと多いというものだった。ガイドラインの策定者たちが小児双極性障害に言及しなければならなくなったのは単純な理由からである。つまり企業が、双極性障害をわずらっているとレッテルを貼られた子どもたちに鎮静剤を与える臨床試験をいくつもおこない、その結果を発表していたからだ。こうした臨床試験が実施されたため、価値中立的立場にいるNICEは、二〇〇六年のガイドラインで小児双極性障害について言及しなければならなくなった。これによりNICEは、一世紀にわたって全世界で保たれてきた臨床のコンセンサスを侵して小児の双極性障害という概念を受け容れ、アメリカがすでに歩んでいた道をヨーロッパにも辿らせることになったのである。(49)

アメリカの医学界における双極性障害に対する熱狂ぶりには、一七世紀オランダのチューリップ狂時代を思わせるものがある。ほんの一歳の幼児が抗精神病薬を服用させられ、臨床医のなかには、子宮内診断の可能性について考えを温めている者さえいるほどだ。ガイドラインは、この流行を引き起こしたおもな原因となってきた。近年、一連の小児双極性障害コンセンサス会議がアメリカで組織された。その一つが、中枢神経系に作用する医薬品に特化した市場調査企業、ベスト・プラクティス社が組織した会議だった[50]。この会議は主要製薬企業すべてから資金援助を受け、会議が到達した推奨事項をまとめた論文はゴーストライターによって作成されたが、たとえその会議自体が企業からの資金援助を受けていなかったとしても、ゴーストライターの手で慎重に作り上げられた推奨事項により、結果はおそらく同じものになっただろう。双極性障害というレッテルを貼られた活発過ぎる、あるいは破壊衝動のある子どもたちについて鎮静剤の臨床試験をおこなえば、目に見える効果が生じる。その臨床試験の結果は、実質的にガイドラインを生み出すことになる。そして、ガイドラインがあれば、疾患は本物であるとみなされる。マーケティング企業がしなければならないのは、ガイドライン策定プロセスが時宜に適した方法で生じ、それを公表して広めるコンセンサス声明が作成されるようにすることだけだ。

ひとたび会議の参加者たちが、ガイドラインは臨床試験のエビデンスに基づかなければならないという合意に達すれば、会議室のテーブルに座っている参加者たちの目の前で、ガイドラインは自動的に作成されていく。双極性障害の治療に関して一九九八年にTMAPが策定したガイドラインと、二〇〇六年にNICEが作成したガイドラインは、ほとんど見分けがつかない。NICEは、二〇〇四年時には、BBCのテレビ番組のおかげで子どもたちをうつ病にするお先棒を担ぐことから救われたが、二〇〇六年に彼らを救うものは何もなかった。実は、二〇〇六年にNICEがTMAPとのあいだに境界線を引くことができなかった理由は、現在私たちが直面している医療問題を説明する大きな手立てとなる。

足元の現実問題《ファクツ・オン・ザ・グラウンド》

医療全体を通して言えることだが、たとえある種の学術論文がどれほど読者をまどわすように書かれたとしても、どんな研究も――一握りの例外を除けば――ある薬物が他の薬物に比べて優れているというような主張をおこなうことはできない。にもかかわらず、さまざまな医学分野では一連のガイドラインが、より新しく、より高価な薬剤を旧薬より優先して使用するように推奨している。たとえそれが善意から出たものだとしても、そうしたケースの場合には、ガイドラインが製薬企業に握られてしまったのではないかと疑ってしかるべきだ。

こうしたガイドラインの掌握は、むずむず脚症候群、女性性機能不全（FSD）、骨粗鬆症といった、臨床試験がそれまで実施されてこなかった疾患をターゲットにすることと、巧みな論文公表戦略とを組み合わせておこなわれる。こうすることによって企業は疾患をファッショナブルなものにし、見せかけの比較可能な有効性を作り出し、特定の治療選択肢を提唱する学者を選び出すことができるのだ。また、このような手段によって企業はガイドラインの中身もコントロールし、独立機関によって策定されたガイドラインでさえ、自社のマーケティング部門の手先機関のようなものに変貌させてしまう。

この力学は、FSDからPTSD、過活動膀胱、骨粗鬆症、骨減少症までの疾患を売り出すことにおいて重要な役割を果たしている。(51) FSDや骨粗鬆症といった治療薬が承認を受けることは、それ以降、医師たちがそれまでより効果的に治療をおこなえるということではない。それが意味するのは、ファイザー社、リリー社、そしてグラクソ・スミスクライン社が、そうした疾患を売り出すことができるようになり、その過程において、性生活の衰えや中年期の変化を疾患に変えられるようになった、ということだ。ガイドラインは企業にさらなる利益をもたらしてくれる。ガイドラインの存在により、そうした疾患を探し出して治療することが適切であると――というより、そうすることは絶対に必要だと――人々に思わせることができるからだ。製薬企業が出資し、ゴーストライターによって執筆された「科学的」論文は、選択的に公表される臨床試験の結果とともに新たな原材料となり、それに基づいて、のちに臨床的なコンセンサスがでっち上げられる。こと領土を併合することについては、ガイドラインという形のこの臨床的コンセンサスが、足元の現実問題を確定するのである。

では、ガイドラインが公表されると、何が起きるのだろうか？　医療施設を運営するマネージャーは、組織が説明責任を果たす際に拠り所とする基準を必要としている。現行のガイドラインが誤っているか否かというような問題は、彼らにとってはどうでもいいことだ。たとえ、ガイドラインの導入が医療上の効果をもたらさなかったとしても、マネージャーには関係ない――少なくとも組織上の役割から言えば。重要なのは遵守（アドヒアランス）である。

アメリカのテレビドラマ『ハウス』の第四シリーズに、ドクター・フォアマンが患者の致命的な疾患と取り組む有名なエピソードがある。彼は最終的に、その疾患を克服する非正統的な治療法を見つけて患者の命を救うのだが、病院を解雇されてしまう。彼の上司が言ったように、それは優れた医療《グッド・メディスン》だったかもしれないが、正しい医療行為《グッド・プラクティス》ではなかったのだ。ドクター・フォアマンは一人ではない。世界中の臨床医はいま、ガイドラインへの遵守度をマネージャーからますます問われるようになり、解雇される医師の数も増している。もし医師が、この表向きエビデンスに基づいているように見えるガイドラインは製薬企業のマーケティングを代行するものに他ならないと告げたら、マネージャーはどう反応するだろうか？

より新しくより高価な医薬品に対する支出を目にする、医療機関の財務部にいる会計士も、こうした薬の使用を推奨するガイドラインに直面する。それは独立した学術組織が策定したもので、表明されている理念の一部には、費用対効果を確実なものにすることが盛り込まれている。ガイドラインは、「エビデンスに基づく」ことにより、長期的に見て医療機関は出費を削減することができると約束する。なぜなら、このような薬剤はより良い疾患の治療結果をもたらし、効果が劣る薬に出費しないことによる節約効果も得られるからだ、として。会計士と病院経営者はこうしたことに興味を示す。だが、真実には目を向けていない。

ガイドラインの支持者は、そしてガイドライン自体も、医師はつねにガイドラインを遵守する必要はないと宣言している——これはあくまでも助言《ガイダンス》であり、絶対的な命令《ディクタート》ではないのだからと。(52) しかし、法医学関連の記事によると、ガイドラインからの逸脱はどんな場合でも、正当化が必要だという。臨床医はガイドラインが是認する治療法についてはカルテで弁明しなくてもよいが、それ以外のあらゆる「非正統的」な治療法については、それを使う必要性を明記して正当化したほうがよいと勧められる。だとすれば、何かを違う方法でやることは事務的な仕事を増やすことになり、医師は構えてしまうだろう。

診療報酬がガイドラインの遵守と結びつけられているような医療の現場では、ガイドラインには強制の意味合いが入り込む。製薬企業が（アメリカ国内で）宣伝をおこない、患者グループを作って、旧薬より優れていると信じる根拠など何もない新薬のロビー活動を繰り広げさせるような状況、そして現行のエビデンスがその状況のなかででっち上げられている状況では、強制の意味合いはさらに強まるだろう。ガイドラインの支持者は、ガイドラインをガイダンスとして推奨し、それがあらゆる疾患の治療結果の向上に資するという良い影響しかもたらさないと信じていた。しかし一連の研究によると、一概に言って、臨床医がガイドラインを遵守したかしないかは、平均すると治療結果に違いを生みださないようだ[53]。一九八〇年代にガイドラインが登場するや否や、それに反対する動きも浮上し、その動きは着実に成長してきた。

ガイドラインが強制的なものになりうるという懸念を臨床医の立場から発しても、冷めた反応に迎えられることが少なくない――もちろん臨床医たちは裁量権が侵害されるのではないかと不安に思うにきまっているさ、と。これは事実と言えなくはないが、肝心な点を見逃している。もし、ある治療法に本当に効果があるとすれば、患者を助けたいため、そしてまた抗しがたい利己心から、たとえガイドラインがどう言おうとも、効果のあるその薬を処方しない臨床医はまずいない。肺炎を起こしている患者にペニシリンを与えない医師や、真っ赤な顔をしてわめいている躁状態の患者に抗精神病薬を与えない医師がどこにいるだろう？

ガイドラインの潜在的な問題が最初に表明されたのは、ガイドラインという言葉など、まだだれも聞いたことがなかった一九五六年のことだった。最初の抗精神病薬であるクロルプロマジンの発見後、全米科学アカデミー（ＮＡＳ）と米国国立精神衛生研究所（ＮＩＭＨ）はこの発見に基づき、そこからどう前進すべきかを話し合うために会議を招集した。当時指導的立場にあったＮＩＭＨのエド・エヴァーツは、同僚にこう言ったという。歴史のアクシデントがなかったら、私たちはいま、この新たな抗精神病薬の用途は、早発性認知症《デメンティア・プレコクス》（統合失調症）ではなく、まひ性認知症《デメンティア・パラリティカ》（第三期梅毒）であるとして話し合っていたかもしれない、と。第三期梅毒の症状は統合失調症にそっくりで、クロルプロマジンは実際、症状改善に顕著な効果をもたらしたにちがいない。なぜならこの薬は、第三期梅毒につきものの幻覚や妄想をコントロールするからだ――おそらく死亡率の増加と引き換えに。しかし、この死亡率の増加は、薬の効果を実証する短期の臨床試験では明らかにならなかっただろう。

エヴァーツは聴衆に向かって、こう指摘した。新たな精神薬理学分野を前進させる推進力として採用されるようになった評価尺度も臨床試験手法も動物実験モデルのいずれも、デメンティア・パラリティカへの正しい解決策がクロルプロマジンや心理療法ではなく、ペニシリンであることに医師が辿り着くうえでは役に立たなかっただろうと。治療法をもたらしたのは、第三期梅毒が細菌感染症であるという理解だ。エヴァーツは、提案されている臨床試験という枠組みは大いに合理的な考えではあるが、産学共同体を生み出し、それが治療学の進展の息の根をゆっくり止めることになるだろうと予測した。(54)

エヴァーツに注意を払った者はだれもいなかった。彼は当時の精神医学界の指導者として会議にやってきたのだが、その後はあとかたもなくレーダーから消えてしまった――的中することになる一連の予測をあとに残して。それから五〇年が経ち、精神疾患による強制拘束は三倍に、重篤な精神疾患による入院は七倍に、全体的な入院率は一五倍になり、(55)統合失調症における自殺率は二〇倍に、(56)そして精神疾患患者における糖尿病などの疾患は、指数関数的に増加した。(57)アメリカでは、重篤な精神疾患患者における平均余命が劇的に低下している――一般人口に比して、最大二〇年分も短くなっているのである。(58)同じことは、こうした項目が測定されたあらゆるところで見いだされている。(59)そして、死亡率の上昇は、投与された向精神薬の量と相関しているのだ。(60)

本章では、メンタルヘルスに焦点を絞ったが、同じことは、ブロックバスター薬がある他の医学分野でも生じている。第二章で見てきた最初のブロックバスター薬、ザンタックと潰瘍との相互作用は、エヴァーツの予測を何よりも的確に裏づけている。バリー・マーシャルが、潰瘍はピロリ菌により引き起こされることが多いことを実証する前から、大勢の医師は潰瘍の治療に抗生物質を使ってきていた。もしマーシャルの発見以前に潰瘍の治療ガイドラインが策定されていたら、抗生物質を処方しようとした医師はみな、ガイドラインの存在ゆえに、より大きな訴訟リスクにさらされることになっただろう。

現行の心血管ガイドラインはみな、低比重リポ蛋白（LDL）を低下させるように求めている。製薬企業のマーケティングはこれを利用し、メルク社とシェリング・プラウ社が共同で販売した「バイトリン」（エゼチミブとシンバスタチンを混合した薬で、日本では未発売）を使えば、スタチン系薬剤だけの治療よりも、LDLコレステロールを低下させることができると示唆した。ガイドラインによる推進力は、バイトリンのマーケティングに貢献した。ただしそれは、バイトリンを処方しても死亡率改善の点ではなんの有効性もないことが臨床試験のエビデンスによって示されるまでのことだった[61]。ホルモン補充療法はコレステロールを低下させる手段としてガイドラインに盛り込まれたが、いまやこれは死亡率を増加させることがはっきりしている[62]。心血管ガイドラインもまた、血圧を最適にコントロールすることを求めており、企業のマーケティングは、それを達成する一つの手段として、アンジオテンシン受容体拮抗薬（ARB）をACE阻害薬に加えることを医師に勧めている。しかしいまでは、臨床試験のエビデンスにより、これも死亡率を増加させることが示唆されている[63]。

糖尿病の治療については、ガイドラインはグルコースを厳しくコントロールすることを推奨していた。グラクソ・スミスクライン社のアバンディア（一般名ロシグリタゾン、日本では未発売）は、これを可能にする薬として売り出され、その過程で同社に毎年何十億ドルもの利益をもたらしたが、他の医薬品を投与した場合に予想される心臓発作と死亡の件数を五〇〇件近く上回る件数が毎月発生していることが実証され、市場から撤収された。(64) グラクソ・スミスクライン社が、かつて子どもと大人双方におけるパキシルの臨床試験でしたように、アバンディアの場合もこうしたリスクを把握していて臨床試験データを隠蔽したのかどうかについては、第七章で検討していくように、米国上院による調査の焦点になった。(65) より全般的に見ると、このような糖尿病のガイドラインを遵守すると、厳格なグルコースのコントロールをそれほど重視しない治療を受けた患者群に比べて、死亡率と低血糖発作の出現率が高まることが大規模臨床試験によって示されている。(66)

特許薬をもっとも大量に消費する国、そしてもっとも権威のあるガイドラインにお墨付きを得た医薬品をもっとも消費する国は、アメリカである。しかし過去一〇年間、アメリカ人の平均寿命は他の先進諸国に着実に後れをとってきた。(67) この同じ期間、アメリカの医療費はどの国よりも増えた。第二次世界大戦前には、年間ＧＤＰの一％未満だった医療費は、いまや一七％を超えるまでになっている。こんな状況は、治療が効果を発揮していたら生じない。これは、第三期梅毒患者を治療していたクリニックや病棟にペニシリンが発見されたのちに生じた状況や、結核患者を治療していたクリニックや病棟に、ストレプトマイシンが発見されたあとに生じた状況とは異なる——つまり、患者は消え、ベッドは片づけられ、スタッフは再配置され、治療費は節約される、という状況ではない。政策立案者がエビデンス（たとえどれほどわずかなものでも）に従いさえすれば、人々の健康は向上し医療費は抑制される、というガイドライン策定者たちの約束は、果たされていない。

ガイドラインが命じるままにスタチン系薬剤や抗うつ薬や骨粗鬆症薬などを使った治療がなんの違いも生み出していない証拠に直面すると、ガイドラインを策定した者たちは、この失敗を薬物治療の導入時期の遅さに帰すことがある。二〇〇八年七月、全米小児科学会（American Academy of Pediatricians）は、子どもの健康に関する新しいガイドラインを公表した。このガイドラインでは、ほんの八歳にしかならない子どもたちについてコレステロール上昇のスクリーニングをおこない、スタチン系薬剤を使う治療を考慮することが推奨された[68]。その裏づけは、できるかぎり早くから治療をおこなえば、違いが生み出せるというものだ。同様に気分安定薬の提唱者も、薬の効果が生じない理由を投薬開始時期の遅さに帰すことがよくあり、一層低年齢の子どもたちのなかで疾患を見つけて治療するように推奨している。疾患が固定化すると治療が難しくなるから、というのだ。

データが民間の手に握られた世の中で、利益相反をもたない機関によるしっかりした医薬品評価をおこなうことは果たして可能か、という問題を臨床医や他の者たちが問うのは、驚くほどむずかしいようだ。小児うつ病におけるＮＩＣＥガイドラインの審査委員たちは、この問題に結論を出す瀬戸際までいってためらい、結局意見を公表しなかった。この答えはようやく二〇一一年一月になって、タミフルに関するコクランセンターの審査委員たちにより明らかにされた。彼らは、現在の状況では医薬品の独立評価は不可能であると認めざるをえない、と結論づけた[69]。現在までのところ、西側政府はだんまりを決めこんでいる。そのすべての政府が、一九世紀の専売インチキ薬の一つとたいして変わらない治療薬を備蓄するために、何十億ドルもの金額を製薬企業に支払ってきたのだから。

数年前、英国の湖水地方に驚愕が走った。狭い田舎道と石の壁で知られる地域に、巨大な運搬トラックが次々と押し寄せてきたのだ。トラックは猛スピードで高速道路をはずれ、細い道に入り込み、壁を壊して町のまんなかで立ち往生し、器物を損壊したものもあった。ドライバーたちは自動運転モードで走行していたのである。衛星ナビゲーション・システムが前方の渋滞を告げて代替ルートを示唆したので、トラックはそのガイダンスに従ったのだ。人々のためにではなく疾患のために作成されたガイドラインが示唆するすべての薬を患者に投与する無分別さは、このトラックの例に匹敵する。その結果の多剤投与はそれ自体が、たとえ病気をもたらさなくても、障害の一因になりうるものだ。患者が薬物を服用せずにすむようにすることは、入院を減らし、医療費を削減し、人々の命を救うことになることが実証されている。(70) しかし、このアプローチをとる医師たちはすでに解雇されつつあり、将来は必ず解雇されるようになるだろう――ガイドラインに対して、疾患を治療するのではなく、人々を治療するようにと訴えることができなければ。

ガイドラインが命令する治療法を施療された人たちのなかには、新たな治療法が問題を引き起こしていることを察知している人がいる。しかしその時点で治療を変えたりやめたりすべきだと主張する意志の強さを持っている人は驚くほど少ない。子どもたちは、もっとむずかしい問題を抱えることになる。子どもたちの訴えは親のフィルターにかけられるからだ。しかし親は、かつて聖職者が児童虐待をするようなことはありえないとみなしていたのと同じように、医師が子どもたちに害を及ぼすようなことはしているはずがないとみなしがちだ。子どもたちは、脳卒中を起こした後にACE阻害薬を処方されたビルより、心血管事故を起こした後にスタチン系薬剤を処方されたシーラより、そして家族から強制的に引き離されて最新のガイドラインに沿った治療を受けさせられたアラリア・グリーソンよりも、人質にされる可能性がずっと高いのである。

シーラ、ビル、アラリア、そして私たちは、患者よりも疾患を治療するような医師に出会う機会が増えている。私たちを治療するためのガイドラインは存在しないのだ。あるのは、コレステロール値を治療するガイドライン、あるいは糖尿病やうつ病を治療するガイドラインである。医師たちは、私たちに疾患を——それもしばしば複数の異なる疾患を一度に——与えるために使われるようになったペンチ状の器具に挟まれている。この器具の片方の刃はガイドライン、もう片方の刃は、かつてなかったような方法で私たちを病気にするために使われる一連の測定技術だ。それでは次に、そうした測定技術と、それが使われる方法について見ていくことにしよう。

第六章　医療の測りまちがい

四五歳のジェインは、喉からゼイゼイ音が出る喘鳴《ぜんめい》がひどくなり、プライマリケア医の診察を受けに行ったところ、吐き出せる空気の最大量を測る装置「ピークフローメーター（最大呼気流量計）」に息を吹き込むように指示された。その結果、ジェインは喘息《ぜんそく》にかかっていると告げられ、「リリーバー（発作治療薬）」と呼ばれるβ作動薬の吸入器を処方された。この薬は通常、喘鳴に劇的な効果をもたらす。喘息にかかっていない人でさえ、吸入器から一口薬を吸い込むと、呼吸がずっと楽になるほどだ。喘息の治療薬は現在市販されているブロックバスター薬の一つで、市場価値は一〇〇億ドルにもなる。ジェインはまた、「コントローラー（発作予防薬）」と呼ばれるステロイド剤も処方された。こちらのほうは、喘息を引き起こす炎症反応を鎮めるための薬だ。

リリーバーは喘鳴が起きたときに瞬時に役立ったが、数か月経つうちにジェインの症状は悪化した。ピークフロー量は正常だった一分間に五〇〇リットルという値から二〇〇リットルにまで低下し、顔色が青ざめることさえあった。呼吸器専門のクリニックを紹介されたジェインは、そこの専門医と看護師から、リリーバーが彼女の問題を悪化させているとは考えられないと告げられ、最新の喘息ブロックバスター薬の一つでリリーバーとステロイド剤が組み合わさった吸入薬「アドベアー」（日本での商品名はアドエア）を処方された。

その後、再診のためにクリニックを訪れたジェインは、さらなるブロックバスター薬であるロイコトリエン拮抗薬の「シングレア」も追加処方された。この薬はジェインには副作用しかもたらさなかった[1]。旧薬も服用するように指示されたが、彼女の具合は悪くなる一方で、医師は一般的な使用法ではない、実験的なテクニックを試みることについて話しはじめた。

ジェインはその土地に引っ越してくるまで、なんの問題も抱えていなかった。しかし血液検査の結果、アレルギー要因の関与が示唆されたので、それに応じてある種の食物を食生活から除去し、さまざまなサプリメントをとるようにした結果、少しは改善がみられたように感じた。けれどもジェインには、クリニックがそうしたことに興味を抱いているようには思えなかった。

ジェインは別の医師の診察を受けた。この医師は吸入薬とシングレアの服用を中止し、主力薬として、異なるステロイド剤を一種類だけ処方した。ジェインの症状は劇的に改善した。だがこの医師もまた、ジェインの症状を悪化させた原因を突き止めることには興味がないようだった。

ディックのケースはジェインとは少し異なる。非定型の喘鳴で総合診療医から呼吸器専門クリニックに紹介されてきたとき、彼は八一歳だった。リリーバー吸入薬はディックのピークフロー量にはほとんど変化を与えなかった。実は彼のピークフロー量は、ほとんどの二〇歳の若者より多かったのである。にもかかわらず、ディックにはリリーバー吸入薬だけでなく、一連の喘息薬までが処方された。しかし、彼は喘息ではなかったのだ。息切れは横隔膜の運動の支障（呼吸運動障害）によるもので、おそらく以前おこなわれた吐き気の治療が原因で引き起こされたものと思われる。この種の呼吸運動障害の唯一の治療は、時間をかけて症状の自然な改善を待ち、喘息薬のような余計な治療薬を避けることだ。そうした薬は症状を悪化させるだけでしかない。

最近まで喘息は比較的珍しい疾患だった。ほとんどの場合は子どもに見られ、通常は、大人になるまでに治癒していた。遅発型の喘息は重篤な病態をもたらすとはいえ、めったに見られる病気ではなかった。治療が症状を悪化させ、死に至らしめる危険性さえあるという懸念が最初に浮上したのは一九七〇年代で、それが頂点に達したのは一九八〇年代初期のニュージーランドにおいてである[2]。こうした懸念により、喘息と診断される割合は低下するものと予想されたが、現在、呼吸器クリニックでは、ディックの場合のように顕著に非定型の症状を呈しているケースでさえ診断名を喘息として登録することが以前より増えている。

多くの人は、何らかの合成化学物質――おそらく私たちには知らされていないもの――が喘息のような症状の原因になっているのではないかと疑っていることだろう[3]。有害物質も現在の喘息の流行におそらく一役買っているだろうが、それよりずっと目に見えて明らかな犯人がいる。過去三〇年間の喘息の増加に足並みをそろえているのは、ピークフローメーターの登場とその広まりだ。この装置は医師が喘息を診断するための根拠を提供する。そのため、四〇年前だったら、そんな診断が考えられなかった人にまで、医師は喘息の診断を下しているのだ。一九八〇年代、喘息の治療薬を売り出していた企業は医師にピークフローメーターを提供した。その結果私たちはいま、ちょっとでも喘鳴や咳をしようものなら、総合診療医によってピークフロー量の低下を見いだされ、吸入薬を処方される。その薬は、喘息がある人にもない人にも、具合がよくなったように感じさせるだろう。こうした反応は診断をゆるぎないものにする。私たちはまた、どこかの製薬企業が出資して作成した販売促進用のパンフレットを渡され、毎日ピークフロー量の記録をつけて表にし、フロー量が万一低下するようなことがあったら薬剤の用量を増やすようにと勧められる。吸入薬を吸い込むたびに自分のピークフロー量が「改善する」様子を目にするため、私たちもジェインと同じように、薬物治療の悪循環に陥ってしまうのだ。

β作動薬吸入器を使用した患者群はプラセボ投与群より死亡率が高いという臨床試験の結果が出ているにもかかわらず、(4) 依然としてそうした薬を処方し続けることに表れている明らかな医療的関心の欠如には、唖然とさせられるものがある。こうしたことが生じる理由の一部は、医師が、患者のピークフロー量の数値によって短期的効果をはっきり目にするためだ。この短期的効果はあらゆることに勝るらしい――死にさえも。本章では、私たちのケアをおこなう医師の能力に影響を与えるこのような測定値の魅力について考えてみよう。

ケアと測定

医療問題や健康全般に関する話題は、新聞だろうが雑誌だろうが、テレビだろうがインターネットだろうが、いまやマスコミの主要なトピックになっている。だが驚くことに、そうなったのは最近のことだ。ほんの数十年前、医療は私たちの社会的な意識のへりにしか存在していなかった。新聞には健康欄などなく、健康問題を専門に扱う雑誌もなく、健康問題を扱うテレビやラジオのプログラムも存在せず、書店にも健康に関する本などたいして置かれていなかった。しかしいまでは、医学的なブレイクスルーや疾患の懸念などが、ニュースの大見出しを頻繁に飾る。取り上げられる問題はブロックバスター薬に関することではなく、医療改革や保険制度、増大する医療費、豚インフルエンザや他の疾病の流行などといったものが焦点になっているかもしれない。それでも、医薬品のマーケティングほど、健康全般にかかわる話題を新聞のトップニュースに仕立てあげたものは他にないだろう。

この変化に企業のマーケティングが与えた影響は計り知れないが、それは必ずしも、私たちが耳にする治療薬に効き目があるからだとは限らない。実のところ、治療薬の効果が低ければ低いほどマーケティングによるサポートが必要になり、そうしたサポートには、その薬が効くかもしれない病気を売り込むことも含まれる。三〇年以上にわたり製薬企業はPR会社を使って、医薬品による救済の話や、薬の販売に都合の悪い話に対する専門家の反論などが消費者の耳に届くように、医療分野に存在する他のどんなプレイヤーよりも心を砕いてきた。

健康が私たちの生活の第一面を飾り、医療がますます大きなビジネスになって競争の激しい分野になるにつれ、医療マネージャー、臨床医、医薬品マーケッターたちは、いよいよ複雑さを増す問題に直面することになる。これは、民族的、社会的、宗教的背景に根ざす異なる価値観や、階級や性差などに基づく価値観がぶつかり合う分野だ。究極の価値判断基準となるエビデンスを提供することで最高位に置かれた無作為化比較試験は、測定がもたらす一見客観的なエビデンスとともに、このような複雑さに対して魅力的な解決策をもたらしてくれるように見える。こうした測定は、医療に標準化をもたらし、医師と患者の接し方だけでなく、現代の医療ケアの性格さえも変容させてしまった。

アメリカでは一九六〇年代まで、そしてヨーロッパではそれよりもっと最近まで、診察室に足を踏み入れた患者は、白衣を着て（場合によってはその下にスーツを着込み）、おそらく首から聴診器をぶらさげている人物に出会ったことだろう。患者は一九六〇年代に社会科学者たちが「臨床のまなざし（clinical gaze）」と呼びはじめたものの対象になっていることに気づいていたかもしれない。この臨床のまなざしについて迷いを抱えていたのは、社会科学者たちだけでなく、多くの医師も同じだった。最悪のケースでは、こうした態度をとる医師は患者を人ではなく標本として見ていた。青ざめた顔つきや奇妙な呼吸パターン、口臭、異常歩行、喉のできもの、皮膚のほくろ、手の震えといったものに気づいても、その人が置かれた社会的状況や、それまで抱えてきた苦労、病歴といったものは見過ごしていたかもしれない。しかし、最良のケースでは、臨床のまなざしはそれらすべてを包含するものだった。その理由の一つは、医師と患者の関係が確立されていたからである。医師は、患者が診察に訪れるたびにその変化に気づき、時が経つうちに患者の人となりや家族について知るようになり、彼らが暮らしている状況について知識を深めていった。(5) このようなタイプの医師と、それよりさらに半世紀前にマサチューセッツで活躍していたリチャード・キャボットやアルフレッド・ウースターのような医師には、明らかな結びつきがあった。

患者の身体的な状態に関心を持つ医師は、器具を使って直接観察をおこなった——症状に応じて、呼吸と心音を聴き取るための聴診器、耳の中を診る耳鏡、目の中を診る検眼鏡などを使い分けただろう。そうでない場合は、手を使って触診した。急性の臓器病変を除外するために腹部を触診したり、首のリンパ腺をチェックしたり、胸を軽く叩いたりというようなことをしていたはずだ。リチャード・キャボットやその後継者たちが導入した診断検査により高い評判を得たマサチューセッツ総合病院のような教育病院でさえ、検査がおこなわれたのは概して、特定の疾患のエビデンスが求められた場合だけだった。この慣行に生じた最初の変化は、一九六〇年代に、毎年の保険の検診に血圧計カフが導入されたことである。とはいえ、こうした血圧計による測定も通常の診療現場では一般的ではなかった。一九六〇年代全体を通して、患者が何も測定されずに診察室をあとにするのは珍しいことではなかった。

いまや診察には、血圧と体重の測定、および血糖値とコレステロール値を調べる血液検査が含まれる。

女性の場合はさらに骨のスキャンやマンモグラフィー検査に回されたり、男性の場合は、前立腺特異抗原検査がおこなわれたりするかもしれない。聴診器で呼吸音の聴き取りをする場合もあるだろうが、患者はまた、ピークフロー量を測定するために、ピークフローメーターに息を吹き込むことも求められる。医師の診察を受けるまでの待ち時間に、全般的な健康状態に関する質問票への記入や、気分や他のメンタルヘルスの局面に関する質問に答えるように促されることもあるだろう。

かつての医師たちは患者の命の重要な局面を見逃していたという非難にももっともなところはあるとはいえ、今日の医師は、かつての医師なら見抜くことができた患者の足取りの変化や顔色についてさえ、気づかないことが多いだろう――患者が診察を受けるたびに医師が違っている可能性が高い、という理由を除いても。臨床のまなざしはいまや、自動操縦に近いものになっているのだ。どの医師が診察室に座っているかは、もはやたいした問題ではない。どんな医師でも――たとえ、休暇期間中のピンチヒッターとしてニュージーランドから空輸されたばかりの医師でも――前回の診察の数値をもとにして診断を下すことができる。医師の視線はいまやパーソナルな世界ではなく、数値的な世界に向けられていることが多いのだ。

本章で追うことになるのは、自分は正常だと考えているけれども、その日の「数値」が基準からちょっと外れていたために診察室に足を踏み入れることになった人々だ。こうした数値がもとで患者にされてしまう危険性は、かつてないほど高まっている。このことがいかに私たちを没個性化するかは、糖尿病、高血圧、喘息といった慢性病を抱えている人を見れば明らかだ。このようなケースでは、疾患は根絶できないものの、ある一連の数値を正常化したり、少なくとも調整したりすることはできる。そして医師たちはいよいよ、こうした疾患を抱えて暮らすことが患者にとって何を意味するかという厄介な問題について考えるよりも、数値に関心を集中させるようになってきているのだ。患者は、疾患から派生する多くの物事を心配しているかもしれない。しかし医師はコンピューターの端末に表示されている、先週おこなった血液検査の結果に見入っている。もしかしたら、こう考えて自分をなぐさめているのかもしれない——自分は、患者を苦しめている本当の問題に対処していないかもしれないが、少なくとも将来患者を苦しめることになる問題のリスクは軽減していると。いくつかの数値が正常に近づいているのを見れば、患者に副作用を抱えさせているかもしれないという医師の罪悪感は和らぐことだろう。

医師はまた、ますます多くの同僚がこのアプローチを支持するようになっている事実にも安心感を抱くにちがいない——自分は一般に支持されているケアの標準を満たしているのだと思って。こうした標準は一九九〇年代に登場したガイドラインとも密接に結びついているが、日々の臨床現場ではまた、医師が診療室でおこなう測定によってその使用が促されている——しばしば、医師が患者に語りかけることにとってかわる形で。

標準化された医療

標準化のルーツは、アルファベットの確立、農産物の売買を可能にした測定単位の制定、あるいは一日を刻む旧来の方法を塗り替えた時間の単位が確立したときにまで遡ることができるだろう。これらすべてのケースにおいて、標準化へのアプローチは——より自然な季節的リズムに思えるものを無効にすることもあったものの——共同体間の交流を促し、それまでバラバラだった物事に関して、合意に基づいた比較をおこなう枠組みを提供した。原初のエデンの園のいくつかの局面は失われたかもしれないが、得られるものは多かった。

古代の中国から現代に至るまで、より多くの標準を確立したり、既存の標準をさらに広めたりすることに熱心な人たちは、不良品を阻止するために標準が必要なのだと言い続けてきた。その一方で、いよいよ複雑になる標準に反対する人たちは、標準はかえって不良品の出現を促進するものになりかねず、人々の相互作用に負の影響を与えると主張する。医療の手順のさらなる標準化を支持する人たちは、そうすることによって、医師の狭量さの影響から医療を救うのだと主張する半面、それに反対する人たちは、標準化は究極的に、医療をレシピに沿って作る料理のようなものに貶めてしまうと反論する――それもしばしば患者の犠牲のもとに、と。(6)

臨床試験が発達する前、医療は卓越した職業の一つだった。もちろんいまでも、一九七〇年代に心臓外科医たちがもたらした技術的達成などを見れば、誉れ高い職業と言えるだろう。それにおそらくは以前よりも高給取りの職業になっていると思われる。しかし、医師にとって、かつて知的職業の特質だった自由裁量を発揮できる余地は、大幅に制限されるようになった。一九六〇年代には一般の人が医師の判断に疑問を呈するようなことはなかった。もしそんなことをしても「これから一〇年間あなたが医学の研鑽を積んだあとでなら喜んで議論に応じよう」と言われるだけだっただろう。

全国民に良質の医療を確実に提供したいと望む国家や、財務と法務面に目を光らせている医療提供機関、そして情報に通じた今日の医療消費者の多くにとって、ドクターAのところに行った場合とドクターBのところに行った場合に受ける治療が違うというようなことは、とても承服できるものではない。均一化された良質の医学的ケアを唱導する人々は、職業的な自由裁量に基づいて多岐にわたっていた従来の治療を家内工業的な医療だとみなし、そういった医療現場では、患者は疾患だけでなく医師についても我慢しなければならない状況があまりにも多かったと主張する。そして、標準化への抵抗は自分勝手な診療方法にしがみつこうとするさもしい行為であり、そうした医師が口にする医術とは、怠慢と、OB医師たちのネットワークを偽装するものなのではないのかと勘繰っている。

ここにトリッキーなバランスがある。私は第三章で、一九世紀のフランスにおいて治療効果をモニターしたフィリップ・ピネルとピエール・ルイを称えた。当時のフランスの医師の反応は、標準化された医療を激しく非難するというものだった。二〇世紀初頭のマサチューセッツでは、リチャード・キャボットや他の医師が導入した新たな診断法が、アルフレッド・ウースターに不満を述べさせた――検査を重要視しすぎることは、医師と患者の聖なる関係を無視することにつながると。測定や検査それ自体には問題はない。適切に用いられれば、それらは非常に有用な手段となる。問題が頭をもたげるのは、それらが利害関係を持つ者の手に握られてしまったときだ――たとえば製薬業界などに。ちょうど臨床試験がそうだったように。

しかし、臨床試験が硬直した標準化をもたらすとは限らない。とどのつまり、薬に対する人々の反応のしかたは、自動車が油や動作部品のチューニングに反応するしかたとは異なる。第三章で検討したように、抗うつ薬の臨床試験のデータは、薬物治療に反応したとされる五人のうち四人までが、プラセボを服用した場合でも反応したはずだと示唆している。このデータは、こうした薬剤を処方する際は、柔軟性のない標準よりも臨床的な自由裁量を行使すべきであるという事実を裏づけるものだ。

さらに臨床試験への期待は、標準化を導くことよりも診療の民主化を導くことにあったのかもしれない。医療はいま、一九六〇年代よりはるかに専門化されている。そのため、当時よりもいまのほうが医師の診断に疑問を呈するようなことはずっと少なくなっていると思われるだろう。しかし比較試験の結果が広く公表されるようになったため、一般の人々もそうした結果が目にできるようになり、インターネットの到来にともなって、情報の入手も容易になった。一九六〇年代以降、乳癌からうつ病までの症状を抱える患者は、根治的乳房切除術や電気ショック療法（ECT）のような治療を勧める医師に対し、データを基に反論することができるようになった。もはや医師は「医大に行ったあと臨床の場で数年経験を積んでから、戻ってきて同じ質問をしなさい」などと患者に言うことはできない。少なくともしばらくのあいだ、医師は権威者から、エビデンスを患者とともに見直す協力者に変わった。一九六〇年代におこなわれた乳癌手術とECT研究の結果がパブリックドメインで入手可能になるにつれ、乳癌の管理とECTによる治療は、一九六〇年代と一九七〇年代を通して、インフォームドコンセントという概念を生み出すことになる。(7)

しかし、このような公共のデータが医療の内部において権威を民主化したとはいえ、医薬品に関するデータとその全体的な影響が隠されている事実はまた、医学の権威を失墜させることになり、医療を「ヘルスケア全体主義」とでもいうようなものに置き換わらせてしまった。人々は医師に対して薬やその影響について尋ねることはできるが、医師にしても人々にしても、実際に起きていることを見抜くのは簡単ではない。こうした背景のもと、専門家によって策定され、臨床診療を向上させるはずのガイドラインは、診療を束縛するガイドラインに変貌した。そして逆説的に、ガイドラインに従っても、その策定者たちが意図した結果が得られないという理由から、より標準化された診療を求める声が上がったのである。

しかし、臨床診療を侵略し、医療のさらなる標準化を導いているのは、臨床試験とはまた別の種類の測定だ。コレステロール値を調べる血液検査だろうが、ピークフロー量だろうが、気分や性機能などを追跡する評価尺度の変化だろうが、こうした数値は臨床試験で使用された計器がもたらしている。このような測定は臨床試験の実施に欠かせないものとなってきたものの、測定を文脈から切り離して臨床診療の場に持ち込むことは、数多くの予期せぬ問題を築くことになりかねないことに気づいている人はほとんどいないようだ。実は、測定そのものが生命を手にして、独り歩きしはじめてしまっているのに。

尺度の魔力

数値が持つ誘惑の威力は、保健医療にインパクトを与えた最初の測定技術――体重計――を見れば明らかだ。もっとも初期の体重計が登場したのは一八七〇年代(8)。たちまちだれもが体重を測るようになり、医師もすぐに患者の体重を測定するようになった。こうして得られた新しい数値を目にした医師と初期の保険会社は、それまで健康の印とされてきたある種のふくよかさは将来の不健康を表す危険因子にほかならないと思うようになる。こうして医師と保険会社は共に痩せの美徳をほめそやすようになり、欧米では、驚くほど短期間のうちに、美人の概念までが変わってしまった(9)。ルーベンスに描かれた女性たちの魅力は過去の遺物になった。官能的なアピールは古臭くなり、狂騒の二〇年代のほっそりしたフラッパーたち（短髪で短いスカートをはき、従来の価値観を嫌って奔放に振るまった女性たち）に取って代わられた。

公共の体重計は、一九二〇年代までには薬局や他の商店の備品になった。通常、そうした体重計には、身長ごとの基準体重を記載した板が結びつけられていた。その後、一九六〇年代に、浴室にこっそり置くことができる持ち運び可能な小型体重計が登場し、あっという間に家庭の必需品になった。

体重計の販売と並行して、ある一連の新たな疾患が人の目に留まりはじめ、とみに注目を集めるようになった――摂食障害である。[10] 神経性無食欲症（拒食症）が最初に記述されたのは一八七〇年。それからの数十年間、この新たな疾患は着実に増加し、一九二〇年代までには、人々の目につくほど一般的な疾患になっていた。とはいえ、当時の有病率がどれほどのものであったのかは、正確にはわからない。摂食障害は一九六〇年代に急上昇し、神経性過食症のようなバージョンも生み出した。当時この疾患の影響をこうむった女性は、欧米の全女性の三分の一にまで及んだと推定されている。興味深いことに、はじめのうちこれは欧米に特有の疾患で、アジア系の人々や他の集団には見られなかった（近年は日本はもちろん他のアジア諸国でも増えている）。摂食障害がどうやら欧米特有の現象らしいという考えは、欧米の女性の何がこのような問題をもたらしているのかについて、さまざまな疑問を浮上させた。女性が職業を持つのはまちがっているのだろうか？　幼いときに虐待されたからだろうか？　痩せることを女性に期待する文化は、有害以外のなにものでもないのだろうか……。

摂食障害には、生物学的、社会的、心理学的要因がかかわっており、そういった要因が、この症候群がおもに女性だけに影響を与えるように思える理由の解明を助けている。とはいえ、測定技術が果たしている役割も考慮すべきだ。この場合は体重計が生物学的・社会的・心理学的なインプットを結びつけ、その結果を単純で具体的かつ、自ら設定した目標に近づいているか遠ざかっているかが日々測定できるような方法で示している。これらの要因をまとめる体重計がなければ、摂食障害がなぜその時期に欧米女性人口の三〇％に影響を与えるまでに膨らんだのかを説明するのはむずかしい。

体重計のように鈍重な物は、意識の隅に追いやってしまいたくなっても当然だ。しかし、行動強化因子としてのその威力を過小評価してはならない。体重計に載り、許容できると自分で思っている限界を超えた数値が表示されたときには、とても気になるものだ。トレーニングをしている人にとって、ストップウォッチで計測している目標値から外れた数値を目にすることは、練習を投げ出したくなるほど、意気阻喪する経験だろう。一方、一桁台の数字がほんのいくつか減るだけでも、先へ進もうという大きな動機づけになる。

摂食障害の例は、ひとたび測定装置に載ってしまうと、いかに平衡を保つのがむずかしいかを示すドラマティックな例である。この場合は数値が、コントロールという魅惑的な可能性で私たちを焦らせるのだ。問題の一部は、ちょうど電話の音が人々の交わしている会話を妨げるのと同じように、数値が、数値に基づかない判断を無効にしてしまうことにある。偉大な意志力か知恵を持たない限り、そうした誘惑にあらがう唯一の手段は、それらに対抗する一連の数値を設定することしかない。

同様に、環境に存する放射能や化学物質を測定する手段を開発したいまでは、とりたてて有害ではないものまでが危険とみなされるようになったため、そうした危険性に対処する困難さは、減るどころか、かえって増したように思われる。私たちは、バックグラウンド放射線による癌の発生率がもたらす危険性は、道路を横切るときに車にはねられる危険性より低いことを思い出さなければならない。あるいは、キャベツには四七種類の天然の殺虫剤が含まれていて、キャベツの味の一部にはなっているものの、その多くは当局の承認が得られないような化学物質であるという事実も。

さらには、経済をマッピングして予想を立てるための比較測定の魅力について考えてみよう。製造業や他の経済の分野から数値を取り出し、それから国民総生産（GNP）の各指標を構成するのは簡単だ。とりわけGNPの値が毎年成長するのは、「良い」ことだと人々はみなしている。しかし、このような尺度には現在、伐採された樹木の数、生み出された公害の規模、国民における生活の質の変化といった要素は含まれていない。こうした分野は私たちの将来の福祉に重大な影響を与える可能性があるにもかかわらず、ＧＮＰの数値の変化にしか注意が払われなければ、そうしたことは容易に見過ごされてしまう。ひねくれたことに、物事を測定する現在の方法では、エクソンバルディーズ号が引き起こしたような原油流出事故でさえ、測定可能な経済活動に加算され、ＧＮＰを押し上げることになる。

保健分野において測定値や尺度を生み出す私たちの能力は、人々にただ冷静に、あるいは賢明になるようにと伝えるだけでは簡単に対応できない手ごわい問題を築いてしまう。たとえば、乳房組織、甲状腺の形態、前立腺腫瘍マーカーにおけるより微細な変化を拾い出すスキャン技術のたゆまぬ向上は、私たちを助けるのだろうか、それとも害するのだろうか？　あるいは脳活動パターンをマッピングできる技術が手に入ったとしたら？　私たちにはわからない。数値の変化の意味に拘泥しようとする私たちを引きとめるには、医学界のトップに思慮深い学者たちを集めるだけで充分だろうか？

医学界のトップに思慮深い学者たちを集めるだけでは不充分だと思える理由の一つは、尺度で判明した数値に対処するには、人々にそれを文脈のなかに位置づけるようにと助言する以上のことがかかわってくるからだ。ディズニーのアニメ映画『ファンタジア』のなかで、魔法使いの洞穴という予想不能な場所に連れてこられたほうきが、魔法使いの弟子が振る魔法の杖で命を吹き込まれたように、数値も命を手にする可能性がある。尺度が市場を築くのだ。体重計がはじきだした数値は、食生活、健康農場《ヘルスファーム》（宿泊型の健康施設）、エクササイズ器具の分野などで、ありとあらゆる市場が生まれるのを助けた。ストップウォッチでパフォーマンスを計測することは、スニーカーやランニングウェアやライフスタイルのコーチといった市場の成長を促した。個人の差異をゲノムから脳のスキャンまでを駆使してマッピングする技術の着実な進歩は、自分たちおよび子どもたちに対する将来のリスクを最小限に留めたいと望む人々を対象としたさらなる市場を築くだろう。ひとたび自分に存する無防備な面を知ってしまったら、それを改善するための市場に取り込まれるのは必至だ。

帽子の中のウサギ

一見健康だと思っていたところに測定値が懸念をもたらすと、それがどれほど新薬の市場形成に力を発揮することになるかを劇的に示しているのは、コレステロールにまつわる話だ。血中コレステロール値が非常に高い状態、とりわけ家族性高コレステロール血症――高い血中コレステロール値をもたらす稀な遺伝疾患――が心臓発作の危険因子になることは、五〇年間にわたって知られてきた。このような人々にとっては、コレステロール値が切実な問題になる。ただし、この疾患をもつ人々はたいてい、血液検査をしなくても旧来のスタイルの臨床のまなざしだけで見分けられる。目の周囲にコレステロールの沈着が見られるのである。

一九五〇年代初期、心臓発作と脳梗塞の危険因子を突き止めるため、マサチューセッツ州フラミンガムに住む五二〇九名の男女について追跡調査がおこなわれ、このフラミンガム研究によって、主要な危険因子は、肥満、心臓発作あるいは他の心血管イベントの病歴、喫煙、および座りがちなライフスタイルであることが示された(11)。高いコレステロール値も危険因子だったが、重要性は他の因子より低かった。さらに、コレステロール値が危険因子になるのは、それより重大な危険因子が同時に存在するときに限られていた。こういうわけで、まだ心臓発作を引き起こしたことがない人にとって、そしてたとえすでに心臓発作を起こしたことがある人にとっても、もっとも重要なのは、体重を減らし、体を鍛え、禁煙することなのだ――コレステロール値の測定ではなく。実際ほとんどの西側諸国では、禁煙、食生活、そしてフィットネスへの関心が高まった一九七〇年代から、コレステロールのレベルを下げるスタチン系薬剤が広く入手可能になった一九九〇年代までに、心血管疾患による死亡率が三〇%も減った。そして研究データは、心血管系イベントのあとにスタチン系薬剤を選択的に使用する場合を除けば、心血管系イベントのリスクのない人がスタチン系薬剤を使うと、死亡率が増加すると示唆していた[12]。

そのため、すでに心臓発作か脳卒中を起こしていて、おもに入院治療を受けている人にとっては、コレステロール値のスクリーニングは役立つかもしれないが、社会全般で無差別に広くコレステロールレベルの検査をおこない、その結果、コレステロールの値が少しでも上昇していればほぼ必ずスタチン系薬剤が投与されるという現状は、実のところ、恩恵と同じぐらい害をもたらすことになるだろう。

一九九〇年代のスタチン系薬剤の開発以来、製薬企業は医師にコレステロール検査をおこなわせ、患者に自分のコレステロール値を知るよう促すことを重要視してきた。今日では、ほぼすべてのアメリカの成人や、その他の地域のさらに多くの人々が、自分のコレステロール値を知っている。このキャンペーンを助けたのは、一九八〇年代以降に実施された所定の血液検査のほとんどに、コレステロール値を測る検査が含まれるようになったからだ。コレステロール管理におけるガイドラインがますます低いコレステロール値を推奨するようになるにつれ、ほんの数年前には問題とはみなされていなかった結果が、医師のあいだにパニックを引き起こすようになった。このようにして企業のマーケティングは、インフォームドコンセントを求めることなく集団検診をおこなうという、初めての事例を効果的に達成したのだった。

一九九〇年代末には、コレステロール値を低下させるスタチン系薬剤が年商三〇〇億ドルの売り上げを誇る薬に成長した一方、単にコレステロール値を下げるだけでは、あまり恩恵が得られないことも明らかになってきた。さらに言えば、スタチン系薬剤には副作用がある一方で、コレステロールそのものは体にとって恩恵がないわけではないことを科学者たちが見いだしはじめていた。とはいえ、こうした発見もスタチン系薬剤の売り上げを押しとどめることはなかった――数値がさらに「精緻化」されたからである。一般向けの記事や医療報告では、高比重リポタンパク（HDL、いわゆる善玉コレステロール）と低比重リポタンパク（LDL、悪玉コレステロール）や、それらの比率だけでなく、トリグリセリドや脂肪酸（血中の脂質）も識別されるようになった。かつて私たちはみな、総合的なコレステロールの平均値を手にしていたものだったが、いまはこれら個々の脂質すべてについて完全に「正常」な値を手にし、測定値に見合う薬を提供されずに医師の診察室をあとにすることは、ますますありえなくなってきている――コレステロールや他の脂質が現在診察室で集めている大きな注目は、それらのわずかな臨床的有用性に比べるとまったく不釣合いなのだが。[13]

こうして、すでに病気をわずらっている男性たちに有効性が示された研究に基づいてそれ以外の人々のケースが推定され、脂質の「均衡をとる」ことは、将来のリスクを軽減するという主張がされるようになった。[14] こんなものはまったく「神話的な均衡」であり、神経伝達物質に存在するとされる不均衡を抗うつ薬が改善するというのと似たようなものだ。それと少なくとも同等の効果が、コレステロールのレベルを低減するどころか上昇させる可能性が高い地中海料理を取り入れた場合にもあることを、複数の研究が示唆している。[15] とりわけ女性では、コレステロールレベルを下げようとする試みは死亡率を上昇させることが、データによって示されている。[16] 憂慮すべきことに、スタチン系薬剤を服用している女性のうち、冠動脈疾患のない人は約四分の一にも及び、七〇歳以上の女性の一〇%がスタチン系薬剤を服用しているのだ。[17] 全体としては、冠動脈疾患がないのにスタチン系薬剤を服用している人々は四〇%

にも及ぶ[18]。

このような状況は、コレステロールと脂質についての達成基準値の策定を目的とした一連の研究に促されて生じたもので、その基準値を満たせば、心血管イベントのリスクはゼロか、あっても最小限のものになると想定された[19]。実は、心血管イベントがほぼまったく生じない集団と相関があるとされたコレステロール値というものが存在する。それは一〇代あるいは二〇代の若者のコレステロール値だ。しかし、そんな相関があるように見える理由は言うまでもなく、この年齢層では心血管イベントなどまず生じないからだ。そのため、この年齢層におけるコレステロールのレベルが脳卒中を防いでいると信じる理由はまったくない。にもかかわらず、どの年齢層の成人についても基準範囲として設定されているのは、こうした若年層におけるコレステロール値なのだ。このような基準に照らすと、ニュージーランドの国民の九四%には何らかのリスクをもたらす可能性のある脂質レベルの上昇がみられることになる[20]。

国民の九四%までが異常とされるような数値を基準として設定することには、明らかな矛盾がある。基準とされた値はコレステロールの最適値かもしれないが、正常値だとは言えない。これは、バイアグラのような薬の到来の際に生じたことによく似ている。バイアグラが登場したとき、インポテンツ（性交不能症）という疾患カテゴリーは勃起不全として再構築された。インポテンツは本来、まったく、あるいはほぼまったく勃起できないという障害だった。しかし、マーケッターたちがターゲットを徐々に再定義し続けたため、いまではときおり完全な硬度にまで達しないことがあるだけの二〇歳の青年までが、自分には疾患があり、それは薬物治療で改善できるもので、不安を解消する手段は薬にあると思うように促される。

コレステロールの場合は、コレステロール値に関する議論が意味を持つ文脈――家族に心臓発作を起こした人がいる、喫煙者である、肥満している、高血圧もわずらっている——が徐々に切り離されていったため、いまや臨床のまなざしは、数値そのもの、および基準からどれほど離れているか、ということに向けられるようになった。その理由の一つは、薬物を処方すれば、医師は何らかの手段を講じたという事実を記録に残せるからだ。

コレステロール基準値という尺度のどこに自分がいるかを常時思い起こさせられるだけで、人はたぶらかされそうになる。ふつうの人より状況がよくわかっている私たち医師でさえ——コレステロールレベルの影響はおおかたの場合、全般的な健康には意味がないとわかっている者でさえ——自分の脂質の値を目にし、それが少しでも高すぎるような場合には、どきっとしたり、努力しなければならないと思ったりする。「わずかに上昇している数値を下げる必要などないことはわかっているが、でも、何ができるか考えてみよう」と。基準から明らかに逸脱している自分の値を目にしたら、私たちのいくらかは、その場で動脈が詰まるように「感じ」、何もしないでいることなどほぼ不可能になるだろう。

診断を受けるまではなんともなかったのに、高血圧という診断を下されたあとに自分の患者たちが症状を認識するようになった事実をサンジービット・ジャチュックが見いだしたように（第三章参照）、本書の読者の多くも、自分の脂質の測定値を目にしたら、過度のコレステロールがもたらすと想像する症状を感じるようになるだろう。かつて私たちは、何らかの症状に苦しんでいたために医師の診察を受け、もうすぐ症状が緩和されるという期待とともに医師のもとを去ったものだった。医師は検査の結果が思わしくなくても励ましてくれていたことを、そのときには気づかずに後で気づいて感謝することもよくあったにちがいない。それがいままでは、何らかの不必要な血液検査や、健康プログラムや広告によって、医師のところへ行くように促された瞬間から症状を感じるようになっている。医師のほうでもやってきた人に、余計なことはせず現状のまま様子を見ようと勧めたりはしないだろう。

こうしたことの中心にいるのは、売り込むべきコレステロール低下薬を持つ製薬企業だ。これは、年商三五〇億ドルの巨大市場で、ベストセラー薬であるファイザー社のリピトールだけで、二〇〇八年には一二〇億ドル以上を売り上げている。リピトールのマーケティングの根幹にあるのは、反駁の余地のない一連の広告だ。ある広告では、死体置き場に横たわる死体の足の裏が見せられる。左足の親指には名札が結びつけられていて、そのわきにキャッチフレーズが記載されている――「コレステロール検査と検死、どっちのほうがましですか?」。もう一つの広告は、血管が網目のように走る心臓の図の横に、キャッチフレーズが記載されている――「リピトールは心臓発作のリスクを三六%減少させます」。こうした主張の根底にあるのは、心疾患や他の危険因子の既往症がある年配の男性のうち、プラセボ投与群の三%が心臓発作を起こしたのにひきかえ、リピトールや他の類似薬を服用していた群では、二%しか心臓発作を起こさなかった、という臨床研究だ。この場合、相対リスク(その反対は絶対リスク)と呼ばれる範疇において五〇%の減少が見られたことになる。しかし、このペテンを鋭敏に見抜いた消費者も、心疾患の既往症のない男女にはこうしたリスク削減の値自体が当てはまらないという事実までは、この広告を見ただけではわからない。

このようなプレッシャーは、脂質を下げてくれる可能性のある薬を魅力的なものに見せる。その魅力は抗いがたく、コレステロール低下薬が死亡率を高めるように見受けられるにもかかわらず、こうした薬はコレステロール値への注目が作り出した健康問題の解決策だとされている。これは、ウサギを帽子から取り出すマジックの標準的な手順と同じだ――まずはウサギを帽子の中に入れておくことが肝心なのである。

危険になった世界

もう一つ、驚くほどよく似た力学が働いた一連の測定値がある。私が一九七〇年代にメディカル・スクールで医学の研鑽を積んでいたとき、骨粗鬆症は稀な疾患だった。それは、骨が過剰に細くなったり弱まったりして骨折の頻度が高まる症状で、軽度の外傷で予期せぬ骨折をする高齢女性にときおり診断が下されることがあるだけだった。さらに、閉経後の女性の骨ではカルシウムがある程度失われることも知られてはいたが、さほど深刻な問題であるとはみなされていなかった。

一九七〇年代に更年期の女性に対するホルモン補充療法（HRT）を売り出す際、この治療法の恩恵の一つは、女性の骨を若々しく保つことにしたらどうかという考えが浮上した[21]。その後一九八〇年代に、HRTには乳癌を引き起こす可能性があるという示唆を受けてHRTの売り上げが減少すると、HRTの主要製造企業の一つだったワイス社は、骨粗鬆症をより積極的に宣伝することに力を入れはじめ、この症状をはるかに深刻な疾患として描いた。骨粗鬆症に対するHRTの有効性をうたった販促キャンペーンは、HRTの潜在的なリスクへの関心を退けることになり、HRTの販売高はふたたび上昇した[22]。

しかし、骨粗鬆症が本格的に流行りだしたのは、一九八八年以降にDXA（二重エネルギーX線吸収測定）スキャンが開発されてからだった。この廉価な機器は、それが登場するまではできなかったこと――微小の放射線を使った骨密度の測定――を可能にした。ある意味では、それが発見したものは意外ではなかった。この機器が明らかにしたのは、体内の各部位の骨密度は異なること、そして年配の女性では、二〇代の女性に比べて骨の菲薄化《ひはくか》が生じているということである。しかし女性の生涯を見てみると、二〇代の骨は密度が高いとはいえ、おそらくその年代の骨こそ、もっとも異常な状態にあると言えるだろう。もし、もっとも骨の細い子どもたちと高齢者も考慮に入れれば、二〇代の女性に見られる骨密度は、女性の骨の基準値とするにはまったくそぐわないものになる。

体重計が美人の基準を作り変えたように、DXAスキャンも、骨粗鬆症を再定義する黄金の機会を提供した。女性たちはいまやスキャンの結果、体のどこかの部分の骨密度が二〇代の女性のものより少なければ、骨粗鬆症を疑われるようになった。閉経後の女性の三分の一までが、にわかに病人になってしまったのだ。(23) さらに大規模な集団の女性——とその医師たち——は、もう一つの問題に直面することになった。この集団とは、最適とされている二〇代の女性の骨密度と、新たに創り出された疾患の状態のあいだにはさまれた女性たちのことである。そして、骨密度がそうした状況にある女性には、まったく新しい病態の「骨減少症」が発明されたのだった（学名のオステオペニアは、文字通り「より少ない骨」という意味である）。しかし、骨減少症の女性が、「正常な」同年齢の女性に比べて、より高い骨折の危険性を抱えているというようなことはまったくない。

この疾患は、二つの要因が重なったことにより、とりわけ迅速に受け容れられることになった。その一つは、製薬企業二社——メルク社とプロクター・アンド・ギャンブル社——が、新たな薬のグループであるビスホスホネートに基づいた製品の市場リーダーになろうとして競い合っていたことである。メルク社の「フォサマックス」は、プロクター・アンド・ギャンブル社の「アクトネル」に対抗して、一〇億ドルを賭けた戦いを繰り広げた。両社とも、DXAスキャンはセールスを促進する手段だとみなし、競って医師に無料で機器を提供した。医師はもちろん、スキャン費用を患者に請求したのだった。(24)

ビスホスホネートは、骨が細くなるというイメージに対して、都合の良い解決策を提供した——少なくとも一般のあいだでは、骨を再石灰化してくれる手段だと考えられたのである。骨密度の減少が重篤に進行した女性に投与すると、ビスホスホネートは、脆弱性骨折と呼ばれる症状を軽減することがある。これは、おもに脊椎にできる髪の毛のように細いひびで、X線画像によらなければ捉えられない、本人の自覚がまったくない骨折だ。とはいえ、明らかな骨折を医師に示した女性のうち、ビスホスホネートを服用している人と服用していない人の数についてみると、違いはまったく見られない。ビスホスホネートが投与されている女性のうち、八〇%から九〇%の人たちにおける細いひびの発生率の変化は、X線でも捉えられないほどの微々たるものだ。そのうえ、骨密度の低下が微少な人の一部では、ビスホスホネートは大腿骨のような長い骨の骨折増加に関連づけられている。[25] 骨折リスクの増加を別にしても、ビスホスホネートを投与されている女性の最大三分の一までが、顕著な胃部不快感にさらされ、少数（二万人に一人）の女性では、あごや他の部位の骨壊死（骨の死）が生じる。そして、数は不明だが、全身の疼痛症候群、失明も含む目の問題、あるいは脳卒中のリスクを増加させる可能性のある心臓疾患なども引き起こされうる。[26] こうした合併症をこうむる人の割合を知ることがむずかしい理由は、企業の臨床試験データが限りなく信じがたいものであるからだ。公表されている企業の臨床試験では、胃部不快感にさらされる割合は、被験薬群でもプラセボ投与群でも同じだとされている。

　こうしたリスクも、臨床的に診断が確立した骨粗鬆症をわずらっている稀な女性にとっては、冒す価値があるかもしれない——もし、薬物が有効であるという充分な証拠や、フィットネス（健康度）を向上させた場合と同程度の効果をもたらすという充分な証拠があるのであれば。個人のフィットネスのレベルは、骨密度よりも骨折を予測する良い指標になるという充分な証拠は存在するし、女性にフィットネスの向上を促すことは、骨折率の低下につながるという充分な証拠もある。[27] しかし、フィットネス・

クリニックは、良質なエクササイズの有効性を示す比較試験の結果を論文にして配るようなことはしない。一方、医師たちは、統計学を巧みに操って書かれた、薬物療法の有効性を裏づける論文の洪水に責めたてられ、女性たちは、医薬品の有効性を主張する広告にあらゆるところでさらされる。こうしてスタチン系薬剤の場合とまったく同じように、医師も患者も、薬を使ったほうがライフスタイルを変えるよりも簡単だと思ってしまうのだ。

一九九〇年代以降、骨粗鬆症の話題は十代の少女向け雑誌にまで取り上げられるようになった。思春期の少女たちはメルク社とプロクター・アンド・ギャンブル社の直接のターゲットではないが、それでもこうした企業が創り出した文化の変容は、あらゆる年齢の女性を通して広がり、年配の女性を直接狙った広告のメッセージを強化することになる。たとえばメルク社の広告では、風呂から上がったばかりと思われる魅力的な女性が登場する。肌は胸の上のほうまでうまくタオルで隠されているが、それでも最初の質問に読者がポジティブな答えを出すのに充分な量は露出されている。「六〇歳でもこんなに美しくなれることをご存じですか?」。これに、次の質問が続く。「骨粗鬆症がこんなにも目に見えないものであることをご存じですか?」。そして、補足情報として、六〇歳以上の女性の二人に一人は骨粗鬆症にかかっており、一見してもわからないだろうが、骨粗鬆症は骨折や高度脊柱後彎症の原因になると伝える。このメルク社の広告に、フォサマックスという商品名は出てこない。骨密度検査をしたほうがいいのではないかと医師に問い合わせるように勧めているだけだ。

骨密度スキャンやコレステロール値を測る血液検査がもたらす数値は、新たな正常性を作り上げる。もし自分の測定値が異常だとわかれば、私たちはほぼたちどころに危険を感じはじめる――病気(disease)にかかっているわけではないが、平穏ではない状態(dis-ease)にさせられるのだ。そして、ここが肝心なのだが、過去数百年間、医療はほぼ完全に、病気——私たちの命に差し迫った脅威を突きつけている生物学的障害——の治療に専念してきた。いまでも世界の多くの場所では、同じことがおこなわれている。しかし西側の医療行為は現在、リスク管理にいっそう重点を置くようになってきており、まさにこのことが非平穏状態（dis-ease）をますます創り出しているのである。

病気の治療に関して言えば、流行病は別にして、通常の場合、病気にかかっている人は比較的少数でしかなかった。しかし西側諸国ではいま、リスクを抱えていると定義される人々の数はずっと増えている。かつて臨床的な骨粗鬆症をわずらっていた人一人につき、いまでは定義上の骨粗鬆症患者が数千人いる。かつてメランコリー（重いうつ病）をわずらっていた人一人につき、いまでは、チェックリストのうつ病欄に丸印をつける人が数千人もいる。そして、高コレステロール血症はかつて稀な疾患だったが、いまでは国民全員が脂質異常を抱えているというわけだ。

二〇世紀初頭、人々は、ロベルト・コッホ、リチャード・キャボットをはじめとする医師や研究者がおこなった研究のおかげで、それまで流行っていたセレブ薬の問題から救われた。今日の医師の多くは、ヒトゲノムの解読や他の科学の発展が、明日の疾患の被害から私たちを救ってくれるものと自信を抱き続けている。しかし、そこには決定的な違いがある。コッホの細菌学は、コレラ、炭疽病、結核といった、対処することができる外部からの脅威を警告したが、ヒトゲノムの解読は、私たち自身の世界に内在するリスクを明らかにすることになるのだ。おそらくは、疾患を引き起こす遺伝子よりも、軽度のリスクにかかわる遺伝子マーカーのほうがずっと多いことだろう。ヒトの体自体にそなわる不確実性に対して、私たちはいったいどう対処すればいいのか？

さらに、疾患の治療はひとたび疾患が体から排除されれば終了するが、リスク管理の場合、その治療は潜在的に永遠に続く。死以外の自然なエンドポイントは存在しないのだ。医療はかつて疾患の排除を目的としていたが、いまや——製薬企業にとって——大切なことは、できる限り多くの人々に、多岐にわたる「疾患」を抱えるリスクがあると信じ込ませること、そして医師に、こうした病態はすべて検査と治療が必要だと思い込ませることだ。

　生きていること自体がリスクをともなうものである限り、リスク管理を扱う健康製品市場は、私たちの日々の経験の巨大な部分を呑み込む可能性がある。これまで私たちは、賢明かどうかは別にして、生きていることにまつわるリスクをしばしば霊的な観点からとらえてきた。しかし、昔であれば断食や懲罰によって体をコントロールしようとしたのは苦行者だけだったところ、いまでは男女を問わず、ほぼあらゆる年齢層の人々が、健康という名のもとに同じ苦行をおこなっている。かつて西側諸国では、人々は原罪を抱えて生まれてくるとされたが、いまでは保証書とともに生まれてくるらしい。そして、万一都合の悪いことが起きれば、だれかに責任をとらせたいと思うのだ。以前は、上手に死ぬために上手に生きる方法を探ることが重要視されていたが、いまでは、死なないために上手に生きる方法、あるいは少なくとも、必然的にやってくる死をできるだけ遅らせるために上手に生きる方法のほうが重要視されがちだ。そこには、健康市場のポテンシャルだけでなく、宗教世界の代用品市場となるポテンシャルもある。もしあなたが製薬企業の重役だったら、丸薬だけでなく、サクラメント（カトリック教徒の秘跡、プロテスタント教徒の聖礼典）に近いものまで売るチャンスがあると認識すべきだろう。

　かつて私たちは、おとぎ話、健康に関する民話、国家の神話、宗教的戒律などといった形で、子どもたちに文化を伝えていた。そうしたなかでは、人生におけるリスクは、意味という大きな文脈のなかに位置づけられていた。それがいまでは、伝えられるリスクの大部分は、個人の健康そのものにかかわることになりつつある。それは、子どもたちのあいだで糖尿病や他の危険な代謝状態が増加するにつれ、血糖値や脂質レベルの数値の話になるかもしれないし、喘息にかかる若者の増加にともない、ピークフロー量の値の話になるかもしれない。あるいは、ADHD、うつ病、不安症の治療を受ける若者が増えるなか、何らかの化学物質の不均衡を示す統計値の話になるかもしれない。こうした文化は平面的であるだけでなく、人間の経験の本質まで変えてしまう。

非平穏状態を測定する

血糖値や血中脂質、骨密度といったものを重要視する新たな傾向は、医師と患者が出会う診療の場を変容させた。しかし、この変容は単に、血液検査のような明らかな測定手段だけがもたらしたものではない。人の行動を測定するために開発された尺度も、その変容の一翼を担っている。このような評価尺度はもともと、抗うつ薬、精神安定剤、鎮痛薬、睡眠薬、性機能障害治療薬、および他の行動を修正する医薬品の臨床試験で必要とされたものだった。その理由はちょうど、スタチン系薬剤の臨床試験にコレステロール値が必要で、ビスホスホネートの臨床試験にDXAスキャンが必要だったことと同じである。患者がベッドから起き上がって歩き出したり、具合がよくなったり、職場に戻ったりするエビデンスのかわりに、こうした評価尺度は、正しい方向に向かっていることを示し、それにより治療に効果があるというエビデンスとして掲げることができる数値をもたらしてくれるのだ。

評価尺度は、医師が質問し、患者の反応を採点する一連の項目からなる。うつ病の場合、評価尺度に典型的に含まれる項目は、睡眠、食欲、気力と関心のレベル、自殺行動、罪責感、および焦燥などだ。

最初期の評価尺度の一つは、一九六〇年に公表されたハミルトンうつ病評価尺度（HDRS）だった。[28]名目上、マックス・ハミルトンが開発したことになっているが、この評価尺度は、ガイギー・ファーマスーティカル社によって、同社の新たな抗うつ薬であるイミプラミンの臨床試験で使うために策定されたものだった。

当初多くの臨床医は、基本的なチェックリストにしか見えなかった評価尺度の有用性を疑った。それは、雑誌に掲載されたチェックリストとさほど変わらず、病院の受付担当でも簡単な訓練を受ければ実施できるようなものに見えたからだ。しかしハミルトンは、臨床医から持ち上がったこの不満に反論するどころか、評価尺度のおもなメリットは、医薬品における臨床試験の実施を促進することにあると信じていたようだ。尺度を使うと、食欲と睡眠を向上させたイミプラミンや類似の薬は、プラセボに比較して効用があるように見受けられた。臨床医も自分の目で薬に効果があると見てとることはできたが、尺度はそれを臨床的判断に任せるのではなく、客観的な効果の測定値を提供してくれるように思えた。しかしハミルトンは、このようなチェックリストの広範な使用が、文化を大幅に変化させることにも気づいていた。彼はこう語っている。「もしかしたら私たちは、工業における標準化と大量生産に匹敵する革命的変化を目にしているのかもしれない。その両方とも、良い面と悪い面をそなえている」[29]

それから四〇年が経ち、ハミルトンでさえこのようなチェックリストは臨床の本質にそなわる豊かさを削ぐものになると考えていたという事実を認識している臨床医はほとんどいなくなった。当初臨床的判断に基づいて有効性を評価されていた評価尺度は、いまではますます臨床の場に持ち込まれて、逆に臨床的判断を無効にしている。なぜなら、臨床診療における変動性を減らすことは、そうした診療をより「科学的」なものにすると考えられているからだ。しかし臨床試験における尺度利用のメリットが何であれ、うつ病を抱えた患者全員を同じように扱うようなことは、ハミルトンでさえ道理に合わないと考えただろう。臨床の場で患者に尺度を用いた場合、その個々の診療は、尺度を使わなかった場合より、互いに似通ってくる。この事実は一見、魅力的に思える。しかし評価尺度に基づく診療はまた、尺度を実施する訓練を受けた受付担当がおこなうものと区別がつかない。そんなものは人々が医師に望む診療ではない。私たちが医師に望んでいるのは、究極的にコンピューターでもできるような診療ではなく、臨床訓練を積むことによってもたらされる経験と分別に基づいた医療だ。

近頃では、向精神薬をもっとも処方する医師はプライマリケアの医師であり、こうした医師は、患者を診る際にうつ病評価尺度や他の行動評価尺度を用いるよう、日々勧められている。妊婦健診のガイドラインの多くでは、いまやあらゆる妊婦に対し、不安症とうつ病の評価尺度を使って検査をおこなうことを推奨している。これは、こうした検査をおこなわなければ見逃されただろう女性を拾い上げて治療を提供するきっかけになるかもしれない一方、実際にはうつ病にはかかっていないが、一時的に睡眠パターンの変化をこうむったり過敏になったりしていることにより、ある週では評価尺度の懸念ゾーンにランクづけされ、他の週では問題ない、というような女性も多く拾い上げてしまうことになるだろう。診療的判断に基づいて診断が下された場合には、三%から四%の女性が妊娠中に神経病をかかえていると推定されるが、診断が単に評価尺度のスコアに基づいておこなわれた場合、その割合は一五%から二五%に跳ね上がる。こうした評価尺度のスコアが、それ以上なんの考慮もされずに薬物治療を招くことになるケースは、あまりにも多い。その結果、一〇年も経たないうちに抗うつ薬は、妊娠中にはほとんど使用されることがなかった薬から、もっとも使われる薬の一つになってしまった――こうした薬は先天性欠損症と流産の発生率を倍増させるという説得力のあるエビデンスが上がっているにもかかわらず。(30)

評価尺度の価値におけるこの曖昧さと、こうした評価尺度を使用したあとに処方箋が書かれる可能性の高さに気づいた製薬企業は、主要な学術会議において、評価尺度を臨床医に紹介することだけを目的にシンポジウムを開くようになっている。一九九〇年代には、製薬企業は自社の薬を売るための病気づくり《ディジーズ・モンガリング》に手を染めて、社交不安障害やパニック障害を売り込んでいたが(31)、二〇〇〇年から二〇一〇年までの一〇年間には、私たちが「測定づくり《メジャーメント・モンガリング》」と呼ぶ行為が、主要な販促手段として病気づくりに成り代わった。こうして、二〇〇七年の米国精神医学会（ＡＰＡ）の会議で、ファイザー社は次のように題したシンポジウムを後援したのである――「臨床スキルから臨床スケールへ――統合失調症を持つ患者の管理における実践的ツール」。くだんの「実践的ツール」とは評価尺度のことで、その項目は、ファイザー社の治療薬が同じ分野の他の薬よりも優れている面に注意を向けるように設計されていた。これは評価尺度の姿を借りた宣伝に他ならない。喘息薬のメーカーがピークフローメーターを医師に提供したり、メルク社やプロクター・アンド・ギャンブル社がＤＸＡスキャナーを提供したりしたのと実質的に同じことである。この慣行は、抗生物質のメーカーが医師に体温計を無料提供した一九六〇年代にまで遡ることができる。

評価尺度は、医師に疾患を売り込むためだけに使われるわけではない。製薬企業はますます、患者グループに評価尺度を直接配布するようになっている。この分野でもっとも目を惹く操作の成功例は、神経系の問題を抱えた患者に、気分ダイアリーをつけるよう勧めたことだ。患者に情動状態の変動を記録させることは、患者自身と医師双方に対して、双極性障害をわずらっていることを説得する強力な手段になってきた。こうした手段はあっという間に双極性障害の診断ブームを引き起こし、それまでうつ病や不安症をわずらっているとみなされていた患者は双極性障害というレッテルを貼られ、その治療薬は、特許期間切れの抗うつ薬から、特許薬の気分安定薬へと変えられたのだった。

ハミルトンの時代以降失われたのは、このような評価尺度は単なるチェックリストにすぎないという感覚である。本来それらがもたらすのは豊富な情報どころか、情報としては貧粗なものである。仰々しい、科学的な響きを持つ名前がつけられてはいても、その項目の内容は、『ヴォーグ』や『エスクァイア』といった雑誌に掲載されるチェックリスト――恋人や有名人または食通などとしての自分のスタイルをチェックするようなリスト――とほとんど変わらないのだ。こういったリストの使用から生じる可能性のあるおもなメリットは、医師が患者に質問をするたびに、医師に処方箋を書く気にさせる項目に確実にチェックが入っていくことだ。企業にとって、このような出来合いの質問を、時間制限がある診療現場で使わせることの魅力は、まさに次の点にある――評価尺度の質問は、薬物治療を選択するよりも生活習慣の修正や社会的状況の変更を勧めることにつながりかねない深く踏み込んだ重要な質問をさせないことによって、「臨床的現実」（医療人類学者アーサー・クラインマンの基本概念の一つ）を再定義してしまうのである。こうして、診療はますます標準化されていく――最小公倍数に向かって。

評価尺度が保健医療に持ち込まれると、臨床のまなざしは、測定技術によって利益を手にする者に掌握されてしまう危険性が生じる。臨床医に催眠術をかけて、マーケティング部が定義する世界に連れ込む企業の能力を、評価尺度はさらに高めるのだ。

しかし、企業に握られるのは臨床のまなざしだけではない。人間性の本質まで再定義されてしまうのだ。女性性機能不全（FSD）という新たに創り出された疾患の成功が、クリトリスの無感覚というような項目を含む評価尺度を使って治療を変更させることにかかっていたのも、そのためである。なぜなら、そういった種類の内容こそ、評価尺度で集計できるものだったからだ。セックスの最中にクリトリスが無感覚かどうかに注意を集中させるようなことは、セックスの経験そのものを変えてしまう危険がともなう。さらには、不満足感も生じるだろう。そして、おそらくこの分野に関する他の不満にも注意が向かい、薬物が明らかな解決策だと思えるようになる。(32)

評価尺度は、この新たな病態の輪郭を形づくるものだ。FSDの病気づくりとその測定の斡旋が近年、三人の子どもがいてセックスへの関心をなくした二〇代の女性といった人々に、問題の原因は自らが身を置いている状況にあると考えるよりも、テストステロンのレベルを検査すべきだと考えるように促している。(33) しかし、その結果低用量のテストステロンの服用を選択した女性だけが影響を受けたわけではない。こうした問題の周囲にあるより広い文化が、女性が自分の身に起きていることを考える方法に影響を与えるかたちで変容してしまったのだ。ちょうど最近まで、ホルモン補充療法のマーケティングが、閉経するということは病気になるということだと多くの女性に信じ込ませていたのと同じように。

評価尺度は――コレステロールレベルを測る血液検査や骨密度を測るスキャンもそうだが――データを生み出す。それは時間のない医師たちにはいよいよ魅力的に見えているだろうが、そのようなデータだけに依存することは、私が「情報還元主義」と名づけた事態を招く。批評家たちは何十年ものあいだ、臨床的なやりとりから人間性を奪うとされる生物医学的還元主義を批判してきた。人間を単なる肉体の一部に降格させることは、たとえそれがホルモンだろうが神経伝達物質だろうが、あるいは心臓のメカニカルな動きだろうが、こうした批評家にとって、人を扱う適切な方法ではない。しかし、昔ながらの診療が患者の身体的状況の何らかの重要な局面に注意を向けさせる可能性がある一方で、生物医学的還元主義にも、患者を何らかの真の障害から救ったり、ときには患者の生命まで救ったりする何かを医師がピンポイントで見抜くことができるという利点はつねにあった。それにひきかえ、脂質レベル、骨密度の測定、あるいは評価尺度のスコアなどといったものに具現化された情報還元主義のほうは、何らかの利点を生み出す可能性は皆無に近い。にもかかわらず、測定値は私たちに力を与えるものとして売り込まれているのだ。

ある意味では、気分尺度から脂質レベルまでの測定値には、自分たちに対する新たな見方がかかわっている。だからこそ、企業は科学的進歩であると主張できるのだ。しかし、測定可能なものを測定し、測定不能のものを一瞥することによって多少科学の体裁を得ることと引き替えに、文脈や、個人的機能の他の局面――測定にかからない局面や、単に測定されていない側面――を見逃すようなことになれば、私たちのしていることはむしろ疑似科学になる危険がある。科学的な測定と定量化が成功するのは、それによって私たちが、それらをより大きな文脈に位置づけながら、さらに対象を詳しく見るよう促される場合だ。しかし文脈を削ぎ落とせば、無分別な測定は、それとはまったく逆のことをする。この思慮の欠落は、ちょうどＧＮＰの増加という目標に駆られて製品の製造だけに注意を払うことが環境や生活の質に影響を及ぼしているように、医療行為に対しても影響を及ぼしている。

かつての臨床医たちなら、摂食障害の治療においてさえ、体重計を使用することは極力控えるべきだと順序立てて主張したことだろう。一九七〇年代には、測定技術は多くの医師に診療行為を邪魔立てするものだとみなされたほどなのだが、今日、測定による管理は急速に規準となりつつある。医療のどの分野でも、一連の測定技術がすぐに使える状況なしには、患者の診察をやりにくいと感じる臨床医が増えているのだ。

リチャード・キャボットの時代以降に医療に導入された診断検査は、ある種の状況では計り知れないほど有益で、それ以前の世界に戻りたいと思うような者は、ただの一人もいないだろう。骨密度検査やコレステロール値測定、そして性機能といった行動面に関する尺度でさえ、役に立つ場合がある。しかし医師はまた、かつてアルフレッド・ウースターがやっていたように、一対一で患者に向き合えるようでなければならない。問題は、それができる医師がほとんどいないことだ。この事態は、次の疑問を突きつける。医学的知識における究極の判断基準を提供すると広くみなされている臨床試験で必要とされた測定技術を臨床診療の場に持ち込むのは、医療を家内工業的診療から科学的な医療に変えるものなのか、あるいはミダス王を打ち砕いたような黄金の不毛さを生み出すことになるのか。

レベルの低い医療の不毛さは、精神医学分野を支配している「操作的診断基準（operational criteria）」を見れば明らかだ。精神障害の要因について意見が対立していることを受け、米国精神医学会は一九八〇年に発行した『精神疾患の分類と診断の手引き第三版（DSM－Ⅲ）』において、障害に関する操作的診断基準を新たに導入した(34)。それ以来、人がうつ病、統合失調症、あるいは、強迫性障害のような精神疾患を抱えているとされるのは、たとえば、九つの臨床的特徴のうちの五つの特徴がある場合、またはA欄の特徴を二つと、B欄の特徴を二つそなえているような場合になった。このような手段がとられた理由は、精神疾患は単に生物学的なものだとするバイアスと単に精神力動的なものだとするバイアスの両方を克服するためだった。しかし、それでも本来、このようなチェックリストを適用する際には、ある程度の臨床的判断が必要だとみなされていた――たとえば、妊娠中やインフルエンザにかかっているというような条件が考慮されるために。しかし時が経ち、米国産科婦人科学会と米国精神医学会の双方を代表する組織は最近、一五％から二五％までの妊婦がうつ病にかかっていると示唆した。その根拠は、「ゆううつな」症状があるというチェック項目がある調査の結果だった(35)。チェックが入れられたこのマス目が、抗うつ薬を、妊娠中にもっともよく処方される薬の一つにしたのである。

ＤＳＭ－Ⅲの出版後、さまざまな障害の診断基準として提案された症状への関心が世界中で高まった。インターネットの発達により、こうした基準はオンラインで閲覧できるようになった。インターネットはまた、ＡＤＨＤ、アスペルガー症候群、ＰＴＳＤ、あるいはほかにも山とある障害の基準に自分があてはまらないだろうかと考えている人々に向けて、測定づくり《メジャーメント・モンガリング》を大幅に増加させることにもなった。その極端な証左は、社会的に成功を収めている人たちが何人も私のところに相談にやってきたことだろう。彼らは、インターネットを見たところ、自分にはアスペルガー症候群やその他の重篤な行動障害があるように思えると訴えた。だが、そのような重篤な疾患がないことは、成功している彼らのキャリアを見れば一目瞭然だった。もっと心配なのは、彼らがこうした問題についてメンタルヘルスケアの専門家に相談したところ、そうした専門家は、ＡＤＨＤやアスペルガー症候群の基準を満たすなら、その患者にはそういった障害があると、すんなり受け容れていたことである。

操作的診断基準のケースで生じていることは、血中脂質レベルやＤＸＡスキャンによるエビデンスに直面した臨床医がしていることと同じだ——つまり、患者は薬物療法をおこなう疾患の基準を満たしているとみなすのである。かつて医師は、検査結果について気に病むことはないと患者に伝えたこともあっただろうし、検査結果を利用して、食生活や生活習慣について助言したこともあっただろう。ところがいまでは、そうしたことをせずに、ただちにリピトール、フォサマックス、パキシル、ジプレキサといった薬を処方する可能性のほうがずっと高い。

ＤＳＭの操作的診断基準がインターネット上でマウスをクリックすればすぐに手に入るようになったことは、ＤＸＡスキャナーを医師に無償提供したときと同じような形で消費者を作り出している。この威力は製薬業界の広告に増幅されて、ＦＳＤからＰＴＳＤまでのさまざまな障害の急激な広がりを支えているが、とりわけそれが顕著なのは、子どもにおける行動障害の分野だ。ＡＤＨＤから、自閉症、アスペルガー症候群、うつ病まで、薬による応急措置を強く求める障害の診断が大幅に急増しているのである。

障害の基準を満たしていることと、障害を実際に抱えていることは同じではない。しかし、それらを正しく区別するには、文化的な知識に基づいて判断を下すという行為が必要になる。骨密度の重篤な低下は骨折と関連性があるし、重篤なうつ病は自殺と結びつく。結婚生活の破綻や失業、他のリスク因子の背景下で顕著に増加した脂質量は心血管イベントに結びつけることができる。しかし、行動障害において操作的診断基準が入手可能になり、骨密度を測るスキャナーが利用可能になり、コレステロール値を測る血液検査が使用可能になると、さまざまな病態の診断がはるかに多く下されるようになった。だがこのような病態は、実質的には、リピトール、フォサマックス、あるいはプロザックの欠乏症と言うべきものだ――薬物治療が求められるような本物のリスクをともなう本来の医学的疾患ではない。かつて医療だったものは、将来を占う新たなバージョンの占星術になってしまったのである。

基準を満たすことは、新たな市場を創出することになった。そこでは、患者も医師も、何かをしていると感じ、しかもうまくいっていると感じることができる。もしこうした薬物が処方箋薬でなければ、医療界の反応はかなり違ったものになっていただろう。しかし、医師の立場はますます車のセールスマンに似てきている。セールスマンはもし担当している車にハイブリッド車があれば、その車が環境保全に貢献すると指摘するだろうが、彼には環境のために運転する回数を減らすように顧客に勧める動機はまったくない。

車のセールスマンが車の販売と地球温暖化の問題を切り離して考えているのと同じように、医療専門家も自らの専門性に応じて、ますますリスクを個別に切り離すようになっている。コレステロール値を低下させるためにスタチン系薬剤を処方する医師は、医薬品がそれを実現すればたいていは喜ぶ――たとえ、そういった薬を服用する人に心臓発作を引き起こす顕著なリスクがない場合、全体的な死亡率が上昇することを臨床試験が示していても。ダイアネットやロアキュテインなどのニキビ治療薬、高血圧治療薬のβブロッカー、喘息を治療するβ作動薬（リリーバー吸入器）、糖尿病治療のための血糖値低下薬、抗肥満薬のリモナバント、そして禁煙補助薬のバレニクリンやブプロピオンなどはみな、死、自殺行動、または精神病を引き起こす可能性があると臨床研究によって示唆されている。[36] しかし、そうした問題が担当医の通常の専門以外のところで生じた場合、それは人目につかないままになってしまう可能性が高い。たとえこうした薬のラベルに死亡や自殺や精神病の危険性に関する警告が記載してあったとしても、医師に危険を認知させること、ひいては、それらの薬を処方しようとする医師から患者を救うことは非常にむずかしい場合がある。総合的に言って、病院で医師に施療される薬物療法は、現在、入院中の死因の第四位につけている。[37]

いまや大部分の薬は、監督がさらに行き届かず、問題が生じても手遅れになりがちな病院外で服用されていることを考えると、一般の社会環境における死亡にはどれだけ薬物が関与していることだろうと思わせられる。米国薬物安全使用協会のような組織がモニターしたデータによると、ＦＤＡに報告される死亡または重篤な有害事象は、毎年五％から一〇％増加しているという。その大部分をもたらしているのが、本章冒頭で紹介したジェインが投与されたシングレアのような喘息治療薬や、糖尿病治療薬のアバンディア、気分安定薬のセロクエル、禁煙補助薬のチャンピックスといったブロックバスター薬だ。[38]

一九世紀の産業発展にともなって生じた機械化と自動化は、製品と労働力双方の標準化を求めた。基本的に、機械を構成要素に分解することになるなら、新しい部品はぴったりはまるように作られる必要があった。大量生産された製品が究極的にできる限り多く消費されるようにするには、最大限の互換性を持たせることが必要だった。テレビやコンピューターや他の家電製品には、互いに通信し合えるように、標準的な差込口や無線部品が備わっていなければならない。そしてこのことから、部品の製造を促進するために考案された組み立てラインの仕事自体も、個々の独立したセグメントに分類され、標準化されたのだった。

一九七〇年以降には、産業で効果を上げていると思われたものが、保健サービスの運営を任されている人々の目標とすべきモデルになった。こうした背景のもと、知的職業に従事する者が持つ自由裁量権は、家内工業モデルを持続させるものでしかないように見え、医療上のやりとりは、大量生産以前に広くおこなわれていたタイプの生産形態に属すもののように見えた。それ以前の数十年間、医療が変容しないまま保たれた理由は、事業が比較的小規模でおこなわれ、需要は本質的に推測不可能で、その結果も不透明だったからだ。医者に任せておいても、たいした金はかからずにすんだのだった。

しかし、事態は変わりはじめた。一九五〇年代には、感染症や他の疾患を撲滅する目新しく効果的な治療法がますます利用できるようになるにつれて、健康問題は取り除かれたのだから医療コストは低下していくだろうとだれもが思っていた。英国のような国では、無償の医療を提供することが、経済的に見合うことだと判断された。体が弱く病気を抱えた人々が増えれば経済の負担になる、だから、そうした人々を生産的な地位に戻すことは、必ずや経済にプラスになると考えられたのだった。

しかしながら、一九七〇年代に登場しはじめた医療コストと公共医療サービスの効率に関する文献を読むと、民間の保健医療制度について論じている文献でも、公営の医療制度について論じている文献でも、当時のアナリストたちの驚きに遭遇する。彼らが目にしていたのは、減少どころか、一九六〇年代を通して急増した医療コストであり、六〇年代の末にはついに、コスト抑制と、医療費急騰の根底にあるとされた非効率性の排除に重点を置くことが求められるようになる始末だった。第三章で検討したエビデンスに基づく医療が一九七〇年代に提唱されたのも、一つには、こうした懸念があったからである。エビデンスに基づく医療が最初に登場したとき、その提唱者たちが強調したのは、スクリーニング検査から高額な冠疾患集中治療室までを含む多くの医療処置に有効性と費用対効果があるという主張は、証拠に基づいているとは限らないということだった。つまり、効果があると証明されたものだけを使い続けることこそが、効率性と費用削減を生み出すとされたのである。治療に効果がある場合は、実際、そのとおりになる。しかし、第二次世界大戦直後の数年間に国内総生産の一％強だったアメリカの医療費が一七％にまで増大し、いまでもさらに増大し続けているという現実には、明らかに何か別の要素が絡んでいると考えるべきだろう。

こうした問題の解決は市場に任せたほうがいいのか、あるいは政府が介入すべきときに来ているのか、という政治的疑問については、これから見ていくことになるが、この大きな枠組みはいったん脇におき、エビデンスに基づく医療は、ある者たちにとって政治的選択を避ける余地をもたらす解決策になってきたことについて検討しよう。臨床診療を共通の基準に引き上げようとする試みのどこが悪いのか？　それをより効率的にしようとすることのどこが悪いのか？　あるいは経営用語で言えば、良質なサービスを提供することのどこが悪いのか？

一九六〇年代に品質の高い医療について語ったとしたら、ある診療現場のイメージが湧いてきただろう――医師は優れた医学的スキルを行使するだけでなく、患者が置かれた状況を気遣い、それを臨床のまなざしに優先させるというイメージだ。言い換えれば診療現場とは、医師がそれまで身を置いていた高みから降りてきて、患者との協働作業を始める場所であり、その際には、新たな形のエビデンスを使って、患者にもっとも適した治療方法や、患者が最良の治療を受けられる場所を、患者のライフスタイルのさまざまな面を調べることによって見極めるはずだった。

しかし、実際に生じたことは、そうではなかった。疾患を治療して治癒させる能力が向上し、保健医療に投じられる財源も増加するにつれ、より人道的なシステムがもたらされると思いきや、保健医療に適用された「高品質」という言葉は、いっそう産業的な意味を帯びるようになってしまったのである。産業界では、製品やサービスが品質標準を満たすということは、予想通りに毎回同じものが生み出されることを意味する。この観点から言えば、マクドナルドは高品質のハンバーガーを提供していると言えるだろう――ハンバーガー通から見れば、最低ランクに属しているとしても。

こうした類の高品質という見かけの成果を手にする方法の一つは、病気を治したり病気を抱えた人をケアしたりするサービスの提供者であるよりも、リスク管理をおこなうサービスの提供者になるように自らをますます変えていくことだ。高品質であるという実績は、脳卒中や心臓発作を治療するよりも、血圧や血糖値や血中コレステロールのレベルを下げる試みでのほうが、ずっと容易に手に入る。糖分や脂質のレベルは、治療すれば必ず下がる。そのため、医療費が高騰しているなか、保健医療機関のマネージャーたちにとって、サービスをマクドナルド化することは避けようがないのである。

四半世紀前、いよいよやかましく求められるようになったコスト抑制と、いや増す標準化への重視に自らのケースを重ね合わせて、ネバダ州リノの司法精神科医トマス・ビトカーは、こうした本質的に産業的なプロセスが、保健医療機関にも適用されることになるだろうと予測した。精神科でさえ例外ではないと彼は言った——精神科は当時、産業的な意味において「高品質な」機関から、もっともかけ離れているものとみなされていただろうが[39]。ビトカーは、一九六〇年代と七〇年代に製薬企業が、そしてその半世紀前にそれ以外の保健医療分野が再編成されたように、臨床診療も再編成されることになる世界の輪郭を示した。すなわち、医師による患者の診察は構成部品に分解されてから再構築される。それは、医師でないために疾患の進行を止められないマネージャーが、それでも医師という資源を管理しながら、可能な限り業界標準品質に医療サービスを近づけるような方法で再構築されることになるだろうと。

ビトカーの予測は、すべて現実のものになった。プライマリケア医から呼吸器科の医師、メンタルヘルスケアの医師まで、とりわけアメリカでは、いまや厳密に定義された薬物管理に沿って短時間に患者の診察をおこなうことが求められている。こうしたことがあまりにも広くおこなわれているため、医療過誤訴訟を担当するアメリカの弁護士が、医師のことを、医師《ドクター》とは呼ばず薬理学者《ファーマコロジスト》と呼ぶことも珍しくない。患者のことを知る機会がほとんど与えられない短い診察時間、多くの医師が基本的に認めていない一連の疾患、そして、本来ならば患者に与えたい薬物治療よりおそらく劣っていると多くが考える薬物での治療を指示する一連のアルゴリズムという組み合わせは、多くの医師にとってますます気力がくじかれるような状況をもたらしている[40]。

「はじめに」の章で触れたドクターN——診察時間すべてを書類の記入に費やしたため、自分が診ていた患者が両脚を切断したことに気づかなかった医師——のケースは極端な例ではあるが、臨床診療の大部分が向かっている方向を象徴的に示すものだ。

一九八四年、米国公衆衛生局は、予防医学専門委員会を設立した。これは、国民の健康を向上するうえで、プライマリケアにおいて、どのようなスクリーニング検査や他の措置を実施すればよいかを勧告するための組織である。[41] もしプライマリケア医が、この予防医学専門委員会が勧告するスクリーニングをすべて実施するとしたら、そもそも患者が助けを求めて医師の診察を受けにきた問題に割く時間はまったくなくなってしまうだろう。[42] これが新たな医療の姿だ。そこでは、良質の医療がますます健康製品のスムーズな配布と相容れなくなっており、良質の医療をおこなおうとする医師は、解雇される危険をおかさなければならない。

現在の保健医療制度は、もちろん、医師を雇用している。しかし、将来の制度が現在と同程度までそうする必要があるかどうかは定かではない。リスク因子をスクリーニングして管理することにより達成される種類の品質は、伝統的な医学的ケアではおこなえなかったような方法で、医療サービスを消費財《コモディティ》の領域にもちこむ。現在の業界用語で言えば、こうした介入はいよいよ商品化《コモディタイズ》されていき、診療所ではなく、大型スーパーマーケットのような小売販売店でおこなわれるようになるかもしれない。これに似たことは、多くの基本的な法的サービスについてもおこなうことができるため、知的専門職の潮流は引き潮になっていることを感じさせる。[43]

さらにはこのような医療行為の多くの場合、もし薬に効果があり、医師の基本的なニーズは、ガイドラインとアルゴリズムに沿って医薬品を提供することだとすれば、薬の処方をおこなう法的権限が与えられる限り、その仕事は看護師などのほかの人にしてもらったほうが、より安価でおそらくはずっと忠実になされることになるだろう。アメリカや多くのヨーロッパ諸国では、そうした権限を看護師と心理学者双方がすでに手にしている。

医師の仕事が工場や事務所の仕事のようなものになりつつあるように見えることや、初めて仕事の確保の心配をしなければならなくなりそうだという事態も、工場や事務所で働くことを余儀なくされてきた人々にとっては、たいしたことに思えないかもしれない。しかしいまやだれにでもかかわってくる問題は、私たちにはみな、単なるリスク管理ではなく、本物の病気の治療とケアを必要とするときがあるという事実である。

測定を超えて

現在の医学的ケアの状況を監視している者たちの多くは――とりわけ、医療と市場の接点の問題に取り組んでいる者たちは――こと保健医療の使命については感傷的になる。より冷徹な分析者たちが、医師は大昔から提供するサービスに対して代償を求めてきており、一九世紀までの長い年月のあいだペテン師や偽医者とたいして違わないことも多く、医療機関は患者の健康を気遣う科学的組織というよりも冷酷な事業者団体のように運営されていたと指摘しているが、だとしても患者のケアは医術の重要な部分であるとつねにみなされてきた。医師は病気を扱うことで生計を立ててはいるものの、通常は、病気を抱えている人や無防備な人を搾取しているとはみなされない。

このことを見事に表現したのが、次のジェームズ・スペンスの言葉だ。彼は当時ヨーロッパを代表していた小児科医で、この言葉は死後、一九六〇年に出版された彼の著作からの引用である。「医師の真の仕事は、医療センターや研究所や病院のベッドにまつわるものではない。テクニックは、医療における存在意義はあっても、医療ではない。医療行為に欠かすことのできない部分とは、診察室や病室という親密な場所で、病気を抱えた人、あるいは病気だと思っている人が、信頼している医師の助言を求める機会のことだ。これは相談（コンサルテーション）であり、医療の他のあらゆることは、この相談から派生する」(44)

このような種類の医療――いまでも重篤な状態にあるときや、隔離された医療の場などではある程度まで存続している医療――と、相談する時間も機会も与えず、スクリーニングをおこない、思い出させ、教育し、ときには強要することによって患者に治療を受け容れさせる医療――そしてときにはそうすることによって「ケアする者」が目標を達成できるように図る医療――は、同じものではない。一方には患者が医師に助けられるというよりも、知らぬうちに医師を助けている保健医療があり、もう一方にあるのは、測定の背景でおこなわれる診療の姿だ。

問題は、新たな治療技術にあるわけではない。ペニシリンとインスリンは、それらの登場以前に可能だったものより、ずっと効果的なケアをもたらしてくれる。しかしこうした薬は、コレステロールレベルを低下させるスタチン系薬剤や、骨粗鬆症薬のビスホスホネートや抗うつ薬といった薬とは異なる種類の薬剤として生まれたものだ。医師がペニシリンを患者に投与するときには、ほぼ一〇〇％のケースにおいて、医師は患者を助けている。一方、患者がスタチン系薬剤やビスホスホネートを服用するときには、多くの場合――おそらくはほとんどの場合――自分たちよりも、医師、製薬企業、政府の関連機関を助けているのだ。スタチン系薬剤やビスホスホネートのルーチン的な投与は、一見すると従来の医療の一部であるように見えるが、実際には、一般的に慢性病管理または予防医学と呼ばれるアプローチと密接に関連している。このようなアプローチは一九八〇年代に登場して、前述した米国予防医学専門委員会のような組織を創立させた。こうしたアプローチの当初の推進力は、一九五〇年代と六〇年代に感染症のスクリーニングをおこない、ワクチン接種や他のプログラムによってその撲滅に成功したことから来ていた。フラミンガム研究のような分析の結果、心臓発作や脳卒中を引き起こして患者を死に至らしめる高血圧や糖尿病の役割がますます意識されるようになると、そうした病態までが、同じようなスクリーニングに値するものと考えられるようになったのである。

医療における予防的アプローチには、確固とした経済的論拠がある。一八世紀、フランスと英国は互いに反目しあっていただけでなく、それぞれドイツについても警戒していた。そのため戦力となる自国民の調査をおこなったのだが、その過程で、環境と疾病の関連が判明しただけでなく、国民の生産性や防衛力は、産業革新に左右されるのと同じくらい、適切な衛生状態や食料供給の質にかかっていることを学ぶことになった。また、一八世紀中盤にジェームズ・リンドが指摘したように、英国海軍は、敵との交戦で失うよりも多くの兵士を壊血病で失っていた[45]。フロレンス・ナイチンゲールは、クリミア戦争において、戦場よりも病院内でより多くの兵士が命を落としていることを数値で示し、それに対処するための近代的な看護法を確立した[46]。そして、近代的な臨床検査医学の概念、および、市民は健康への民主的な権利を有するという概念を中心となって生み出したルドルフ・ウィルヒョーは「医療は社会的な科学であり、政治とは医療を大きなスケールでおこなうようなものである」とまで宣言したのだった[47]。以来、疸症や疫病は、帝国を引きずり下ろすことにおいて、戦争や市場の失敗などよりよほど寄与したという事実が、歴史を調べることによって明らかになっている[48]。

それならば、コレステロールレベルの集団検診や、骨密度の測定や、判明していない気分障害を調べるための評価尺度による検査の実施のどこが悪いというのだろうか？　最初の問題は、予防医学や慢性病管理が登場するやいなや、そうしたものがマーケティングの完璧な隠れみのになりうると製薬企業が気づいたことだ。企業にとっては、数十年にわたって治療薬が少しずつ売れるほうが、人々の命を救う抗生剤が短期間売れるよりよほどいい。一九六〇年代に議会の聴聞会でキーフォーヴァー上院議員に、自由競争が働いていないかのように医薬品の価格が高いことについて問い詰められたシェリング・プラウ社の社長フランシス・ブラウンは、こう答えている。「上院議員、私たちは各ベッドに病人を二人ずつ寝かせることはできないのです。病人が一人しかいない場合には」(49)。しかし、一九八〇年代の慢性病管理は、一人の患者に複数の病気を抱えさせるルートを製薬業界に開くことになり、実質的に、一人の体のなかに複数の異なる病人を存在させる状況が可能になったのだった。

第二の問題は、企業が医薬品の販売促進手段として、スクリーニングをおこなわせたい疾患を測定するための機器を配布する一方で、より重要なリスク要因をスクリーニングする医師や他の医療従事者の努力が軽んじられていることだ。このようにして、企業はリスクの順序をさかさまにしてしまう。「タバコをやめて、減量しなさい」というのが正しい助言であるべきところ、「スタチン系薬剤を飲みなさい」にすり替えられてしまうのである。喘息を診断される人が急増していても、私たちの食生活や生活習慣や環境の何がそうした状況を招いているのかに関する研究はほとんどない。通常は致命症にはならない疾患で、その疾患の治療に利用できる薬が非常に実入りのいい製品である場合には、原因を究明するような研究を促す圧力は生じないのだ。ジェインが処方された吸入薬のアドベアー（本章冒頭参照）だけでも、グラクソ・スミスクライン社に年間八〇億ドルの収入をもたらしているが、彼女が併用していたシングレアもメルク社に年間五〇億ドルの収入をもたらしている――この薬には最低限の効果しかないことが臨床試験研究の公表結果で明らかになっているのだが。

第三の問題は、ポリオのような医学的災厄の撲滅に必要なワクチンや他の薬物には、副作用という形の代償がともなうことがあるものの、その恩恵は代償をはるかにしのぐものだったが、スタチン系薬剤、ビスホスホネート、糖尿病の血糖降下薬、喘息のβ作動薬や、β作動薬とステロイド剤を配合した薬、あるいは抗うつ薬などについては、このことがあてはまらない場合が多いことだ。とりわけ、ブロックバスター薬にするために、これらの薬がプライマリケアで処方されるように図られた場合には、恩恵が代償をはるかにしのぐとはとても言えない。

リスク因子の管理や慢性病の治療には、医学的な自由裁量が必要だ。しかし、自由裁量を行使する医師は疾患のガイドラインの策定者たちから、「容疑者」だとみなされる。マネージャーたちにとってみれば、自由裁量を許すことは、医療行為を家内工業の時代に戻すレシピだ。さらに言えば、医療制度が見直され、医師が同じ患者を連続して診たり、患者の家族や状況について知ったりすることがほとんどできなくなっている現状では、自由裁量を行使すること自体が困難になっている。

一九六〇年まで医療は、命を脅かす病気を治したいという私たちのニーズに応える、かなり純粋な市場に留まっていた。しかし半世紀前から、工業製品に対する私たちの基本的ニーズを満たすことが現代の企業にマーケティングの重要視と消費者のいや増す需要発掘を導いたのと同じように、多くの病気に対する服従から自由になったことは、医師と患者の双方に新たな医学的欲求を抱かせる土台を築くことになり、骨粗鬆症やコレステロールレベルの上昇、女性性機能不全からＡＤＨＤまでの行動障害のマーケティングを支えることになったのだった。

このことはまた、医療消費者が登場する基盤を築くことにもつながった。こうした消費者は医薬品だけでなくサービスも物色する。とりわけ、そのサービスの特徴にガイドラインの遵守だけでなく、感じの良さや、消費者に対する気遣いといった要素が含まれているかどうかに気を払う。自由市場の提唱者にとっては、こういった種類の消費者こそが、医療費削減の原動力になると思われた。

しかしこうした種類の消費者の市場は、デザイナー・ワギナ*から最適なコレステロール値までにわたるいわゆる「増強技術」については容易に想像できるかもしれないが――そしておそらくそんなヘルスケア製品を扱う市場は、そういうものでしかありえないだろうが――、本物の疾患とは、私たちが消費するようなものではない。死と同じように――それよりゆっくりとではあるが――本物の疾患は私たちを消費する。私たちのアイデンティティーを、その後何をしようとも元には戻せないような方法で、不可逆的に変容させてしまうかもしれない。私たちはできるだけ病気を受け容れようとする。そして、フィリップ・ピネルの時代から、この受容には、医療チームと患者が共に耐え忍ぶほかに何もしないことがもっとも賢明な処置である場合があるという医学的事実の認識がかかわってきた。

しかし企業は、ブロックバスター薬のおもな消費者である医師と、要指示薬の消費者直結型広告に包囲された患者双方の欲求に合わせて、市場再編を見事にやってのけた。それはあまりにも大成功したため、医療消費者にしても消費者としての患者にしても、いまやそのような市場を拒否することは不可能になってしまっている。そしてこの新たな消費者駆動型市場が、伝統的な医療を駆逐してしまったのである。

かつて医療だったものを置き換えてしまったように見えるこの健康製品市場に代わりうるものはあるのだろうか？　この疑問に答えを出すかわりに、医療が進む将来について考えてみるため、もう一つの一連の生産的な関係について考えてみよう。しばしばコミュニティーと歩調をあわせておこなわれる親のケアは、子どもの人格形成を促す。こういった種類のケアでは、適切な課題、機会、保護、そしてしつけを最適な時期に提供するため、親はその子の最近接発達領域（子どもが自力で問題を解決できる知的水準と他者の力を借りればできる水準との差）をつねに把握している。教師や学校が与える適切なケアも、子どもの成長を助ける。こうしたケアがテクノロジーと相反することはない。母親も教師も、発達の妥当な時点で子どもがコンピューターを持ち、他の文化的ツールも使いこなせるようになることを望むだろう。経済――とりわけ知識経済――の基盤を究極的に築くのは、材料やテクノロジーではなく人々だ。それには自由裁量がかかわってくる（とはいえこの自由裁量は、学校教育の現場で規制が強化されつつあるなか、急激に侵食されつつあるのだが）。さらに言えば、それは私たちの多くが市場と国家双方の介入を制限したいと望む領域だ。

これは、かつて最高の医療に見られた種類のケア――ジェームズ・スペンスやアルフレッド・ウースターが実証したケア――にとてもよく似ている。それがいまでは個人と同じぐらい学際的チームによってもたらされるようになり、医師と患者の協力にますます依存するようになってきている。このような種類の医学的ケアは、人々にとって、そして人間の尊厳にとって実り多いものだ――病気が許す限りの尊厳ではあるが。このようなケアは、その人にとって最良の成果をもたらすために、インスリンから手術まで、適切なテクノロジーを喜んで受け容れる。このようなケアに付随する本物の疾患の重視は、消費を二次的な役割に追い落とすことになるだろう。病気よりも人を重視する医学的ケアに対して、スキャナー、メーター、評価尺度を無償提供するような製薬企業は、まずないだろうから。

何が問題であるかを際立たせるには、病気休暇と障害者給付金の門番としての医師の役割について考

＊　人為的に操作して望み通りの赤ちゃんを産むことを意味する「デザイナー・ベイビー」をもじった言葉。

えてみるといいかもしれない。第二次世界大戦で医師が学んだもっとも驚くべき教訓は、休暇が間近に迫っている兵士は深刻な病気を報告しないことがよくある一方で、休暇の見込みのない兵士の具合が顕著に悪くなることはよくあるということだった。医師は、兵士たちにとって、戦地勤務から抜け出すためのパスポートだったのである——医師に自分が病気であると信じ込ませることができれば、ではあったが。こうした戦場からの洞察は、ある世代の医師たちによって日常の医療にもたらされ、当然のことにこうした医師たちは、患者たちが自分の置かれた状況という監獄から逃げようとする方法に敏感だった。この種の患者－医師関係は本来、多くの診療現場に存在する要素で、測定するのは簡単ではないが、骨粗鬆症や軽度の喘息といった疾患があり、最新の薬剤を使った管理が必要だという示唆に関係者全員が調子を合わせるという事態をもたらす一因となりうる。

しかし、こうした教訓を学んだのは、ごく一部の医師だけだった——医療経済学者や保健計画の立案者でもなく、すべての医師でもなかった。この事実は、次に起きたことを説明するものになるだろう。一九四〇年代のペニシリンとストレプトマイシンの発見は第三期梅毒や結核を撲滅し、それにともなって、厖大な数の患者に費やされていた入院治療費も削減された。こうした治療は大勢の人に健康と生産的な地位を取り戻させ、結果的に国家の富を増大させることになった。一九五〇年代に生じたさらなるブレイクスルー——喘息の最初の治療薬、最初の経口抗生剤、最初の降圧剤、最初の抗精神病薬と抗うつ薬など——は、思慮深く使用されれば、そうした薬がなかったときに比べて、国家の富を何倍にも増加させたはずだった。にもかかわらず、罹患率と障害者給付金は急増しはじめ、アメリカの医療費は他のどの国よりも急増して、一九五〇年に一人当たり年間一〇〇ドル（現在の年間五〇〇ドルに相当）だったものが、二〇〇八年には、一人当たり年間七六八一ドルにもなってしまったのである。(50)

生産性も向上してはいるが、その率は他の諸国に比べるとずっと低い。アメリカの医療は一九六〇年代には世界をリードしていたにもかかわらず、世界保健機関は二〇〇〇年に、医療制度の達成度と効率性においてアメリカを七二位に、そして乳児死亡率や平均余命などの指標に基づく全体的な健康の水準については一九一か国のうちの二四位に位置づけた[51]。一方、コモンウェルス財団は二〇〇八年に、医療の質において、アメリカを先進国の最下位にランクづけた[52]。

アメリカの平均余命の相対的な低下に寄与している要因の一つがはっきりと見てとれるのは、とくに高齢者層においてだ。近年、多剤投与、すなわち同時に複数の薬物を投与される傾向が急増している。喘息と骨粗鬆症の両方の治療を受けることはたいして意外ではないが、ジェインがそうだったように、喘息の治療しか受けない際にも、ほとんどの人は三種類以上の薬を服用することになる。同様にメンタルヘルスの領域でも、一種類の抗うつ薬だけでなく、四種類以上の薬のカクテルを服用している人は少なくない。二つの疾患について治療を受けている人は、七〜八種類もの薬を飲んでいることもあるだろう。そして、とくにアメリカでは、高齢者が一〇種類以上の薬を服用することが、急速に標準になりつつある。しかし、この年齢層では、ブロックバスター薬自体がそれぞれもたらす副作用に加えて、薬同士の相互作用が問題を引き起こす可能性も高くなる。高齢者が薬の副作用で入院する率は若年層に比べて六倍になっており、その率は、服用する薬の数に比例して急増している[53]。

多剤投与と生産性の低下を結びつけるデータの入手は、ほぼ不可能に近い。というのは、医師はそうしたデータを集めず、製薬企業にはそうしたデータを調べるメリットがないからだ。製薬企業には、医師がどの薬を処方しているかに関する詳細なデータがあり、そうしたデータを使って、販売チームに拍車をかける――ちょうどアスリートがストップウォッチを使うように。しかし医師は、薬がもたらす死や重篤な傷害については、一〇〇回のうち一回ぐらいしか記録や専門的な報告をしない。私たちがおこなっている測定に「人」を追跡するものは一つもない。あなたが、医薬品は思慮深く使われる毒だと思っていようが、あるいは見境なく配布される肥料だと思っていようが、一〇種類以上もの化学物質を飲んで有害な作用が出ない人などいるはずがないのだ。だが、こうした状況は追跡されていない。

米国連邦議会予算事務局の最近の報告では、アメリカにおける医療費急騰の最大原因は、処方箋薬の増大と他のハイテク医療の発展にあるとしている。(54) しかし医薬品は原料費以外にも、さまざまな方法で医療費の増大にかかわっている。薬剤コストの増加が人々の生産性の向上に貢献するならば、それも正当化されようが、これまで何度も見てきたように、より最近の薬物治療の多くは、もし無分別に使われれば、これまで検討してきた臨床試験が示すごとく、人々を救うどころか害をもたらして命を奪うことのほうが多い。こうしたエビデンスにもかかわらず、新しい薬物治療に関するマスコミの煽りは、人々の期待感を膨らませて、本当は必要のない医療を求めさせる。製薬企業が新たな病気を創り出すとき(病気づくり)には、そんな病気の治療を必要としていなかった人々が医学的ケアに引きずり込まれる。そうしたケースのすべてにおいて――一九八〇年代にサンジービット・ジャチュックが見いだしたように――かなりの割合の人々が、健康を害し、生産性を低下させることになるだろう。

最後に、医薬品は登場すると、そのあとに、測定フェティシズムをもたらす。ますます増加する医療費に直面し、医師たちは、「効く」というエビデンスが示された薬物治療しかおこなうことができない。しかし、ここで私たちはパラドックスに遭遇する。第三章で検討したように、多くの医薬品の臨床試験のエビデンスが、実薬の介入をおこなうよりも注意深い経過観察のほうが患者に有益であるという可能性を示しているのに、注意深い経過観察はそれ自体が「効く」としてデータに示されることはない。何かに比較して測定することができないからだ。その結果、医学的な自由裁量を支える根拠、すなわちコンサルテーションの根拠は、もはや存在しなくなってしまったのである。DXAスキャンや血中コレステロール・マーカーなどによって示せるタイプの目に見える疾患、および、製薬企業がおこなう臨床試験で効果があるとされ、代金はかさんでも効果があれば究極的に医療費を低下させるという約束のもとに販売されている医薬品を使った治療――私たちが暮らす世界は、そうしたものだけをカバーすることが保険会社の理にかなうような世界なのである。

測定がこれほど強力な影響を行使する世界において、医療費や平均余命について引用される測定値が医療改革の刷新にほとんど影響を与えていないどころか、私たちの士気をくじいて何かをしようとする能力を妨げているようにしか見えないのは、皮肉どころではないように思われる。今日の医師や患者が見失っているもの、医療に「ケア」を取り戻させるものとは何なのだろう？　あるいは、医師や患者が直面していて、これほど取り組むのが難しいと感じていることとは、いったい何なのだろうか？

第七章　翳りゆくケア

コーラは一八歳の美しい女性だった。ほっそりとしていて、背は高からず低からず、ブロンドの髪を長く伸ばしていた。高校を卒業したばかりで、高校在学中は、学園祭の女王《ホームカミング・クイーン》に選ばれるほどの人気者だった。カレッジに進学することは決めていたものの、何を学びたいのかについてはまだ決めかねていた。ボーイフレンドがいたが、ふられるのではないかと気がかりだった一方で、彼のことを家族がよく思っていないことにも気づいていた。

このボーイフレンドと出かけたロックフェスティバルでコーラは迷子になり、彼を探すあいだに転んで手に怪我をしてしまった。地元の病院に運ばれて手当てを受けた後、彼女は家に戻された。その数日後、混乱した状態で、コーラは精神科に連れて来られた。私はそこで入院患者を診ていた。

彼女は何らかのトラウマや虐待を抱えていたのだろうか？　ドラッグをやって悪いトリップをしたのだろうか？　コーラの精神状態はかなり不安定だった。しかし私は、入院患者を看《み》ている多くのスタッフから情報を得ていたにもかかわらず、彼女について納得できる診断を下すことができなかった。コーラは幻聴を聴いていたわけではなかったし、妄想的信念も抱いていなかった。一貫して落ち込んだり、高揚したり、不安がっていたわけでもなかった。それでも彼女は激しやすかった。それからの数週間のあいだ、状態が改善したように見えたので、私はときおり、彼女に両親と外出する許可を与えた。しかし、たいていの場合、コーラは非常に混乱した状態で病院に連れ戻されてきた。病院のドアから出て数分で戻されることさえあったほどだ。またあるときは、まったく無反応で、人を寄せつけなくなった。私には、彼女に抗うつ薬も抗精神病薬も処方する理由があるとは思えなかった。とくに焦燥感が強いように思われたときには、マイナートランキライザー（抗不安薬）であるベンゾジアゼピン系薬剤を処方した。

その後ほぼ六週間後に、コーラは週末を両親と過ごすために外泊し、そのまま自力で安定して持ちこたえ、病院には戻ってこなかった。私は、彼女を診断不明の症例としてファイルすることに満足していた。その後、彼女はカレッジでうまくやっており、同じボーイフレンドとつき合っていると知らされた。

コーラにふたたび会ったのは、それからほぼ一年後。彼女は妊娠八か月半だった。自宅で看るには明らかに彼女の病状は深刻すぎた。しかし前に入院していたときには口数が少なく人を寄せつけなかったのに、そのときのコーラは、依然として混乱しているようには見えたものの、過度に活発で人の心を操ろうとし、相手の注意を惹こうとしていた。私には、彼女自身がそんな行為をもて余しているように見えた。いつ陣痛がおそってきてもおかしくない時期だったので、私は薬物を処方しなかった。

出産後、私は、母親になったばかりの女性と新生児双方を受け容れる設備のある病院に、コーラと赤ちゃんを転院させた。そこで彼女を担当した精神科チームは、コーラが統合失調症をわずらっているとみなしたという。そして通常の抗精神病薬が投与されたが、あまり改善はみられず、赤ちゃんはコーラから引き離された。その数か月後には、週末の外出許可が下りるようになっていたそうだ。そしてある日の夕方、散歩に出かけると両親に告げて自宅を出たコーラは、急行列車が迫りくるなか、地面に横たわって線路に首を載せたのだった。

コーラの混乱、情緒不安定、および無動状態と過活動状態が切り替わっていた様子を振り返って考えた私は、彼女が教科書通りの緊張病《カタトニア》をわずらっていたという事実に気がついた。本書の読者のほとんどは、カタトニアをご存じないだろう。この病気は消えたことになっているからだ。しかし五〇年前には、精神病院の入院患者の最大一五%までがこの病気にかかっていると推定され、もっとも恐れられた精神疾患の一つだった(1)。メンタルヘルスの専門家は、『精神疾患の分類と診断の手引き(DSM)』に記載されているためにカタトニアの存在を知っているだろうが、実際に遭遇したとしても、見抜ける者はほとんどいないだろう。

コーラの病気が現在では医師がすぐに見て取れなくても無理もないような稀な疾患で、彼女は医学の発展の証左となる例外的存在だったのなら、運が悪かったと言うしかない。しかし、アメリカでも、そして実に世界中でも、精神科を受診する患者の一〇%までが、依然としてカタトニアの特徴を有しているのだ――そうした特徴を探せば、だが(2)。カタトニアの症状しか示していないこともあれば、カタトニアの特徴が他の障害を複雑にしているため、カタトニアを処置すれば、存在している他の問題を解決するのが容易になることもある。しかし、ほとんどだれもカタトニアについては思いが及ばないため、私がそうだったように、カタトニアの診断を下し損なってしまうのだ。コーラは抗精神病薬を処方されたが、そうした薬はカタトニアの症候群を悪化させる可能性がある。ベンゾジアゼピン系薬剤を一貫して数日投与すればほぼ確実に正常に戻すことができたのに、コーラは命を落としてしまった。この事実は、彼女の死を事故ではなく、不当な死にしている。

ベンゾジアゼピン系薬剤は、特許期限切れの薬剤グループに属している。そのためカタトニアのような疾患の場合、製薬企業にとっては、医師が目の前にあるものを認められるように手助けするメリットは何もない。それどころか企業は、特許が有効な薬が治すとされる疾患に注意を払うよう、医師を熱心に焚きつける。たとえそれが、それまで存在しなかった疾患を手品のように出現させること——病気づくり——を意味するとしても。たとえば、ファイザー社の特許薬リリカ（一般名プレガバリン）を売るための線維筋痛症や、グラクソ・スミスクライン社の新薬レキップ（一般名ロピニロール）が効果を発揮する疾患として出現した「むずむず脚症候群」などがその例だ(3)。

コーラの物語のどれほど多くのバージョンが臨床診療の現場で繰り広げられているかを知る者はいない。それは、病気づくりの代償、「機会費用」だ。そうした死は、特許薬に合致する疾患に関するおしゃべりのなかで失われ、医師の目に留まることはない——線維筋痛症のようなファッショナブルな診断を下せることに自己満足している医師や、治療の失敗に直面したときでさえ最初に立ち戻って目の前にいる患者を仔細に調べることなく、患者の治療計画にさらなる特許薬を加えるような医師の目には。むかしむかし医術の頂点は、原点に立ち戻って新たな目で症例を眺め、症状のプロフィールを、それほどファッショナブルではない疾患、あるいは一見一般的ではない疾患のものとマッチさせる能力にあった。それもいまでは過去の話だ(3)。

しかし、これよりもっと気がかりな一連の不当な死の輪郭が、本書のページから浮上してきている。カタトニアとは異なり、この場合の死は、名前のない疾患がもたらすものだ。それは、一度として死亡証明書に死因として記載されたことがない。とはいえ、その存在は二〇年近くも前に入院患者の第四位の死因として疑われていたし(4)、規制当局に報告されているこの原因による死亡者の数は、年々増加の一途を辿っている(5)。薬物処方箋の発行数が増すなか、それがより普遍的に見られるようになったことは確かだ。さらに病院内よりも、一般社会において、より多く見られることだろう。しかし、エビデンスに基づく医療とガイドラインが幅をきかす現代の世の中にもかかわらず、その疾患が基づくエビデンスも、それを管理するためのガイドラインも存在しない。

もしこの疾患を治そうとするなら、名前が必要なことは明らかだ。これは以前、医原性（iatorogenic）疾患として脇に追いやられていた障害だが、問題の根底にデータの欠落や歪曲があるとすれば、医師に罪を着せる（医原性疾患は、医師の誤診が原因だとされる）のは、もはや正しいこととは思えない。この疾患を表す名称として妥当と思われる用語は「医薬品病《ファーマコーシス》」（「医薬品の」を意味するpharmakoと病名を表す接尾語sisが組み合わさった造語）だ——洞察力の欠如を仄めかす名称である[6]。

これこそ、本書の冒頭ですでにあらましを述べた治癒《キュア》と看護《ケア》の相互作用がもっとも明確になる局面だ。医学的ケアの究極的な試金石は、患者が抱えている問題の一端を最新の治療法がもたらしている可能性に対して、医師あるいは医療制度がいかに取り組めるかである。つまり、毒が実際に害を与えている場合を知ることにある。にもかかわらず、過去一世紀以上にわたって私たちのデフォルトの選択肢はケアではなく、治療薬こそケアのすばらしい形だという考えだった。ここには治癒が必要な「医薬品病」がある。この疾患にかかれば、疾病の治癒か病人のケアかという選択肢はなくなる。それらは一つで、同じものとなる。

サリドマイド禍は従来、新たな医療時代の始まりを画した薬害だとみなされてきたが、いま振り返ってみると、それは、薬物治療と製薬企業が現在突きつけている問題を代表するものというよりも、むしろ古いスタイルの医療の終わりを画した問題だったように思える。医師だろうが患者だろうが、私たちのほとんどは、サリドマイド禍のように明らかな問題なら、それを摂取した薬と結びつけることができると考えるだろう。しかし、私たちがいま直面している問題は、もはやそれほど明白なものではない。

薬物治療が悪い方向に進んだときに生じる問題に取り組む困難さは、いまや、サリドマイド禍が二度と起きないように保証するために講じられた手段から生じている。すなわち、臨床試験、処方箋薬というステータス、そして薬物の使用を伝統的な医学的疾患だけに抑制しようとする努力から来ているのだ。これから見ていく、サリドマイドと同時期に開発されたトルブタミドの物語は、現在私たちが直面している難しさを、サリドマイドの一件より、はるかに鮮明に浮かび上がらせる。

治療が悪い方向に向かうとき

一九二二年のインスリンの発見は、医学におけるもっとも有名なブレイクスルーの一つだろう。甘いにおいの頻尿をともなう病気は、大昔から人の知るところであり、糖尿病と名づけられていた。インスリンの欠乏による血糖の増加が原因であるといまでは判明しているこの疾患の管理は、高齢者の場合には糖分の摂取をしばらく抑制すれば、ときには可能になることもあったが、大部分の人にとって甘いにおいの尿の訪れは、人生の終焉を告げる知らせだった。子どもの糖尿病はさらに悪性だった。若年発症糖尿病の患者にとって、インスリンの発見はまさに生と死の違いをもたらすものだったのである。

一九二四年以降にインスリンが入手できるようになったことは、それ以前に比べて何十年も長く生き延びられるようになった人が増えたことを意味した。しかし、インスリン治療を受けた人々が高齢になるにつれ、糖尿病を抱えて生きていることがもたらす一連の合併症が明らかになってきた。目の血管が劣化すると、失明に至る。骨盤につながる血管や神経の損傷は、インポテンツをもたらす。脚につながる神経や血管が劣化すると潰瘍が生じ、場合によっては壊疽が生じて、切断が必要になることもある。

心臓発作と脳卒中のリスクも増大した。

当時は、このような問題の一部は、血糖の調節をおこなう自然なメカニズムと人工的な方法のミスマッチや、当初使用されていたインスリンがヒトのものではなく、ウシやブタのものだったことなどに帰すのが理にかなうように思われた。しかし問題の原因が何であれ、インスリンがなければ死んでいた人は、この薬のおかげで生き延びることができた。そして、生きていれば問題に対処することができると考えられたのだった。もしかしたら、インスリン製剤を改良すれば、合併症のリスクは減るかもしれないと。

糖尿病患者のケアを改善する試みのなかで、研究者たちは血糖について再考察し、どんな人でも血糖値は一日のうちに変動すること、そして糖尿病患者では、その変動がとりわけ顕著であることを発見した。そして、血糖値の変動を厳しくコントロールすれば成果が出るのではないかと思い至った。血糖のコントロールには、血糖値を読み取る装置と一連のインスリン製剤が必要になる。さらに必要なのは、ケアを提供している医療チームと糖尿病患者の緊密な協力体制だ。

一九四〇年代と五〇年代に、糖尿病の危険性とその治療をモニターすることによって成長したチームワークは、優れた医学的ケアの代名詞になった。インスリンを患者に注射するのは簡単なことのように聞こえるかもしれないが、薬剤を皮下に注射するにはテクニックがいる。まず、過剰投与の症状がどのようなものであるかを学ばなければならない。インスリンをわずかに過剰投与しただけでも、血糖は低下し、注射を受けた人が混乱したり、昏睡状態に陥ったりする危険性がある。この危険を管理する戦略を編み出すことが必要だ。血糖値を高すぎるままにするリスクと、血糖値を過度に積極的に引き下げることにそなわるリスクの微妙なバランスをとる努力を、生かすべき命に教え込まなければならないのである。重労働に携わる糖尿病の労働者と、自宅のコンピューターで仕事をする糖尿病のゴーストライターは、それぞれ違う方法でそのバランスをとらなければならない。自分の血糖値をチェックするのに測定器が必要な人もいるし、自分の体の変化を感じ取ることができるように見える人もいる(7)。

こうしたことを適切におこなうには、チームワークが必要だ。糖尿病チームの看護師は、患者のミスターXから血糖値の検査と注射のニーズをどのようにスケジュールに組み込んでいるかを学び、同じく患者のミズYから彼女の管理方法を聞きとる。彼らはまた糖尿病の患者が、接待から友人と過ごす戸外活動まで、どのように社会的状況をこなしているかについても知ることになる。そしてこうしたコツを、新たな患者に伝授することにより、糖尿病という診断を下されてショックを受けている患者が自分に適したペースで治療に取り組めるよう支援するのだ。患者が入手可能なテクノロジーをどれだけうまく使いこなせるか——そして、それを通してどれだけ回復できるか——のカギを握るのが医学的ケアだとすれば、治療の可能性を少しずつ前進させるカギを握るのは、テクノロジーの発達だ。それを受けてチームワークは、こうした新しいテクノロジーをもっともよく活用できる方法が生み出されるように支援する。たとえば、一九五〇年代に発見された新たな錠剤はその例だ。これをインスリンと共に服用すれば、血糖値をよりよく管理することができる。

インスリンは医療における最良の資源を動員することになったが、ビジネスの面では、良い基盤を作り出したとは言えなかった。リリー社は、アメリカにおけるインスリンの特許権をその発見者であるトロント大学からもぎ取ろうとして失敗した(8)。しかし、たとえ成功していたとしても、注射で投与することが必要な薬剤のビジネスチャンスは限られていただろう。とはいえ、インスリンはすぐに、糖尿病以外の用途にも使用されるようになった。その食欲増進作用は、睡眠と食事のプログラムを通して人を

「頑健にする」ことを目的とした安静療法に応用された。高用量のインスリンは昏睡状態を引きおこすが、これは究極的な安静療法になり、インスリンが誘発する昏睡療法は、薬物濫用と統合失調症の治療に用いられた。[9] 用途はこのように広がったものの、ビジネスにとっては、錠剤のほうがどんな注射よりずっと好都合だった。というのは、明白な糖尿病をわずらっている人よりも、たんに血糖値の高い人（境界型糖尿病）のほうがはるかに多く、この市場は注射よりも錠剤を使ったほうが容易に発展すると思われたからである。

有望だと思われた錠剤を導くことになった研究は、現代医療における最初の特効薬からもたらされた。すなわち、第二次世界大戦勃発直前のドイツで発見されたスルファニルアミド抗菌剤である。[10] こうした発見を基にフランスの研究者たちは、すぐに一連のサルファ剤を開発したが、そのうちの一種類に血糖値を下げる作用があった。戦争による荒廃にもかかわらず、一九五六年に世界で初めて錠剤型の血糖値を下げる薬（経口血糖降下薬）であるカルブタミドを、そしてそのすぐあとにもう一種類の血糖値降下薬トルブタミドを開発したのは、実にドイツの企業、ベーリンガーインゲルハイム社だった。

ミシガン州に本拠地を置くアップジョン社は、トルブタミドのアメリカにおける販売権を購入し、一九六一年から「オリナーゼ」という商品名で販売を始めた。この薬は効果的に血糖値を下げたが、若年発症糖尿病についてはほぼ完全に無益であることが判明した。オリナーゼはインスリンの代わりにはならなかった。しかし、食事療法だけで血糖値の上昇を抑えてきたけれどもついにインスリンの服用に切り替えた人たち、つまり中年や高齢に至ってから糖尿病を発症した患者には使えるかもしれないと考えられた。

トルブタミドが入手可能になったおかげで、糖尿病は二つのタイプに分類されるようになった――インスリンに依存する1型糖尿病と、インスリンに依存しない2型糖尿病である。それまで人々は必要がない限り糖尿病について知りたがらなかったため、血糖値の上昇に関する情報を求めることは重要視されていなかったのだが、血糖値の検出には新たなプレミアムが加わることになった。血糖値が高いけれどもはっきりと糖尿病にかかっているわけではない人にとっては、食事制限は血糖値を正常にする手段になる。だが、これを実行するのはたいへんだ。そんなおり、トルブタミドはもっと簡単な選択肢になった。高血糖を早期に処置すれば、糖尿病に変化するのを阻止できる可能性さえあるように見えた。さらには、インスリンの服用にトルブタミドを加えれば、インスリンの補充量を最小限にして、より良い血糖値のコントロール手段を手にし、長期的に問題を減少させる可能性が得られるやもしれなかった。

一九六一年には、米国国立衛生研究所（ＮＩＨ）により、一〇〇〇名以上の患者を使ってトルブタミドの長期臨床試験が始められた。これは、アップジョン社のトルブタミドの効果を、インスリン、プラセボ、そしてスミスクライン&フレンチ社が開発したアンフェタミンの派生物であるフェンテルミンと比較した実験である。フェンテルミンが試験に加えられたのは、その食欲抑制効果が体重減少を導くことによって効果が現れるかもしれないと考えられたからだ。ところが一九六七年に問題が明らかになる。トルブタミドを投与された患者群の死亡率が、フェンテルミン、インスリン、プラセボのどの群よりも高かったのだ。試験の結果は、完全に予想に反していた。というのは、治験実施計画書では、死亡リスクがあると思われた患者はすべて除外していたうえ、血糖値のコントロールは合併症のリスクを軽減するはずだったからだ[11]。

どこかの治験実施施設が治験実施計画書を遵守しなかったのだろうか、それともこの所見には他の理由があるのだろうか？　治験責任医師たちは、トルブタミドの潜在的な副作用以外には、理由を見つけることができなかった。そして一九六九年に、トルブタミドを服用している患者をさらなるリスクから守るために、臨床試験は中止された。治験責任医師たちはアップジョン社とFDAに相談し、この臨床試験について話し合うFDAの会議が一九七〇年五月に開催されることになった。臨床試験の結果は、その翌月に全米糖尿病協会の医学会議が開かれるまで公表されない予定だった。

ところが、FDA会議の直前に、臨床試験の結果が『ワシントンポスト』紙のビジネス欄にスクープされたのである。この臨床試験は、暗にアップジョン社の経営状態の悪化を示唆しており、それは商業セクターにいる多くの人たちの関心事だった。おおかたの医師がこの問題を知ったのは、診察室で心配顔の患者たちから、このニュースの内容について尋ねられたときだった。アメリカでは一〇〇万人近い人々がトルブタミドを服用していたのだから、実に厖大な数の心配顔である。医療現場でそんな事態が起きたのは、だれにとっても初めてのことだった。

多くの場合、この件について相談した患者は、医師が機嫌を損ねる姿を目にすることになった——医師たちはまるで、患者にトルブタミドを服用させた自分の判断に疑問を突きつけられて腹を立てているかのように見えたにちがいない。しかし、医師たちは窮地に立たされていたのである。患者には、たしかに何が起きているのかわからなかっただろうが、医師たちにもわからなかったのだから。[12]こうした医師はFDAに厖大な数の手紙を送りつけ、この一件がどれほど患者を苦しめているのか、役人はまったくもってわかっていないと不満を表した。FDAは慌てて対処しようとしたが、彼らも未曾有の状況に直面していた。なぜなら、医師たちに医療をおこなう方法を指示するようなことがFDAの職務の一部だったことは、かつて一度もなかったからである。FDAは、アップジョン社おかかえの学者や同社の肩をもつ学者と戦う役目を、NIHの学者に任せた。

患者もまたFDAをあてにして、トルブタミドの服用はいまでも安全かどうかと問い合わせた。なかには、マスコミが発表した数値から、トルブタミドは一〇年以上にわたり、ベトナム戦争で命を落とした兵士を上回る患者を殺してきたかもしれないという数値を導き出し、なぜそんな薬が未だに販売されているのか、と問いただした者もいた。それでもFDAはそんな患者たちに対して、医師に尋ねるようにと告げたのである——患者にとって最良の判断を下せる立場にいるのは、やはり医師だとして。

FDAは、自らは医療行為にかかわっていないこと、そして臨床的判断をくつがえすようなことはしたくないと説明するのにやっきになった。それは、FDAに対するキーフォーヴァー・ハリス医薬品改正法案に関する議論で、キーフォーヴァー上院議員がおこなった次の発言にも見てとれる。この法案は、サリドマイド禍のあと、製薬業界の不適切な医薬品マーケティングを抑制することを目的に一九六二年に提出されたものだった。「上院議員諸君とアメリカ国民に対して、はっきりさせておかなければならないことですが、これは連邦をコントロールしようとする法案ではありません。これは、連邦の情報の扱いに関する法案です。……私は医師と患者のあいだにある医療を規制しようとしているわけではありません[13]」

多くの医師は、トルブタミドに関する所見をまったく信じようとしなかった。自分の常識がデータによってくつがえされるようなことには慣れていなかったからである。トルブタミドの臨床試験では死体が積みあがっていたかもしれないが、自分は何百人もの患者にトルブタミドを処方してきた。そのうち、命を落とした人がいたとしても、それはほんのわずかだ。それに、血糖値がよりよくコントロールされたおかげで命を救われた人々のことは、こんな臨床試験にどうやって反映させられる？　これほど正しいことをしている薬が問題を起こしているなどというのは、理屈に合わない——たとえ、どこかの学者たちがでっち上げたしゃれた比較試験が、どんな結果を示していようとも。医師たちは、そんなふうに感じていた。

アップジョン社は、ＮＩＨの研究に疑義を呈させるために、専門家連合を迅速に立ち上げた。雇われた学者たちは、問題の兆候がまったくない（と彼らが主張する）数多くのトルブタミド比較試験に注意を向けさせた。こうした比較試験は小規模なものだったが、その数は多かった。一方、深刻な問題を指摘している比較試験は、大規模なものではあったが、たった一つしかなかった。やがて両方の陣営の学者たちのあいだで非難の応酬が始まった。片方の学者たちが他方の学者たちを、出世のことしか考えないヒステリックな目立ちたがり屋とけなす一方で、非難された学者たちは、相手の学者たちはアップジョン社が招集したパネルに参加したのだから、利益相反を抱えていると指摘した。(14) 結局トルブタミドはなんの警告も記載されないまま、一九八〇年まで市場に留まったのだった。

一方その間、トルブタミドが入手できるようになったために、血糖値が上昇しているかどうかを調べることが、新たに重要視されるようになった。いまでは、もっとも基本的な血液検査にも血糖値の測定が含まれている。こうした測定値についておこなわれた研究によると、二〇〇八年の時点で、欧米諸国に住む人々の三〇％は、糖尿病か境界型糖尿病にかかっていたそうだ。このような所見が発表されたあと、医学界の大勢を占める意見は、トルブタミドの後継薬である血糖降下薬を使って、できるだけ早く患者の治療をおこなうことを支持するものになった。(15)

しかし、二〇〇八年に報告された、さらなる米国国立衛生研究所の臨床試験により、トルブタミドの後継血糖降下薬によって厳格な血糖のコントロールをおこなった患者群では、血糖値のより大きな変動が許された患者群より、死亡率が高かったことが判明した。(16) 二〇〇八年までには、レズリン＊（日本の商品名はノスカール）からアバンディア＊＊までの血糖降下薬でも超過死亡率との関連が示されたため、これらの薬は市場からの撤退を余儀なくされるか、警告ラベルを貼付しなければならなくなった。にもかかわらず、血糖降下薬市場はブロックバスター薬市場の地位に留まり、二〇一〇年には、年商二五〇億ドルの市場価値を有し、売上高は毎年一〇%の割合で伸びている。この市場では、医療における最良のチームワークとケアが、製薬企業の売り上げに利用されてきた。しかし、データを信じるならば、このチームワークはいまや、少なくともいくらかの患者に、不必要な早死にをもたらしているわけである。

このトルブタミドの物語は、一九九〇年代のプロザック、そして二〇〇五年のバイオックスにまつわる危機を予見させる。だが、一九七〇年当時の規制当局にとって、こうした問題はまだ目新しいものだった。サリドマイドがきっかけとなって一九六二年に米国食品医薬品法におけるキーフォーヴァー・ハリス改正法が可決する前ならば、このような衝突は、医師と製薬業界の直接対決に終わっただろう。実際、サリドマイドの問題に最初に陽の光が当たったのも、一部の医師たちが自らのキャリアを危険にさらして発言したからだった。しかし一般の人々は、サリドマイド問題を発見したのはFDAだと信じ込んだ。そしてその結果、初めてFDAのことをあてにすべき第三者機関としてみなすようになったのである。

＊　日本の三共株式会社が開発した2型糖尿病治療薬で、アメリカではワーナー・ランバート社が販売していたが、日本でもアメリカでも販売が中止された。

＊＊　グラクソ・スミスクライン社の2型糖尿病治療薬。FDAによって二〇一〇年に販売が制限されたが、この制限は二〇一三年に解除された。

規制当局は何をする機関か、と尋ねられたら、保健医療分野で働く多くの人はこう答えるだろう——FDAのような機関は、たとえ製薬企業の支援を受けたとしても、委託権限において、あるいは大学との共同で、医薬品を上市するための臨床試験に責任を持つ機関だ、と。この考えによれば、FDAは直接、あるいはFDAに協力する独立した治験責任医師を通して、臨床試験の実施計画をデザインし、試験の実施機関を手配し、その後データを収集し、表にし、分析し、それを学者がデータの忠実な記述に基づく論文にまとめることになる。こうした論文は査読され、とりわけ顕著な医学的進歩が綴られていれば、著名な学術誌に掲載されて、論文のデータと結論の妥当性がさらに保証される、ということになっている。さらには、FDAは何らかの方法で生データを収蔵しており、万一医薬品の上市後に問題が生じた場合には、製薬業界とは関係のない第三者がデータを調べ、懸念材料があるかどうかを判断すると広くみなされている。しかしこれらは一つとして真実ではない。

たいていの人が現在FDAがおこなっていると思っていることは、米国医師会（AMA）が一九四〇年代から一九五〇年代半ばにかけて、すべての新薬についておこなっていたことに非常に近いが、米国医師会もいまではそうしたことを手がけていない。ひとたびAMAがこのようなことから手を引いたあとには、ますます稀になる例外を除いて、第三者による新薬の研究はおこなわれなくなった。そうした例外の一つが、NIHのトルブタミド研究だった。こうした場合には、政府あるいは独立した研究所自らが臨床研究を実施するが、新たな医薬品については、独立した機関がおこなう臨床研究は一切ない。

こと薬物治療の研究に関しては、医学という職業の権威は失墜してしまったのである。一般の人々は、FDAが医師に代わったと考えているが、実際には、いまや製薬企業がすべてを取り仕切っている。

製薬企業は、どの臨床試験を実施し、どの臨床試験を公表し、どのデータを発表するかを決める。臨床試験は規制当局の承認を得るためのものだけでなく、企業のマーケティング要件に適合する特徴をテストするためのものでもある。そうした特徴は、被験薬のもっとも明らかな特徴とはまったく関係のないものである場合もある。ゆえに、早漏に対するSSRIの「効き目《ベネフィット》」はあまりにも明白なため、臨床試験はほとんど不要だった。対照的に、気分に対するSSRIの作用はあまりにも弱かったので、抗うつ薬としてのSSRIの臨床試験では、統計的に有意な結果を導くために何百人もの被験者を集めなければならなかった。にもかかわらず、SSRIはうつ病の治療薬として承認され、以来、抗うつ薬と呼ばれている。一方、性機能への作用は――その作用があることが少しでも認められた場合だが――副作用として表記されている。製薬企業に対して彼らの仕事のあるべき姿を指示するのはFDAの役割ではないし、全世界のどの規制当局の役割でもないのだ。

臨床試験はますます企業の利益に沿う施設や名目上の治験責任者によってとりおこなわれるようになりつつある。子どもたちにおける抗うつ薬の臨床試験がおこなわれた際には、最初の臨床試験の波は北米で生じ、その被験者の多くは児童養護施設から集められていたが、その後、第二の波は南アフリカとブラジルをはじめとする諸外国に移った。こうしたことに気づき「そのような状況でおこなわれた臨床試験がもたらす結果は、通りの向こうに住んでいる子どもの治療の指針とするべきものなのか」と疑問視するようなことは、FDAの仕事でもないし、どの国の規制当局の仕事でもない。少なくとも規制当局は、自ら作った安全指導書をこういう観点から読むようなことはしていないようだ。

トルブタミドのケースではＮＩＨが研究をおこなったが、いまではほぼすべての臨床試験が、民間企業である臨床試験受託機関（ＣＲＯ）によっておこなわれている。こうした臨床試験の倫理面での承認はＣＲＯ自らが集めたパネルがおこなう場合があるうえ、存在しない患者を被験者にしていることさえある（こうしたインチキ患者を使う利点の一つは、トルブタミドを服用している患者とは異なり、絶対死なないことだ）。さらに、トルブタミドを服用して命を落とす患者とは対照的に、企業がおこなう臨床実験において副作用をこうむる患者は、薬物治療によって傷害を受けたとされるのではなく、服薬不履行による脱落者としてコード化される。最後に、トルブタミドの臨床試験とは対照的に、企業がおこなう臨床試験に由来する論文は、たいていゴーストライターが執筆している。

これよりもっと深刻なのは、トルブタミドのケースでは、治験責任医師がデータを手にしていたが、スタチン系薬剤、喘息薬、糖尿病の血糖降下薬、抗うつ薬といった医薬品についておこなわれる今日の臨床試験の治験責任医師は、データを手にしていないということである。これらの薬剤についておこなわれた企業による臨床試験のデータのファイルは名目上ＦＤＡに送られる。しかし実のところＦＤＡの担当者は、生データからＦＤＡ提出用に作成された表と、臨床試験の結果が何であるかについてまとめた企業の報告書に基づいて審査をおこなっている。さらに、ＦＤＡは一九九〇年代以来、アメリカ連邦議会および共和党と民主党政権双方の行政府から、自らを業界のパートナーとみなすようにと働きかけられてきていた。こうした流れのなか、安全性の追求にかける熱意は、彼らの新しいパートナーの目に好ましいものとは映らないだろう。

いまでは、かつてトルブタミドのケースでＮＩＨの学者が問題を告発したように率直に声を上げる学者はいない。このことはＦＤＡに重荷を負わせることになる。しかしＦＤＡには、科学的調停者になる体制は整っていない。ＦＤＡは実質的に製薬企業が提出するデータの監査人として働くが、それ以上のものではないのである。生データが提出されると、ＦＤＡは型通りに臨床記録をサンプリングして、企業が作成したさまざまな表に突き合わせ、それらが一致するかどうかを判断する。

ＦＤＡの審査官は、こうした表のいくつかを自ら分析する場合もあるだろうが、通常はただ単に、企業が使用した手法にコメントを付すだけだ。さらなる分析が必要だと思われるときには、データを提出した製薬企業自体に、分析をおこなうように要請する。万一上市が承認されたあとに医薬品に問題が生じた場合には、ＦＤＡはふつう当該企業に文書を送り、生じた問題に関して企業のデータベースから情報が得られるかどうか問い合わせる。よほどのことがなければ、ＦＤＡは企業が作成した報告書を信頼する。しかしこれから見ていくように、製薬企業の報告書には、基になった生データとまったく異なることが記載されていた一連のケースがあるのだ。

医薬品のラベルの文言と警告文を作成するのは、規制当局ではなく製薬企業である。とはいえ、それらはＦＤＡの承認を受けなければならない。考慮しなければならない技術的な問題はいくつかある。たとえば、「稀に（rare）」とか「頻繁に（frequent）」とかいった言葉にＦＤＡが与えている正確な定義だ。このような言葉は、たとえば、一〇〇回のうち一回を超える（頻繁に）、あるいは一万回のうちの一回未満（稀に）といった頻度に結びつけられており、ＦＤＡはこうした言葉が正確に使われるように図っている。

医薬品に関する規制におけるＦＤＡの役割は、バターのような食品の規制におけるＦＤＡの役割を考えるとわかりやすいかもしれない。ＦＤＡのある部署にいる審査官が、ある医薬品を喘息薬と呼ぶか骨粗鬆症薬の治療薬と呼ぶか判断しなければならないという状況を、他の部署にいる審査官が、企業がバターと呼びたがっている黄色い物質と向き合っている状況に置き換えてみよう。それは、バターだろうか、それともバターに見えるように着色されたラードだろうか？　審査官には、バターが含有していなければならない物質と含有していてはならない物質を挙げた一連の基準がある。もしこの黄色い物質が基準に合致すれば、審査官にはそれをバターとして上市させる以外の選択肢はない。バターや他の食品に付与する「有機」「新鮮な」「地元産」といった言葉は、審査官が定義するもので、こうしたプレミアムを持つ形容詞を手に入れるために審査官の定義を出し抜く方法を見つけ出すことこそが、企業にとっての課題であることが少なくない。それが良質のバターであるかどうかを判断するのはFDAの仕事ではないし、バターが人々の健康に良いものであるかどうかを判断するのもFDAの仕事であるとはみなされていない。前者については消費者庁が入手可能なバターについて調査をおこなう。後者については、私たちのバター摂取量が適切なものであるかどうかについて、ときおり医師会や保健医療に従事する他の団体などが指針を公表している。

しかし医薬品の場合はバターとは異なり、FDAの承認が下りた薬物治療は優れた治療であり、そうした薬物治療は患者にとって好ましいものとして受け取られる。そこには、そうした製品がどれだけ優れているのかを精査する消費者グループはいない。なにより、現在私たちが投与されている薬物の量が適切であるかどうかについての問題を審査する医師のグループも存在しないのである。

もしFDAが、多くの人が想像しているようなタイプの調査機関――サリドマイドのスキャンダルのあと設置されたにちがいないと一般に思われているようなもの――であれば、あるいはまた、医薬品が着実に向上していくことを確実にする作業に携わる機関であれば、さほど心配する必要はないのかもしれない。私たちが夜眠りにつくとき、もし隣の部屋で寝ている子どもに何らかの新しい薬を飲ませていたとしたら、その薬は、私たちが幼かったときに入手できたものよりも少なくともある程度は優れていて安全性も高くなっていると思ったから、与えたのだろう。なんと言っても、音楽を聴くシステムは私たちが若かったときより格段に進歩しているし、かつてタイプライターがあったところには、いまやコンピューターがあるではないか、と。だが、こうしたことは、薬物治療の多くについては当てはまらない。抗生物質だろうが抗うつ薬だろうが、将来私たちの家族が薬を飲むとき、その薬は私たちが処方されたものより効き目が低かったり、まだ有害性が発見されていない新薬だったりする可能性はいくらでもある。私たちの子どもたちと潜在的な惨事のあいだにいるのは、マス目にチェックを入れることを仕事にしている一群の監査人だけなのだ。

実のところFDAにとって、ファイザー社、リリー社、グラクソ・スミスクライン社の提出物を監査するのは、大手会計事務所のアーサー・アンダーセン社がエンロン社の監査をおこなったときよりもずっと難しい。金融界では、監査人はしばらくすると顧客が世界を見る目で世界を見るようになることが知られており、大企業では、監査人を五年ごとに変えるのが公正な慣行であるとみなしている。しかし、医薬品については、監査人が変わることはない。

アメリカで航空機が墜落した場合、事故調査をおこなうのは、その航空機の運航を許可した連邦航空局ではなく、国家運輸安全委員会だ。しかし、医薬品に関して問題が勃発したときには、その医薬品の上市を許可する判断を下した当のFDA審査官が呼ばれて判断を下すことが多い。当然その判断は、自分が下した当初の判断を貶めるものになる可能性がある。

一九七〇年代にトルブタミドのような薬剤をめぐって危機が勃発した際にあった数少ない安全装置の一つは、当時、世界中の審査官の給与が市民の懐からまかなわれていたことだった。しかし、状況は変わってしまった。英国は一九八〇年代に、製薬業界に審査費用を自ら出費させる制度に切り替えた最初の国の一つである。規制当局は「審査サービス」を製薬業界に販売する事業体になり、世界最速で新薬を認可する医薬品許可機構になるように奨励された[17]。アメリカも一九九二年に、処方薬受益者負担金法（PDUFA）の成立とともに同様の制度に移行している。これによりFDAは、マーケティング申請書の審査にまつわる手数料を製薬業界から徴収することができるようになった。その趣旨は、それまでより多くの審査官を雇用することにより、製薬業界からの申請書処理作業を迅速化して、お役所仕事につきものの遅延をなくすというものだった。皮肉なことに、申請書処理の遅延こそ、サリドマイド薬害の回避にFDAが果たした唯一の貢献だったのだが。

こうした新たな連携の強調は、FDAと製薬業界との境界線を曖昧にした。一九〇六年にアメリカで医薬品が規制されるようになって以来、規制当局と製薬業界のあいだでは、つねに上層部が入れ替わってきた。規制機構の高官が、退官後に製薬企業に天下りしたり製薬企業の顧問になったりする一方で、製薬企業の社員が規制当局の上級職に就くこともある。同じことはのちに、ヨーロッパの規制当局でも見られるようになった。こうした入れ替わりを見ると、規制当局の審査官が、はたしてどれだけ独立しているのか疑わしくなる。もし、医薬品を上市する許可を与える根拠とした臨床試験のデータが公に入手できるため、審査官は自らの行為が綿密に調べられると覚悟しているような状況であれば、これはたいした問題ではないかもしれない。しかし、データを公に入手することはできないのである。そのため、将来の天下り先という見込みが影響を与えて、製薬企業に好意的な措置を審査官に講じさせたかどうかは、だれにも知りようがない。

業界と規制機構とのあいだにどれほどの往来があったにせよ、製薬業界と審査官のパートナーシップが新たに重視されるようになるまでは、上級審査官が業界の代表者と席を並べたり、学者が業界にからめとられたり、製薬企業の後援を受けた患者団体が、疾患の検出と治療を呼びかけるゴーストライティングされた合意声明を発表して薬の販売高を押し上げるようなことは、けしからぬ行為だとみなされていた。

しかし、二〇〇五年には、FDAの中枢神経系に作用する医薬品の認可を扱う部署（CNSセクションと呼ばれる）の部長だったトム・ラフレンが、身体的疾患を持つ患者における気分障害の検出と治療の必要を提唱する論文に、共著者として名を連ねるまでになっていたのである。その論文は実に、うつ病の引き金になるリスクのある医薬品を投与される患者に対して、予防的に抗うつ薬治療をおこなうよう推奨するものだった。(18) この論文を作成したのは、サイエンティフィック・セラピューティクス・インフォメーション社だった。

ラフレンは二〇〇三年に、米国児童青年精神医学会が主催したことになっているが実際にはマーケティング会社のベスト・プラクティス社が組織した「コンセンサス会議」に参加していた。同社はウェブサイトで、次のように謳っている。「当社は、製薬業界とバイオテクノロジー業界に、オピニオンリーダーシップと実務サービスを提供します」。(19) そのサービスの一つが「臨床的な論争が生じている分野における……コンセンサス開発会議」の設定である。二〇〇三年のコンセンサス会議は、子どもの双極性障害などという疾患の存在自体が、アメリカ以外ではほとんど信じられていないなか、この疾患の認知と治療の拡大を目論むものだった。(20)

二〇〇七年、ラフレンは「衝動的攻撃性」というレッテルを貼られた子どもたちについて抗精神病薬の研究を促す論文の「著者」の一人に列せられた。(21) この論文は、前述した他の論文と同様に、企業が後援した会議から生まれたもので、後援企業には次の各社が含まれていた――アボット・ラボラトリーズ、ブリストル・マイヤーズ スクイブ、グラクソ・スミスクライン、INCリサーチ、ヤンセン、ジョンソン・エンド・ジョンソン、イーライリリー、ノバルティス、ファイザー、ソルベイ、アニー・E・ケイシー財団、フォレスト・リサーチ・インスティテュート、ジャズ・ファーマスーティカル、大塚製薬、サノフィ・サンテラボ。

こうしたケースにおいて、ラフレンは薬物治療の選択肢を支持した――後に、双極性障害あるいは衝動的攻撃性障害があるとされる子どもたちに対する抗精神病薬のマーケティングを企業に認可すべきか否かの判断を、FDAにおける彼の権限において、求められる可能性があったにもかかわらず。こんな驚くべき状況が、現在FDAで標準的におこなわれている行為の例外だと考えるべき理由は見当たらない。

病気にかかったとき、私たちはもっとも無防備になり、だれかに看護してもらうことが必要になる――効き目がある治療を確実にもたらしてくれる人から最大限安全な治療を受けることが必要になるのだ。ここ一〇〇年のあいだ、そうした人とは、アルフレッド・ウースターやリチャード・キャボットのような医師だった。一九六二年のサリドマイドの悲劇のあと、私たちの多くは健康を守ってくれる守護者としてFDAもあてにした。しかし、規制当局が本当に独立した衛兵だったことが一度でもあったかどうかは別にして、現代の審査官は、オズの魔法使いに近い。意義のある変化を生じさせる能力よりも宣伝の力を利用する、東と北の魔女たちと馴れ合った者なのである。

最先端のケア

世界の他の国々で規制当局と業界がいっそう居心地の良い関係を築いているのとはまさに対照的に、FDAには、重要な健康情報が報告されないままになったり、その公表が不必要に遅延されたりしていると感じて内部告発をおこなった者たちがいる。二〇〇四年には、FDAの医薬安全局にいたデイヴィッド・グレアムが内部告発をおこなった。告発の内容は、二〇〇〇年という早い時点でバイオックス服用者の心臓発作を引き起こすリスクが七倍にもなると科学的データにより指摘されていたにもかかわらず、FDAは依然として医師と患者にこのリスクを警告するようメルク社に求めることを拒否し続けているというものだった。[22] グレアムは、バイオックスが引き起こした可能性のある不必要な心臓発作はすでに三万件にも及んでいると推測しただけでなく、喘息の吸入薬に死をもたらす危険性があることも指摘した。もう一人のFDAの職員、アンディ・モショルダーも、入手可能な企業臨床試験が抗うつ薬による自殺のリスクを指摘しているという分析を二〇〇四年に発表している。グレアムとモショルダーは二人とも脅迫され、内部告発者保護法による保護が必要になった。こうした告発者の言論の自由を奪おうとする行為はひどいことだとはいえ、ヨーロッパの規制機構に属する者が、グレアムやモショルダーがやったようなやり方で規則に反する行動をとるようなことは想像もできない。

とはいえ、なぜ審査官が率先して告発などしなければならないのだろう？　医薬品が処方箋でのみ入手できるように規制される理由の一つは、万一問題が生じた場合に、医師がそれを警告することができるからではなかったのか？　患者のために猛烈に抗議をおこなうようなことは審査官の仕事ではない

——が、それは医師にとっての優れた医学的ケアの定義に近い。そして、たとえ特定の専門分野の医師全員が製薬企業による口先だけのせりふや特典供与などに丸め込まれたとしても、あるいは、安全な医学的ケアを提供するという医師の義務が果たせなかったとしても、バイオックスやプロザックのような薬の場合は、『米国医師会誌』（ＪＡＭＡ）や『英国医師会誌』（ＢＭＪ）といった主要学術誌に掲載されたデータがリスクの明らかな増加を指し示しており、医療従事者はどのような問題についても目を光らせているべきだったのだ。デイヴィッド・グレアムとアンディ・モショルダーはＦＤＡにしかアクセスできない機密データを扱っていたわけではない。彼らは、何千人もの医師の手に届くデータについて注意を喚起したのだ。にもかかわらず、そうした医師のうち、声を上げた者はほとんどいなかった。[23] なぜそうしなかったのか？

医師が医薬品の有害事象について告発すると、同僚の医師に反感を抱かれることがよくある。告発は、医療ビジネスに都合が悪いもの、そして同じ薬物を処方した他の医師の立場を悪くするものとして受け取られがちだ。こうした反感は、いまではもっと強まっているかもしれない。というのは、いまや企業のマーケティングは医師に、製品が攻撃されているだけでなく、自らの見解が試されていると巧みに思い込ませるすべを磨いているからである。さらに、大部分の医師は処方箋を発行する特権を、もっとも切実で無防備な人々に薬物治療を与える、神から与えられた独占権のようにとらえ、この特権を、薬物治療の有害性について何かしなければならないという義務感から切り離してしまったのだ。この意味において医師たちは、医学的治療に責任を持っていた人々から、医薬品配布チェーンの一部に変わってしまった。このような変化を医療活動に起こすからには、何かとてつもないことが起きたにちがいない。トルブタミド、そしてその後のプロザックとバイオックスの一件は、何が変わってしまったのかをつまびらかにする。

第三章で検討したように、ブロックバスター薬の抗うつ薬「プロザック」が自殺行動を引き起こすという懸念が勃発したのは一九九〇年、『米国精神医学誌』に、一連の臨床症例に関する研究が掲載されてからだった。(24) この論文では次のことが明示されていた。プロザックの服用開始から数日以内に一部の患者では焦燥感が強くなり、自殺行動が強まった。焦燥感はプロザックの服用量が多くなるにともなって悪化した。一方、服用を中止すると焦燥感は消え、再開すると、また発現した。うつは自殺行動をもたらすことがあるものの、担当医も悪影響を受けた患者も、この新たな状況はそれまで経験したものとはまったく異なるものだとみなしていた。少なくとも一つのケースでは、不安症の治療でプロザックを投与されていた子どもが自殺を遂げている。最後に、プロザックの作用をキャンセルする薬剤を使うと、改善が見られた。これら一連のケースおよび、その後の数か月間に発表された他の論文については、一八八〇年代に、細菌あるいは薬物が何らかの影響をもたらしたかどうかを判定するためにロベルト・コッホが定めたルール（第三章参照）に照らせば、プロザックが問題をたしかにもたらしたことについて強固な論陣を張ることができる。

有害性が医師の目の前で隠されることになったおもな理由には、第三章であらましを述べたロナルド・フィッシャーの業績が関与している。フィッシャーは一九三〇年代に肥料の効果があるかどうかを調べていた際、まったく恣意的に基準を設定した。つまり、二〇回のうちの一九回にわたって、施肥された区画の収量が、施肥されていないことを除けばまったく条件が同じ区画の収量より多ければ、これは統計的有意性があると表現され、その肥料は有効であると呼ぶことができるとしたのである。施肥された区画からの収量が非施肥区画からの収量より多かった回数が、二〇回のうち一七回～一八回しかなかった場合には、まともな科学者なら、実験のデザインが正しくなかったか、あるいは単なる偶然でそうなったとみなすべきだ、とフィッシャーは考えたのだった。

フィッシャーが統計的有意性に関する彼の見解の骨子を発表したあとすぐ、同じく初期の統計学者だったジャージー・ネイマンが、フィッシャーは常識を窓から放り投げて、科学的発展どころか、科学的不妊症をもたらすレシピを提供していると反論した。ほとんどの人々にとって、数千人もの患者が参加した臨床試験で薬物を有効だと証明することは、一握りの人々のあいだに効果が出たことを実証するより目覚ましいことに思えるだろう。しかし第三章で検討したように、選ぶべき医薬品とは、小規模の標本においても一貫して有効性を示すものだ。オメガ3や他の脂肪酸が含まれているヘビ油は、うつ病の評価尺度や痛みの緩和において、あるいはおそらく他の症状においても、統計的有意性のある効果があると示すことができるだろう――何百人もの患者を臨床試験に参加させれば、だが。ネイマンが真っ先に指摘したように、何百人もの患者が臨床試験に含まれていれば、些細な所見を統計的に有意な結果に見せかけることができるため、私たちはだまされてしまう。そして、こうしたわずかな効果は実は薬が効く確かな証拠であり、飲料水に入れろとまではいわないまでも、できる限り服用すべきだ、という製薬企業の言葉に乗せられてしまうのだ。

フィッシャーに対するネイマンの不満は、薬害に目を向ければいっそうはっきりする。それについて検討するため、ここで肥料が撒かれた畑から、危険性に関するたとえ話――たとえば、弾が込められた銃を突きつけられているような場合――に目を移すことにしよう。もしフィッシャーが、薬室が二〇ある銃の一九の薬室に弾が込められたときになって初めて、その銃には弾丸が込められていると言える、と言ったとしたら、だれだってナンセンスだと思うだろう。現実の実験では、私たちの大部分は、たとえ二〇の薬室のたった一個だけに弾が込められていた場合でも、その銃に近づこうなどとは思わないはずだ。大部分の人にとっては、たった一個の弾丸でも充分に有意性があるのである。フィッシャーのアプローチは、最初から疑ってかからなければならない状況では意味を持つ——たとえば、病人や弱者に治療薬を売りつけて金を稼ごうとする詐欺師や企業の主張に出会ったときなどには。こうした場合には、実際、治療手段が二〇回のうちの一九回において「効いた」と確認してから疑いを保留するのが合理的かもしれない。だが、危険性の有無が問題になっている場合に、医師や患者が危険性の存在を疑ってかかるのはナンセンスだ——危険性の存在に疑念を抱くことによって利益を得るのは製薬企業だけである。

しかし、こと薬害に関しては、製薬企業はいまや自信をもって、医学界やFDAが、ネイマンではなくフィッシャーに従うと当てにできる。プロザックや、その後の複数の抗うつ薬の研究は、プラセボを投与された患者群に比べて、二倍の自殺行為を示す数字を弾き出したが、そうした数字には統計的有意性はなかった。メルク社は、バイオックスを投与された患者の心臓発作発生率が、プラセボ投与群の四倍以上であったことをためらわずに報告した。ここでも、そうした数値が統計的に有意ではなかったからだ。フィッシャー、メルク社、リリー社にとって、統計的有意性がないということは、自殺や心臓発作が実質的に生じていなかったことになる。一方、ネイマンから見れば、メルク社とリリー社には、銃に弾が込められていなかったことを示す責任があることになる。

薬剤誘発性の傷害については、フィッシャーとFDAに従う医師たちはいま、ゾロフト服用時に頭を銃弾で打ち抜いたり、バイオックス服用時に心臓発作が生じたりしたのは単なる逸話的事象であり、そうした逸話は残念なことではあるものの、医師は科学に基づいて診療をおこなわなければならず、所見が統計的有意性を持たないならば、科学はリスクの存在を支持しないと考える。こうした考えに与する医師たちは、自らもほとんど、あるいはまったく理解していない物事に関する規制をやみくもに守ろうとする、昨今急激に消滅している年配の医師たちではない。むしろ、ごく最近医師になったばかりで、エビデンスに基づく医療を学び、薬害についてはネイマンではなくフィッシャーの概念に従うように訓練された医師たちだ[25]。この点において、私たちはみな、昨日の医師たちよりも、明日の医師たちによる、より大きな危険にさらされていると言えるだろう。

こういった主張は、信じがたいかもしれない。そこで、裸の王様が本当に服を着ていないのかどうかを決める前に、少し時間を割いて、違う角度から王様を眺めてみることにしよう。一九九〇年に初めてプロザックに関する懸念が新聞の見出しを飾ったとき、リリー社は当然のことに、このブロックバスター薬を守ろうとした。リリー社は自社でおこなった臨床試験——三〇〇〇名以上の患者を動員した試験——を再考察して自殺行為について調べ、その結果を『英国医師会誌』（BMJ）で発表し、プラセボ投与群に比較して、プロザックのリスクの増加はまったく見られなかったと主張した[26]。しかし、その論文のど真んなかに位置していたのは、次のまぎれもない数値だった——自殺行為に及んだのは、プロザック投与群一七六五名のうち六名、プラセボ投与群では五六九名のうち一名。

このような数値は、プロザックにリスクがまったくない可能性も示している一方で、リスクが一六倍に増加している可能性も示している。妥当な推測は、プロザックがリスクをもたらす率は、プラセボに比較してほぼ二倍だというものだろう[27]。しかしフィッシャーの検定によれば、この数値は、プラセボとプロザックのあいだに統計的有意差をもたらさない。このことからリリー社が導いた結論は次のようなものだった。「これらの臨床試験のデータは、フルオキセチン（プロザックの一般名）と、自殺行為のリスクの増加、あるいは、うつ病患者における重大な自殺念慮の出現とのあいだに関連性があることを示してはいない」。[28] この内容はBMJに全面的に支持されたうえ、同誌の読者一〇万人のだれ一人として、異を唱えたという記録はない。六件の自殺行為は、霧のように消えてしまったのだった。

たとえ一二歳の子どもでも、リスクが二倍になれば、それは増加だとBMJに教えてあげられただろう。同誌の一〇万人の読者の多くは、製薬業界とまったく関係のない分野で働いている。製薬業界と緊密な関係を持つ医療分野でも、もっとも優秀で才能のある研究者の多くには利益相反はない。だとすれば、リスクが倍増していることを見逃した原因が、利益相反にあったと言うことはできないだろう。このケースではまた、問題を見逃した原因をデータへのアクセスの欠如に帰すこともできない。ゆえに、製薬企業が否定したリスク倍増は、世界でもっとも広く読まれている医学誌の一つによって、港に避難した船のように守られたのだ。まるで私たちは、あらゆる物事が赤の女王の言うとおりにされてしまう『不思議の国のアリス』の世界に迷い込んでしまったようだ。

このうつ病の論文にまったく反論が寄せられなかったことに気をよくしたリリー社は、次に、摂食障害におけるプロザックの効果を試した一連の臨床試験における自殺行為の分析にとりかかった。このケースでは、自殺行為リスクの増加を、うつ病のせいにすることはできない。しかし、ここでもプロザック投与群で一・四倍の自殺行為の増加が見られたにもかかわらず、この増加も統計的な有意性があるとはみなされなかったため、やはりリスクは存在しないことになってしまった。[29]

FDAが一九九一年九月に公聴会を開いたとき、そのプログラムには、一般の人々によるプレゼンテーションと、「科学」サイドのプレゼンテーションが含まれていた。与えられた三分間の枠内で、多くの妻や母親たちは、プロザックを不安症や体重のコントロールや禁煙——自殺と関連性がない諸症状——のために処方された夫や子どもたちが、それまで一度も自殺傾向などなかったように思われたのに、自殺に至った状況を語った。その場にいたFDAの幹部や専門家たちは、こうした証言は特筆すべきものであると認めはしたが、判断は科学的データが差し示すものに沿っておこなわれなければならないと指摘した(30)。

臨床試験に基づく科学的データはリリー社によって発表された。FDAが招集した専門家たちも、その日発言した審査官たちも、さらには恐怖の物語——科学的な天秤で臨床試験のデータに照らされ、説得力が弱いと指摘された母や妻の証言——を口にした人々も、まったく気づいていないようだったのは、実のところ、自殺リスクの増加という臨床試験のデータは、個人的な悲劇の話とぴったり一致しているという事実だった。

しかし、ここに、このミステリーに加えるべき不正行為がある。そしてそれは、データへのアクセスの欠如が、リリー社にギャンブルを成功させてしまった理由の一部だったことを如実に示すケースだ。BMJの読者とは異なり、FDAはうつ病におけるプロザックの臨床試験の本物の数値を目にする機会があったため、プラセボ投与群には実のところ自殺行為はなかったという真実を完全に把握する機会が何度もあったはずだった。本物の自殺行為の数値とは、プロザック投与群の六例に対して、プラセボ投与群では「ゼロ」だったのである。理論的に言えば、プロザックのリスクは、プラセボより無限大に大きいはずだった。そこでリリー社は規則に反し、詐欺行為に近いやり方で、臨床試験が始まる前に起きた一件の自殺をプラセボ投与群に入れていたのである。これらのデータは現在、パブリックドメインにある(31)。ただし、FDAや、同じデータに直面していた世界中の他の規制当局が、なぜこの明らかに不適切な操作をわざと見逃したのかという説明は公表されていない。

このプラセボ投与群における一件の自殺は、リリー社にとって——そしておそらくはFDAにとっても——非常に重要だった。なぜなら、この一件を計算に加えれば、プロザックのリスク増大は統計的有意性を持たなくなり、そうなれば、プロザック投与群における六件の自殺行為が消えてなくなるからだ。リリー社には、医師たちが例外なく、有意性に関するこの見解に同意することがわかっていた。

リリー社に追随し、グラクソ・スミスクライン社はパキシルにおいて臨床試験前の七件の自殺を、ファイザー社はゾロフトにおいて臨床試験前の三件の自殺行為を、規制当局の規則に反して臨床試験のプラセボ投与群に投入した。FDAは何が起きているのかに気づいていたが、何もせず、この見逃しについて何も弁明していない。

驚かされることに、一三年後の二〇〇三年に、英国の規制当局（医薬品・医療製品規制庁、MHRA）がこの不正操作を見破って、グラクソ・スミスクライン社（GSK）にパキシルの自殺データを求め、同社がそれまでやっていたこと、すなわち臨床試験前の自殺をプラセボ投与群に挿入すべきではないと明確に告げると、GSKはパキシルの臨床試験終了後に記録された自殺のデータをコード化してプラセボ投与群に挿入したのだった。プラセボ投与群には、プロザックの服用を開始したあとに自殺した患者まで含まれていたのだが、MHRAはそれについて異議を唱えなかった。

バイオックスが一九九〇年代にFDAとのあいだにトラブルを抱えた際には、同薬の製造企業であるメルク社も似たようなことをやってのけた。変形性関節炎に対する薬としてのバイオックスを旧来型の薬ナプロキセンと比較しておこなった大規模臨床試験（VIGOR臨床試験）で、メルク社は、心臓発作を起こしたのは、バイオックスを投与した四〇四七名の患者のうち一七名に対し、ナプロキセンでは四〇二九名のうち四名だったと報告した[32]。しかし、この四倍以上の心臓発作上昇率は、メルク社の操作によって消えてしまった。この操作とは、患者を複数のグループに分けてナプロキセン投与群に比較し、バイオックス投与群のうち心血管疾患の既往症がない患者においては、心臓発作のリスク上昇はみられないとして報告する、というものだった。心血管疾患の既往症があるグループやそうした既往症がないグループなどのサブグループを作成すれば、当然、個々のサブグループは全体に比べてサイズが縮小するために、所見が統計的有意差を持ってしまうリスクを低くすることができるのである。

実際には、バイオックス投与群ではさらに三件の心臓発作が起きており、合計二〇件の有害事象が生じていた。これが明らかになったのは、メルク社に対し原告が訴訟を起こしたときである。メルク社はこれら三件の心臓発作が消えるように操作する必要があった。そうしなければ、バイオックスは、VIGOR試験における全患者（心血管の既往症がない患者も含めて）において、心臓発作のリスクが有意に増加するという報告をしなければならなかったからだ(33)。

本書の読者のほとんどにとっては、プロザック、パキシル、ゾロフトの臨床試験でプラセボ投与群の自殺や自殺行為がでっちあげられたこと、そしてバイオックスの臨床試験で三件の心臓発作が抹消されたことは、大問題に映るだろう。こうした操作は実際に生じた問題であり、犯罪行為にあたる可能性もある。しかしこれらも、データの操作前からそこにあった一七件のバイオックスによる心臓発作と六件のプロザックによる自殺行為が見えなくなることに比べれば、小さな問題なのだ。小さな問題というのは、製薬企業が、死体を一つか二つ、データセットの都合の悪い場所から問題になりにくい場所に移すようなことをするのは、ごくたまにでしかない、という意味においてである。一方で企業は、公表されて永久に残る学術論文のなかで、統計学というボタンをクリックするだけで、はるかに多くの死を隠しおおせているのだ。

フィッシャーの概念が、なぜこれほどまでに医学において影響力を行使しているのかを説明するのは容易ではない。規制当局がこの概念を踏襲したのは、統計的有意性が、判断を下すことに代わる大雑把な方法を提供してくれるからだ。それはほとんど機械的な手段である。製薬企業にとっての理由は自明の理だ――過半数に満たない臨床試験でしかポジティブな作用が現れないような弱く不必要な薬物でも、フィッシャーの概念を使って、科学のお墨つきを受けたように見える薬に変身させられるからだ。それと同時に、有害性もエアブラシで吹き飛ばすことができる。

しかし、なぜ医師までが、この路線に従うのだろう？　多くの医学者がこの問題に取り組もうとして、統計的有意性検定に依存する現在の風潮は、治療学の分野に「ジャンク疫学（junk epidemiology）」を築いてしまったと指摘している（ノース・カロライナ大学の統計学・疫学教授チャーリー・プールの造語）。だから、アメリカ最初の臨床薬理学教授で、のちにタフツ大学医学部学部長になり、医薬品開発に無作為化比較試験を導入したルイス・ラザーニャが、上記したアプローチのことを「p値狂乱（p-value madness）」と呼んだのだ（p値が〇・〇五未満だということは、統計的有意性があることを示す、もう一つの表現である）[34]。ＵＣＬＡの疫学および統計学教授のサンドー・グリーンランドは「［このタイプの］統計学的思考は、一種の慢性精神病を生み出すことになった」[35]と言っている。つまり、フィッシャーの概念を当てにするような研究者たちが現実を見失っているという意味だ。トロント大学の土木工学教授で、交通事故分析の権威であるエズラ・ハウアーは、次のように説明している。「このようにして、良質のデータから本当の文脈が剝奪されてしまう。実験によって導かれた結論の方向は反転され、ふつうの人間や科学の論理思考は逆立ちさせられてしまう」[36]。「ジャンク疫学」の命名者チャーリー・プールは「統計的有意性は、ただちに、かつ普遍的に放棄されるべきだ」[37]とまで言っている。皮肉なことに、二〇一一年に、投資家の金がかかっている訴訟でこの問題が浮上したとき、米連邦最高裁は、統計的有意性は投資家が何を有意なリスクとみなすべきかを判定するものとはみなせない、と判じた。[38] だが患者には、投資家と同じ権利はないらしい。

多くの臨床診療と科学の他の分野との違いは、ハーヴァード大学の疫学教授で、医学誌『エピデミオロジー（*Epidemiology*, 疫学）』の編集者であるケネス・ロスマンが、同誌への投稿について記した次の編集後記に如実に表れている。

『エピデミオロジー』に投稿する論文を執筆する際には……統計的有意性検定を使わないほうが、受理される可能性が高まるとお伝えしたい……私たちは、研究対象となっている変数に関して、統計的有意性の有無に基づく解釈が見たいのではなく、競合する複数の解釈に照らしてデータを慎重かつ定量的に考察した研究が見たいのである……大規模研究でよく起こるように、些細な作用が「有意」なものであるとみなされたり、小規模研究でよく起こるように、強い関係が「有意差はない」とみなされたりすると、誤解を招くシグナルが生じてしまう。[39]

プールが使った「ジャンク疫学」という用語は、強すぎる表現だろうか？ その答えを知るには、不安症の治療薬として上市を目論む製薬企業各社がＦＤＡに申請したプロザック、パキシル、ゾロフト、エフェクサーの臨床試験を分析し、二〇〇二年に発表された論文について考えてみるといいだろう。[40] こうした臨床研究に含まれる患者は、不安症を抱えているものの、うつ病は抱えていない患者である必要があった。当時の考えでは、不安症が自殺リスクに与える影響は限りなくゼロに近いものだった。これらすべての医薬品に関するデータを合計した著者たちは驚くべき所見を見いだし、『米国精神医学誌』は喜んで、この論文を受理したのである。「著者らは、不安症の患者における自殺リスクは、一般の人々の一〇倍以上になるという所見を得た。このような所見は予期していなかった……選択された患者標本の自殺リスクは最小限だとみなされていたからだ」[41]。この結論に反論を寄せた『米国精神医学誌』の読者は一人としていなかったが、それは奇妙なことである。というのも、実薬を投与されていた一万二九一四名の不安症患者のうち十一名が自殺し、プラセボを投与されていた三八七五人の患者の自殺者はゼロだったのだから。結論は、自殺リスクが最小限のこのグループでは、抗うつ薬に起因するリスクの増加は、うつ病の臨床試験の場合よりも、さらにはっきりと見てとれるというものであってしかるべきだった。

この論文の著者らはまた、プロザックに続いて登場した一群の抗うつ薬のうつ病への効果をみた研究についても、報告された自殺と自殺行動の分析をおこなった。これに含まれていた患者数は、約五万人。その結果、抗うつ薬に起因する自殺行為率は〇・一五から〇・二〇％、プラセボ投与群では〇・一〇％だったが、この所見に統計的有意性はないものとされ、著者らは、唖然とさせられるような結論を示したのである。「これらのデータが支持する、唯一可能性のある結論とは、ＳＳＲＩ抗うつ薬の処方は、自殺既遂のリスク増加とは関連していないというものである」[42]と。

実のところ、状況はもっとずっと悪かった。論文の著者らは、グラクソ社とファイザー社がコーディングを誤って実薬群ではなくプラセボ投与群に入れていた一〇件の自殺と自殺行動の存在を知らなかった。これら一〇件の有害事象を考慮に入れると、抗うつ薬とプラセボには、統計的有意差が生じる。そのため、リスク増加がないという結論は、これらのデータが支持しない唯一の結論であるべきだったのだ。

薬が効くかもしれないというわずかなヒントを示すようなエビデンスでは、その医薬品の上市を承認するには不充分だとだれでも思うだろう。また、薬物治療の副作用が二倍や三倍になるとすれば、警告が発せられると思うだろう。しかし、現実はそうではない。黒は本当は白なのだと証明する苦労は患者より企業に課されて当然だと思われるところ、現実的にはその重荷が、患者と、より詳しく調べようとする医師に負わされている。これは、世界がさかさまにされてしまった局面であり、赤ん坊が捨てられ湯水が慎重に保存されるようになった局面だ。

全米製薬工業協会（ＰｈＲＭＡ、Pharmaceutical Research and Manufacturers of America）を代弁した次のポール・アントニーの言葉は、このことを浮き彫りにしている。

> あなたがたには、それ［副作用の問題］を、自分の評判になぞらえて考えてもらいたい。この一件が与えているメッセージは、つまるところブランドの評判に関することなのだ。想像してみてほしい……あなたが児童性的虐待者かもしれないという早期情報を手に入れた、とだれかに通報された場合を。極端な例に聞こえるかもしれないが、いま起きていることは、まさにこういったタイプのことなのだ……それは単なる疑念にすぎない……［しかし］人々の記憶に残すには、単なる疑惑で充分だ。だからこそ、確たる証拠が何もない時点では、早期の警戒情報を提供することについて、大きな懸念が生じているのである。それは、私たちが以前おこなっていた厳密な手続きとは大いに異なる。かつては、臨床試験をおこない、統計的有意差がなければその結果を発表することはできなかった。(43)

エビデンスに基づく医療の時代における最大のアイロニーの一つは、自社の医薬品の臨床試験で有害事象が増加しているというエビデンスに直面した際、製薬企業があてにする最終手段は逸話だという事実だろう。こうした防衛策のもっとも驚くべき例は、抗精神病薬のジプレキサが糖尿病を引き起こす懸念について一九九〇年代半ばにとられたものだ。懸念の高まりに直面したリリー社は、一八七九年に精神病と糖尿病との関連を見いだしたとされるヘンリー・モーズレイの見解を持ち出したのである。(44) リリー社は、問題の原因はジプレキサではなく統合失調症にあるとする根拠として、モーズレイの引用を気前よくちりばめた一連の論文を自ら作成したり、資金を出して書かせたりした。そして、こうした論文に異を唱える論文を出した精神科医は、アメリカにもヨーロッパにも、一人もいなかったのだった。

なぜなら、モーズレイの名を出したことが、威力を発揮したのである。その理由はおそらく、歴史の偶然から、彼の名が英国でもっとも高名な精神科の研究施設であるモーズレイ病院に冠されているためだろう。しかし実際には、モーズレイは臨床が嫌いで、重篤な精神疾患を扱った経験はほとんどなかった。彼は物を書くほうが好きだったのである。そして、糖尿病に関して無造作に書いた一文を含む本を執筆したのは、まだ二九歳のときだった。ゆえに、たとえ彼が患者に興味を抱いていたとしても、患者の病態について経験豊かな判断を下すには時間的に不充分だったはずだ。とりわけ当時は、1型糖尿病の場合は、発症後数か月以上患者が生きながらえることはなく、2型糖尿病は稀な疾患だったのだから。

私たちは、モーズレイのキャリアと重なる一八七五年から一九二四年にかけて、英国北ウェールズの精神病院《アサイラム》に連続して入所した三〇〇〇名以上の入所者のデータにアクセスすることができた。この期間には、一二〇〇名以上の精神病患者が入所していたが、* そのただ一人として糖尿病をわずらっている者はいなかった。私たちはまた、一九九四年から二〇〇六年にかけて現代的な医療を初めて受けた三九六

＊ 当時のアサイラムは救護施設の役割も果たしていたため、精神病患者以外の人も収容されていた。

名の精神病患者全員についても、糖尿病について調査をおこない、2型糖尿病を発症していた者が一人もいなかったことを確認した。この現代のグループはひとたび抗精神病薬を投与されると、一般の予想罹患率の二倍の率で糖尿病をわずらっていた。(45) こうした数値はモーズレイの引用がどれほど馬鹿げているかを示している。しかしほとんどの医師は、製薬企業が繰り返し口にするこうした逸話に影響を受け続けることになるだろう。

工場医

一九六〇年代ごろまでは、医師が新たな疾患を発見したり、体の部位について初めて記述したりしたら、それらは発見者にちなんで命名されるのがつねだった——だから、ブライト病、橋本病（慢性甲状腺炎）、グレーブス病（バセドー病）、デュシェンヌ型筋ジストロフィー、エプスタイン・バール・ウイルス、ニッスル小体、ミュラー管と呼ばれる疾患や部位が存在するのである。(46) 多くの医師にとって、自らの名前がこのようにして新たな観察や所見に結びつけられるようになることは最高の名誉だった。そして、高名な医学誌の多くも、こうした新しい症候群に関する論文を出版することによって広く知られるようになったのだった。したがって私たちの「すばらしい新医薬品時代」は、こうしたことに少しでも興味のある医師にとり、黄金時代になってしかるべきなのである。

喫煙と肺癌の関連性の確立というブレイクスルーが生じて以来、私たちがかかる多くの疾患は、環境に原因があると広く認識されるようになった。(47) 私たちが呼吸する空気の中に含まれる化学物質が呼吸器疾患をもたらし、殺虫剤や他の有毒物質が癌、パーキンソン病や他の神経疾患の原因となり、あるいは私たちが口にしている食物のある面が心血管障害や消化器癌を引き起こすこと——こうした疾患に共通しているのは、人々が何らかの化学物質や有毒物質を摂取しているという要素だ。

しかし、現在の医療において薬物治療を受けている人々ほど頻繁かつ濃縮された形で化学物質を摂取している人はいない。こんな言い方をするのは残念だが、医療はますます、ヒトの体内における毒の作用を追跡するための、完璧な天然の実験場になっている。たとえ同僚の多くに非難されようとも、もし医療市場が自由市場で、アダム・スミスの説のとおりに機能しているとすれば、少なくとも一部の医師が、トロール漁船に群がるカモメや銀行襲撃の機会を狙う強盗のように、患者の回りにまとわりついてもおかしくはない。なぜなら、新たな疾患を報告して手柄を立てたいという彼らの野心と、薬物治療の副作用の危険にさらされている患者に対する彼らの懸念は、本来合致すべきものだからだ。

だが、実際にはそうはならない。その理由は、臨床試験をおこなっているのが、医師ではなく製薬企業だからである。さらに、企業は臨床試験のデータを隠匿する。そのため、薬物治療の副作用が何であるかを見極めるために、生のデータを使うことはだれにもできない。また、トップ学術誌に掲載され、もっとも高名な学者によって書かれたことになっているゴーストライティングされた論文のなかで、企業は薬物治療の些細なベネフィットを示すデータを、治療が驚くほど効果的である証拠だと解釈することができるし、そうすることによって、副作用の存在を指し示す可能性のある残りのデータには疑いの目を向けさせてきた。

処方箋でしか入手できない医薬品の流通機構に組み込まれ、科学に封じ込められている医師は、障害を誘発するエアロゾルに作業員がさらされている工場の労働衛生課の医師にますます似てきている。こうした医師は、自分が引き続き採用されるかどうかは、まず、作業員たちがこうむっている問題について口をつぐみ、次に、少しでも病気の兆候が見えたら、その時点で作業員をクビにするよう進言することにかかっていると、よく承知している――職場の悪条件が問題の原因になっていることを認めるかわりに、こうした作業員本人に、仕事ができないほど体が弱っていると納得させたあとで。このように描写した工場医と最良の部類の家庭医との違いは、後者が患者を気遣い、患者のために声を上げる用意があるのにひきかえ、前者はそうすることができないということにある。

こうした状況に置かれた個々の医師にかかるプレッシャーは脅威かもしれない。しかしそれでも人々は、医師の団体である医師会なら、治療の有害事象について声を上げるはずだと期待するだろう。だが、ＦＤＡがようやく抗うつ薬は自殺を引き起こす原因になりうることを認め、関連製薬企業にこの趣旨を記載した警告文を貼付するように求めたあとでさえ、米国精神医学会（ＡＰＡ）は「抗うつ薬は自殺リスクを増加させるのか？」という疑問を呈示して、「抗うつ薬が自殺リスクの増大を招くというエビデンスはない[48]」という答えを出したどころか、「抗うつ薬は命を救う[49]」という主張までおこなっているのである。

保健医療が標準化されつつあり、臨床で薬を処方する行為がガイドラインによって制限されている現在、もし薬が命を救うのであれば、そして副作用は言及する価値もない程度だというならば、薬の処方は人件費がずっと安くてすむ看護師にやってもらえばいいのでは？　看護師のほうが、ガイドラインに示された最良の医療行為《ベストプラクティス》を守る可能性がずっと高いのだから。ＡＰＡのステートメントは、医師という専門職の遺書に他ならない。

専門職をこのような窮地に追いやる状況は、どうやってもたらされるのだろうか？　そのヒントは、二〇〇五年一〇月に私が招かれた、議事録も作成されなかった非公開の会合に見つけることができる。

この会合を主催したのは、英国王立精神科医学会。子どもにおける抗うつ薬の自殺誘発作用に関するスキャンダルが勃発したあと、医薬品業界の影響に対して、同学会がより多くのファイアウォールを必要としているかどうかを考察するために開かれたものだった。(50) アメリカのほとんどの医師会も近年同じような方法で、医薬品業界に対する方針を見直している。

招かれた参加者は少数だったが、そこには王立精神科医学会のほとんどの幹部が含まれていた。その日の前半は、英国経済における製薬業界の現在の立場について業界の見解を述べるプレゼンテーションに費やされた。半日もの時間が業界に提供されたこと自体が、異例のことだった。このプレゼンテーションでは、製薬業界は英国における研究の最大資金提供者であること、そして産業界でおこなわれている研究開発に全企業が出資している額の四〇％近く、英国でおこなわれる医学研究資金の七〇％までを提供していることが強調された。とはいえ、英国は医薬品の臨床試験を始めるのに時間がかかるだけでなく、ヨーロッパでもっとも金のかかる研究拠点になっているということも告げられた。英国の研究の質はこれまでずっと高かったものの、いまでは世界の他の地域も追いついてきており、臨床試験はロシア、インド、中国に移りつつあるという――過去一〇年間にわたって、アメリカの学者たちが繰り返し告げられてきたメッセージと同じような内容だ。(51)

プレゼンテーションには「私たちはみな同意のもとにことをおこなっている成人だ」*的なトーンがあった。企業の担当者は、製薬業界は収益がすべてを握る事業体であると明確に表現した。そして臨床医たちは告げられたのだった――企業が後援する学術集会に参加したり、企業の担当者に会ったりしてい

＊ ある行為（特に性的行為）を同意の上でおこない、しかもそれをおこなっても罪に問われない年齢に達していることをひねったジョーク。

れば、すでに製薬業界と提携して仕事をしたことになるのだと。また、科学的文献を読んでいるなら、製薬業界の影響を受けているはずだと。そして、製薬業界の見解では、業界が英国の健康と繁栄に貢献できるようにするために、医学界、規制機構、製薬業界がみな連携して働けるようにする枠組みをいかに設置するかが現在の課題なのだという。

抗うつ薬が子どもたちに自殺を誘発することを示す臨床試験のデータを企業がもみ消していたスキャンダルが明らかになったのは、その前年だった。そのため、その場にいた臨床医の多くは、どれほど製薬企業が話を美化しようが、企業から患者に対するベネフィットとして主張されたことはどれもみな、額面通りに受け取るようなことはできないと感じていた。なかには、もっと大きなジレンマに気づいた者もいた。つまり、私たち医師は、製薬業界と同じビジネスを手がけているということである。製薬業界の薬物療法があまりよくないものだと感じたとしても、医師が患者にそう伝えることはない。なぜなら、そうすることは、私たちが提供している治療があまりよくないものだ、と患者に言うことになるからである。だとすれば、私たち医師は、業界とは大きく違う関心を持った専門職だと果たして言えるだろうか?

製薬業界は、医学的問題に対する医薬的解決策を売り込んでいたのだ――さほど遠くないうちに、医学的問題に対する医学的解決策とはどのようなものか、薬を投与すること以外の患者に対する私たち医師の役割が何なのかを知る者はほとんどいなくなるだろう。製薬業界と「提携」しなければならないと言われることは、公共交通政策を立案している担当者たちが、自動車業界と提携しなければならないと言われるようなものだ。

英国人がはっきり物事を言うことはめったにないのだが、その日の参加者が抱いたこうした懸念は、充分にはっきりと表明された。それに対して、業界は本気で立ち向かってきた。グラクソ・スミスクライン社のパドレイグ・ホワイトは一同に向かって、現在の方針は、実のところ、業界と英国医学界のトップに君臨する者たちの緊密な協力によってもたらされたものだと伝えた。臨床試験のデータを医師たちが要求するというような問題については、こうした名士たちは、臨床試験の生データへのアクセス権を主張するようなことをして、ナイト爵位の授与を危険にさらすようなことはしないだろうと言う。精神科の学界だけでも――と彼は続けた――英国には業界との結びつきから年間二〇万ドル以上の金額を手にしている著名な学者が二五人もいる。だから、学界が、臨床をおこなっている彼らの同僚たちの味方をするとは思えないと。そして最後に、英国の生命保険の四〇％は製薬業界に投資されている事実に、私たち臨床医はみな気づかなければならないと言い放った。好むと好まざるとにかかわらず、私たちはみな業界の株主なのであり、波風を立てることは、私たち自身のためにならないと。

少し前まで、国の医師会の上層部がかかわる会合に出席するような際には、製薬業界の幹部であっても、参加させてもらえることに感謝し、このような問題が俎上にあがったときには口を慎んだものだった。しかしパワーと地位のバランスはあまりにも変わったため、比較的若手の製薬企業の社員でさえ、専門の医師会に向かって「現実的になれ」というような言葉を吐いてもかまわないと思ったのであろう。

そんな世界では、専門家精神など、どうやったら保てるだろう？　どうすれば臨床医は「現実的になる」ことができる？　手始めとしては、米国精神医学会の「抗うつ薬は命を救う」というような声明に表された重点を、「医師は命を救うことができる」という精神に近いものにシフトすることかもしれない。では、どうやれば、それができる？　そう、治療する疾患の自然歴を熟知し、効果が限られ安全性が不確かな薬剤は慎重に使うようにし、患者の支持のもとに介入の効果をモニターするようにすれば、本当に命は救えるかもしれない。

業界では、西側世界にいる医師一人一人の処方箋発行における傾向をすべてモニターしている。だれが何を処方しているかに関するデータは、薬物の処方を増大させるための将来の売り口上を磨くため、あるいはなぜ市場シェアを競合会社に奪われているのかを判断する材料として製薬企業に使われる。

それとは対照的に、医師のほうでは、患者に薬を服用させたのちに生じる問題を、ほぼまったく記録していない。FDAや他の規制ウェブサイトは、アメリカでも英国でも、医師たちが規制当局に報告する薬物治療における重篤な有害事象は、一〇〇件のうち一件でしかないと明記している。言い換えれば、郵政事業は、小包の行方を追跡することにおいて、臨床医が患者を追跡するよりもはるかに優れた仕事をしている。エビデンスに基づく医療になるどころか、医療は、まったく正反対の物事をモニターして定量化しているのだ。すなわち、最新のヘビ油のようなインチキ薬に何らかの有効性があるというヒントを定量化することにより、患者に無用の害を与えないためにデザインされた規制をかいくぐってその製品を持ち込もうとする企業を助けているのである。しかし、薬物療法に起因する早すぎる死や他の障害がますます増えていることについては、ただ手をこまねいて見ているだけだ。

疑念の支配

プロザックが実際には深刻な問題を引き起こしているのではないかという疑問は、一九七〇年のトルブタミドに関して勃発した際に匹敵する一般とマスコミの懸念をFDAに浴びせかけることになった。FDAは一九九一年に、この件に関する公聴会を開いたが、それは、さまざまな患者の個人的な経験と、プロザックの製造企業であるリリー社が提供した臨床試験データとのあいだの劇的な齟齬を明らかにした。しかし、トルブタミドへの対処とははなはだしく異なり、FDAは驚くような議論を持ち出したのである。それは、一九七〇年代であれば医学界から怒りの大批判を招いただろうが、一九九〇年代には、一言の批判も生み出すことはなかった。

FDAの代表者は、こう主張したのだ――もしFDAが正しいことをしてリスクについて警告すれば、逆説的に死者の数を増やすことになるだろうと。FDAの高官とリリー社に結びつきを持つ学者たちは、たとえ一部の人がプロザックに自殺行動を引き起こされたとしても、その数は、警告のせいで治療を求めなかった人々のあいだに生じる自殺の数より少なくなるだろうと言った。つまり、自殺リスクをはっきりと警告することは、死者の数の増加につながる可能性があるというのである。[52]

これは唖然とするような推定である。抗うつ薬の場合には、FDAでさえ、そうした医薬品に効果があることについては疑念を抱いていた。抗うつ薬が自殺を低減するエビデンスなど、まったくなかったからだ。あらゆる臨床試験のエビデンスは、リスクの増加を指し示しており、それはあまりにも顕著だったため、主要企業はさまざまな口実を弄して、世間の注意を問題から逸らそうとしたほどだ。

イブプロフェンやナプロキセンからバイオックスへ、あるいはメトフォルミンのような血糖降下薬からレズリンやアバンディアへの切り替えの例もあるとおり、医師が患者に投与する薬をほとんど新薬の発売と同時に切り替えさせるほどの製薬企業のマーケティングの積極性が、抗うつ薬の場合も当然予測されることを考えれば、こうしたケースで患者に適切な警告をおこなわないことは、人々にこっそりワクチンを接種するのと同じことだ――できるだけ多くの人が新薬を服用する姿を見たいと言っているに等しい。しかし、ワクチン接種とは異なり、骨粗鬆症薬にしろ、血糖降下薬にしろ、気分安定薬にしろ、ブロックバスター薬の使用が広がるにつれ、こうした薬の臨床試験が示す人的コストは、利益をこうむらない立場にいる人々によって支払われるケースがますます増えている。

医薬品以外の工業製品がもたらす傷害についても、塩化ビニルから鉛までの化学物質が健康リスクを引き起こすという議論に疑いを投げかけるようデザインされた研究を、企業が前向きに支援するつもりだったことが、いまや明らかになっている。グラクソ・スミスクライン社の弁護士が学者と連絡をとり、同じような方法で、パキシルが先天性欠損症の原因になるという主張への反論に使える研究を生み出すように示唆していたため、パキシルと先天性欠損症にまつわる最近の訴訟ではそのことを曝露する文書が証拠として提出された。(53) このことは、一九五〇年代に産業公害の訴訟のなかで磨かれた戦略が、今日では医学界で展開されていることを示している。

利益を何ものにも優先させようとする企業の態度を示す、もっとも驚愕すべき例は、一九六〇年代の末に生じた一件だろう。喫煙と肺癌との関連が懸念されたことに対し、タバコ企業は、一九〇〇年から一九六〇年までのあいだに、タバコ消費の増加にともなって、呼吸器と心臓の障害による死が減少し、平均寿命が延びたとする一連の論文を後援したのである。このような、一見すると科学的なデータ（しかし意図的に解釈を誤らせる分析）の使用が、実は喫煙と疾患とのリンクに疑念を植えつけるキャンペーンの一環であったという事実は「疑わせることこそ私たちの製品だ」というPR会社の告白に如実に表れている。(54)

しかし「疑わせることこそ私たちの製品だ」という戦略の究極的な使用は、ある有害事象に関して、疑念があるということは、それを無視していいということだ、という企業側の言い分の形で私たちの前に立ちふさがる。バイオックス服用時の心臓発作の増加や、スタチン系薬剤やビスホスホネート服用時の死亡増加を指し示すデータが統計的に有意であるとみなされない限り、企業はその嫌疑には疑いの余地があると主張し、疑いの余地がある限り、その医薬品には実質的に有害性がないとみなされるべきだという結論を導く。ＦＤＡやほとんどの医師も、この議論に同調する――警告文を加えることは、米国精神医学会によると「患者への適切な処方を萎縮させる影響を与えることになる」のである。(55)

専占攻撃

医薬品以外の化学物質とそれがもたらす問題の場合は、たとえどんな企業であっても、すべての医師を買収するようなことはできない。そのため企業は、新たな有害性を見抜く医師の能力と、そうした有害性について発言する医師の覚悟に対処することが必要になる。しかし、こと医薬品については、医師、規制当局、そして企業の利益があまりにも緊密に結びついているため、製薬企業はいままで驚くべき法的作戦を展開することができてきた。

一九九一年に、患者に抗うつ薬による治療を思いとどまらせることが公衆衛生にどんな影響を与えることになるかについてＦＤＡが意見を述べたとき、それは公開討論の最中にたまたま表明された意見で、公共政策を表明したものではなかった。規制当局と製薬企業は依然として、患者の薬物治療を決定するというよりも、名目上、医薬品のラベルを管理する役割を果たすにとどまっていた。しかしそれからしばらくして、南カリフォルニアで、ある事件――モートゥース訴訟――が生じ、薬物治療を積極的に支援する方向に公共政策を向かわせる取り組みが進行していることが浮き彫りになった。

一九九八年の十一月初旬、南カリフォルニアにあるフィリピン人コミュニティーの有力者ヴィクター・モートゥースは、数日間にわたって熟睡できないでいた。彼は建築事務所のオーナーで、地元の教育委員会の会長を務め、セアリトス市議会議員に立候補して選挙活動を始めたばかりだった。さらには、地元の学校への貢献に対して授与される賞をクリントン大統領から直々に受け取るために、首都ワシントンに出かけることになっていた。ヴィクターは妻のフローラとの共同名義で、数多くの賃貸不動産と一軒のアンティークショップを所有していただけでなく、二軒のレストランについては八〇%の所有権を個人で所有していた。こうした背景がなかったとしても、数日間熟睡できないというようなことは、五一歳の男性では、とりたてて意外なことではなかった(56)。

ヴィクター・モートゥースが抱えていた唯一の健康問題は2型糖尿病で、彼はそれを食事療法と薬物療法によって管理していた。睡眠の問題が起きたとき、フローラは夫の睡眠薬を入手するため、一九九八年十一月六日に、総合診療医のドクター・トロスラーの予約をとった。診察時の問診では、ヴィクターが所有していたレストランの一軒で財政問題が生じていることが触れられた。そして、睡眠の問題は一般的にうつ病を示唆する――その場合には、睡眠薬より抗うつ薬のほうがより適切な薬物療法である――と考えるようにファイザー社をはじめとする企業に教育されていたドクター・トロスラーは、ヴィクターにはうつ病を示唆する既往歴がまったくなく臨床的にもまったく問題なかったにもかかわらず、抗うつ薬ゾロフトの試供品を渡したのだった――それは彼の睡眠問題を改善するとは考えにくい薬だったのだが。そして、モートゥース夫婦は、ゾロフトの効き目が現れるには二週間ほどかかる場合があると伝えられた。

ヴィクターは指示されたとおりに、ゾロフトをその後六日間にわたって服用した。のちに家族が語ったところによると、ヴィクターは初日については、薬が効いているように感じていたという。しかし三日目までには、薬が合わないと妹に話していた。妻のフローラも、ヴィクターが夜中に歩き回り、睡眠時間はゾロフトを飲む以前よりかえって減ってしまったことに気づいた。四日目には、体が震えるようになっていた。五日目は彼の誕生日だったが、フローラに「自分じゃないみたいだ」「薬のせいで気が変になっている」「自殺したい」と告げたという。フローラは彼に薬を飲み続けるように言った。医師に、もう一週間経たなければ効き目が現れないかもしれないと言われていたからだ。

ヴィクターはその翌日——服薬を始めてから六日目の十一月一二日——に、ワシントンDCに飛行機で向かうことになっていた。空港に行くために弟が迎えにきたとき、ヴィクターは家にいなかった。彼は数ブロック離れたところに停めてあった車の中にいた。頭部に銃弾を一発撃ち込み、運転席で死亡している状態で。

二〇〇一年、フローラはゾロフトのメーカーであるファイザー社に対し、同社が「過失により……医学界、一般社会（および彼女の夫）に対し、ゾロフトの……危険、禁忌、副作用について……適切に警告をおこなうことを怠った」として訴訟を起こした。ファイザー社の弁護団長のマルコム・ウィーラーは、FDAの新しい主任法律顧問だったダニエル・トロイに連絡をとった。トロイはその前年に米国司法省に入省したのだが、それ以前に所属していた法律事務所は、彼の入省前年に、ファイザー社の代理として三五万八〇〇〇ドル相当の仕事を手がけていた。トロイはモートゥース訴訟において、法廷助言書（第三者による意見陳述書）を裁判所に提出した。この助言書を提出するには、ジョージ・W・ブッシュ政権の訴訟長官ポール・クレメンツの許可を得る必要があったのだが、クレメンツは、グラクソ・スミスクライン社の主要代理人を務めているキング&スポルディング法律事務所の元パートナーだった。グラクソ・スミスクライン社も、抗うつ薬——この場合はパキシル——にかかわる一連の自殺事件で訴えられていた。

トロイはこの法廷助言書のなかで、カリフォルニア州裁判所には、本件を手がける裁判権がないと主張した。医薬品のラベルの文言について責任があるのはＦＤＡであり、ファイザー社がゾロフトの自殺行動に関して警告をおこなっていたとしたら、同社はかえって法律に抵触していただろうと抗弁したのである。トロイは、裁判所に「公衆衛生を守るＦＤＡの権限を弱体化させる」ようなことを一切させないために、警告射撃をおこなったのだった。(57)

トロイは、ＦＤＡが警告の必要性を検討する際には、警告を受けて治療されないままになる疾患——うつ病——がもたらすリスクについても考慮に入れなければならないとして、次のように言った。「有効性があり救命手段になる可能性もある薬物治療から患者を遠ざける、科学的な裏づけのない警告の流布に基づいて医薬品が充分に活用されなくなるようなことは、連邦規制の目的を挫くことに充分なりうる」と。(58)

これは「陪審員団には、医薬品が自殺を引き起こすか否かというような科学的な問題を判断する能力がない」という従来の製薬企業側の主張とは異なる、前代未聞の驚くべき戦略だった。トロイが主張していたのは「陪審員団は、ＦＤＡが企業に警告の記載を求めるべきであったかどうかを検討できる立場にはない」ということだった——ゆえに、当該医薬品がヴィクター・モートゥースに影響を与えたか否かにかかわらず、企業がＦＤＡの指示に従っていた限り、その企業を提訴することはできないとしたのである。

これは「企業は問題の兆候があれば、その証拠がなくとも警告をおこなう義務がある」という連邦法に反して主張されたものだった。

連邦政府の規制機関を引き合いに出すことによって、州の裁判所における訴訟を無効にするこのアイデア——専占（プリエンプション）——は、マルコム・ウィーラーの発明である。彼がこの手段を最初に用いたのは、一九八〇年に本田技研工業を弁護したときだった。この訴訟事件は、当時の連邦規定ではエアバッグの搭載は求められていなかったにもかかわらず、エアバッグを装備しておくべきだったとして原告が本田技研を訴えたものである。この訴訟は最高裁までもつれこんだが、最高裁は、シートベルトなどの他の安全機構が装備されていたことを理由に、本田技研を支持したのだった。(59)

車や前述したバターなどの場合、規制当局は、人々が車を運転すべきか否か、またはバターを摂取すべきか否かというような問題については、考えをめぐらすことさえすべきではない。しかしモートゥースの一件におけるファイザー社の主張では、ＦＤＡは医薬品が使われるべきかどうかを考えるどころか、それが確実に使われるように図るべきだということになる。そして、この点に照らせば、警告を発することは医薬品の使用に水を差すことになる、と主張したのだ。こうした見解は、驚くべき展望を拓く——言うまでもなくそれは、一九六二年に連邦食品医薬品法の改正案を起草したときに、キーフォーヴァーが描いていたものとはまったく異なる展望である。

イグニッションキーをひねって車のエンジンをかけるときには、シグナルがコードを伝わって始動モーターに届き、酸素とガソリンの流れが生じて初めて、車の運転が可能になる。医師が医療を実践する際には、効き目のある医薬品は助けにはなっても、必需品ではないことが多い。太古の昔から、そして医術に関するピネルの有名な箴言にまさに示されているように、優れた診療行為（good practice）は、使われる医薬品の有害性に関する詳細な知識があるときに実践される可能性が高い。薬の半自動的な処方は、決して優れた診療行為としてみなされたことはなかった。

安全警告のメリットについて論じる際、ウィーラーとトロイは、この問題を車にエアバッグを搭載することに相当するものとして説明した。しかし実のところ彼らは、イグニッション・コードを適切に始動モーターに結びつける必要性に異議を唱えていたのだ。あるいは、何らかの場合に、このイグニッションョン・コードがガソリンタンクに直結させられる可能性があること（ただちに発現する副作用）や、遅発性の有害作用の場合には、六か月後に欠陥ブレーキ・ライニングが壊れる可能性などについて、人々に知らしめることに異議を唱えていたのである。安全な始動機構や正しく機能しているブレーキが、かつてのエアバッグのようなオプション品だったことは一度もない。それらは、基本動作に不可欠なものだ。

実のところモートゥース訴訟では、専占に関する裁定が下される前に、ファイザー社は、この訴訟を却下させることに成功していた。それをもたらしたのは、もう一つの驚くべき抗弁だった。すなわち、処方箋薬というゾロフトの特権——一九六二年に、キーフォーヴァー上院議員が意図せずに築いてしまった特権——に基づく抗弁である。審理前の証言録取において、ドクター・トロスラーは、たとえゾロフトに記載された警告がどんなものだったとしても、ゾロフトを処方していただろうと証言したのだ。トロスラーがしたように、ラベルに警告文が記載されていようがいまいが、同じように薬を使用するつもりだったと医師が証言すれば、処方箋薬でのみ入手可能になっている医薬品のリスクについて警告を怠ったかどで告訴された製薬企業の訴訟は、すべて無効になってしまう。医薬品を処方箋薬にする理由は、まさにこの点、すなわち患者と製薬企業とのあいだに専門家の判断を介在させることにあるのだから。当時は、同僚医師のほとんどもＳＳＲＩにはリスクがともなわないという意見を抱いていたため、トロスラーには医療過誤訴訟が起こされる危険性はなかった。ヴィクター・モートゥースは、処方箋薬により不必要な死を遂げた他のほとんどの人々と同じように、加害者不在の犯罪の犠牲者にされてしまったのである。

言い換えれば、製薬企業がプライマリケア医や他の医師から受けるサービスは、おおかたの産業が施設内の医師から受けるサービスをはるかに超えている。製薬企業は通常、医師が事を荒立てないことを当てにできるばかりか、化学物質への曝露が引き起こした傷害に対するどんな法的責任も、処方箋を書いた医師に押しつけることができる。問題について不満を述べたり、それを調査したりすれば、医師は、自分が逆境にあることを知ることになるだろう。後になって問題に直面しても、企業は無傷で逃げ切れる。なぜなら、医師は薬が問題を引き起こしたことを認めようとはしないだろうから。

冥界への拉致

ヴィクター・モートゥースの医師が彼を見捨てる前に、彼の訴訟事件は、ファイザー社の一連の文書を明るみに出していた。それらは、ファイザー社がいかにして臨床試験をマーケティング材料に変容させたか、いかにして不都合なオリジナルデータを自社に都合がよくなるように記録したか、そして、いかにしてすべての主要学術誌にゴーストライティングした論文を載せたかを明らかにするものだった。ゴーストライティングの役割とデータの操作に注意を向けることにより、この一件は、バイオックスや他の医薬品にまつわる後の訴訟のひな型になったのである。

モートゥース訴訟はまた、ゾロフトを服用した子どもたちが自殺行動を示すという証拠を直接的に導くこととなり、究極的に二〇〇四年に、抗うつ薬を服用した子どもたちの自殺にまつわる公聴会が二件開かれることになった。これらのFDA公聴会の二件目では、FDAのCNSセクションの部長トム・ラフレンが、臨床試験データのプレゼンテーションをおこない、これらのデータに関するFDAの見解を述べた。

その後、一般の人々に、一人三分の枠内で意見を発表する機会が与えられた――その数は、合計七三人に及んだ。そのなかで、一連の医師たちもプレゼンテーションをおこなったが、そのほとんど全員が男性で、みな警告文を記載することについて懸念を表明した。こうした医師たちの発表のあいだには、一連の母親たちの発表が挟まれた――現代のデメテルたちである。デメテルはギリシア神話の大地と豊饒の女神だったが、娘のコレー（英語名はコーラ）が、冥府の王ハデスによって冥界に連れ去られてしまった。デメテルはゼウスに抗議したが、ゼウスは何もできないと答えたため、デメテルは大地を永遠に冬に閉じ込めると言って彼を脅した。結局ゼウスが介入し、ペルセポネーとなったコレーを母親のもとに戻したのだが、ペルセポネーは冥界にいるあいだにザクロの実を数粒食べてしまっていたため、毎年、冬の数か月をハデス王のもとに戻らざるをえなくなった。

現代のデメテルたちも同じように、天を恥じ入らせて、行動させようとした。七二番目の枠でマティー・ダウニングは、神話を思い起こさせるプレゼンテーションによって、トム・ラフレンにこう対峙した。

> 二〇〇四年一月一〇日、ゾロフト一〇〇ミリグラムの服用を始めて四日目に、私たちの小さな美しい娘キャンディスは首をつって死にました。一二歳でした。検視報告書では、体内にゾロフトが残っていることが示されました。私たちは、こんなことが起きることなど、まったく知らされていなかったのです。娘は、うつ病を抱えたり、自殺念慮を抱いたりするような子では決してなく、明るい女の子で、友

達もたくさんいました。娘は、学校生活にまつわる不安という形で現れた全般性不安障害の治療薬として、認定児童精神科医にゾロフトを処方されました。……でも娘は、愛情豊かで、心細やかで、きちんと機能している家族と、子どもを育む学校環境に完全に守られていたのです。

彼女の死は私たちに影響を及ぼしただけでなく、私たちのコミュニティーも揺さぶることになりました……キャンディスが死んだとき、学校は追悼式のために休校になりました。追悼式は、千人もの人が入れるように、学校の体育館で開かなければならないほどでした。ドクター・ラフレン、なんて皮肉なことでしょう。あなたの家族も、キャンディスの追悼式に参列したなんて。私の娘とあなたの娘は、幼稚園のときからの同級生でした。二人が八年間共に通った学校を、あなたの娘は卒業できるのに、キャンディスは未来永劫そうした機会が持てないなんて、心が張り裂けそうです。

キャンディスの死は、完全に避けうるものでした――ゾロフトの潜在的な作用について適切な警告と示唆を受けていれば。選択するかどうかを決めるのは、あなたがたではなく、私たちであるべきだったのです。思いやりのない堕落したFDAや、象牙の塔に陣取って、これほど多くの無垢な子どもたちの生と死を決めているファイザー社のような製薬企業の後援者の無神経なコメントなど耳にしても、とてもなぐさめになどなりません。こうした子どもたちの血はあなたがたの両手にべっとりとはりついています。薬ではなく犠牲者を非難し続けるのはまちがっています。うつ状態になった子どもたちには自殺の危険性があるなどというあからさまな声明は、私たちの小さな娘のプロフィールには当てはまりません。(60)

その数分前、メアリー・エレン・ウィンターもまた、一三歳の娘ベスについてラフレンとFDAに対峙するなかで、対立の構図に新たな関係者を招き入れた。

ベスは、コミュニケーション分野の仕事に就くのを楽しみにしていました。でも、不安も少し感じていて、夜よく眠れなかったため、家庭医に相談したのです。医師はパキシルを処方し、二週間後には気分がよくなりはじめるだろうと告げました。その七日後です。ベスが自ら命を絶ったのは。

この部屋にいるほとんどの人と同じように、私たちも医療が遂げてきた進歩を疑わず、処方される抗生物質やワクチンを信念とともに受け入れてきました。FDAはつねに私たち家族の健康を守るために行動してくれると信じていたのです。去年、私の娘が我が家の家庭医にかかりに行ったとき、私たちは、その医師が充分に教育を受けていて、情報もしっかり把握していると信じていました。でも、それはまちがいでした。いまではわかっています――製薬企業の業務は大金が動くビジネスで、その目的は株主の富を増やすことにあると。グラクソ・スミスクライン社のような企業に見られる製薬企業の整理合併によって、医薬品のマーケティングと販売手段はますます精緻化しました。優先順位は、健康から利益に移ってしまったのです。マーケティングのターゲットになってしまったことを、すべての医師が理解できる立場にいるとは限りません。FDAは、私たちの娘が、高度に商業化された事業の犠牲者になることを、みすみす許しました。臨床試験のデータを選択的に公表することによって売り上げを最大限にし、企業の収益を求めることしか考えないような事業の犠牲者に……。

ニューヨーク州の住民として、FDAが取り組みをしぶっていた問題に光を当ててくださったニューヨーク州司法長官エリオット・スピッツァー氏に感謝を表します……。(61)

その数週間前、ニューヨーク州司法長官のオフィスは、グラクソ・スミスクライン社を詐欺罪で告発していた。弁論趣意書は、もっとも意外なヒロイン、ローズ・ファイアスタインによって起草された。

ファイアスタインは盲目で健康状態もよくなかったが、児童虐待を憂慮して活発に活動していた彼女は、医療活動に詐欺的な介入をおこなったとしてグラクソ・スミスクライン社を告訴したのだった。すなわち、同社はうつ状態の子どもの治療薬として使用させるために、情報を操作してパキシルを売り込んだ。そうした操作は、パキシルの有害性を隠し、研究329や他の臨床試験でパキシルの有効性が立証されなかったにもかかわらず、臨床試験の結果をポジティブなものとして記述するゴーストライターの手による論文を発表することによっておこなわれた、と訴えたのである。ファイアスタインの切り札はグラクソ・スミスクライン社の内部文書だったが、それは、それより六か月前に、抗うつ薬による子どもの自殺行動におけるFDAの公聴会で私が公表したものだった。その文書は、グラクソ・スミスクライン社が意図的にエビデンスの都合の良い部分だけを公表して、残りは隠したこと、そして社内で効果がないことをすでに認識していたにもかかわらず、論文を影響力のある学術誌に掲載して、医師にパキシルを処方させようと目論んだ事実を露呈していた。

グラクソ・スミスクライン社の弁護士たちが、モートゥース訴訟でトロイが用いた議論――FDAの見解は州が抱くどんな見解にも勝るという専占法理――を突きつけてきたとき、ファイアスタインは、ニューヨーク州は、医薬品のラベルに関する、もはや決まってしまった件についてとやかく言うつもりではない、しかしニューヨーク州における医療活動については、優位性はFDAではなくニューヨーク州にあるとして応酬した。グラクソ・スミスクライン社は調停に応じた。そして、その調停の一部として、同社がおこなったすべての臨床試験の詳細をウェブサイトに掲載することになったのである。

究極的に、メアリー・エレン・ウィンター、マティー・ダウニング、そして証言をおこなった他の母親たちは、FDAを屈服させ、抗うつ薬は子どもが服用すれば自殺を誘発する危険性があるという警告を出させるのに一役買うことになった。そしてこの警告は、二〇〇六年には大人にも敷衍された。母親たちが勝利を手にした理由は、その訴えに情熱がこもっていたからではない。彼女たちが勝利を手にしたのは、二〇発銃の一九個の弾丸に直面したＦＤＡが――銃身にこめられた一九個目の銃弾を無視しようとする兆候はつねに見られたものの――警告を出さずに逃げ切る方策に窮したからだった。それ以来ＦＤＡはさらに踏み込んで、自殺惹起の警告を、抗けいれん薬と抗精神病薬、さらには禁煙補助剤のチャンピックスとザイバン、にきび治療薬のロアキュテイン、インフルエンザ治療薬のタミフル、喘息治療薬のシングレアについても発行し、体重減少用のリモナバント、および尿失禁治療薬のサインバルタとエントレーブについては市場から撤収させた。

製薬企業に対する訴訟は、米国の外ではほとんど生じていない。その理由の一つは、ヨーロッパや他の諸国の患者には国民皆保険制度が適用されているため、製薬企業からこうむった傷害の治療費を回収する必要が低かったり、まったくなかったりするからだ。ゆえに、製薬企業がどのように事業をおこなっているか――すなわち、いかに彼らが医薬品のマーケティングをおこなっているか、いかに論文をゴーストライティングしているか、重篤な有害事象が統計的有意差として現れないようにするために、いかに適切な人数の患者だけを臨床試験に組み込んでいるか――といったことについて世界が知っている情報の大部分は、アメリカで起こされる訴訟からもたらされる。

マルコム・ウィーラーとダン・トロイが、モートゥース訴訟でひねり出し、先制攻撃として使おうとした「専占」――連邦規制当局の法規は、告発者が州だろうが連邦だろうが、製薬企業に対して起こされたあらゆる訴訟を無効にするという主張――は、製薬企業が勝手なビジネスをおこなうことを妨げる、世界でわずかに残っている足枷を取り除こうとする企てだった。ファイザー社は、結果的には他の手段によってモートゥース訴訟に勝訴したのだが、他の製薬企業もますます専占に訴えるようになり、勝訴を手にしている。ＳＳＲＩが誘発した自殺、バイオックスが誘発した心臓発作、そしてアバンディアとレズリンが誘発した死亡事件の審理は、専占に基づいて却下されてしまった。

　こうした議論には法的な先例がなかったため、訴訟は最高裁までもつれこんだ[62]。一九九八年に初めて専占が持ち出されたとき、法曹界の意見は、このような抗弁が法理として成功するとは思えないというものが大半だったのだが、一〇年間にわたって企業が抗弁を続け、ロビー活動を展開した結果、状況は変化した。判決を導くための試みとして、最高裁は二つの訴訟事件を審理することにした。最初のものはファイザー社の血糖降下薬レズリンに関するもので、一九九七年に承認されたのち、肝不全による超過死亡率との関連性が判明して、二〇〇〇年に市場から撤収されていた医薬品である。この二〇〇八年の判決では、九人の判事のうち最高裁首席判事のジョン・ロバーツがファイザー社の株主であることを理由に忌避しており、残りの判事の意見は四対四と真二つに分かれて、多数決合意に至らなかった[63]。

　二〇〇八年一〇月に審理がおこなわれた二つ目の訴訟は、ワイス社の制吐薬フェネルガンにまつわるもので、注射で動脈に投与されると動脈攣縮《れんしゅく》を引き起こすこの薬によって（本来は静脈に注射すべき薬である）、原告のダイアナ・レヴァインは右腕を失っていた。訴訟の争点は、この医薬品の適切な投与方法に関する警告がなされていなかったために、彼女の腕が失われたか否かということにあった[64]。そして、ワイス社が危険性を周知していたか否かではなく、ＦＤＡが同社に対して危険性を警告するように指示していたか否か、さらに、もしＦＤＡが指示していなかったら、同社が危険性を周知していた場合でも無罪放免にすべきか否かという点が争われた。二〇〇九年三月四日、最高裁は六対三でワイス社を有罪とし専占法理を否定した[65]。

こうして、当面のところは、ニューヨーク州でファイアスタインが根拠にしたような文書が、いまでもときおり製薬企業に対する訴訟のなかで原告によって明るみに出される可能性がある。同じく当面のところは、自社の都合に合わせて診療行為に干渉する製薬企業の能力も、いくらかは制限されたままに留まっている。さらには、FDAも当面のところはまだ、単なる医薬品の規制当局から医療の事実上の規制当局に完全に成り代わったわけではない。

こうしたことが起きているあいだに、もう一つのドラマが展開していた。ニューヨーク州との示談の一部として、グラクソ・スミスクライン社が、自社で実施したすべての臨床試験の詳細をウェブサイトに掲載することに合意したのである。こう聞くと、事態は改善したように思えるだろうが、そうではない。GSKは、社内の研究報告を掲載しただけで、実際のデータを掲載したのではなかったのである。これでは、ゴーストライティングされた論文とほとんど変わらない。たとえば、臨床試験の脱落者は、本当に服薬不履行による脱落者だったのか、それともその子は自殺を試みたのか、といった事実がだれにも証明できないように図られているのである。

しかし、死を隠すのは難しい。二〇〇七年に、クリーブランド・クリニックの心臓専門医、スティーブ・ニッセンが、グラクソ・スミスクライン社の最新ブロックバスター薬で、大人になってから罹患した糖尿病を治療するトルブタミドの後継薬アバンディア（一般名ロシグリタゾン）について、臨床試験データをくまなくチェックした結果、個々の臨床試験は心疾患による超過死亡率を示してはいなかったものの、すべての臨床試験を合計すると、心臓死の顕著な増加を示していることを発見した[66]。

アバンディアの物語は、トルブタミドからパキシルまでの薬害に含まれたあらゆる要素を再現している。一九九九年に初めてFDAの承認を受けた際、この薬が命を救うという証拠は何もなかった。しかし、影響力のある学者が規制当局や他の政策決定者たちに対してロビー活動を展開して、患者必携とされたこの薬が優遇されるよう図った。米国糖尿病協会（The American Diabetes Association）などは、まだ承認されてもいないときから、アバンディアを強く推奨したほどである。[67]こうして、その後の五年間にわたりアバンディアは急速にブロックバスター薬のステータスに上り詰めていった――二〇〇四年に世界保健機関（WHO）が、死亡率の上昇について警告をおこなったにもかかわらず。グラクソ・スミスクライン社も、自らおこなったアバンディアの臨床試験の内部分析において心イベント率の――有意ではない――増加に気づいていたが、公の場ではアバンディアは完全に安全だと主張し、売り上げは好調に留まった。ニッセンの分析に直面した際、GSKは心臓発作に関するアバンディアの安全性を確かめる大規模研究「RECORD研究」を迅速に実施し、アバンディアは安全であることが立証されたとする結果を公表した。[68]FDAもヨーロッパの規制当局もGSKの主張に同意した。しかし、高まる懸念に屈してFDAは公聴会を開き、さらなる調査をおこなうことになり、調査を担当したFDA職員の一人トマス・マーシニアックが、RECORD研究のなかに、アバンディアによる重篤な有害事象が隠蔽されているパターンを発見したのである。[69]それは、SSRIやバイオックスにおける死亡事例や他の重篤な有害事象の隠蔽を思い起こさせるものだった。

こうしたことにより、グラクソ・スミスクライン社に関する調査が上院委員会で開かれ、手厳しい報告書が発表された。[70]さらには、同社に対する訴訟手続きも起こされた。その結果発覚したのは、アバンディアのマーケティングの一環として、ホルモン補充療法[71]（HRT）や「ヤーズ」のような経口避妊薬のマーケティングでおこなわれたものに匹敵する、医学文献の大幅なゴーストライティングがおこなわれていた事実である。こうした事例は、エビデンスに基づく医療を処方数増加のために利用するというパターンが、いまやほぼ普遍的におこなわれていることを明らかにする。このような状況でおこなわれる一見合理的な処方は、限りなく不合理に近い。

ゼウスはデメテルに対し、自分は無力で、彼女の娘には何もしてやることができないと答えた。かつては、もし私たちの娘がハデス王に脅かされるようなことがあれば、二〇〇年前にはフィリップ・ピネルのような医師たちが、一〇〇年前にはアルフレッド・ウースターとリチャード・キャボットのような医師たちが、そして二五年前には、私の父の世話をしてくれたドクター・ラピンのような医師たちが、私たちに代わって介入してくれただろう。しかしいまでは、私たちとハデス王とのあいだに立ちふさがってくれるのは、マティー・ダウニング、メアリー・エレン・ウィンターといった母や妻たち、そしていよいよ少数派になりつつあるラピン、ウースター、ピネルのような医師たちからなる小集団だけだ。私たちに薬物治療の危険性を喚起する仕事――優れた医学的ケアの中心にあると考えられていた仕事――を担ってくれているのは、こうした人たちなのである。天が介入するまで、彼らがあとどれだけ持ちこたえられるかはわからない。

第八章　ファルマゲドン

何もいらない
わたしたちがいる場所の
感覚だけがあればいい

その感覚が愛を探し
冷たい地上世界に
愛を取り戻させ
語ろうとする

尊厳と
敬意のこもった
実のある言葉を

ジョージ・オッペン『オルフェウス』

私たちが医療と考えてきたものは瀕死の状態にある。本物の疾患は死の亡霊を連れてくる。どんな医療の行程も、ある程度までは、冥界に赴くコレーの足跡を辿る。そのあとに残されるのが、娘の生命をわずかでも取り戻してほしいと天に嘆願するデメテルだ。

過去四半世紀のあいだに、かつて医療だったものは、健康関連製品の巨大な世界市場の一翼を担うヘルスケアへとますます変容してきた。医薬品は現代の健康製品市場の典型的な商品だが、それと同じように医療サービスも丸ごとパッケージ化し、商品として管理することができる。

効率的な製造が保証できるのは市場だけであり、だから降参しなければならないと、私たちは告げられる。保健医療の産業化と市場経済への移行は、他の産業でも見られたような変化を多々引き起こしてきた。まず、ケアの標準化が生じている。自動車修理工場に持ちこまれる車のように患者の治療がおこなわれているのである――その現場ではスタッフが、自動車修理工場では必要のない心配そうな表情を適切に浮かべてはいるが。一方、新薬の試験で危険をおかす役割は第三世界にアウトソーシングされ、バイオックスやジプレキサのような医薬品にまつわるエンロン規模のスキャンダルが勃発し、ヘルスケア広告はいまや、車やシャンプーの広告が製品を買えば叶うと長年言い続けてきたこと――生活の向上――を約束している。

今日の保健サービス業界の世界は、看護師や医師や他の医療従事者が、病に苦しむ患者に健康を取り戻させようとして、勝ち目がないことが多いにもかかわらず奮闘している診療所の世界とは大きく異なる。ヘルスケア製品の広告は、活気に満ちて人生を楽しんでいる人々として患者を描く――まるで医薬品はショッピングモールで手に入る消費財でもあるかのように。しかしこんな姿は、命を縮め、生活に制約を課す病気の現実とは相容れない。糖尿病にかかっている人が血糖値を自己測定する際には、指の側面を針で突いて採血するようにと教えられる。なぜなら糖尿病には失明の危険性があり、そうなったときに指で物の感触が確かめられるようにするために、指の先端の感覚を保っておくことが大事だからだ。優れたケアなら、このような危険性を否定することも、宣伝の中に細かい字で表示してごまかすこともしない。医療の目的は、人間の心身の脆弱さと取り組むために、できる限り技術の助けを得て無数の調整をおこなうこと、そして人類をもっとも衰弱させている苦境から可能な限りの健康を引き出すことにあるのだ。[1] これは、健康製品が提供する生活の向上とは、まったく異なるプロジェクトである。

医療の中心には、急性の病気で診察を受けに来た患者を見て、その人に話しかけ、耳を傾け、何かを処置する医師によるケアという行為がある。患者の症状をもたらしているものは、腹部の問題や心臓発作、手足の骨折や薬物誘発性障害などさまざまで、患者は一人一人異なり、ケアも必然的に、そうした差異に対応することが必要になる。今日、言葉の上では、個人に合わせた医療がますます謳われるようになっているものの、実際の診療は、リスク要因を標準化された形式でスクリーニングして健康製品を提供するというものに着々と変わりつつある。こうした治療には、スタチン系薬剤や、骨粗鬆症、神経系の障害、血糖値などをコントロールする薬が使われるが、これらの多くは、少なくとも利益と同じくらい傷害をもたらす可能性が高いことが臨床試験で明らかにされている。これは、ケアとはほど遠い医療行為だ。

何世代もの革命家たちが、市場の力と産業化がもたらす疎外――仕事やスキル、価値観や生活様式の喪失――について語ってきたが、経済的発展を遂げた世界にいる私たちの多くは、身の回りの物質的環境が豊かになるのを目にして、そうした問題に肩をすくめてきた。なぜ医療でも、同じような発展に期待してはならないというのか？　とりわけ、ますますたくさんの医学的ブレイクスルーがマスコミで話題になっているというのに、と。

これまでとは事情が違う理由は、いくつかある。第一に、医療市場における医薬品や他のサービスは、体を構成しているものに物理的な作用を及ぼし、私たちが知らされていないような方法で劇的に体を変えてしまう可能性があることだ。私たちを実質的に変えはしない抗生物質による短期治療とは異なり、リスク要因の管理を目的とする慢性的な治療は、私たちを変えることになる。コレステロール値を低下させるスタチン系薬剤だろうが、セレブレックスのような抗炎症薬、アクトネルのような骨粗鬆症薬、あるいは抗精神病薬のカクテルだろうが、こうした医薬品はみな、私たちが知らされている作用だけではなく、製薬企業が宣伝しているよりもはるかに大きな影響を全身にもたらすことが少なくない。バイオックスとセレブレックスでは認知症、フォサマックスとアクトネルでは心臓発作に慢性的にかかりやすくなる傾向、パキシル、サインバルタ、ゾロフトでは性的能力が低下する潜在的危険性が増大する。このような個々の問題だけでなく、これらの薬物が私たちの身体の組織に及ぼす無差別の作用は、さまざまな病気へのかかりやすさと人格の双方をおそらく微妙に変えてしまうことだろう。

二つ目の理由は、多くの場合に実質的な利益をもたらしてきた他の産業プロセスとは異なり、保健医療マーケティングのロジックが実利を阻害しかねないことにある。製薬企業は当初、潰瘍と除去可能な細菌とには関連性があるというエビデンスを意図的に軽んじてきた。なぜなら、それはビジネスに都合の悪い情報だったからだ。同様に企業は、旧来型の抗生物質、向精神薬、抗炎症薬を、効果が低く危険性がより高いセレブレックス、プロザック、シプロ（日本の商品名はシプロキサン）といった医薬品で巧みに置き換えてきた。その結果、不必要に早死にする人が現れるようになり、それより多くの人々が不必要な苦痛をこうむっている。早死にや就労不能状態は、生産的な仕事から人々を退けることになるため、経済にとっても打撃である。ゆえに、個々の人が受ける医療ケアに気を配ることは、私たちすべての利益につながることになる。

第三の、おそらくもっとも重要な理由は、このような医薬品が、薬そのものと同じぐらい強力に私たちに作用する一連のプロセスを隠す覆いとして働くことだ。製薬企業は人々の内面にある願望や怖れを探り出し、人々のアイデンティティーを再調整して、全体主義政府のもとで薬の摂取を強制された場合よりも忠実に薬を服用するように仕向ける戦略を立てる[2]。日々の生活を送るやり方にまつわるこうした変化は、ほとんど気づかないほど平凡なものであることも少なくない。たとえば、ジョゼフィーンの例を見てみよう。健康な六〇歳の女性だった彼女は、骨粗鬆症があると告げられた。だがそれは彼女の年齢の女性にとってはまったく正常なことで、骨折のリスクなどない状態だった。しかし病気だと思い込まされ、アクトネルまたはフォサマックスを処方されたジョゼフィーンは、転倒して腰の骨を折ることを恐れて芝刈りができなくなってしまった。これらの薬を飲むよりも芝を刈ったほうがよほど骨折の危険防止に役立ったのだが。かくしてジョゼフィーンの六〇歳代の人生は、彼女自身には容易に予測できなかったようなやり方で、医薬品グループの特許により形づくられるようになった。いまや自分がどういう人間であるかは、特許期間切れの化合物の衰退と新たに特許が付与された化合物の台頭に合わせた間隔で変わる可能性があるのである。

マクベスは、まだ満たされていなかった《アンメット》名声と権力に対する願望があったがために、魔女の誘惑に抗うことができなかった。私たちの多くは名声や権力がなくても生きていけるだろうが、病気からの解放という誘惑に抵抗できる人は、まずいないだろう——性的能力や美貌の増強というおまけがついていれば、なおさらである。差し出されたものを受け取ったことがマクベスに身の破滅をもたらしたように、私たちが受け取ったものも、平均余命の潜在的な短縮、自分自身に対する不満、そして他人をケアする能力の萎縮をもたらしたように見える。

健康の領域で私たちが魔女の誘惑に陥るとすれば、教育や農業やその他の領域を侵害しつつある産業プロセスに抵抗する私たちの能力も、同じように崩壊する可能性が高い。究極的には、子育てにすら影響が及ぶだろう。事態はすでに進んでいる。医療消費者を優遇するために患者が除外されてきたように、教師《ティーチャー》たちも教育従事者《エデュケイター》たちに置き換えられてきているのだ。こうしたエデュケイターの目的は、人間の成長を支援するよりも、顧客《クライアント》に一連の教育サービスをもたらすことにある。質の高い子育てを確実なものにするために、標準化された方法で幼い「顧客」を世話するようにと、母親（と父親）が促されるようになる日も近いかもしれない。もし社会として患者のケアができないのであれば、子どもたちに、そして私たちが暮らす地球にどんなケアができるというのだろう。

しかし、こんなふうになる必要はないのだ。皮肉なことに――むしろ悲劇的なことに――新たな医療制度がこれほど多くの道理に反する結果をもたらしている原因の一部は、人々にとってもっとも重要なあらゆる物事の中心にあるのは健康だという認識に基づいて私たち自身が設置したメカニズムにある。それほど重要なものであるがために、エステス・キーフォーヴァー上院議員は、製薬業界をコントロールすることが重要だと感じ、新薬は処方箋でのみ入手できるようにし、比較試験で合格しなければ上市できないようにすることによって、私たちの代わりにそれを実現しようとしたのだった。しかし、医師の役割を強化して製薬業界を抑制するために設計されたこのような安全策は、業界の手によって、まさに真逆のものにされてしまった。ますます疎外されていく医師たちにかつての勢いはなく、立ち上がって変化を要求する集団になることを彼らに期待するのは、まず無理だろう。

しかしながら、ハデス王のいる冥界に下る道があるのなら、地上に上がる道もあるはずだ。それに、もっとも過酷な環境でさえ生命体にあふれているという知識は、希望を与えてくれる。元に戻る最初の一歩は、私たちはどんな社会に暮らしたいか、どんな経済を手にしたいのかを見極めることだ。

現在私たちは、人々が生み出すおもなものは、車、コンピューター、医薬品といった製品だと信じるように、ごく幼いころから訓練されている。人生にとってもっとも大事なものがこうした製品だと言われても受け容れる人はいないだろうが、このような製品が重要であるということは、事実上受け容れてしまっている。その大きな理由は、こうした製品は容易に商品化と定量化ができるからだ。私たちが抱えるに至ったタイプの制度の問題点は、「エクソンバルディーズ号」の原油流出事故にはっきり表れている。こうした事故の原油除去対策は定量化可能な商品消費の増大を導くため、事故でさえ、経済的繁栄にとってはプラスになるのだ。経済のサービス部門が成長するにつれ、私たちは従来の製品よりもサービスを生み出すようになる。そして西側経済は、ますますこうしたサービスに依存するようになってきている。

しかし、健康と教育について見れば、こうしたモデルにある危険性はとみに明白になっている。国内総生産にエクソンバルディーズ号の事故が寄与したように、健康においても、薬物治療の副作用は現在のところ（一、二件の訴訟は別にして）、製薬企業にとって一〇〇％プラスになる出来事なのだ。こうした事態は、問題を引き起こした薬物治療を再考察するよりも、さらに多くの医薬品を使って副作用の問題に対処する状況を招くことが多い。たとえば、ガイドラインで指示されたジプレキサのような薬によって引き起こされた糖尿病とコレステロール値の上昇を管理するにあたっては、新薬を排して、特許期限切れで値段も低く副作用を引き起こす危険性も低い旧来の医薬品に戻るどころか、アバンディアとリピトールが処方されている。治療誘発性の死亡率が増加していることも、いまのところ、こうした治療慣行にはほとんど影響を与えていない。むしろ、ガイドラインを策定して、治療を標準化しようとする努力がますます払われるようになっている。そのガイドラインは、たまたま最新の特許薬を推奨するわけだが、そうした薬の多くは死亡率を低下させるどころか増加させることが臨床試験によって示唆されている。このようにして、最新のブロックバスター薬の副作用は、ヘルスシステムの成長における主要な原動力の一つになってきたのである。

こんな「悪魔的な」シナリオに代わるものはあるのだろうか？

可能性のある選択肢の一つは、経済（オイコス・ノモス）という舞台の中心に、人々の育成を位置づけることだ。家（オイコス）と同じように、私たちの幸福《ウェルビーイング》――経済的幸福《エコノミック・ウェルビーイング》も含めて――の究極的な源は、しまい込まれた食糧や家具や貨幣ではなく、家族や人々であるとみなすことは道理にかなっている。コツは、そうしたことが反映できるように、私たちの集合的な家の規則（ノモス）を再設計することにある。これは、製品の製造に背を向けることではない。私たちが直面している問題は、技術の進歩に由来するものではないからだ。認知症や癌におけるより効果的な治療法を歓迎しない人は、ほとんどいないだろう。それにいまや技術の進歩は、私たちの家々を宿す究極的な家である地球に暮らす生命を救うために欠かせない要素であるように思われる。

問題の根源は、現在、健康におけるあらゆる進歩をふるいにかけている社会的な仕組み、すなわち規則にある。このような規則こそ、私たちを疎外し、私たちが必要としている進歩の出現をますます阻止しているものだ。キーフォーヴァー上院議員は、規則をある方向に調整した。おそらくそれは、当時は正しい方向だったのだろうが、現在ではそれが問題の根源になってしまっている。医療を元の方向に戻し、それと同時に、本当の人間中心的な経済（オイクメネー）がどのようなものかを私たちに垣間見させてくれるような仕組みはあるのだろうか？　それを知る手段は他にもあるかもしれないが、キーフォーヴァーのあとを追えば、臨床試験のデータ隠匿により医師がデータに基づく医療をおこなうことを阻害する企業の慣行、処方箋でしか入手できない医薬品、そして医薬品に対する現行の特許の仕組みについて検討することができるだろう。

こうした分野を改革するには優れた知恵が必要だ――善良な意図だけでは不充分なのである。社会的な仕組みは、提案者が意図したこととは正反対の結果をもたらすことが往々にしてある。このことは何にもまして、キーフォーヴァーが手がけた一九六二年の法改正を見れば明らかだろう。とはいえ、私たちの意図が重要になることも事実だ。仕組みが私たちの意図を促進するものであるかどうかを見極めるには、まず、私たちは何を求め、何を必要としているのかを明らかにしなければならない。このあとのページでは、ケアする能力を育てられるかどうかという観点から、変化について検討していくことにしよう。

私たちの物語は、より広い神話の岸辺で終わることになるだろう。私の言う神話とは、未知の事柄に対する、より一般的な方向性のことだ。しかし医療が生き延びる可能性は、地球上における私たちの暮らし方、ひいては互いに対する接し方を規制している社会的仕組みを具体的に変えることにこそあると思われる。

データに基づく医療

一九六〇年代、無作為化比較試験は、製薬業界が生み出す恩恵を公益に活用する手段であると同時に、医薬品マーケティングの弊害を抑制したり、場合によってはそれを除去したりすることさえできる、ほぼ完璧な手段のように見えていた。一九九〇年代には、医療にますます加わる商業的な圧力に対処しようとして、比較試験への医療のシフトは、「エビデンスに基づく医療」と呼ばれることになったものに対する忠誠に進化した。しかし製薬業界を抑制するための手立てであったにもかかわらず、業界は抵抗するどころか、この動きを歓迎し、一九九〇年代以降は、製薬業界自身がエビデンスに基づく医療の伝道師になった。このアイロニーに気づいた者はほとんどおらず、気づいた者たちも、たとえ何をしようが切り落とした首から新たな首が生えてくるこのヒュドラ（ギリシア神話に登場する九つの首を持つ怪獣）をどうやって退治すべきか途方に暮れている。

今日の医療はエビデンスに基づくことが必要とされる。しかしエビデンスとは、いったい何なのだろう？　製薬業界は、この言葉に存在する曖昧さ、とりわけデータ――患者に実際に生じること――と、医薬品の作用に関して後に築かれる「エビデンス」との狭間にある曖昧さを巧みに利用した。「エビデンス」という言葉に直面すると、おおかたの医師は、データに基づく医療と取り組んでいると信じ込む。そして、医師がそのように考える限り、業界は「エビデンス」に基づく医療という名のもとに、自らつくり上げた医薬品の効果を積極的に売り込むことができるだろう。

医学的エビデンスの中心にあるべきデータを製薬業界が隠蔽する方法はいくつかある。一つ目は、収集されたデータを、だれも見ることができないように隠してしまうこと。二つ目は、残りのデータをある種の統計的モデルによって偽装させ、その結果生じたものを「エビデンス」として発表する一方で、あなたや私に生じる傷害を逸話の地位に貶めてしまうこと。そして最後は、データ軽視の文化を築くことだ。こうして医師たちは、目の前にいる患者に生じていることが目に入らないようになってしまった。

当然スキャンダルになるべきデータの隠蔽が、そうなっていない理由の一つは、一般の人々のあいだに、医薬品は企業の研究所で作られているという考えがあるためである。こうした考え方をすると、根本的な事実を見逃してしまう。企業は化学物質を創りはするが、現代の薬が創られる研究所とは、実は私たちの体そのものなのだ。医薬品は、社会的な目的、すなわち私たちが疾患と定義する症状を治療するために使われる化学物質である。医薬品は、私たちが健康な志願者として、そしてのちには患者として臨床試験に志願し、何が起こるかを調べるために薬を服用することに同意しなければ、この世に出ることはできない。私たちの協力がなければ薬は創れないのだ。

こうした研究に参加する意欲は、一九五〇年代に市民の義務意識から生まれたものだった。人々は、たとえそのリスクをおかして自らを傷つけることになっても、それは、友人や親族や子どもたちを含む自らのコミュニティーを助けることになるという理解のもとに研究に志願した。しかも無償で。おそらくこれは、製品よりも、人々のためのシステムのほうが、経済的な合理性を生み出すことができることを示した最高の例だろう。このシステムはうまく機能し、人類は、何千年ものあいだ苦しんできた多くの疫病や災厄から解放されたのだった。

しかし、かつて人々が参加した研究は、データがパブリックドメインに置かれていた科学的研究から、企業がおこなう、データが隠匿される研究へと変容してしまった。いまや臨床試験には、一九五〇年代にはなかったさまざまな予防策が組み込まれている。そのおもなものは、治療の潜在的な効果と副作用に関するインフォームドコンセント、および匿名性における適切な安全策だ。しかし私たちは、企業がおこなう臨床試験でデータが隠匿されることについては、インフォームドコンセントによって告知されることも、同意を求められることもない。にもかかわらず私たちは、科学的行為に参加していて、自分たちがリスクをおかすことから得られるデータは、科学者たちに広く提供されると思い込んでいる――かつてそうだったように。

これを是正するのは簡単なはずだ——臨床試験への同意書に、企業が私たちのデータを隠匿するかどうかを明記させればいいのだから。それがなければ、臨床試験への参加は、病気から解放される度合いを高めるどころか、友人、子どもたち、コミュニティーの健康と幸せを危険にさらしかねない。というのも、企業が宣伝する臨床試験では、傷害をもたらす副作用は隠蔽されたり、巧みにコード化されたり、医薬品が傷害をもたらしたエビデンスからあからさまに除去されたりするからだ。そして、もし医師や法廷がそうした臨床試験を信じるのであれば、改善を求める私たちのどんな努力も、最初のハードルで挫折してしまう。

最初に考案されたとき、エビデンスに基づく医療は非常に高潔な試みだった。自分のあらゆる先入観をテストに付し、そのあと、ケアを求めてやってくる人々をデータに基づいて治療するのは勇気がいる。しかし、現在エビデンスに基づく医療とみなされているものは、製薬企業により価値中立的であるとされた、あらかじめ選択された「データ」を使うことによって、相反する価値を避けて通るための手段に貶められてしまっているのである。私たちは、科学とは価値中立的であるどころかデータを重要視し、しかも熱意を込めてそれを重要視するものだという視点を取り戻さなければならない。データへのアクセスを制限するような「比較試験」は科学ではなく、選択された「データ」を追うようなことは、ケアする者とケアされる者双方を軽々しく扱うことに他ならない。

もし治療のベネフィットとリスクに関するあらゆるデータが入手可能になれば「途方もない有効性があり、リスクはほぼゼロだ」とうそぶく企業のマーケティングが生み出している繁栄はある程度抑制され、それが抑制されれば、地上でもっとも巧妙なマーケティング——人生の苦難のなかから病気を出現させ、企業の目論見に合わせて私たち自身のアイデンティティーさえ変えてしまうようなマーケティング——を支えている巨大な利益も、ある程度まで抑制されるだろう。もしこうしたことが起きれば、臨床診療は、かつての姿に近いものに立ち戻るチャンスを手にすることができる——一人の人間がもう一人の人間に相談するという姿に。

エビデンスの分析が発表される前に、患者個人のアイデンティティーを保護する手段を講じたうえで、臨床試験の全記録をインターネットのサイトに掲載するよう企業に求めるという手もある。これは、いかなる主張がなされるよりも前に、該当する遺伝子配列をインターネット上に投稿することを求める『ネイチャー』や『サイエンス』のような学術誌でふつうにおこなわれている科学的慣行を、医療においても踏襲するだけのことである。

しかし、データを投稿するという単純な考えは、エビデンスに基づく医療という概念にそなわる根深い曖昧さを明らかにする。ほとんどの人は、過去二〇年ほどのあいだ、医療はデータに基づいておこなわれてきたとみなしているだろうが、学術誌の論文や学術集会での発表において、データの提供は——皮肉にも、ある種の優れた症例報告を除けば——急速に数を減らしている。臨床試験の過程では患者に何らかの物事が生じるが、そうした物事は集められ、あるモデルを使って分析される。そのモデルには、もし所見が統計的に有意なものでなければ、本質的に存在しないとみなすという前提が含まれている。発表されるのは、こうした分析の「結果《リザルツ》」であって、実際に患者に生じた物事の説明ではない。そのような種類の結果なら、それを生み出すプログラムを握る者が、すべてを掌握することが可能になる(3)。

ピエール・トゥエリーが活性炭を飲んだあとに、人々の目の前で致死量の一〇倍のストリキニーネを飲み、命に別状がないことを示したとき、あるいは、細菌性心内膜炎で死にかけていた子どもがペニシリンを投与されたあとにベッドから下りて歩き去る姿を見せたとき、それらはデータに基づく医療だった。しかし、製薬企業に都合の良い血液検査や評価尺度の結果が統計的有意性を持つようにするために、何百名、何千名もの被験者を集めておこなわれた臨床試験の結果に基づいて、スタチン系薬剤、ビスホスホネート、あるいは向精神薬を服用するとすれば、人々は分析の結果《リザルツ》に基づく医療を受けさせられていることになる――データに基づく医療のケアではなく。

製薬企業が報告する医薬品の有害事象について言えば、私たちが手にするのは、例外なく、データではなく結果だ。グラクソ・スミスクライン社でグローバル・セイフティー部門の当時の部長だったイアン・ハドソンの宣誓証言を見てみよう。

質問　わかりました。だとすれば、あなたの見解はこういうことですね。どの個人についても、パキシルが殺人行為または自殺行為に寄与していたかどうかについて、スミスクライン・ビーチャム社はまったく結論を下すことができないと。これがあなたの証言なのですね？

答え　もちろん当社はあらゆる情報を集めます。けれども個人のケースについては、パロキセチン（パキシルの化合物名）がその事象を引き起こしたか否かについて結論を下すことは不可能です……個人のケースに基づいて、個々の報告から、とりわけこの件のように非常に複雑な分野における因果関係を見いだすのは不可能なのです。だからこそ、問題が生じたときには、当社では入手可能なデータをすべて見直し、入手可能なすべてのデータに基づいて結論を下します――問題が生じているかどうかについて。

質問　わかりました。あなたはパキシルが、全世界のどこかで、何らかの人に、殺人行為あるいは自殺行為を引き起こした可能性があると信じていますか？

答え　少しでもそんなことを示唆するエビデンスは目にしていません。[4]

ハドソンの答えは、有害作用と自社の医薬品とのあいだに何らかの関連性があるかどうかを判断する際に企業がとる標準的アプローチを示している。一言で言えば、企業の立場とは、有害事象があっても、企業がおこなう医薬品臨床試験において統計的に有意な関連性が証明されない限り、そうした有害事象は当該医薬品により引き起こされたと言うことはできないと主張するというものである。そして企業は、重要な有害事象が統計的有意差を生じさせないように臨床試験を組み立てることにより、自社の医薬品がどのような有害事象も絶対に引き起こさないように図ることができる。

たとえば、バイオックスやパキシルといった医薬品と副作用とのあいだに、投薬を中止すると症状が止まり、再開されると再発するといった所見に基づいて関連性が認められたと、医師や、ときには社員までもが評価を下したときでさえ、上述のアプローチをとることにより、企業は関連性を認めようとしない。

では、医薬品の宣伝のなかや『米国医薬品便覧（PDR）』で報告される副作用の長いリストについてはどうなのか？　企業の見解は、次のようなものだ。こうした副作用は、単に報告されたものを記載しただけで、医薬品が引き起こしたとは限らない。有害事象と医薬品との関連性が統計的有意性を持つようになるほど臨床試験で頻繁に生じない限り――あるいはそうなるまでは――報告書は単に逸話的なものに留まる。もちろん社員は、医薬品に起因することが証明された有害事象ならばいかなるものでも医師に伝えている（とはいえ企業の都合の良いことに、そうした関連性を確立する臨床試験はおこなわれないため、有害性が証明されることはない）。医療のように慎重を期すべき分野では、そうしないことは非人道的な行為になるだろう。しかし企業は（企業自身の言葉によれば）「噂を広める」ようなことはしない。なぜなら、そうした行為は企業にとっても患者にとっても利益にならないからだ……。

こうした種類の「科学」に固執することにより、企業の社員たち——そして医師たち——は、良心に恥じないですむ生き方を見つけた。そういう生き方は、全体主義体制のもとで暮らす人々が、命令に従っているのだから、法律を守っているのだから、と言い訳をすることによって良心に恥じないですむ生き方を学んだことを彷彿させる。

このような医師たちが見逃しているのは、企業がデータではなく、推測や自己流の分析結果に基づいて作業をおこなっているという事実である。企業には何千件もの有害事象報告が寄せられているかもしれず、それらはピエール・トゥエリーの活性炭の使用と同じくらい臨床的な有意性を持つものかもしれないが、そうしたものが統計的な有意性を得るチャンスは決して巡ってこない。

一八五六年のロンドンでコレラの発生について調査していたジョン・スノウが、この病気で死亡した患者の集団をブロード・ストリートで見いだしたとき、彼は統計的有意性について思いわずらう必要はなかった。この概念はまだ考案されていなかったからだ。スノウは、何に遠慮することもなく集団の存在を認めることができた。そして彼の臨床的な分別が、とるべき行動を導いたのだった——井戸のハンドルを取り外すという行動を。科学は、患者の集団の発生を導いたものを確定するために、データの裏側を調べるように要求する。しかし、もし企業が井戸を支配していて、イアン・ハドソンのアプローチをとったとしたら、彼らは井戸のハンドルを取り外すことも、患者集団の発生を招いているメカニズムの調査も容認しなかっただろう——そうした所見が統計的に有意でない限り。ブロード・ストリートの所見が統計的に有意なものだった可能性は低い。

治療による死亡や傷害が隠蔽されたり偽装されたりするときに何が生じるかを考えることは、なぜ医師が、優れたケアのあるべき姿の正反対とも思われるような方法で、目の前の患者に生じていることを無視するのか、という問題を説明する一助になるかもしれない。医師の目の前の患者に生じているすべてのことは、医師が注意を払うべき事象ではなく、単なる逸話の立場に貶められてきた。治療が特定の問題を誘発したかどうかの判断に標準的な手法を用いる医師が、有害事象を学術誌に報告しようとしても、学術誌はもはや症例報告は掲載しないという理由で、そうした報告を却下するだろう。製薬企業やＦＤＡに報告したとしても、その報告は何千件もの有害事象を消化不良も起こさずに飲み込む統計的ブラックホールに吸い込まれて消えてしまう。バイオックスの場合は、臨床試験で最初に心臓発作のリスク増加が示されてから、メルク社が問題の存在可能性を認めてマーケティング電撃戦をやめ、市場から同薬を撤収するまでの間に、少なくとも三万件の心臓発作がこの薬との関連で生じたと推定されている。(5)

かくして、驚くことに、これほどエビデンスが強調されているにもかかわらず、薬物療法が害をもたらしたというエビデンスの収集量は以前より減っているのである。私たちにはいま、特定の診断を受けた全患者、あるいは薬物を服用している全患者を登録し、あらゆる結果を追跡して、薬物治療がおこなわれた際に実際に生じたデータを集積する能力がある。にもかかわらず、そこには、ぱっくりと裂けた大きな穴があいており、その穴を通して、コーラや他の人生の最盛期にいる人々が、ハデス王によって冥界に連れ去られてしまうのだ。連れ去られた者を愛していた、あとに残された人々には、ゼウスに不平を述べる権利がある――天と地獄の契約に根本的な違反が生じているとして。

しかし、薬物治療に起因する可能性のある問題に関するデータを無視することは、適正で信頼できる医療ケアの提供を妨げることに加え、新薬を開発する私たちの能力を潰すことでもある。昔もいまも、ある症状について処方された一種類の薬が何か別の作用をもたらしている状況を観察することこそが、新薬創薬につながる発見のもっとも豊かな源泉だ。学術誌が個々の症例の予期せぬ結果に関する報告の採用をしぶるようになり、「有害な」事象を報告する可能性が枯渇するにつれ、そして企業が医薬品のビジネスプランに沿わない作用を隠すようになるにつれ、医薬品の発見もほとんど生じなくなったのは、おそらく偶然ではないだろう。

「主要医学ジャーナルは比較試験の生データへのアクセスを主張すべきか」という問題に対する答えとして、『ニューイングランド医学誌』（NEJM）の編集部員は二〇〇九年四月に「それは私たちの職権を大きく超える行為になるだろう」と言って、近いうちには生じそうにないことを表明したが、それと同時に、NEJMは透明性を提供しているという主張も変えなかった。(6) こうした状況では、臨床試験はNEJMよりも、『ニューヨーク・タイムズ』紙に掲載されるようになったほうが私たちにとっては安全かもしれない。というのは、『タイムズ』紙は、掲載記事の一次資料をチェックすることにある程度の努力を払うが、NEJMは何もしないからだ。『タイムズ』紙の掲載記事が捏造だと判明したら――たとえば数年前にジェイソン・ブレアが書いた記事がそうだったように――それは全国ニュースになり、編集者はクビになりかねない。しかし、研究329のような医薬品の臨床試験が偽造されたものだったことが判明しても、そうはならないのである。

第四章で見てきたように、研究329は一九九七年におこなわれた臨床試験で、パキシルの効力はプラセボ以上ではなかったどころか、プラセボより危険だという所見が示されたにもかかわらず、グラクソ・スミスクライン社（GSK）は、この試験から都合の良いデータだけを選んで発表することに踏み切り、プラセボに比して、パキシルを投与された子どもたちの自殺行動は六倍も高かった事実を隠蔽したのだった。ゴーストライターによって執筆されたこの研究の論文は、児童精神医学分野でもっとも影響力のある学術誌『米国児童青年精神医学会誌』に掲載された。当時、同誌の編集を手がけていたのは、ミーナ・ダルカン。二〇〇四年にBBCのシェリー・ジョフリー（SJ）の取材を受けたダルカン（MD）は、次のように語った。取材がおこなわれたのは、論文の経歴が明らかになり、ニューヨーク州がGSKを詐欺罪で訴えた際の証拠として、その論文が提出された時点だった。

SJ　興味深いのは、あなたが研究329を掲載するより三年も前に、グラクソ・スミスクライン社が、この研究はパキシルがプラセボより効果があることを示すことができなかったという事実を社内で実際に認めていたということです。彼らは、研究の都合のいい部分を効果的に拾い上げて、論文が採用されるかどうか見てみようというマーケティング上の決断を下したのです。

MD　そうかもしれません。でも、それは学術誌が知り得ることではありません。そうした情報は。

SJ　この研究を掲載したことについて、後悔なさっていますか？

MD　掲載したことについて後悔などまったくしていません。その結果、多岐にわたる有益な議論が生まれたのですから。それこそ、学術誌の目的です。学術誌の目的は、人々に何をすべきか命令することではありません。学術誌の目的は、データを提供して……

SJ　グラクソ・スミスクライン社が、［論文掲載は］すばらしいことだと思ったのは明らかです。そして営業担当者はあなたの学術誌名と影響力を利用して、医師にこう言っていたんです。「ほら、見てください。これが発表された研究です。効果があるんです」と。

MD　そうですね、さまざまなタイプのセールスマンがいますね。製薬企業のセールスマンにしても、保険会社のセールスマンにしても。私たちには、彼らが何かを利用する方法をコントロールするすべはありません。

SJ　でも、この薬に関していまご存じのこと、そしてそれが子どもたちにどんな影響を与える可能性があるかについて考えれば、後悔の念を抱かないのですか？　掲載したあの論文は基本的に「ほら見てください、この学術誌に載っているんです。だから本当に決まっています。著者の名前を見てください」と言うための隠れ蓑として、あなたの学術誌の評判を利用したのですよ。

MD　著者をコントロールすることはできません。いいえ、私は後悔などしていません……もしだれかが私たちの学術誌を悪用したとしても、私たちにはほとんどなすすべがないのです……

SJ　研究３２９がゴーストライターによって書かれたことはご存じでしたか？

MD　それを知るすべはありませんでした。そういうことが起きていることには驚きはしません。でも、そうした情報を手にする方法はないのです。

SJ　心配にはなりませんか？　問題だとは思いませんか？

MD　そうですね、もし私が著者だったら、正確だと思えない論文に名前を連ねるようなことはしないでしょうね。あの論文の著者らについては、彼らがどのぐらいデータに目を通していたか、私にはわかりませんから、なんとも言えません。他のだれかが書いたことには、同意することも、しないこともあるでしょう[7]。他人が論文をまとめることが、良いことなのか、悪いことなのかは、その内容によります……

もし『ニューヨーク・タイムズ』紙が研究３２９を掲載していたら、その編集者が感じただろうとだれもが想像する思いとは対照的に、ミーナ・ダルカンは、史上最悪の研究の一つに挙げられる研究論文の掲載に果たした自らの役割に、まったく動じていないように見受けられる。現状を変えるには、どこかの時点で、肝の据わった学者の編集者が、製薬業界に廃刊に追い込まれるリスクをおかして道理を通す必要があるだろう。さもなければ世の人々は、臨床試験の発表は『ニューヨーク・タイムズ』紙でおこない、学術誌は一般雑誌として、学術集会は見本市として再分類すべきかもしれないと考えざるを得なくなる。

こうした問題に対して多くの人が感じる反応は、現在おこなわれていることを取り締まるために、FDAの強化が必要だ、というものにちがいない。が、それは徒労に終わるだろう。なぜなら、実力もなく官僚的なFDAの役人にてこ入れしたり、あるいは退場させたりすることは一向に構わないが、FDAの第一義的な責任は宣伝における言葉遣いを規制することで、患者のケアをおこなうことではないからだ。医薬品を処方箋でのみ入手できるようにした理由は、FDAよりずっと強力で、ずっと患者の健康を気遣う機関――医師グループ――の手に医薬品をゆだねようと政策立案者たちが考えたからだった。医学界とその学者たちが去勢されてしまったのだとすれば、他のどんな強化された政府機関もどんな規制も、そうなる可能性がある。あらゆる規制は、私たちの価値観を反映しなければならない――私たちの価値観を置き換えるのではなく。そして、この場合の価値観とは、生データが入手できないなら、それは科学ではないということである。

薬物治療のリスクについて言えば、臨床診療を現在指図している企業がおこなう臨床試験は、サブプライムローン市場に似ている。つまり、リスクがあまりにも分断されたために、あらゆる関係者は、ローン貸与の危険性が消えてしまったかのように行動することができたのだ。製薬業界も同じように、小規模な臨床研究をおこなうことによって患者に対するリスクの外見を分断し、統計的有意性を利用して、こうしたリスクを消してしまった。そのため、第三者機関による大規模研究が、バイオックス、アバンディア、アドベアーなどの薬のリスクが依然として存在し、しかも猛威を振るっていることを明らかにしたときの人々のショックは大きかった。しかし、人々のショックに対する製薬企業の反応は否定だった。

こうしたシナリオに遭遇したとき、医師と患者は、助けを求めて魔法使いを探し回る。しかし、FDAが及ぼす影響のなかに良いものを見いだすことは、最近生じた金融不安の際に金融規制当局が行使した影響に良いものが見いだせなかったのと同じくらい難しい。この場合、医師は案山子《かかし》でありブリキの木こりでありライオンだ。仕事をこなすための脳や心や勇気があると告げられる必要があるのである。FDAについては、私たちは、カーテンを引いて魔法使いが単なる審査官であることを曝露してくれるドロシーを必要としている。だが私たちはそれどころか、製薬企業以外に利益を得る者はだれもいないにもかかわらず、医療の専門家たちが医薬品の安全性と有効性においてFDAの主導をあてにするような地点に徐々に流れついてきてしまった――一九六二年のキーフォーヴァーの公聴会では、医学界がFDAを導くことになると予想されていたのだが。医学界が進んで行動しようとしなかったこと、および医薬品を司る現行の規制が、五〇年以上という、驚くほど長い間存続していることを考えると、おそらく私たちはいま、取るべき手段を再検討すべき時期にきていると言えるだろう。

処方箋扱いのステータス

金融危機とは異なり、医学における問題は、私たちが規制を放棄したことに起因しているわけではない。むしろ原因は、現行の規制が機能していなかったり、私たちに不利になるように操作されたりしていることにある。処方箋薬に関する規制については、このことはとくに明らかだ。処方箋扱いのステータスは、ブロックバスター薬の第一の顧客を、患者ではなく医師にする。しかし医師たちは、一九五〇年代に、米国医師会が医薬品を独立評価することを止めてしまった時点で、唯一そなえていた消費者機構を事実上解散してしまった消費者グループなのだ。以来、医療は、外洋を漂流するかじの壊れたフリゲート艦やタンカーのようなものになった――海賊にとっては、まさに格好の獲物である。

医師はつねに処方箋を書いてきたし、今日の医師は処方箋薬としてのみ入手できる医薬品の世界でしか診療をおこなってきていないため、主要な医薬品はつねに処方箋によらなければ入手できなかったと思い込んでいる。しかし、処方箋薬という特権はごく最近築かれたもので、フランス革命と同じように、それにまつわるあらゆる結果を判断するには、未だに時期尚早なのかもしれない。

一九一四年に初めて導入された処方箋薬指定の取り組みは、ヘロインやコカインといった薬物の濫用を取り締まるための機能だった。これは当時の多くの人々にとって、医療の実践にはなじまないものに映った。しかしそれ以来私たちは、命を救う薬ほど大事なものを手に入れる独占的支配権を医師に渡すことは、医師を堕落させることになるかもしれない、というかつての懸念を完全に手放してしまった。その後、処方箋薬指定を推し進めるメリットが最初に生じたのは、皮肉なことに、ヨーロッパでもその他の場所でもなく、自由市場の発祥地アメリカだった。この規制は、医薬品を処方する医師たちが、二〇〇年前のパリで施療していたフィリップ・ピネル、一〇〇年前のマサチューセッツにいたアルフレッド・ウースター、そして今日のトロントにいるナンシー・オリヴィエリ（地中海貧血《サラセミア》の治療薬としてのデフェリプロンの副作用を指摘して解雇された医師）のようになることを想定していた。つまり、医師は、すべての医薬品は企業が主張するとおりの効力を持つわけではないと疑い、患者を守るために、真実を口にすることを厭わないとみなされていたのである。(8) もしこうした期待が実現していたら、現在私たちが抱えているような医療ケアの劣化を目にすることはなかっただろう。

しかし、望みはかなわなかった。処方箋薬という特権は、医師にとって、製薬業界に対する防御手段ではなく、ホメオパシー医や心理学者や看護師といった健康分野の競合者に対する防塁になってしまったのである――まさにJ・R・R・トールキンの小説『指輪物語』の「力の指輪」が「いとしいしと」として用心深く守られたように。それは医師を、地上もっとも精緻なマーケティングの標的にする指輪だった。その一方で医師たちは、「ゴクリ」のように指輪の影響下で萎縮し、本来あるべき姿ではなく、そのねじくれた影に成り下がってしまったかのように見える。こうした状況を考えると、医師にマーケティングに関する知識を授ける医学講座がまったく存在しないことは信じがたい。マーケティングについて何らかの知識を持っている医師は、製薬企業で勤務した経験のある者たちだけだろう。

もし現在の処方箋薬のステータスが温存され続けるのであれば、私たちの安全は、医師たちが名乗り出ることに大きくかかっている。医師たちは有害事象を報告し、そうした報告がエアブラシでぼかされることのないように方策を講じなければならない。また、医薬品に関する充分な研究をおこなうように、製薬企業に対して主張し続けることが必要である。さらに、もし企業に医薬品を科学という旗のもとで販売することを許すのなら、医師たちは彼らに科学の基準を守らせて、研究のデータが入手できるように図らなければならない。あるいは、自ら適切な研究を引き受けることが必要だ。実のところ医師たちは、市販薬についてはすでに副作用の報告をおこなっているし、有害性を突き止めるために、連邦政府の資金を使って、タバコのような薬物の研究をおこなうこともすでに手がけている。処方箋薬という取り組みはかつて「要指示薬」を製造する企業を尋問する医療の能力を強化するメカニズムになると思われた。もしそれが医療を去勢するメカニズムに成り果てたのだとすれば、医療はその経験を踏まえて、行動を起こす時期に来ている。

現在の制度に対する代替案もある。市販薬として販売できるかどうかの判断を下す前に、新薬を一定期間だけ処方箋薬にし、そのあいだに医師たちが、新薬に潜むあらゆる有害性の確立に努力するというのが一つ。また、すべての新薬を処方箋薬にするのではなく、特に有害性の高い薬だけを無期限の処方箋薬にするという手もある。伝統的に医学目的で使われてきた薬と、ライフスタイルの向上に近い目的で使われる薬を区別し、前者のグループの薬は処方箋薬にするけれども、後者の薬は処方箋薬にはしないという手段をとることもできる。

SSRIに分類される薬は、実質的に同じ薬物が処方箋薬と市販薬の両方で入手可能になると何が起こるかについて、示唆に富む例を示してくれる。SSRIは抗ヒスタミン薬で、セロトニンの再取り込みを阻害する。処方箋がなければ入手できない一連のセロトニン再取り込み阻害薬は焦燥感と自殺行動を引き起こすが、アレルギー症状の治療薬として市販されている非常によく似たSSRIはときおり過敏性に関連づけられることがあるものの、概して、その処方箋薬のいとこより問題は少ないように見受けられる。おそらくこの違いが生じる理由の一つは、第七章のヴィクター・モートゥースの例で検討した問題に起因するものだろう。つまり、薬が「効く」まで数週間服用し続けなければならないと医師に告げられた患者は、自分に合わない薬を簡単に中断できないのだ。

ヴィクター・モートゥースが頼りにしたドクター・トロスラーのような医師は、薬を処方することを別にすれば、患者を治そうとしておこなう多くのことについてなんの訓練も積んでいない。こうした状況は、自ら治療に貢献しようとする患者の努力を可能にも不可能にもする。医師たちは、処方箋薬の制度が自らをローマ帝国の皇帝のような地位に据えていることについてなんの懸念も抱いていないように見える――患者は毒見役にされているというのに。

妊娠中の女性が市販薬を避けることを学び、コーヒーでさえ避けようとしているなか、医師が妊娠中の患者にＳＳＲＩを処方する件数は、ここ一〇年激増してきた――これらの薬が重大な先天性欠損症と流産の発生率を二倍にするというエビデンスがますます集まっているにもかかわらず。グラクソ・スミスクライン社のような製薬企業は、農家が何世紀にもわたって、セロトニン再取り込み阻害作用のある薬草セント・ジョーンズ・ワートが生えている野原から家畜の群れを遠ざけてきたという事実を把握している――こうした薬草には、流産を引き起こす可能性があるからだ。にもかかわらず、製薬企業は医師たちを非常に巧みに操作して、自社のセロトニン再取り込み阻害薬が生えている野原に女性たちを追い込んでいるのである。(9)

多くの医薬品から処方箋薬のステータスを撤廃することによりもたらされる恩恵は他にもある。現在の制度は、新薬を疾患カテゴリーという枠組みのなかで規制している。もしこれが変われば、社交恐怖症から骨粗鬆症までの一連の疾患は、一夜にして消え去るだろう。たとえば抗うつ薬の場合、食欲と睡眠を増進する機能のある薬は、うつ病の治療薬というよりも、強壮剤として販売することができる。セント・ジョーンズ・ワートに似ているＳＳＲＩは、この薬草と同じように、ストレスや疲労困憊を改善するものとして販売すればいい。現状ではプロザックを入手するには、まず、うつ病、社交不安障害、あるいは強迫性障害をわずらっているというレッテルを貼られる必要がある。もし医薬品がストレスや疲労困憊を改善するものとして市販されることになれば、そうした薬を使用することにまつわるネガティブな印象も減るだろう。コレステロール低下薬のスタチン系薬剤や骨粗鬆症薬のビスホスホネートなどの場合は、かかっているとされる病気の治療薬としてではなく、動脈や骨を若々しく保つための補助薬として販売促進すればいい。こうすれば、販売される薬の数は減らないとしても、病気の数は減る。医療と日々の生活のあいだには、現在よりもはっきりした境界線が引かれるようになるだろう。

もしより多くの薬が市販薬として購入できるようになれば、製薬企業が異なるマーケティング濫用手段を繰り出してくるのはまちがいない。とはいえ、そうした濫用が、一九世紀末から二〇世紀初頭にかけて医薬品市場を占有していた専売の万能薬におけるマーケティングよりひどいものになることはないだろう。しかし一世紀前、こうした万能薬に直面した人々には、あてにできる懐疑論者が存在した――医師たちだ。いまでは懐疑論者はいない。私たちは、そういう人たちを必要としている。

一九六〇年代には、製薬業界とタバコ業界は、はっきり区別されていた。その理由の一つは処方箋薬の制度にあった。しかしいまは、片方は医療に支援されているが、もう片方は支援されていないということを除けば、この二つの業界を区別するのはいよいよ難しくなっている。もし現在のブロックバスター薬が店頭で市販されるようになったとしたら、製薬業界は、タバコ業界が積極的にタバコを宣伝したのと同じくらい積極的にマーケティングをおこなうにちがいない。そして、おそらく、タバコと同じくらい害をもたらすことになるだろう。だとすれば、ブロックバスター薬にも、タバコの箱にあるような警告文を記載して販売したほうが安全なのでは？

処方箋薬制度の撤廃は思考実験だ。だが私たちには、規制を減らすよりも、より多くの規制を作り上げることによって問題を解決しようとする傾向がある。だから、この思考実験が現実に採用される可能性はまずないだろう。とはいえ、おそらく私たちが察すべきことは、こうした規制は、サム・セッションズ（医師で弁護士、ＵＣＬＡの非常勤助教）に「影の政府《シャドー・ガバメント》」と言わせた、保健医療領域内で力を拡大しつつある規制組織の活動の一環であるということだ。(10) 医師たちはもはや、価格や品質に基づいて、自由に市場で医薬品を求めることはできない。彼らは、製薬業界に育てられたガイドラインや他の法律文書という形をとった、さまざまな絶対命令に従わなければならないのである。今日実質的に保健医療を牛耳っているのは、処方箋薬の制度にまつわるこうした一連の法律文書である。アメリカにしろヨーロッパにしろ、保健医療における政府の関与を批判する声は日増しに高まっている――けれども、ワシントンや他の国の首都に置かれた政府に糾弾の矛先を向けているのだとすれば、私たちはまちがった場所で犯人捜しをしていると言えるだろう。

もう一つの思考実験をおこなえば、処方箋薬市場をいまより効率的に機能させるためにできることが見えてくるかもしれない。

ＲＸＩＳＫドットコム（RxISK.com）

一九七三年八月、ストックホルムにあるクレジットバンケン銀行で強盗事件が起き、行員五名が人質にとられた。五日間にわたる籠城が終わったとき、だれもが驚いたことに、人質たちは、まるで催眠術にでもかかったかのように、自分たちの自由を奪った犯人をかばったのだった。こうして「ストックホルム症候群」が生まれた。いまではよくある現象として認識されているこの行動変化を生み出す条件は、隔離、命の危険に対する恐怖、および犯人に親切にされることにあるらしい。

病気は、監禁やその他のあらゆるものと同じくらい深刻に私たちを世のなかから隔絶する。私たちの生命は危機に瀕し、自由への脱出口を支配している医師は、ほぼ確実に親切に接してくれるにちがいない。しかし医師たちのなかに、ストックホルム症候群に対処するトレーニングを受けた者はいない。つまり、患者の一見無関心な、あるいは愛想のよい会話の裏には、提案されている治療方針への深い不満——さらに深刻な場合には、治療がもたらした新たな問題への懸念——が隠れているかもしれないと疑う医師はいないのだ。

一九七三年のクレジットバンケン銀行占拠以来、医師たちが自らのバージョンのストックホルム症候群をわずらう可能性はますます高くなってきている。医師が施した治療に何か問題が生じたときには、たとえ薬のラベルに副作用に関する注意書きが記載されていたとしても、製薬企業や医師の同僚は、個々のケースでその副作用が生じた可能性を否定する。かつて医学の発展を促す材料だった、問題を公表するという行為は、いまや職業的自殺行為だ。患者を救おうと努力する医師は、患者を犠牲にする迫害者として非難されかねない——効果のある治療を施さないという理由で。

学術集会で問題を公表しようとしても却下される。新しい問題について記述した論文を学術誌が採用することも、いよいよ稀になってきている。より良い仕事への誘い、医学会議への招待、製薬企業の接待で同僚とともに近くのレストランに行く機会すら、有害事象にかかわろうとした医師とみなされれば提供されなくなる。医師たちを人質にしている者たちは、これまでも、そしていまも実に親切だ——企業の後援が隅々まで行き届いていない医学部や医学会議は、ますます減っている。同僚ととる食事の支払いでは、医師たちはクレジットカードがどんな姿をしていたかさえ忘れてしまったようだ。そしてもちろん、医薬品を供給する製薬企業は、患者に対して医師を魅力的に見せるものを供給してくれているわけである。

その結果、少しずつ、過去四〇年間にわたって、治療を求める私たちの姿は医師の目の前から消えていった。そして医師も、企業や学者や規制当局に対して、ますます寡黙で目立たない存在になった。患者と医師たちを包み込むこの霧を作っている第一の要素は、臨床試験の報告だ。これがみなに催眠術をかけてしまっているのである。個人の観察は信頼性に欠けるが、臨床試験は治療結果に関する信頼性の高い推測を提供してくれる――これが臨床試験のロジックだ。医師が副作用を規制当局に報告しても、そうした報告は例外なく、不確実で信頼性に欠ける情報として処理されてしまう。

しかし私たちには、逸話として片づけられた、治療誘発性の有害事象に関する報告の八〇%は、正しいものだったことがわかっている。[11] さらには、おこなわれた臨床試験の三〇%近くが報告されないままに留まり、報告される試験の五〇%はほぼすべてゴーストライターによって執筆され、[12] 公表された研究の約二五%では、医薬品のネガティブな結果が、効果が高く安全であるというエビデンスにすりかえられることもわかっている。[13] そして一〇〇%のケースにおいて、臨床試験のデータを精査することはできなくなっている。こうした事実を考えれば、医師や患者の観察が、臨床試験のエビデンスより信頼性が低いと示唆するのは理に適っているとは言えないだろう。

治療がもたらす有害作用を報告することは、つねに医師にとってデリケートな問題だった。なぜなら、助けようと思っていた患者を傷つけてしまった可能性を認めなければならないからだ。かつて毒だとみなされていた薬が、いまや、危険なものというよりも、成長や健康に欠かせない肥料のようなものだとみなされるようになったことも理由の一つである。また、医師が報告したあとにフィードバックを得られないことも問題だ。それが得られれば、さらなる報告をおこなう動機になるところ、医師がとった行動が人々のためになることを認めて励ます手段は存在しない。

その結果医師たちは、治療がもたらした重篤な有害事象についても、全体の五％未満しか報告しなくなってしまった。こうした報告の欠如に直面したアメリカとヨーロッパの規制当局は、患者自らが医薬品の有害作用を報告できる手段を講じた。しかし、患者がオンライン上で報告をおこなうこうしたシステムは、使い勝手がよいとは言えない。また、大量かつ、できる限り詳細な情報を集めるのではなく、最小限の情報しか求めようとしていない。利他的理由、あるいは怒り以外に、患者に報告を促すインセンティブはほとんどないのだ。

では、できることについて考えてみよう。重篤な事象のほぼ二五％は、まだ一度も報告されていない。しかし、新たな問題を報告するにしろ、あるいは医薬品のラベルや世界各地の文献ですでに取り上げられた問題を報告するにしろ、判断しなければならないことがある。たとえば、特定の人々を青白くさせることが判明している薬を服用して実際に体が青白くなった場合、その青白さは薬物治療に関連して生じたものなのか否かを判断する必要があるのだ。この関連性を調べる標準的な方法は、次の各項目をチェックすることである——問題が生じたタイミング、服用を中止したり用量を減らしたりしたときに生じたこと、服用を再開したり用量を増やしたりしたときに生じたこと、以前に他の薬で同じ反応が出たことがあるか否か、変化をもたらすものが他にあるかどうか。このアプローチは、ある医薬品に、これまで報告されてこなかった問題との関連性があるかどうかを判断する一助にもなる。

想像してみてほしい。オンラインで副作用を報告する際に、こうした質問に一つずつ答えていくと、この専門ウェブサイトが医師に渡すための手紙を作成してくれるような状況を。その手紙には疑われる反応と、あなた自身や医師があなたのケースについて、薬物治療との関連性を判断する際に役立つ要素が記されている。それには、医師に対する次のようなメッセージも記載されている。「あなたが施している治療が問題に関連しているかどうかを判断するために、あなたが患者に向かい合っておこなっている専門的な観察は、現在のところ、臨床試験のデータよりはるかに信頼できるものです」と。さらに医師は、患者の報告に情報を追加したり、反論したりすることによって、この取り組みに参加するように促される。

さらに想像してみてほしい。その数日後、あなたと医師がおこなった可能な限り完全な入力情報に基づいて薬に対する反応がコード化され、あなたが報告をおこなったデータベースが、他に同じような反応がどれだけあるかを導きだして、あなたと医師のもとに報告書が送られてくることを。それには、数千人が同じような問題を報告してきており、数百人の医師が治療と影響の関連性を裏づけていることが記載されている。医学的報告の八〇％までが正しい可能性が高いのであれば、たとえ臨床試験のデータが違うことを示唆していたとしても、少なくとも一部の人のあいだでは問題が生じていることを否定するのは道理に合わなくなる。このようにして個人の報告を集積することができるなら、医師とあなたは、昔からある戦略を手にすることになるだろう——「どうせ銀行に借金をさせられるなら、銀行にとって問題になるくらいたくさん借り入れたほうがいい」。この場合、問題を抱えることになるのは規制当局や製薬企業だ。聞き取れないような小さな声を発するどころか、あなたと医師は、メガホンを渡されたことになるのである。

さて、もう一歩、足を踏み出してみよう。ゲノム研究には数千億ドルもの金額が注ぎこまれているが、何万人もの患者を使った研究に基づいて判明した主要な疾患の遺伝子は、ごくわずかでしかない。研究者たちは、糖尿病、高血圧、あるいは気分障害といった一般的な疾患に寄与する小さな遺伝的リスクを見つけたが、それ以外には判明していることはほとんど何もない。一方、医薬品が引き起こす、明確に記述された有害反応の場合、治療が誘発した問題に関連する遺伝子を発見するには、五〇人から一〇〇人の患者を調べるだけですむ可能性がある。なぜかというと、薬が作用するには生物学的な媒介《メディエート》が必要で、薬物に対する顕著な反応は、糖尿病のような複雑な病態の場合とは違って、たった一個のタンパク質に媒介されている可能性も高いからである。

作用について報告するように患者や医師を促し、協働して問題の性質を明らかにすれば――たとえば、治療で体が青白くなることには、腰から上が青白くなる場合と腰から下が青白くなる場合の二つの異なる病態がかかわっているというようなことが明らかになれば――まさに、薬の作用における遺伝的要因の検出を可能にするようなタイプの病態を確立することができる。遺伝子に結びつけられた作用なら、逸話として片づけるのは非常に難しいので、医療従事者、保険会社、投資家も、それを無視するようなことはしないだろう。さらにこうした遺伝子の発見は、私たちの健康保険加入費用を押し上げるのではなく、押し下げることになる――これから生じうるリスクではなく、避けることができるリスクを指し示すからだ。

遺伝子はメカニズム全体から見れば氷山の一角にすぎない。遺伝子は、生物学的メカニズムの一部を成すタンパク質をコードするものだ。たとえ遺伝子が判明しなくても、問題を明確に記述すれば、多くの場合、生理学者や薬理学者や他の専門家は、結果を導いている、より大きなメカニズムをピンポイントで指摘することができる。XがYをもたらすと――つまり、コレラ菌がコレラをもたらす、SSRIが因果的に自殺の引き金になると――言うことができるだろう。(14) 究極的に原因が確立されるのは、臨床試験を通してではなく、研究所のなかにおいてである――スノウの疫学調査によるのではなく、コッホの研究所のなかにおいてなのである。しかし、スノウが疫学を原因究明の道をつける一つの手段とみなしていたのにひきかえ、臨床試験だけを信奉するようになった今日の医療は、医師や他の者たちに、臨床試験のデータを説明するメカニズムの究明をやめさせてしまう。

インターネットをはじめとする新たな力が出現しつつあり、それはコッホへの回帰をもたらすか、あるいは臨床試験とガイドラインへの無分別なシフトを定着させるかのいずれかを導くだろう。いまや健康上の問題に対する答えを探すことは、ウェブにアクセスする理由の第二位になっている。多くの企業は電子化された医療記録の作成準備を進めており、それに多くのインターネットサイトからの情報が流し込まれることになる。たとえば、提供している治療に関して報告されている問題がある、といった情報が提供されることになるだろう。しかし、私たちが訪れる可能性のあるすべてのサイトは、現在のところ、エビデンスに基づく医療と現行のガイドラインに結びついている。こうした新しいテクノロジーを医療組織に提供している企業が約束するのは、処方箋を発行する際に、入力した内容がガイドラインから逸脱しそうになったら、それをマネージャーや医師に警告するということだ。このようなシステムの売り文句は、医療組織に、医師が最良の医療ケアを患者に提供できるようにするチャンスをもたらすというものだが、実のところ、医療がガイドラインではなく患者によって動かされるようにならない限り、そのような電子的ビッグ・ブラザー（ジョージ・オーウェルのSF小説『1984』に登場する人々を監視する支配者のこと）は、私たちの個性を包括的に消し去ってしまう危険性がある。

このトップダウンのアプローチは、個人の判断を、入手できる限り最高のエビデンスだけに基づいているとされる専門家の知恵で置き換えることを目的としている。これとは対照的に、前述した報告モデルは、ボトムアップのアプローチだ。こちらのほうは、専門家の知恵を、個々の患者と医師の知恵で補うものである。このアプローチは、グーグルや、フェイスブックのようなソーシャルメディアのイベント追跡機能ともよくなじむ。

もし現在本当に生じていることを知ろうとするなら、人々に有害事象の報告だけでなく、そうした事象がそれぞれの人生に及ぼしているインパクトについても記述するように求めることができるだろう。たとえば、刺激薬の服用により道を踏み外して大学を中退した息子の話、抗高血圧薬の服用による性的機能不全で破綻した結婚生活、心臓疾患治療薬のアミオダロンや他の多くの医薬品の服用時に一時的な協調運動障害が起きたために生じた自動車事故、スタチン系薬剤服用時に認知的困難が生じたためにおこなわれた認知症の検査、禁煙補助薬バレニクリン服用時に起こした殺人による服役、といった実話である。こうしたことが生じるのはわかっているが、それがどれほど頻繁に生じているのかは知りようがない。薬物治療の真のコストが何であるかについてもわからない。とはいえ、治療誘発性の問題を処置するコストが、全医薬品予算を上回っていることを示す手がかりはある。[15]

私たちは運命を決する瞬間に差し掛かっているのだ。インターネットは、トップダウンのアプローチをとるサイトで溢れている。しかし、そのどれ一つとして、何かの発見には結びつかないだろう。そういったサイトの大部分は、私たちに力を付与すると約束しながら、問題を一層悪化させる公算が高い。そうしたサイトは地上における自由市場最大の失敗と共存し、まさにそれを定着させる一歩手前まできている。経済的健全性に関するこれほど多くの重要なデータが収集されず、使用されないままになっている分野は他にない。その反対に、ボトムアップのアプローチは、増大する市場の失敗に対して市場に基づく解決策を提供し、そうする過程で、保健医療を牛耳っている「影の政府」[16]から支配権を奪い取って、患者と医師の手に戻すことになるだろう。

医薬品の特許

一九六〇年代初頭にエステス・キーフォーヴァー上院議員が製薬業界を規制しようとして法案を提出したとき、彼自身も気づいていなかったが、それは結果的に無作為化比較試験を義務づけるものとなった。彼の補佐官の一人が、それを一九六二年の法改正に紛れ込ませてしまったからである。キーフォーヴァーは、ある人が他の人の消費せざるをえないものを注文するような制度に対して抑えきれない懸念を抱いていることを表明しながらも、新薬に処方箋薬のステータスを与えることについては支持し続けた。しかし、彼が熱意を込めて変えようとしていたこと――医薬品に特許を付与する制度を廃止すること――には、票を集めることができなかった。この制度の変更は、医薬品の価格を下げるために欠かせないとキーフォーヴァーは考えていたのだが。

アメリカの――いまでは全世界の――制度は、製薬企業が医薬品について製品特許をとることを認めている。このタイプの特許は製薬企業に対し、実質的に全世界における新薬の独占販売権を二〇年間にわたって付与する。私たちは新規的で真に有益な化合物を手に入れる見返りとして、企業にこの特権を与えている。しかしこの制度は、特許が国内でのみ効力を発揮していた時代、しかもブロックバスター薬の概念など存在すらしていなかった時代に制定されたものなのだ。

現在の仕組みは、私たちにとって無益なものになっている――企業にとっては、すばらしい働きをしているが。現在の仕組みが機能していない理由は、私たちが切に望んでいるタイプの新規的な医薬品が生み出されていないからである。私たちは、癌や認知症、そして、未だにかなり若い年齢で発症し、私たちを不自由にして命を奪うことも少なくない神経学的疾患やリウマチ様《よう》疾患などの特効薬を手にしていない[17]。それどころか製品特許のせいで、疾患を排除することはもとより、治療法の向上は原則的に製薬企業の利益にならないという状況まで生じさせてしまっている。病気を維持するのではなく、病気を治してしまう治療は、企業の収益を減少させるリスクがあるからだ。そのため、抗生物質を使って潰瘍を治す例に見られたように、地平線上にそういった治療法が浮上すると、企業はあらゆる手段を講じて、それを阻止しようとする。製品特許が提供するブロックバスター薬開発のインセンティブを排除すれば、医薬品開発を、医療と製薬企業双方が目指しているとおおかたの人が考えている姿――病の苦しみからの解放――に戻すことができるだろう。

さらには、医薬品に対する専売特許権の付与は、ブロックバスター薬のマーケティングに適した状況を創り出している。一九九〇年代から二〇〇〇年代にかけて医薬品のセレブ的ステータスが増大するにつれ、新薬が提供する治療上のベネフィットについておこなわれた独立機関によるどの評価も、そうしたベネフィットは良くてもごくわずかなものでしかないことを一貫して示してきた。事実、製薬企業はいまや、すでに市販されていてより安価な医薬品の実質的なコピー薬をブロックバスター薬に仕立て上げられるようになったらしい。プリロセックから創り出したネキシウム（プロトンポンプ阻害薬）、セレクサから創り出したレクサプロ（抗うつ薬）、ニューロンチンから創り出したリリカ（鎮痛薬）などは、みなその例である。こうした企業は、創薬に秀でた企業どころではなく、人々から欲望を引き出してそれを維持することに傑出した企業だ。今日、新規的で必要とされている薬を製造することにおいては、インドや中国の製薬企業のほうが、欧米の製薬企業よりずっと革新的だと言えるだろう。欧米の企業は、私たちの欲望から利益を生み出せる限り、私たちのニーズを満たす必要はないのである。

医薬品に特許を付与することが果たして必要なのかどうかは、まったく判然としない。アジアの企業は製品特許の制度なしに、革新的な化合物を利益が出るように製造してきた。さらには、ジェネリック医薬品の製造企業が示しているように、特許が切れた医薬品や市販薬からも大きな収益を得ることは可能である。もし特許が必要なのであれば、それを改善する選択肢の一つは、特許の有効期間を縮小することだろう――これは一九六二年にキーフォーヴァーが支持していた選択肢である。もう一つの選択肢は、製品にではなく製法に特許を付与する制度に戻ることだ。これは一世紀にわたってドイツでうまく機能した制度で、治療に有益な医薬品を開発するうえで史上最高の黄金時代を築いた。もし製品特許を維持するというのなら、少なくとも私たちは、特許法の精神に立ち戻るように主張すべきである。すなわち、私たち共同体が企業に対してある種の特権を授けるのは、企業が本物の利益を供与する見返りとしてであることをはっきりさせなければならない。

製薬企業は、医薬品開発に巨額の費用――医薬品一つにつき一〇億ドルだという――がかかるために、現行の制度を利用して収益を回収しなければならないのだと言い訳する。しかし、こうしたコストの大部分は臨床試験に費やされており、実際にはマーケティング費用の一部だ。それにこうしたコストは、医薬品の効果が弱く不必要な医薬品であればあるほどエスカレートしていく。現在の特許制度は創薬費用と薬価の維持に緊密にかかわっている。もし私たちが医薬品の価格を引き下げたいと望むなら、特許制度を変えなければならない。

実のところ私たちは、ウィン・ウィンではなく、ルーズ・ルーズのシナリオを築いてしまったのである。現在の仕組みはブロックバスター薬の開発を下支えしている。こうした薬は製薬企業の健康にとってあまりにも重要な部分を占めるようになったため、企業はマーケティングに支障をきたしかねない臨床試験や有害事象を隠蔽し、臨床試験の論文をゴーストライターに執筆させて医学誌に掲載し、治療で生じる問題を記述しようとする医師の試みを攻撃的に挫くことを是とするようになった。優れた医学的ケアに比して、これほど有害な状況も他にないだろう。

ポストモダニズムの工場

一九九〇年代、後に「サイエンス・ウォーズ」と呼ばれることになる論争が勃発した[18]。もっとも極端な議論では、科学が生み出したものは現実だとみなす科学者たちと、あらゆる物事の存在を否定するように見えるラディカルな懐疑主義者——人文科学分野のポストモダニストたち——とが対峙した。ポストモダニストたちは、科学的論文を含め、あらゆるものは単なるテクストであり、その真の価値は不確実だと言い張った。

ポストモダニズムは近代科学に結びついている。欧米諸国ではかつて、神の啓示は二つの書物を通じてもたらされると考えられていた——すなわち聖書と自然という書である。科学の台頭は、聖書のテクストに記述されている事象に対するラディカルな——モダニストの——疑念を導いた。しばらくのあいだ、科学は、聖書のテクストに対する信仰喪失の危機という影響を受けずにとどまった。むしろ、聖書を単なるテクストとみなすことによって生まれた不確実性を補うものとみなされたのだった。しかし、科学が進歩して、旧来の科学的「真実」が真実とは大きくかけ離れたものであることが証明されるようになると、科学自体が新しいラディカルな疑念——ポストモダニズム——に挑まれるようになる。ポストモダニズムは、科学は真実を宿しているという主張に異議を唱えた。

科学側は、科学をポストモダニストの主張に沿って再構築するような試みは、カーゴカルト（積荷信仰）を生み出すだけだ、として反論した。第二次世界大戦時、太平洋の島々の上空を米国空軍の航空機が飛行して、あらゆる物資を投下した。島に住む人々のなかには、どこからともなく出現した、この空飛ぶ「豊饒の角」にいたく感激し、米軍が去ってしばらくたったあとも、滑走路と管制小屋を維持して、そのわきに米国国旗を立て続けた人たちがいた――正しい外見は正しい結果をもたらすという信念のもとに。これがカーゴカルトである。科学者にとって現実とは、きょうはこの読み方、あすは違う読み方ができるといったテクストとは異なる。科学の究極の弁護は、科学の飛行機は空を飛ぶ、というものだ。一方、研究室にポストモダニストを入れても滑走路と旗を再現するだけで、一生待っても飛行機はやってこない。

生物学や薬理学をはじめとする医科学分野のブレイクスルーに基づき、一九四〇年代から一九七〇年代にかけて新薬が開発されたことは、当時の製薬業界がカーゴカルトからもっとも遠くに位置していたことを意味する。これほどの進歩の前では、ラディカルな疑念が生じる余地はほとんどなかった。しかし一九六〇年代、最初の暗雲が医学の地平線上に現れる。それは技術社会の到来にともなって浮上したもので、一九七〇年代に、イヴァン・イリッチによって医療に適用された。イリッチが医療化《メディカライゼーション》に対する批判をおこなったのは、医療がすべてうまくいっているわけではないことに多くの人が初めて不安を抱きはじめたときだった。(19) 当時、その批判は、医学界自体に向けられていた――製薬業界にではなく。医学界は全権を掌握し、生、死、障害について判決を下す権利を自らにますます付与するようになりつつある機構だとみなされたのである。

イリッチの批判は、第六章で検討した「臨床のまなざし」に関して、医科学陣営と社会科学陣営とのあいだにすでに出現していた戦線を固着化した。このまなざしは、片方の陣営にとっては善であり、もう片方にとっては人間性を奪うものにほかならなかった。一部の批評家は、片方の陣営では科学者、医師、資本主義が、もう片方の陣営では社会科学者と社会主義が重なり合っているとみなした。が、どれがどれだけ重なっていたかについて、ここで語ることは重要ではないし、場合によってそれは大きく異なっていた。むしろ大事なことは、そこには反対勢力が存在し、問題について異議が唱えられ、議論が広く一般に公開されていたという事実である。極端な例では、こうした討論は反精神医学を生み出し、あらゆる精神疾患の正当性に異議を突きつけたほどだった。しかしそれから三〇年後、討論は完全に消滅してしまっている。

医療における定量化へのシフトは、社会学者、医療人類学者、そして他の者たちを、「ニュー・バイオロジー」を信奉する体制側の「ステップフォードの召使いたち」（批判的思考をしない人間のたとえ）に変容させてしまった。医療・医薬複合体は勝利に沸いている。「エビデンス」に沿わない行動をとるようなことは分別のない行為だと、だれもが受け入れているように見える。現在の傾向を批判し続けようとしても、エビデンスに基づいていない行為だとして、あるいは疾患や科学の進歩の現実を否定するポストモダニズムの提唱者だとして却下されかねない──かつて、精神分析を批判した者たちが、批判というその行為自体により、彼ら自身が未解決の神経症をわずらっているとみなされたように。

しかしいま、医学のさまざまな部門に科学的見かけ──比較試験、容赦ない定量化、そしてときおりびっくり仰天させられるような統計への依存──はあるものの、ヘルスケアの飛行機はもう飛んでいない。とくにアメリカでは。それどころか反対に、過去二〇年間にわたって、アメリカの平均余命は、他の先進諸国に比べて着実に低下しているのである。地球上のどの国よりも保健医療に巨額を注ぎ込んでいるというのに。しかも、ケア能力においても、後れをとっている。魔法に救われる幻想により、かつて手にしていたケアのスキルの多くを手放してしまったがために[20]。

一方、製薬企業のマーケティング部は、ずば抜けて優秀なポストモダニストだ。彼らはヒトの体というテクストを、骨粗鬆症、勃起不全、小児双極性障害といった疾患で毎年書き換える。そうした疾患は、何もなかったところから忽然と現れる。それは人をだますことを生業にしているゴーストライターの創造物なのだ。

ここでドナを例にとって考えてみよう。ドナは、二〇〇二年に、双極性障害の治療薬としてジプレキサをマーケティングするためにリリー社が登場させた架空の患者だ。「彼女は三〇代半ばのシングルマザー。さえない服装であなたの診察室にやってきて、どことなくそわそわしています。主訴は〝最近、すごく不安で、イライラしている〟というもの。きょう彼女は、このところふだんより睡眠時間が増えて、職場でも家でも集中できないと訴えます。とはいえ、何回か前に診察したときには口数も多く、気分も高ぶっていて、睡眠をとる必要もほとんどないと報告していました。あなたはこれまで、さまざまな医薬品を使って彼女を治療してきました。抗うつ薬もその一つでしたが、ほとんど効果は得られませんでした。……でもいまやドナに請け合うことができます。ジプレキサは安全で、彼女が苦しんでいる症状を緩和してくれると[21]」

一九六〇年代と一九七〇年代だったら、ドナは不安にかられているとみなされただろう。そしてヴァリウムによる治療の典型的なケースだと考えられたはずだ。一九九〇年代には、同じ症状を呈していても、ドナはうつ病にかかっていて、プロザックの治療を必要としているとみなされたにちがいない。神経科学や臨床科学のどの局面も、二〇〇二年までに、ドナに双極性障害という新たな診断を下すことを正当化するような方法で進化を遂げたわけではないのだが、だからといって、私たちの問題の大部分について、今日と明日で読み方を変えることなどなんとも思わない企業が、ためらうはずはなかった。

そして、ドナがこうむることになるかもしれないジプレキサの有害事象については、ジプレキサがコレステロール値を上昇させたために服用したリピトールの副作用、ジプレキサが誘発した体重増加に関連のある関節炎のために服用したセレブレックスの副作用、ジプレキサが糖尿病を引き起こしたために服用したアバンディアの副作用について、ドナと彼女の医師は、ラディカルな懐疑主義に直面することになるだろう。こと製薬企業の医薬品の副作用に関する限り、科学のルールは適用されず、因果関係は決して証明されないものと思われる。「疑わせることこそ私たちの製品だ」という言葉以上に、ポストモダニズムの懐疑主義の極致を端的に定義するものはない。

唯一生き残った批判は、あらゆる問題を利益相反に帰すこと――物事がうまくいっていない原因は、企業が学者を雇って自分たちの代わりに医師を変節させることにあるとする考え――に制約されてしまった。やや皮肉なことに、この批判の先鋒を務めたのは学界でも「左派」でもなく、共和党の上院議員チャック・グラスリーだった(22)。製薬企業と結びついた学者を見事に執念深く追及して多くの高名な教授を大学から追いやり(23)、サンシャイン法を提案したことはグラスリーの手柄だとはいえ(24)、彼の行動主義は、問題の原因は何よりも学界の樽の中に潜む一部の腐ったりんごにあるという印象を与え、それよりずっと根の深い事実を見過ごさせてしまう危険性がある。これは二一世紀のポストモダニズムだ――テクストは曲を演奏する笛吹きの利益に応じて書かれるのである。

この表面的な利益相反批判は、データへのアクセスを許可することに前向きでない製薬企業の態度から注意を逸らすという点において企業を助けている。これは科学の歴史を無視するものだ。ブロード・

ストリートの井戸のハンドルを取り外したジョン・スノウのケースも、コレラ流行の原因として非難されたために自分たちを支える見解の土台になるものを提供しようとした現地の食肉処理場や他の事業の所有者の利益にかなっていなければ、世に広められることはなかったという事実を忘れている[25]。この種の批判は、民間企業ではなく国家が臨床試験を実施すべきことや、臨床試験の結果を発表する学者に国家が資金を提供すべきであると示唆するように思われるかもしれないが、こちらのほうは、科学における利益相反の亡霊について最初に注意を喚起したもう一人の共和党議員ドワイト・アイゼンハワーのことを忘れている。アイゼンハワーは、研究に国家が資金を提供することは、軍産複合体を築きかねないと憂慮して、こう語った――「科学的研究や発見に敬意を払うのは当然であるとはいえ、私たちはまた、公共政策そのものが科学や技術のエリートたちに囚われるという、真逆だが同様の危険性についても警戒しなければならない[26]」と。とはいえ、そもそもデータにアクセスできなければ、科学の資金の出所が民間セクターであるか、あるいは公共セクターであるかの違いは、たいして意味を持たない。

アイゼンハワーは、市場と科学双方が、人々を自由にするどころか疎外する力になりかねない世界を垣間見ていた。私たちは、そんな世界に辿り着いてしまったのである。これは、歴史的規模の大失態だ――ソビエト連邦を除けば、ほとんど見たことがないほどの。こんな大失態の前では、ゴーストライティングの慣行に関する遅きに失した批判や、利益相反についての懸念などは、あまりにも些細な問題だと言えよう。

私たちは、今日のような産業界のポストモダニズムに対して、死亡率の増加は死亡率の増加であり、ブロックバスター薬は有害事象を生じさせる、とはっきり言う能力を取り戻さなければならない。私たちは、統計的有意性で輝くものは治療上の黄金であることはほとんどないことを認識し、企業や、その専門家や規制当局が、常識を逆立ちさせないようにしなければならない。声を大にして発言することは、医師や科学者にとって「職務の遂行に不可欠な資質《ライトスタッフ》」を備えていることを例証する一つの手段になるだろう。そうすることは、私たちが現在抱えている困難の改善に資するだけでなく、一般の人々を、真の進歩を可能にするための使命に取り組ませることになるかもしれない――進歩の幻想によって黙らされてしまうのではなく。

私たちは、メディア研究学部や大学の他の学部に、業界のレトリックを脱構築させることが必要だ。それと同時に、真の進歩に対する信念と生物学的科学に対する信頼も取り戻さなければならない。それらは、比較試験がはじき出す相関関係の裏に潜むものを説明してくれるだろう。現在のところ――一つにはそれが業界の利益に沿うからだが――医療問題を救うのは、エビデンスに基づく医療における比較試験だと、医師たちは教えられている。しかし、一八五六年にジョン・スノウがブロード・ストリートの井戸をロンドンにおけるコレラ流行の源として隔離したことは、それ自体が答えだったのではなく、答えに到る道への第一歩であったように、比較試験は答えそのものではなく、答えに到る第一歩だ。ブロード・ストリートで起きた一連の事象を解明したのは、スノウの研究ではなく、ロベルト・コッホによる細菌の発見だった。コッホの業績は、実験科学からの大量の情報を医学的ケアにもたらす道を拓き、その数年後に、リチャード・キャボットのような臨床医の仕事において大いに花開いたのだった。

医学的ケアの将来

市場と健康が出会うと、前者の製造力、効率性、および後者の公正さ、選択の余地という地殻プレートがぶつかり合い、ちょっとした揺れや衝撃、ときには大きな地震が生じる。アメリカ人が市場を受け容れるのは、選択の余地を手にしたいからだ——命令されるのが大嫌いなのである。ヨーロッパ人たちは医療界に市場を築くことを避けようとしてきた。三銃士の「一人は皆のために、皆は一人のために」という言葉に、公正さと力を見いだしていたからだ。

第三章で紹介したジェームズ・リンドは、一七五三年に発表した壊血病の論文をこう始めている。「これまで軍は、剣で失う兵士の数よりも病で失う兵士の数のほうが多いのは当然のことだとみなしてきた」。おそらく、帝国や経済を壊滅させる元凶は戦場における敗北よりも疫病である可能性が高いことに気づいたからだろう、ヨーロッパの人々は健康保持をより重要視し、医療の無料化や、場合によってはその義務化を図ってきた(27)。しかし、美容整形からリスク管理医療に至るまでの今日の生物学的介入——医学的治療という外見を装ってはいるが、生産性と健康を高めるどころか、ほぼ確実に低下させるような介入——の発展は、国民皆保険制度を貪り、その存続さえ危ぶませている。国民皆保険に一九世紀の専売薬を含めようと考えた人など、一人としていないだろうが、いまやこれに近いことが起きているのである。そしてその結果、医療費がアメリカのレベルに向かって急増しているヨーロッパでも、国民皆保険制度が脅かされている。

一方アメリカ人は、市場がテクノロジーに驚くべき発展をもたらす姿を見てきた。世界中で生活水準が一変していく様子を目の当たりにしてきた彼らは、このような発展はある程度まで、消費者需要に応えることによって促されてきたと信じている。健康という領域においてさえ、消費者需要は、善きにつけ悪しきにつけ急速な発展をもたらしてきた。たとえば美容整形がその例だ。製薬企業の重役は先頭に立って言う——残りの医療分野でも、同じ力がより広範囲に解き放たれれば、あらゆるヘルスケアの問

題は解決されるだろうと。(28)

一般に信じられているように進歩が市場と科学の双方によって生み出されるものならば、市場と科学がもっとも緊密に相互作用する分野が、進歩よりも衰退に特徴づけられているという事実は、多くの人にとって理解しがたいことだろう。しかし、こと医薬品について言えば、処方箋薬の制度、特許法の現行制度、臨床試験データの隠匿、ジャンク疫学に簡単に誘惑される医療専門家、そして悪いデータが広範囲に良いデータを駆逐している現状などのせいで、医薬品市場は患者の要求に応えられるような市場にはなっていないのである。医薬品市場は、実際はこんな市場だ——患者の要求が医薬品の販売促進キャンペーンに捻じ曲げられている市場。結果が悪化しても、明白な消費者（医師）の（医学的な）懸念が生じない市場。売りつけられる医薬品以外の代替案が浮かばないようにするために、消費者の考えが操作される市場。製薬企業にとって不都合となる考えを惹起するような矛盾するデータが生じる可能性がほぼ皆無の市場。五か年計画のもとに運営されている不正操作された市場。実際、それは市場というより政治的実態である——そうしたものが情報を操作するやり方は、全体主義と呼ぶのがもっともふさわしいだろう。

これまでは、西洋式に物事を推し進めるやり方のおもなセールスポイントは、リーバイス・ジーンズのような消費財が手に入るといったことよりも、むしろ健康を増進させることにあった——子どもたちが幼くして死ぬ危険性は減り、男も女も老齢で病に伏すことなく、伝統的な七〇歳の寿命より長生きできる公算が増した。しかし、西洋式のやり方にも幻滅感が高まっている。そして、私たちが乳幼児に抗精神病薬を飲ませ、ほんの八歳の子どもにスタチン系薬剤のような薬を処方することを黙認するなか、欧米人は新たな野蛮人だとみなされる可能性は大いに高まっている。グルメ料理と最新のオンライン・

エンターテインメントが供されるような、病院というよりホテルと言ったほうがふさわしい施設が欧米にますます増えていても、そうしたものは、人間としてもっとも大切なことを見失っている保健医療システムの産物だとみなす人も多いだろう。それは価値が無価値になるようなシステム、マス目にチェックを入れることが人を信頼するより重要だとされるシステム、そしてその結果、病を治す能力を失いかけているシステムである。

コレーがハデス王の冥界に連れて行かれたあと、デメテルの執拗な要求に直面したゼウスは彼女に屈した。コレーはペルセポネーとして地上に戻り、それと同時に、地上に生命を呼び戻した。二〇世紀中盤は、私たちが力を合わせてハデス王の門をこじ開け、そうしなければ命を落としていた子どもたちを救ったすばらしい時期だった。しかし今日のデメテルたちは、家族のために――子宮内にいる赤ん坊までを含め――最良の治療を手に入れたいという母親の望みを巧みに操作して市場の拡大を図る製薬企業に直面する。それ自体が神話と言えそうな物語のなかで、エステス・キーフォーヴァーは、サリドマイドによって肢体不自由にされた子どもたちの事例に学んで、奇跡を取り戻し、ハデス王を押し戻そうとしたが、結局出し抜かれてしまった。デメテルと同じように、本書で綴ってきたようなケアこそが、私たちの住む世界の鼓動だと信じるならば、私たちは志半ばに終わったキーフォーヴァーの大義を引き継ぎ、最後までやり遂げなければならない。その鼓動が刻まれ続けるかどうかは、私たち一人一人にかかっているのである。

謝辞

私はあまりにも多くの恩義を溜めこんでしまったので、謝意を表すべき人々を一堂に集めようとしたら、大洋航路船が必要になるだろう。もっとも恩義のある人々の一部は批評家だ。その多くは過去一〇年間にわたり、討論のためのフォーラムを開催し続けてくれ、私はそうした機会を通して、さまざまな考えを検証したり放棄したりすることができた。大洋航路船には、シャワーやビデといったぜいたく品が装備されている。この一年間、私は「医学的ケアに対するシャワー&ビデ的アプローチ」というくだけたタイトルのもとに、本書のテーマに関するレクチャーを北米数か所および、オスロ、ウプサラ、ブリュッセル、ヘント、ミラノでおこなってきた。こうしたレクチャーとそのほかの貢献について、アンディ・スカル、ジョエル・ブラスロー、ネッド・ショーター、シンディー・ホール、デイヴィッド・アントヌッチオ、水口《みなぐち》真寿美、トム・バンをはじめとする方々に感謝したい。ノース・ウェールズのジョアナ・ル・ヌーリ、マーガレット・ハリス、ステフ・リンデン、トニー・ロバーツおよび他の同僚には、講演のデータ収集を助けてくださったことに感謝申し上げる。

大洋航路船は、滅多なことでは進路から外れるようなことはない。しかしジョージ・オッペンの大工の船はそんな船ではなく、港の防壁の内側に留まったほうが賢明な小船だ。こうした小船に全員が無理なく乗れるくらいの人数の方々——チャールズ・メダワー、アンドルー・ハークスハイマー、ヴェラ・シャーラーヴ、アンネマリー・モル、スティーヴ・レインズ、カル・アップルバウム、ディー・マンジン——に、私は特別の恩義を感じている。彼らは本書のなかに、それぞれ貢献してくれた船梁《ビーム》を見いだすだろうが、はなはだしく誤った継ぎ目に溶接されてしまったと思うかもしれない。もしそうだとすれば、ひとたび船が港の外に漕ぎ出したときに、だれにもまして青ざめるのは彼らだろう。

ある時点では、港の外に出るどころか、船を海に浮かべることすらできないように見えていた。しかしジョナサン・コブが駆けつけ、すばらしい編集能力を発揮して私を救ってくれた。彼は魔法のように、私がすでに書いたつもりになって書かずにいた本を書く方法を教えてくれたのだった。エージェントのベヴ・スローペン、編集者のハナ・ラヴも、何回かのトリッキーな瞬間に、私を信じ続けてくれた。そして最後に、セアラ、ヘレンとジャスティンに、よく我慢してくれたと感謝したい——「同胞抗争」を含めて。

解説

本書は、抗うつ薬によって誘発された自殺や暴力などの問題を提起した実績で国際的に知られる英国の精神科医デイヴィッド・ヒーリーの最新の著書である。原題の *Pharmageddon* は、医薬、製薬企業を意味するファーマ pharma と、世界の終末における戦争を意味するアルマゲドン (h)armageddon を組み合わせて造られた言葉で、「はじめに」で著者が述べているように、今日の医療の問題を象徴する言葉として本のタイトルとなっている。この本は、ヒーリーの著作の邦訳としては『抗うつ薬の時代』(星和書店、二〇〇四年)、『抗うつ薬の功罪——SSRI論争と訴訟』(みすず書房、二〇〇五年)、『ヒーリー精神科治療薬ガイド』(みすず書房、二〇〇九年)、『双極性障害の時代——マニーからバイポーラーへ』(みすず書房、二〇一二年)に続くものとなる。

精神科治療薬開発史のオーラルヒストリー研究(当事者へのインタビューに基づいた歴史研究)の第一人者であり、精神薬理学の基礎研究と臨床試験の専門家であり、また、第一線の精神科臨床医でもあるという立場から、新規の向精神薬の登場に伴う精神医療の変質と薬害について、ヒーリーはこれまでの著作でも徹底して論じていた。しかし本書では、精神科治療薬を中心としたこれまでの議論の枠を超えて、世界的に大ヒットし巨額の売り上げを誇るブランド医薬品すなわちブロックバスター薬に支配された医療の在り方全体をテーマに据え、その起源にさかのぼって現在の問題を腑分けし、本質を明らかにしている。

本書にはさまざまな医薬品やグローバル製薬企業、および、それに関わる医師や研究者、監督官庁の名前、法律などが登場するため、同分野の専門家として日本の読者のために補足しておきたいことはいくつかあるが、まずは著者ヒーリー自身とその活動について触れ、次にこの本が出された背景として医薬品を巡る国内外の状況を紹介した後に、抜本的改革を見据えたヒーリーの提言について考えてみたい。

著者ヒーリーとその活動

デイヴィッド・ヒーリーは現在、英国ウェールズ北西部グウィネズ州バンゴールにあるカーディフ大学北ウェールズ精神科部門の教授である。精神薬理学と精神医療の歴史の専門家として診療と研究をおこなうばかりでなく、臨床試験のデータによるエビデンス（科学的根拠）によって歪められた現代の医療の問題を早くから指摘し、これについて多くの講演活動をおこなっている。世界各国での招待講演の回数はすでに四〇〇回近くにのぼるという。

彼はアイルランドのダブリンの生まれで、ダブリン大学医学部を卒業後、アイルランドと英国のケンブリッジ大学で精神科のトレーニングを受けて専門医となっている。一九八〇年からアイルランドのゴールウェイ大学で精神薬理学のレナード教授の指導でうつ病の生化学的な指標、とくに血小板のセロトニン再取り込みなどに関する基礎的研究をおこなって学位を得ている。一九八六年からは英国に移り、一九九〇年からウェールズ大学の北ウェールズ精神科部門の講師、ディレクターとなり、現在はそれがカーディフ大学の一部門となった（二〇〇四年から教授に就任）。精神薬理学の専門家としてさまざまな新規向精神薬の開発に関わった経歴とともに、精神医学の歴史、とくに向精神薬の開発史の研究においては世界的にも第一人者に数えられる。彼の歴史研究の対象はそのほかにも、重症うつ病の治療法としてわが国でも再評価され用いられている電気ショック療法、あるいは精神医学と心理療法の関係にも及び、精神医療に関する重要なテーマをことごとく網羅している。これら歴史研究に関する著作に加えて、ユーザーのための精神科治療薬ガイドなども含めた総数二二冊もの単著、五〇冊以上の共著書、二〇〇編以上の研究論文があり、その精力的な活動ぶりにはあらためて驚かされる。

ヒーリーの著作は、たんに各種の文献のみに基づいて執筆したものではなく、自身が精神薬理学の専門家として向精神薬の開発に関わった経験や、開発の当事者に直接インタビューしてオーラルヒストリーを収集した経験など、いわばフィールドワークの蓄積が土台になっているのが特徴である。インタビューにはインタビュアーの能力と知識が反映される。向精神薬開発に直接関与した各国の研究者へのインタビュー集である『精神薬理学者たち（*The Psychopharmacologists*）』全三巻（一九九七、一九九八、二〇〇〇年、未邦訳）には、ヒーリーの該博な知識と慧眼が遺憾なく発揮されており、いまは故人となっている人物の貴重な証言も記録されている。自ら調べた細かな事実を積み重ねて、緻密な論理で問題の本質に迫る彼の著作には定評があり、シャーロック・ホームズの推理を追うときにも似た興味さえ掻き立てられる。邦訳されている『抗うつ薬の功罪――SSRI論争と訴訟』も、重厚な本であるにもかかわらず、読み始めて一気に魅了されたと日本でも多くの読者から高い評価を受けている。世界中で広く用いられている抗うつ薬SSRI（選択的セロトニン再取り込み阻害薬）を例に、現代医療に潜む重大なリスクを指摘したこの本は、化学物質による環境汚染の問題を提起したレイチェル・カーソンの『沈黙の春』（一九六二年）に匹敵する重要な書物とも評される。こうした著作にも語られていることであるが、ヒーリーは抗うつ薬の専門家としてSSRIが関わる多くの訴訟に原告側専門家証人、すなわちSSRI服用後に自殺した患者の遺族側の証人として関与し、その過程で、それまで企業秘密となっていた臨床試験の生データに接して、重大なリスクが隠蔽されていたことを知ることになる。

ヒーリーの名前を世界的に広める契機となったのが、いわゆるトロント事件である。カナダ最大の都市であるトロントには移民や難民も多く、さまざまなメンタルヘルスの問題を抱える住民が少なくない。二〇〇〇年九月にヒーリーは国際的に活躍する精神科医として、トロント大学が新たに開設したアディクション（嗜癖）・メンタルヘルスセンターの教授に就任することが決まっていた。ところがそのポストへの赴任直前に同大学で開催されたシンポジウムで彼が、大学に多大な経済的援助をおこなっていたグローバル製薬企業のブロックバスター薬である抗うつ薬による自殺惹起の可能性、および論文のゴーストライティングの問題を指摘すると、医学論文の信頼性を揺るがすこの事実が医学界を震撼させると同時に、企業に支援を中止されることを怖れたトロント大学の当局から、ヒーリーが教授職への就任を断られたという事件である。産学の癒着をうかがわせるこの事件はこの分野で世界的な論争を引き起こし、訴訟にも発展したが、最終的にはヒーリー側が大学側の決定に企業の関与がなかったとする主張を受け入れる代わりに、客員教授に就任することで和解した（この事件の詳細は『抗うつ薬の功罪』の解説で紹介している）。

こうしたこともあって、彼には〝反企業の学者〟というレッテルが貼られ、製薬企業やオピニオン・リーダーと呼ばれる精神科医からは「ペルソナ・ノン・グラータ（好ましからざる人物）」とみなされるようになり、論文の掲載を断られたり、不当な告発を受けたりとさまざまなアカデミック・ハラスメントを体験することとなった。しかし一方では、グローバル製薬企業と医療や医学界をめぐる問題をヒーリーと同様に憂う声も増えつつある。日本でも、各種のメディアや書籍でそうした問題が取り上げられる機会が格段に増えたが、これも一部の専門家の認識がヒーリーに追いつきつつあることの表れであろう。

最近の彼の活動は精神医学の枠内にとどまらず、この本で語られているような医療全体の問題にまで広がり、世界中で広く用いられている医薬品のリスクと、科学の衣をまとったマーケティングに支配されて変質した健康と病をめぐる問題を鋭く指摘しつづけている。

ヒーリーは一九九七年に、日本臨床精神神経薬理学会における向精神薬の臨床試験に関するシンポジウムのシンポジストとして来日し、その後、薬害問題の権威として、薬害オンブズパースン会議に招待されて二回講演をおこなっている。二〇〇六年一二月には薬害エイズ和解一〇周年記念企画「くりかえされる薬害の原因は何か」において、「科学の外観をまとったグローバル・ビジネス -The Human Laboratory-」と題した記念講演をおこなっている。二〇一〇年六月には「医薬品の安全性と製薬企業のマーケティング」に関するシンポジウムでも、「パキシルへの転向　—日本を、そして女性を—」と題した基調講演をおこなった。この二つの講演内容は同会議のホームページでいまも閲覧することができる。

現在は医療をユーザーの側に取り戻す活動として、ブログ（http://davidhealy.org）で医薬品のリスクに関する情報を発信しつづけるともに、本書でもその構想が語られている RxISK.org（https://www.rxisk.org）というホームページを各国の協力者とともに立ち上げ、医薬品に関する真のデータ、すなわち効果と副作用に関する情報を、ユーザーである患者と医師から集めて共有する活動をおこなっている。

海外および日本における、医薬品をめぐる状況

医療はもっとも成長が期待される市場として、アメリカだけでなく日本でも重要なビジネスと位置づけられている。世界的なブロックバスターとなった医薬品の売り上げは年間数千億円以上にものぼり、ヒーリーの言葉を借りれば、製薬は地球上で最も利益率の高いビジネスとなっている。わが国でも医薬品や医療機器開発の拠点として、日本医療研究開発機構が平成二六年に設立され、日本発の医療サービスの海外への輸出が期待されている。いつまでも健康でいることを皆が追い求める現代の社会では、まだ疾患を発症していない高めの血圧やコレステロール値、薄くなった骨密度などの「未病」ともいえるリスクが、便宜的な基準で

疾患として治療される時代となっている。こうした状況を背景に、高血圧の治療薬や高脂血症薬、骨粗鬆症の治療薬などとともに、SSRIをはじめとする抗うつ薬や非定型抗精神病薬と呼ばれる新しいタイプの抗精神病薬が、世界の薬の売り上げのトップファイブを占める状況が続いている。

アメリカとニュージーランドを除けば、処方薬を直接一般大衆に宣伝することは禁じられているため、薬を宣伝する代わりに「疾患啓発」という形で巧妙に薬のマーケティングがおこなわれるようになった。本書に詳述されているように、薬を売るより病気を売れ、エビデンスを売れという状況が出現したのである。新聞紙上には一般向けの疾患啓発のシンポジウムや講演会の案内が頻繁に出されているが、学会や公的な機関の名称が並んだ後に最後に小さく書かれているのが、その疾患の治療薬を売り出しているスポンサーの製薬企業である。

超高齢化社会を迎えたわが国でも、さまざまな健康食品やサプリメント、怪しげな一般医薬品が、服用者の喜びの言葉を伝える映像とともに日々大々的に宣伝されて、大きなビジネスとなっている。こうした科学的にみれば根拠の怪しい一般医薬品と、処方薬の違いはどこにあるのだろうか。実はこの本の中でヒーリーが繰り返し紹介しているように、薬を服用する患者を守るために一九六二年にアメリカで採択された食品医薬品規制法の法改正が、医薬品によって医療が変質させられる今日の状況の根源となっている。すなわち無作為化比較試験と呼ばれる臨床試験（治験）による安全性と有効性の証明の義務化である。とくにプラセボ（薬理作用のない偽薬）と比較した臨床試験の結果は、もっとも信頼性の高い科学的根拠（エビデンス）とされたが、本書に詳しいように、それはいつしか開発された医薬品のマーケティングの最大の武器となっていた。これによってブランド化した医薬品がブロックバスター薬として世界中で巨額の売り上げを生み出すことが可能となったのである。

加えて、こうしたエビデンスに基づいて作られた治療のガイドラインが、医薬品の売り上げを一層増加させる事態となっている。ヒーリーの言う、ケアの翳りと医薬品病の出現である。製薬企業とは独立した医師が作成したガイドラインであっても、その根拠とされる主要なエビデンス自体、企業が作り出しているのである。この本で述べられているように、エビデンスに基づいた治療のガイドラインは本来たんなるガイド、治療する上での指針にすぎないのに、従うべきドグマであるかのように患者だけでなく医師からも誤解されている。こうした状況がガイドラインに指示された医薬品の売り上げ増加とブロックバスター化に拍車をかけている。

わが国でも最近、降圧剤ディオバンの臨床試験における不正が大きな社会問題となった。これは競合薬がひしめく高血圧治療薬の中で、自社の製品であるディオバン（一般名バルサルタン）を差別化して売り上げを伸ばすために、医師主導型臨床研究という形で五つの大学で実施された市販後の臨床試験において、スイスに本社のあるノバルティス・インターナショナルの日本法人ノバルティスファーマ社の社員が試験に関与して、データの捏造と改竄をおこなったことが発覚した事件である。不正なデータ改竄と捏造によって、バルサルタンが他の薬剤に比べて狭心症や脳卒中による死亡率を低下させるようなエビデンスを作り、大規模なマーケティングがおこなわれた結果、それを信じた医師の処方が増え、バルサルタンは売り上げを大きく伸ばした。巧妙なマーケッターからみれば、病院で薬を処方する医師はもっとも無邪気なユーザーともいえる。まさに処方薬のマーケティングの最大の武器となる「エビデンスを作れ」が発覚した事件である。これは市販後の臨床試験の問題であるが、本書でヒーリーが提起しているように、発売の承認を得るための臨床試験にも同じ問題が隠れている。

問題解決のための方策

アメリカでは企業と医師、産業界と学界の経済的癒着すなわち利益相反が問題の根源とされ、オバマ大統領による医療制度改革の一環として、利益相反の公開を義務づけた通称「サンシャイン法」が成立した。この法律の制定により製薬企業から受けた一〇ドルすなわちおおよそ千円以上の利益供与がすべてインターネット上に公表されることとなった。この法律の制定に伴い、アメリカでは医学関連の学会に付随して開催されていた一流ホテルの豪華なディナー付きの講演会などがほとんどみられなくなった。日本でもこの動きに追随して学会による利益相反の規定が設けられ、利益供与の情報が公開されるようになった。しかしこれだけで問題に対処したと考えるのは、ヒーリーが主張するように、問題の本質を見誤るものである。利益供与の情報を形式的に公開しても問題の根本的解決にはつながらない。世間で考えられているような利益供与ではなく、ふつうはその概念の外にあるとみなされる臨床試験のエビデンスこそが、薬を処方する医師に対しては最大のマーケティングの武器となっているからである。

読者の多くが卒業研究などで用いてなじみがある統計解析は、薬の治験でも用いられる。比較的少数の患者を対象とした薬の治験では、効果に関しては統計処理によりわずかでも有意差がでれば勝ちである。こうした統計解析の理論を考案したのが、この本の中でも紹介されている英国の推計学の祖、R・フィッシャーである。どのように肥料をまいたら効率よく作物がとれるかということから始まったフィッシャー流の有意差の解釈は、医学の分野ではフィッシャーの本意とは違った形で利用されるようになってしまった。二〇回のうち一九回以上起これば偶然の可能性は低く、一九回未満であれば偶然の可能性は否定できないという解釈を、どのような問題にも一律に適用しているのである。これによって臨床的にはわずかな違いでも有意差があれば効果があると主張され、有意差がなければ重大な副作用であっても薬と関連がないと判断されて、大規模な薬害が生じる背景となっていることが、この本では指摘されている。ある試験で有意差がなかったことが、目の前の患者でおこっていることよりも優先される事態が生じてしまっているのである。本書では「ジャンク疫学」という言葉を引用して、そのような統計的手法の不適切な利用は副作用の存在を否定するものであると激しく批判している。

有望な新薬の開発には企業の命運がかかっているが、新たな医薬品を開発することは非常に困難である。この本では、開発当事者である製薬企業が実施する臨床試験において、不都合な臨床試験結果の隠蔽やデータの改竄、医学論文専門の代行業者に雇われた有能なゴーストライターによる治験論文のゴーストライティングが横行している実情、およびその背景が詳細に描かれている。薬害を防ぎ、ケアを中心とした医療、ユーザー中心の医療を取り戻すためには、まずすべての臨床試験の生データへのアクセスが不可欠であると、ヒーリーは主張している。

これに関連して、当事者主導のデータに基づいた医療（DBM）の普及の中心として立ち上げられたRxISK.orgが運動の一環として始めたある請願への署名協力依頼が、二〇一三年にヒーリー教授から私のもとへも届き、私からも日本の医師に協力を依頼した。当時、臨床試験データへのアクセスを可能にする方向で欧州医薬品規制庁（EMA、EU圏の薬事監督機関）が動いていたところ、AbbVie社とInterMune社の二つの製薬メーカーが、企業秘密に関わる問題としてEMAに対する訴訟を起こしていたのである。請願は、両社のCEOに訴訟の取り下げを求めるものだった。こうした活動に用いられるChange.orgというサイトを用いて世界中から署名が集められた結果、訴訟は取り下げられ、EU圏の一部の行政区域では二〇一五年一月以降、新規の臨床試験に関するデータへのアクセスが可能となった。ただしこれは認定された研究者のみへの公開で、だれでもが生データにアクセスできるという状況ではない。

かつては医療と考えられてきたものが瀕死の状態となり、ヘルスケアが健康関連製品の巨大市場と化してしまった今日、医師と患者が共同で医薬品の真のエビデンス、すなわち臨床の現場での効果と副作用の情報のデータを共有し、ボトムアップで本来の医療、ケアを取り戻すことが急務となっている。向精神薬の開発にインサイダーとして関わり、医療訴訟の過程で治験の生データに接したヒーリーは、事実を告発し続ける異端児としてさまざまな逆風に晒されてもいる。医薬品の特許制度の改革や処方箋薬制度の見直しなど、一見すると過激ともみえる彼の主張への賛否はいまだ分かれているが、リスクとベネフィットに関する情報付きの化学物質にすぎないさまざまな医薬品を、誰もが長期に服用する時代となったいま、ベネフィットは知らされているよりも小さく、知らされていない重大なリスクに曝されつづけている状況に、われわれは沈黙を守りつづけてよいのであろうか。

平成二七年二月

田島 治

索 引

〔ゴシック体の項目は医薬品の商品名／販売名〕

ACE（アンジオテンシン変換酵素）阻害薬 ACE inhibitors 55, 135, 201, 243, 246
ADHD →注意欠陥多動性障害
AZT（抗レトロウイルス薬） 95-96, 98
BASF社 BASF chemical company 38
BBC（英国放送協会） British Broadcasting Company 172, 228, 230, 235, 237, 383
BMJ →『英国医師会誌』
COX2（シクロオキシゲナーゼ2）阻害剤 Cox-2 inhibitors 208
CRO →臨床試験受託機関
DXA（二重エネルギーX線吸収測定）スキャン DXA scans 269-270, 275, 278, 283, 301
FDA →食品医薬品局
FDA近代化法（FDAMA, 1997） Food and Drug Administration Modernization Act 226
FSD →女性性機能不全
GSK →グラクソ・スミスクライン社
GYMRパブリック・リレーションズ社 GYMR Public Relations 161
H2ブロッカー H-2 blockers 54, 76-77, 82
HIV 95
IGファルベン I. G. Farbenindustrie AG 29, 40
INCリサーチ社 INC Research 324
JAMA →『米国医師会誌』
MHRA →英国医薬品・医療製品規制庁
NEJM →『ニューイングランド医学誌』
NICE →英国国立医療技術評価機構
NIH →米国国立衛生研究所
PTSD →心的外傷性ストレス症候群
*p*値 *p*-value 335
RCT →無作為化比較試験
RECORD研究 363
RxISK.com 392
SAE 169 →重篤な有害事象
SSRI（選択的セロトニン再取り込み阻害薬） 51-52；ブランド化と 54-55；妊婦への処方と 68-69, 98, 390；ブロックバスター薬と 83-84；脳内化学物質の不均衡説と 91, 128；薬害訴訟と 98, 196, 354, 361；特許と 127；古い抗うつ薬の置き換え 135；ベネフィットの評価の問題と 143-144, 168, 317, 390；開発 150；臨床試験データの不適切な操作・隠匿と 167, 228-231, 337, 363 →研究 329；自殺惹起の副作用と 168, 185, 195-197, 337 →自殺および自殺行動；ガイドラインと 168, 203-204, 225-228；経済評価 215；子どもへの処方と 225-227；処方箋薬としての 389；→抗うつ薬
TMAP →テキサス薬物アルゴリズム・プロジェクト
VIGOR試験 333
WPPグループ（PR会社） WPP Group 161

ア

アイゼンハワー，ドワイト Eisenhower, Dwight 408
アカデミック・ハラスメント harassment of academics 184
アクシス・ヘルスケア・コミュニケーションズ社 Axis Healthcare Communications 161
アクトネル Actonel 157, 170, 190, 270, 368-369 →リセドロン酸
アストラゼネカ社 AstraZeneca 37, 52, 82, 207
アスピリン Aspirin 32, 39-40, 204
アスペルガー症候群 Asperger's syndrome 283-284
アセトアニリド acetanilide 39, 43

アダム，クリストファー　Adam, Christopher　83
アップジョン社　Upjohn Company　59, 310-312, 314
アドエア　248　→アドベアー
アドベアー　Advair　16, 248, 294, 386
アトルバスタチン　30　→リピトール
アニー・E. ケイシー財団　Annie E. Casey Foundation　324
アバンディア　Avandia　243-244, 285, 315, 347, 361-363, 371, 386, 407
アボット・ラボラトリーズ社　Abbott Laboratories　47-48, 56, 73, 236, 324
アポプロン　144　→レセルピン
アミトリプチリン　amitriptyline　41, 45　→トリプチゾール
アラネスプ　Aranesp　124
アルツハイマー病　Alzheimer's disease　30, 101, 125, 217, 223
アンジオテンシン受容体拮抗薬（ARB）　angiotensin receptor antagonists　243
アンチフェブリン　Antefebrin　39, 41
アントニー，ポール　Anthony, Paul　338
アンフェタミン　amphetamines　124, 176, 311
胃食道逆流性疾患（GERD）　gastroesophageal refiux disease　82-84；逆流性食道炎　16, 37, 82
イーステル，リチャード　Eastell, Richard　157-158, 170
遺伝学　genetics　61, 273, 396-397
イブプロフェン　ibuprofen　347
イミプラミン　imipramine　150, 169, 276
医薬品会議年次総会（1990，パリ）　Pharmaceutical Conference　83
『医薬品の副作用大事典』（メイラー）　*Side Effects of Drugs*（Meyler）　72
『医薬品のリスクと安全性に関する国際誌』　*International Journal of Risk and Safety in Medicine*　187
医薬品病　pharmakosis　306
イーライリリー社　Eli Lilly and Company　28-30, 49, 89, 181, 239, 321, 324；プロザックと　37, 55, 81-82, 89, 91, 181, 185-186, 188-189, 227, 330-333, 347；インスリンの特許出願と　44, 309；ジプレキサと　49-50, 195, 207, 220-221, 339, 406；統計の不適切な使用と　329-333
イラク戦争　Iraq War　113, 168
インスリン　insulin　8-9, 44, 71, 127, 133, 292, 297, 307-311
インターパブリック・グループ　Interpublic Group　161
インターブランド社　InterBrand　54
インフォームドコンセント　informed consent　258, 264, 375
インフルエンザ　influenza　30, 205-206, 282, 360
インペリアル・ケミカル・インダストリーズ社　Imperial Chemical Industries　76
ヴァリウム　Valium　51, 406
ウィーラー，マルコム　Wheeler, Malcolm　351, 353, 360
ウィルヒョー，ルドルフ　Virchow, Rudolf　293
ウィンター，ベス　Winter, Beth　357-358
ウィンター，メアリー・エレン　Winter, Mary Ellen　357-359, 364
ウースター，アルフレッド　Worcester, Alfred　5, 8, 15, 23, 25-28, 34, 38-39, 70, 97, 121, 139, 147, 253, 257, 282, 297, 324, 364, 387
うつ病　depression　産後――　3；評価尺度　127, 276-277, 328；治療のガイドライン　226, 245-246；→抗うつ薬
「疑わせることこそ私たちの製品だ」　"doubt is our product"　183, 348, 407
英国医事委員会（GMC）　General Medical Council　158
『英国医師会誌』（BMJ）　*The British Medical Journal*　121, 163, 186-187, 191-192, 326, 330-332
英国国立医療技術評価機構（NICE）　National Institute for Health and Clinical Excellence　215, 217, 220-223, 226-231, 234-237, 245
英国精神薬理学会　British Association for Psychopharmacology　224
『英国精神医学誌』　*The British Journal of Psychiatry*　188, 235
英国医学研究審議会（MRC）　Medical Research Council　44, 123
英国医薬品・医療製品規制庁（MHRA）　Medicine and Healthcare Products Regulatory Agency　228-230, 333
エイズ　AIDS　95-96

エヴァーツ，エド　Evarts, Ed　241-243
疫学　epidemiology　110, 112, 114, 182, 397；ジャンク——　335-336, 411
エクソンバルディーズ号の原油流出事故　Exxon Valdez oil spill　262, 371
エソメプラゾール　esomeprazole　37, 52　→ネキシウム
エゼチミブ　ezetimibe　243　→バイトリン
『エピデミオロジー』　*Epidemiology*　336
エビデンスに基づく医療（EBM）　evidence-based medicine　11, 19-20, 75, 78, 98, 100, 108, 120, 140, 142, 159, 213, 230, 235, 287, 330, 338, 346, 363, 374, 376-377, 398, 405, 409
エビリファイ　Abilify　207, 223
エフェクサー　Efexor　52, 336
エムズリー，グレアム　Emslie, Graham　227
エールリヒ，パウル　Ehrlich, Paul　109
エンヴィジョン・ファーマ社　Envision Pharma　161
エントレーブ　Yentreve　89, 360
王立精神科医学会　Royal College of Psychiatrists　343
大塚製薬　Otsuka Pharmaceutical Company　207, 324
オセルタミビル　oseltamivir　205　→タミフル
オバマ，バラク　Obama, Barack　19, 217
『オープン・マインド』　*Open Minds*　189
オムニコン社　Omnicon Group　161
オメプラゾール　omeprazole　52, 82　→プリロセック
オリヴィエリ，ナンシー　Olivieri, Nancy　387
オリナーゼ　Orinase　310　→トルブタミド

カ

ガイギー・ファーマスーティカル社　J. R. Geigy　276
壊血病　scurvy　102, 293, 410
ガイドライン　guidelines　11-12, 19-21, 36-37, 85-87, 147, 199-202, 205-207, 210, 255, 258, 264, 277, 290, 295-296, 306, 342, 371, 392, 398, 420-421；コンセンサス会議と　211-216, 224-225；TMAPとNICE　217-231；策定プロセスの事例　224-232；企業に掌握された　233-238；助言か強制か　239-247
化学療法　chemotherapy　46, 80
カタトニア　catatonia　304-305
カーターの小肝油丸薬　Carter's Little Liver Pills　33
カタリスト・ヘルスケア・コミュニケーションズ社　Catalyst Healthcare Communications　212-213
カーネマン，ダニエル　Kahnemann, Daniel　132
カールソン，アーヴィド　Carlsson, Arvid　150
カルブタミド　carbutamide　310
カレ社　Kalle chemical company　39, 41, 43
カレント・メディカル・ディレクションズ社　Current Medical Directions　162, 166, 174, 188
冠疾患集中治療室（CCU）　coronary care units　141, 287
関節リウマチ　rheumatoid arthritis　101
キーフォーヴァー，エステス　Kefauver, Estes　63-69, 72, 74, 210, 294, 353-354, 370, 372-373, 386, 400, 402, 412　→キーフォーヴァー・ハリス改正法
キーフォーヴァー・ハリス改正法（1962）　Kefauver-Harris amendments　63, 66-69, 73-74, 98, 198, 313, 315, 353, 373, 400
気分安定薬　mood stabilizers　16, 48, 52, 56-58, 60, 146, 217-219, 236, 245, 279, 285, 347
気分障害　mood disorders　51, 218, 293, 323, 396
キャボット，リチャード　Cabot, Richard　5, 8, 11, 25-27, 34, 38, 70, 97, 108, 121, 160, 253, 257, 273, 281, 324, 364, 409
『驚異の脳内薬品』（クレイマー）　*Listening to Prozac* (Kramer)　92
強迫性障害　obsessive-compulsive disorder　282, 390
キルカー，リアム（キルカー訴訟）　Kilker, Lyam　98, 196
キング＆スポルディング法律事務所　King and Spalding　351
クインタイル社　Quintiles clinical research organization　153
グッドマン，ボブ　Goodman, Bob　78
グラクソ・ウェルカム社　Glaxo Weilcome　84, 95

グラクソ・スミスクライン社（GSK）　Glaxo Smith Kline
グラクソ・ファーマスーティカル社　Glaxo Pharmaceuticals　76-78, 83-84, 88, 95
グラスゴー王立診療所　Glasgow Royal Infirmary　107
グラスリー，チャールズ　Grassley, Charles　197, 407
クリスチャン・サイエンス　Christian Scientists　26
グリーソン，アライア　Gleason, Aliah　219, 246
グリフィス，ウォルター　Griffith, Walter　64
クリントン，ビル　Clinton, Bill　350
グリーンランド，サンドー　Greenland, Sandor　335
グレアム，デイヴィッド　Graham, David　325-326
クレアラシル　Clearasil　61
クレメンツ，ポール　Clements, Paul　351
クロザピン　clozapine　49
クロザリル　Clozaril　49, 214-215　→クロザピン
クロルプロマジン　chlorpromazine　41, 123-124, 137, 149, 237, 241-242
結核　tuberculosis　95, 122-123, 244, 273, 298
ケネディ，ジョン・F.　Kennedy, John F.　65-67
ケラー，マーティン　Keller, Martin　171
ケルシー，フランシス　Kelsey, Frances　67
検閲　censorship　21, 185, 190-193
『検閲時評』　*Index on Censorship*　190
研究 329　Study 329　169, 171-174, 179, 191, 194, 198, 225, 228, 232, 359, 382-384
研究 377　Study 377　169, 228
ゴア，アルバート，Sr　Gore, Albert, Sr.　67
降圧薬　antihypertensives　41, 46, 80, 116, 135, 149, 201, 208, 210, 230, 235, 298
コーヴァンス社　Covance Inc.　153
抗うつ薬　antidepressants　売り上げ　16；開発　41, 51, 62, 150；ブランド化と　41, 55；副作用による自殺行動　80-81, 231, 325, 329, 337, 342, 343-344　→自殺および自殺行動；脳内化学物質の不均衡説と　91；妊婦への処方　68-69, 98, 196, 276-277, 282；臨床試験データの不適切な操作・隠匿と　115, 119, 136, 146, 155, 169, 173, 229, 231-232, 318；ベネフィットの評価の問題と　126-133, 135, 145, 229, 231, 257, 276, 282, 317, 347　→研究 329；特許法と　181；経済評価　215；ガイドラインと　217-219, 229-233, 244-245；子どもへの処方　231-233, 343-344, 355, 359；スクリーニングと予防的な使用の問題　292, 295；多剤投与と　299；処方箋薬の制度と　390；→ SSRI
抗けいれん薬　anticonvulsants　47, 96, 127, 236, 360
高血圧　hypertension　136, 139, 145-146, 150, 227, 254, 267, 285, 293, 396, 399
広告業社（PR会社）　advertising agency　33, 92, 161, 172, 189, 196, 252, 348；→ゴーストライティング，メディカルライティング会社
高コレステロール血症　hypercholesterolemia　263, 273
抗精神病薬　antipsychotics　41, 48-52, 62, 80, 123, 127, 135, 137-138, 149-150, 155, 202-203, 207-208, 210-224, 233-237, 241, 298, 303-304, 323, 339-340, 360, 368
抗生物質　antibiotics　6, 8-9, 46, 61-64, 82, 122-123, 128, 131, 149, 225, 235, 243, 278, 321, 358, 368, 401
抗ヒスタミン薬　antihistamines　51, 76, 127-128, 389
抗レトロウイルス薬　antiretrovirals　95-96
コカ・コーラ　Coca Cola　33, 46
呼吸運動障害　respiratory dyskinesia　249
国際双極性障害学会　International Society for Bipolar Disorders　59
コクランセンター　Cochrane Center　142, 221, 245
コクラン共同計画　Cochrane collaboration　220-221
ゴーストライティング　ghostwriting　12-14, 21, 161-162, 164, 166, 168, 175-177, 188, 190-191, 193, 197, 232, 323, 341, 355, 360, 362-363, 408, 418, 423；→メディカルライター，メディカルライティング会社
骨減少（症）　osteopenia　59, 238, 270
骨粗鬆症　osteoporosis　60, 73, 130-131, 238, 269-273, 295, 298-299, 369, 390, 406；―― 薬　17, 74, 92, 127-128, 134-135, 138, 157, 190, 208, 210, 230, 232, 244, 292, 319, 347, 367, 368, 391

→ビスホスホネート
コッホ，ロバート　Koch, Robert　109–111, 160, 182, 273, 327, 397–398, 409
ゴードン，アレス　Gordon Alles　176
コモンウェルス財団　Commonwealth Fund　299
コーラ（患者）　Cora　302–305, 381
コレステロール（値），血中の　cholesterol　8, 10, 16–17, 19, 30, 50, 54, 73–74, 92, 115, 118–119, 127–128, 130, 133, 138, 201, 203, 208, 243, 245, 280, 282, 284–285, 295, 371；ジプレキサの副作用による上昇　50, 195, 221–222, 371, 391；——測定による病気づくり　263–268, 272–273, 275；→スタチン
コレラ　cholera　109–111, 179, 273, 380, 397, 408
コンセンサス会議　consensus conferences　162, 211–216, 224, 237, 323
コンソール，デイル　Console, Dale　64
『コンテンポラリー・サイコロジー』　*Contemporary Psychology*　189

サ

『サイエンス』　*Science*　377
サイエンス・ウォーズ　Science Wars　403
サイエンティフィック・セラピューティックス・インフォメーション社　Scientific Therapeutics Information　164, 169, 228, 323
細菌学　bacteriology　25, 38, 53, 108–109, 182, 273
細菌性心内膜炎　endocarditis, bacterial　40, 96, 122–123, 377
サイクス，リチャード　Sykes, Richard　84
最高裁（米連邦）　Supreme Court, US　335, 353, 361
ザイバン　Zyban　360
裁量（権），医師の　discretion　20, 199, 205, 241, 256–257, 286, 295, 301
サイレックス社　Scirex clinical research organization　153
サインバルタ　Cymbalta　89–91, 360, 368
サケット，デイヴィッド　Sackett, David　142–143
ザナックス　Xanax　59
サノフィ・サンテラボ社　Sanofi Synthelabo　324
サリドマイド　thalidomide　66–68, 72–74, 306–307, 313, 315, 322, 324, 412
ザルトリア　Zalutria　52, 89–90
サルファ剤　sulfa drugs　29, 40, 61–62, 71, 122, 310
サルペトリエール病院　Salpetriere asylum　103–106
サルマン，ルイス　Sulman, Louis　176
サンシャイン法（2009）　Sunshine Act　99, 197–198, 407
ザンタック　Zantac　76–78, 83–84, 243
ジアセチルモルヒネ　diacetylmorphine　39–40　→ヘロイン
ジウリル　Diuril　41, 54, 92
ジェイゾロフト　194–195　→ゾロフト
ジェネリック医薬品　generic drugs　40, 63, 96, 209, 402
シェパード，マイケル　Shepherd, Michael　144–145
シェリング・プラウ社　Schering Plough　243, 294
ジオドン　Geodon　49, 207, 223
自殺および自殺行動　suicide and suicidal acts
　プロザックと　80–81, 145–146, 185–187, 327, 329–334, 336–337, 347；薬の副作用による　80–81, 157, 231, 242, 285, 325, 342–343, 355–361, 389；サインバルタ（デュロキセチン）と　90；抗精神病薬と　138, 221；レセルピンと　145；パキシルと　156, 169–171, 229, 336, 358, 378, 382–384；帰還兵の　168；薬物との関連と学術誌の自己検閲の問題　185–187, 189, 192, 223, 378, 382–385；薬害訴訟と　186, 195–196, 351–352, 354–355, 360　→モートゥース，ヴィクター；薬物との関連と情報操作の問題　195–197, 222；タミフルと　206；スクリーニングの問題と　219；臨床試験データの不適切な操作・隠匿と　222, 228–229, 332–334, 344, 362　→研究 329；ゾロフトと　228, 336, 351–352, 357；不安症と　336–337
シサプリド　cisapride　83　→プロパルシド
シタロプラム　citalopram　52　→セレクサ
ジドブジン（AZT）　zidovudine　95　→ AZT
ジフテリア　diphtheria　39–40, 53, 96, 121

ジプラシドン　ziprasidone　49　→ジオドン
ジプレキサ　Zyprexa　48-50, 58, 60, 81-82, 181, 195, 207, 213, 217, 219-222, 231, 236, 283, 339, 366, 371, 406-407
シプロ　Cipro　368
シプロキサン　→シプロ
自閉症　autism　30, 93, 284
シメチジン　cimetidine　76　→タガメット
社交不安障害　social phobia　278, 390
ジャズ・ファーマスーティカル社　Jazz Pharmaceuticals　324
ジャチュック，サンジービット　Jachuk, Sanjee　116, 132, 267, 300
ジャンク疫学　junk epidemiology　335-336, 411
重篤な有害事象（SAE）　serious adverse events　127, 169, 185, 285, 346, 360, 363, 395
シューマン，ロベルト　Schumann, Robert　58
ジュレイディニ，ジョン　Jureidini, Jon　191
消毒の慣行　antiseptic practice　107, 109-110, 131
食品医薬品局（FDA）　Food and Drug Administration　35, 48, 56, 81, 90, 94, 128, 134, 168, 172, 192, 285, 361-362；キーフォーヴァー・ハリス改正法（1962）と　66-67, 136；処方箋薬の制度と　73；エビデンスの評価と　119, 138, 207-208, 210, 222, 316-319, 329, 333；パキシルの有害事象と　94；――の公聴会　196-197, 331-332, 346, 363；SSRIの副作用問題への対応の経緯　225-226, 228, 231-232, 332-333, 342, 346-347, 349；トルブタミドの有害事象への対応　312-313, 318；実質的役割　316-326, 385-386；モートゥース訴訟と　351-353, 355-360
食品医薬品化粧品法（1938）　Food, Drugs and Cosmetics Act　62, 64, 71
食品医薬品法（1906）　Food and Drugs Act　62, 66, 68-69, 71, 315, 353
女性性機能不全（FSD）　female sexual dysfunction　60, 168, 232, 279-280, 283, 295
ジョフリー，シェリー　Jofre, Shelley　173, 383
処方箋薬　prescription-only status of drugs　14, 22-23, 58, 64, 67, 69, 71-75, 79, 284, 300, 307, 354, 387-392, 400, 411
処方薬受益者負担金法（PDUFA，1992）　Prescription Drug User Fee Act　322
ジョンソン・エンド・ジョンソン社　Johnson & Johnson　324
脳卒中　strokes　116, 138, 200-202, 204, 246, 264, 266, 271, 288, 293, 308, 421
シングレア　Singulair　249, 285, 294, 360
神経伝達物質　neurotransmitters　7, 55, 91, 265, 280
心血管疾患　cardiovascular disease　131, 246, 263-264, 266, 268, 284, 334, 341, 362；――薬　16, 399；――ガイドライン　243
心臓発作　heart attacks　4, 8, 90, 116, 138, 141, 203, 244, 263-264, 266, 268, 285, 288, 293, 308, 325, 333-334, 348, 361, 363, 367-368, 381
心的外傷性ストレス症候群（PTSD）　post-traumatic stress disorder　167-168, 179, 232, 238, 283
シンバスタチン　simvastatin　243
スカラノ，ジョゼフ　Scarano, Joseph　176
スクイブ・ファーマスーティカル社　Squibb Pharmaceuticals　64
スコットの乳剤　Scott's Emulsion　33
スタチン　statins　8, 16-17, 30, 54-55, 74, 83, 92, 115, 127-128, 131, 133-134, 136, 138, 146, 201, 203-205, 208, 210, 235, 243-246, 264-265, 272, 275, 285, 292, 294-295, 318, 348, 367-368, 378, 391, 399, 411；→コレステロール（値）
スタンリー，クラーク　Stanley, Clark　97；――のヘビ油　33, 84
スティーンボック，ハリー　Steenbock, Harry　44
ストリキニーネ　strychnine　120-121, 377
ストレプトマイシン　streptomycin　123, 244, 298
スノウ，ジョン　Snow, John　109-110, 112, 179, 380, 397, 408-409
スピッツァー，エリオット　Spitzer, Eliot　358
スペンス，ジェームズ　Spence, James　291, 297
スミス，アダム　Smith, Adam　341
スミス，リチャード　Smith, Richard　186-187
スミスクライン＆フレンチ社　Smith-Kline and French　175, 192, 311
スミスクラン・ビーチャム社　SmithKline Beecham　55, 76-77, 84, 91, 95, 98, 128, 225
精神安定剤（トランキライザー）　tranquilizers

51, 57-58, 80, 137, 144, 275
『精神疾患の分類と診断の手引き』(DSM)　*Diagnostic and Statistical Manual*　283, 304；DSM-III　282-283
製法特許　process patents　43-44
製品特許　product patents　43-45, 48, 54, 65, 79, 400-402
世界貿易機関（WTO）　World Trade Organization　45
世界保健機関(WHO)　World Health Organization　299, 363
ゼストリル　Zestril　54-55
セッションズ，サム　Sessions, Sam　391-392
セプラコール社　Sepracor　52
セルトラリン　sertraline　→ゾロフト
セレクサ　Celexa　52, 401
セレコックス　125　→セレブレックス
セレブレックス　Celebrex　125, 368, 407
セロクエル　Seroquel　58, 207, 217, 223, 285
セロトニン　serotonin　55, 91, 128, 133
セロトニン再取り込み　416　→SSRI
線維筋痛症　fibromyalgia　59-60, 88, 91, 305
専占　preemption　353-354, 359-361
喘息　asthma　250, 254, 275, 294, 298-299；——薬　278, 285, 295, 318-319, 325, 360
選択的セロトニン再取り込み阻害薬　selective serotonin reuptake inhibitors　→SSRI
疝痛（コリック）　colic　83
先天性形成異常　congenital malformations　98
先天性欠損症　birth defects　68-69, 94, 98, 130, 196, 277, 348, 390
セント・ジョーンズ・ワート　St. John's wort　74, 390
全米科学アカデミー　National Academy of Sciences　241
全米小児科学会　American Academy of Pediatricians　245
全米製薬工業協会（PhRMA）　Pharmaceutical Manufacturers Association of America　338
全米糖尿病協会　American Diabetes Association　312
ゼンメルワイス，イグナーツ　Semmelweis, Ignaz　107-108, 110
躁うつ病　manic-depressive illness　48, 56-57, 105, 233, 235-236
双極性障害　bipolar disorder　48, 52, 57-60, 73, 93, 218, 233-237, 278, 323-324, 406
『総合精神医学アーカイヴ誌』　*Archives of General Psychiatry*　167
操作的診断基準　operational criteria　282-284
ソーク，ジョナス　Salk, Jonas　44
測定づくり　measurement mongering　278, 283
訴訟　legal action　360；ジプレキサと　48；パキシルと　68-69, 98, 348；AZTと　98；プロザックと　186；自己検閲の問題と　187, 190, 192, 194-196, 223；SSRIと　196；ガイドラインと　207, 243；臨床試験データの隠匿や情報操作と　334, 363；統計的有意差の権威と　335；ゾロフトと　351, 355　→モートゥース，ヴィクター；専占（プリエンプション）と　352-354, 359-361
ソルベイ・ファーマスーティカル社　Solvay Pharmaceuticals　324
ゾロフト　Zoloft　55, 91, 127, 166-168, 179, 187-188, 194, 218, 225-226, 228-229, 231-232, 329, 333-334, 336, 350-352, 354-357, 368

タ

ダイアネット　Dianette　285
ダイアモンド，ブルース　Diamond, Bruce　155
体重計　weighing scales　259-260, 262, 270, 281
第二次世界大戦　World War II　29, 44, 46, 71, 75, 139, 141, 244, 287, 298, 310, 404
『タイムズ・ハイアー・エデュケーション・サプルメント』(THES)　*Times Higher Education Supplement*　190
ダウニング，マティー　Downing, Mathy　356, 359, 364
タガメット　Tagamet　76-77
ターゲット・リサーチ社　Target Research　153
『脱病院化社会』（イリッチ）　*Medical Nemesis* (Illich)　6
ターナー，エリック　Turner, Erick　232
タバコ産業　tobacco industry　75, 183-184, 348, 391
タミフル　Tamiflu　205-206, 245, 360
ダルカン，ミーナ　Dulcan, Mina　383-384
チアジド　thiazides　41, 135-136, 149
チェイン，エルンスト　Chain, Ernst　44

知的所有権の貿易に関連する側面に関する協定（TRIPS）　Trade Related Aspects of Intellectual Property Rights　45
遅発性ジスキネジア　tardive dyskinesia　48, 80
チャーマーズ，イアン　Chalmers, Iain　141-143, 220
チャンピックス　Champix　285, 360
注意欠陥多動性障害（ADHD）　attention deficit hyperactivity disorder　59, 93, 168, 224, 234, 275, 283-284, 295
鎮静剤　sedatives　38, 56, 70, 101, 234, 236-237
デアンジェリス，キャサリン　DeAngelis, Catherine　164, 193
デイヴィッド，ミシェル　David, Michelle　98
ディール，ハワード　Diehl, Howard　176
適応外使用　off-label prescribing　172
テキサス薬物アルゴリズム・プロジェクト（TMAP）　Texas Medication Algorithm Project　217-220, 222, 225, 227, 234-235, 237
デキストロアンフェタミン　dexamphetamine　176　→デキセドリン
デキセドリン　Dexedrine　176
デクスフルオキセチン　dexfluoxetine　52　→ザルトリア
デスベンラファキシン　desvenlafaxine　52　→プリスティーク
データアクセス法(1999)　Data Access Act　183
データに基づく医療　data-based medicine　159, 372-374, 377-378
データへのアクセス　access to data　22-23, 43, 152-153, 155-156, 158-160, 174-175, 180-183, 191, 198, 206, 213, 217, 220-223, 326, 331-332, 345, 376, 398, 407-408；NEMJの見解　382
デパコート　Depakote　47-48, 50, 56-57, 73, 88, 218, 236
デメテル　Demeter　356, 364-365, 412
デュークス，グレアム　Dukes, Graham　187
デュシェンヌ型筋ジストロフィー　Duchenne muscular dystrophy　340
デュロキセチン　duloxetine　89-90　→エントレーブ
電気ショック療法(ECT)　electroconvulsive therapy　258
トゥエリー，ピエール　Touery, Pierre　121, 377, 380
統計的有意差　statistical significance　127, 138, 173, 330, 334, 336-338, 360, 379
統合失調症　schizophrenia　53, 80, 137-138, 212, 214, 217-218, 221, 241-242, 278, 282, 303, 310, 339
糖尿病　diabetes　4-5, 62, 70, 138, 242, 246, 254, 275, 285, 293, 295, 307-312, 314-315, 318, 339-340, 350, 362, 366, 371, 396-397, 407；ジプレキサの副作用による　82, 221-222, 339；ガイドラインの問題　243-244, 246；→アバンディア，トルブタミド
特許法　patent laws　12-14, 16, 22-23, 32, 62, 72, 75, 79, 80, 82, 84, 89, 93, 95-96, 98, 127-128, 179-181, 279, 304-305, 309, 369, 371-373, 411；キーフォーヴァー・ハリス改正法と　41, 65, 67, 69；医薬品の特許制度　42-54；ブランド化と　54-56, 79；ガイドラインと　216, 218, 234, 244；特許期間の延長　226；改善の指針　400-402
ドナ（広告に使われた架空の患者）　Donna　406-407
トベルスキー，エイモス　Tversky, Amos　132
トリプチゾール　Tryptizol　41, 54
トルブタミド　tolbutamide　149, 307, 310-316, 318, 321, 326, 346-347, 362
トロイ，ダニエル　Troy, Daniel　351-353, 359-360
トロスラー(医師)　Trostler, Dr.　350, 354, 389
トロント大学　University of Toronto　44, 309, 335
トンプソン，リー　Thompson, Leigh　81

ナ

ナイチンゲール，フロレンス　Nightingale, Florence　293
内部告発者保護法(1989)　Whistleblower Protection Act　325
ナプロキセン　naproxen　333, 347
ニッセン，スティーブ　Nissen, Steve　362-363
『ニューイングランド医学誌』（NEJM）　*New England Journal of Medicine*　163-164, 166-167, 382
乳癌　breast cancer　258, 269
『ニューズウィーク』　*Newsweek*　225

『ニューヨーク・タイムズ』 *New York Times* 382, 384-385
ニューヨーク州 New York State 358-359, 362, 383
ニューロンチン Neurontin 401
妊娠 pregnancy 67；抗うつ薬と 68-69, 72, 98, 196, 277, 282, 390
認知症 dementia 101, 125, 241, 368, 372, 399-400
『ネイチャー』 *Nature* 377
ネイマン，ジャージー Neyman, Jerzy 328-330
ネキシウム Nexium 37, 45, 52, 54, 88, 210-211, 401
ネリガン（医師） Neligan, Dr. 2-4
脳内化学物質の不均衡説 chemical imbalance 91, 93, 128-129, 265, 275
ノスカール 314-315 →レズリン
ノバルティス・インターナショナル社 Novartis International AG 324
「ノー・フリー・ランチ」 No Free Lunch 78, 85
ノルエピネフリン norepinephrine 91

ハ

バイアグラ Viagra 17, 54, 60, 115-116, 266
バイオックス Vioxx 32, 60, 88, 90, 125, 164, 166, 211, 315, 325-326, 333-334, 347-348, 355, 361, 363, 366, 368, 379, 381, 386
肺癌 lung cancer 3, 80, 112, 340, 348
梅毒 syphilis 241-242, 244, 298
バイトリン Vytorin 243
バイドール法（1980） Bayh-Dole Act 53
ハウアー，エズラ Hauer, Ezra 335
パキシル Paxil 55, 84, 91, 94, 127-128, 191, 194, 218, 225-226, 228-232, 244, 283, 333-334, 336, 362, 378-379, 382；先天性欠損症のリスクと 68, 94, 98, 348；自殺行動のリスクと 156, 169-174, 225-226, 228-229, 231, 333-334, 336, 351, 358-359, 378, 382-383 →研究 329；副作用による性的能力の低下 368
パーキンソン病 Parkinson's disease 340
パーク・デイヴィス社 Parke Davis 64
パスツール，ルイ Pasteur, Louis 108, 160, 182
ハドソン，イアン Hudson, Ian 378-380
パニック障害 panic disorder 59, 109, 167, 202, 264, 278
ハミルトン，マックス Hamilton, Max 276-277, 279
ハミルトンうつ病評価尺度（HDRS） Hamilton Depression Rating Scale 276
ハリソン麻薬法（1914） Harrison Narcotics Act 71
バルビツール酸 barbiturates 70, 72, 101
パレクセル社 Parexel clinical research organization 153
バローズ・ウェルカム社 Burroughs Wellcome 84, 95
ハロペリドール haloperidol 207-208, 211
デュラム・ハンフリー改正法（1951） Durham-Humphrey amendments 71
ピークフローメーター peak flow meters 248-250, 254, 278
ビスホスホネート biphosphonates 74, 92, 128, 270-271, 275, 292, 295, 348, 378, 391
ビーズリー，チャールズ Beasley, Charles 186, 197
ビーチャムの丸薬 Beecham's Pills 84, 97
ビトカー，トマス Bittker, Thomas 289
ピネル，フィリップ Pinel, Philippe 15-16, 35, 38, 67, 94-95, 97, 103-108, 110, 130, 257, 296, 353, 364, 387
病気づくり disease mongering 60, 176, 278, 280, 300, 305
肥料 fertilizers 112-114, 117, 327-328
ヒル，オースティン・ブラッドフォード Hill, Austin Bradford 123, 140, 144, 148
広場恐怖症 agoraphobia 202
貧血 anemia 124, 387
ファイアスタイン，ローズ Firestein, Rose 358-359, 362
ファイザー社 Pfizer 30, 55, 88, 91, 166-168, 207, 228, 268, 278, 305, 321, 324, 361；臨床試験データの不適切なコード化 333, 337；ゾロフトに関するモートゥース訴訟 350-355, 357, 360-361
フィッシャー，ロナルド Fisher, Ronald 112-114, 117-119, 123, 327-330, 334-335
フェンテルミン phentermine 311

フォサマック 84 →フォサマックス
フォサマックス Fosamax 84, 211, 270, 283-284, 368-369
フォード，ヘンリー Ford, Henry 178
フォレスト・リサーチ・インスティテュート社 Forest Research Institute 324
ブッシュ，ジョージ Bush, George W 351
ブラウン，フランシス Brown, Francis 294
プラス，シルヴィア Plath, Sylvia 58
ブラック，ジェームズ Black, James 76-77, 116, 135, 150
フラミンガム研究 Framingham study 263, 293
ブラムソーン，オーブリー Blumsohn, Aubrey 157-158, 190
フランクリン，ベンジャミン Franklin, Benjamin 43
フランス革命 French Revolution 15, 43, 94, 103
プリスティーク Pristiq 52
ブリストル・マイヤーズ スクイブ社 Bristol-Myers Squibb 207, 324
プリロセック Prilosec 52, 82-84, 401
プール，チャールズ Poole, Charlie 335-336
フルオキセチン fluoxetine 37, 52, 186, 330 →プロザック
ブレア，ジェイソン Blair, Jayson 382
プレガバリン pregabalin 305 →リリカ
ブロックバスター薬 blockbuster drugs 10, 13-14, 39, 42, 80-83, 88, 96, 116, 132, 145-146, 190, 193, 199, 248-251, 285, 295-296, 299, 315, 327, 330, 348, 362-363, 372, 383, 408；売り上げの規模と影響力 16-18；特許と 45, 48, 50, 69, 75, 79, 181, 400-402；ガイドラインと 242-243；処方箋薬のステータスと 387, 391
プロクター・アンド・ギャンブル社 Procter and Gamble 157, 190, 270, 272, 278
『プロザック・バックラッシュ』(グレンマレン) *Prozac Backlash* (Glenmullen) 189
プロザック Prozac 74-75, 315, 368, 390；ブロックバスター薬としての 37, 80, 82-84, 88, 181, 215；特許と 46, 52, 54-55, 89, 127-128, 181；自殺惹起の副作用と 80-82, 145-146, 185-189, 197, 326-327, 329-334, 346-347；神経伝達物質の不均衡説と 91；臨床試験と 136, 145-146, 232, 330-334, 336-337, 346-347；うつ病治療のガイドラインと 218, 225, 227, 232；子どもへの処方 225, 227, 232
プロトンポンプ阻害剤 proton pump inhibitors 16, 52, 208, 210, 401
プロパルシド Propulsid 83
プロプラノロール propranolol 116, 124, 132, 135
フロム，ジーナ Fromm, Gina 68, 98
フローリー，ハワード Florey, Howard 44
経口避妊薬 oral contraceptives 62, 98, 149, 363
米国医師会(AMA) American Medical Association 63, 66, 80, 316；医薬品の独立評価と 63, 387
『米国医師会誌』(JAMA) *The Journal of the American Medical Association* 63, 164, 166-167, 193, 228, 326
『米国医薬品便覧』(PDR) *Physicians' Desk Reference* 379
米国化学局 Chemical Bureau, US 35, 71
米国公衆衛生局，予防医学専門委員会 Public Health Service, US; Preventive Task Force 290
米国国立衛生研究所 (NIH) National Institutes of Health 30, 154, 311-312, 314, 316, 318
米国国立精神衛生研究所(NIMH) National Institute of Mental Health 241
米国産科婦人科学会 American College of Obstetricians 282
米国疾病予防管理センター (CDC) Centers for Disease Control 206
米国児童青年精神医学会 American Academy of Child and Adolescent Psychiatry 323
『米国児童青年精神医学会誌』(JAACAP) *Journal of American Academy of Child and Adolescent Psychiatry* 171, 383
米国神経精神薬理学会 (ACNP) American College of Neuropsychopharmacology 195-196
米国精神医学会(APA) American Psychiatric Association 278, 342
『米国精神医学誌』 *American Journal of Psychiatry* 197, 327
米国薬物安全使用協会 Institute for Safe Medication Practices 285
『ヘイスティングス・センター・リポート』 *Hastings Center Report* 188
ヘキスト社 Hoechst chemical company 38

ベスト・プラクティス社　Best Practices　237, 323
β作動薬　beta-agonists　115, 248, 251, 285, 295
βブロッカー（β受容体遮断薬）　beta-blockers　76, 116, 124, 150, 285
ペッテンコーフェル，マックス・フォン　Pettenkoffer, Max von　111
ヘビ油　Snake Oil　69, 84, 97, 122, 127, 140, 144, 328, 346
ヘリコバクターピロリ菌　helicobacter pylori　77, 243
ベーリンガーインゲルハイム社　Boehringer-Ingelheim　310
ヘルスケア市場　healthcare markets　17–18, 296, 366
ヘロイン　Heroin　39–40, 387
ベンゼドリン　Benzedrine　176–177
ベンゾジアゼピン　benzodiazepines　51, 127–128, 202, 303–304
ベンラファキシン　venlafaxine　52
ポストモダニズム　postmodernism　403–408
勃起不全　erectile dysfunction　59, 73, 266, 406
骨密度スキャン　bone scans　254, 269–270, 272, 280　→ DXA スキャン
ホプキンス，クロード　Hopkins, Claude　33
ホームズ，オリバー・ウェンデル　Holmes, Oliver Wendell　35, 38
ポリオワクチン　polio vaccine　44–46, 295
ボリスン，リチャード　Borison, Richard　155
ホルモン補充療法（HRT）　hormone replacement therapy　243, 269, 280, 363
ホワイト，パドレイグ　White, Padraig　345
本田技研工業（社）　353

マ

マイナートランキライザー　minor tranquilizers　303
マイヤーズ，フレデリック　Meyers, Frederick　65
マイヤーソン，エイブラハム　Myerson, Abraham　176
マクドナルド　McDonald's　288–289
マクヘンリー，リーモン　McHenry, Leemon　191
マサチューセッツ医師会　Massachusetts Medical Society　35
マサチューセッツ総合病院　Massachusetts General Hospital　5, 26, 108, 253
マーシニアック，トマス　Marciniak, Thomas　363
マーシャル，バリー　Marshall, Barry　77, 84, 243
マッキネル，ハンク　McKinnell, Hank　30
無作為化比較試験（RCT）　randomized controlled trials　11, 121, 126, 130, 138, 151, 163, 226, 234–235, 252, 335, 373, 400；無作為化の概念　112–114；本意からの逸脱　121–125；エビデンスに歪められた医療と　140–148；→臨床試験
むずむず脚症候群　restless leg syndrome　59, 92, 238, 305
メダワー，チャールズ　Medawar, Charles　6–7
メディカルライター　medical writers　157, 162–165, 169, 174, 193
メディカルライティング会社（医薬論文専門の代行業者）　medical writing companies　157, 161–162, 166, 169　→広告業社（PR 会社），臨床試験受託機関（CRO）
メディケイド　Medicaid　63, 66, 218–220
メディブランド社　MediBrand　54
メトフォルミン　metformin　347
メルク社　Merck & Company　32, 41, 45, 88, 92, 123, 125, 166, 243, 270, 272, 278, 294, 325；バイオックスの有害事象の隠蔽　164；統計的有意差の不適切な利用　329, 381；臨床試験データの不適切なコード化　333–334
モショルダー，アンディ　Mosholder, Andy　325–326
モーズレイ，ヘンリー　Maudsley, Henry　339–340
モートゥース，ヴィクター　Mortus, Victor　349–355, 359–361, 389

ヤ

『ヤング・マインズ』　*Young Minds*　189
ヤンセン・ファーマスーティカル社　Janssen Pharmaceuticals　207, 212, 214, 217, 234, 324

ラ

ラザーニャ，ルイス Lasagna, Louis 74, 335
ラニチジン ranitidine 76 →ザンタック
ラピン（医師） Lapin, Dr. 2-4, 15, 364
『ラブ&ドラッグ』（映画） *Love and Other Drugs* 26
ラフレン，トム Laughren, Tom 323-324, 355, 357
『ランセット』 *The Lancet* 144-145, 164, 166, 191-192, 229
リー，サミュエル・Jr. Lee, Samuel, Jr. 32
利益相反 conflict of interest 12-14, 78, 100, 162, 175-182, 187, 197, 216, 245, 314, 331, 407-408
リスター，ジョゼフ Lister, Joseph 107-110
リステリン Listerine 61, 68
リスパダール Risperdal 49, 207-208, 210-214, 217, 220, 222-223, 234
リスペリドン risperidone 49, 207
リディア・ピンカムのベジタブル化合物 Lydia Pinkham's Vegetable Compound 33
利尿薬 diuretics 41, 46, 92, 103
リピトール Lipitor 30, 32, 37, 45, 55, 60, 83-84, 88, 210-211, 268, 283-284, 371, 407
リブリウム Librium 51
リモナバント Rimonabant 285, 360
流産 miscarriages 98, 277, 390
リリカ Lyrica 88, 91, 305, 401
臨床試験 clinical trials 12, 22, 82, 98, 115, 375-376, 394, 408；比較試験の義務化 74；企業の戦略と 134-139, 178, 180, 341, 343, 402；倫理的問題 139；初期の 140-143；概念上の問題 143-144；偏重の問題 144-148, 397-398；グローバル化 152；データへのアクセスの問題 152-153, 156-160, 170, 191, 197-199, 345, 377 →データへのアクセス；企業による代行 153-156；研究報告のゴーストライティングと 160-168, 173-175, 403；改竄，不適切な情報操作 169-175, 328-338, 355, 359-360, 379, 382, 385；ガイドラインと 213-214, 221, 224-244；標準化の弊害と 257-258；測定と 259, 275-276, 282；トルブタミドの 311-314, 318；FDA と 316-322, 347；→無作為化比較試験
臨床試験受託機関（CRO） clinical research organizations 153, 155-156, 171, 318
臨床免疫不全ウイルス clinical immuno-deficiency virus 7
リンド，ジェームズ Lind, James 102-103, 293, 410
ルイ，ピエール Louis, Pierre 106-108, 110, 257
ルンドベック社 H. Lundbeck A/S 45, 52
レイデン，サリー Laden, Sally 169, 171, 174, 228
レヴァイン，ダイアナ Levine, Diana 361
レーガン，ロナルド Reagan, Ronald 212
レキップ Requip 305
レクサプロ Lexapro 52, 401
レズリン Rezulin 314, 347, 361
レセルピン reserpine 80-81, 144-145
レトロビール Retrovir 95 → AZT
ロアキュテイン Roaccutane 285, 360
ロイヤー，メアリー Royer, Mary 157
ロイコトリエン拮抗薬 leukotriene antagonists 249
ローウェル，ロバート Lowell, Robert 58
ロシグリタゾン rosiglitazone 243, 362 →アバンディア
ロスマン，ケネス Rothman, Kenneth 336
ロシュ製薬 Roche Pharmaceuticals 45, 205-206
ロバーツ，エラ Roberts, Ella 176
ロピニロール ropinirole 305 →レキップ

ワ

ワイス，ソーマ Weiss, Soma 176
ワイス・ファーマスーティカル社 Wyeth Pharmaceuticals 52, 269, 361
『ワシントンポスト』 *Washington Post* 312

原　注

はじめに

1. Joseph T. Freeman, Dr. Alfred J. Worcester: Early exponent of modern geriatrics, *Bulletin NY Academy of Medicine* 64, 246−251 (1988).
2. Derek Kerr, Alfred Worcester: A pioneer in palliative care, *American Journal of Hospice and Palliative Care*, May, 13−36 (1992).
3. Charles Crenner, *Private Practice. The Early Twentieth-Century Medical Office of Dr. Richard Cabot* (Baltimore: Johns Hopkins University Press, 2006).
4. Ivan Illich, *Medical Nemesis: The Limits of Medicine* (London: Calder and Boyars, 1975)〔イヴァン・イリッチ『脱病院化社会——医療の限界』金子嗣郎訳, 晶文社, 1998〕.
5. http://www.socialaudit.org.uk/6070225.htm (2007 年 2 月 27 日閲覧); この社会監査ウェブサイトの「No Cards Please」と名付けられたセクションで, チャールズ・メダワーは退職の意向を明らかにし, ファルマゲドンの概念を紹介している.
6. Charles Medawar, Graham Dukes, Tim Reed, Andrew Herxheimer, and David Healy, "Pharmageddon," http://www.socialaudit.org.uk/60700716.htm# Pharmageddon (2007 年 7 月 30 日閲覧).
7. Jason Lazarou, Bruce H. Pomeranz, and Paul N. Corey, Incidence of adverse drug reactions in hospitalized patients: A meta-analysis of prospective studies, *JAMA* 279, 1200−1205 (1998).
8. John Abramson, *Overdosed America: The Broken Promise of American Medicine* (New York: Harper Perennial, 2004).
9. Jerome Kassirer, *On the Take* (New York: Oxford University Press, 2006); Marcia Angell, *The Truth about the Drug Companies* (New York: Random House, 2006)〔マーシャ・エンジェル『ビッグ・ファーマ——製薬会社の真実』栗原千絵子・斉尾武郎訳, 篠原出版新社, 2005〕; Merrill Goozner, *The $800 Million Pill* (Berkeley: University of California Press, 2004)〔メリル・グーズナー『新薬一つに 1000 億円⁉ アメリカ医薬品研究開発の裏側』東京薬科大学医薬情報研究会訳, 朝日新聞出版, 2009〕; Sheldon Krimsky, *Science in the Private Interest* (Lanham, MD: Rowman and Littlefield, 2004)〔シェルドン・クリムスキー『産学連携と科学の堕落』宮田由起夫訳, 海鳴社, 2006〕; Ray Moynihan and Alan Cassels, *Selling Sickness* (New York: Nation Books, 2005)〔レイ・モイニハン, アラン・カ

ッセルズ『怖くて飲めない！──薬を売るために病気はつくられる』古川奈々子訳，ヴィレッジブックス，2006〕; Jeremy Greene, *Prescribing by Numbers* (Baltimore: Johns Hopkins University Press, 2007); Alicia Mundy, *Dispensing with the Truth* (New York: St. Marin's Press, 2003); Abramson, *Overdosed America*; Melody Petersen, *Our Daily Meds* (New York: Farrar, Straus and Giroux, 2008); Alison Bass, *Side Effects* (Chapel Hill, NC: Algonquin, 2008).

10. Hank McKinnell, *A Call to Action* (New York: McGraw Hill, 2005)〔ハンク・マッキンネル『ファイザー CEO が語る未来との約束』村井章子訳，ダイヤモンド社，2006〕.
11. Daniel Callahan and Angela A. Wasunna, *Medicine and the Market: Equity v. Choice*. (Baltimore: Johns Hopkins University Press, 2006).
12. Philippe Pinel (1809), Traité medico-philosophique sur l'aliénation mentale, in *Treatise on Mental Alienation*, trans. Gordon Hickish, David Healy, and Louis Charland, xiii (Chichester: John Wiley and Sons, 2009)〔ピネルの原著の邦訳は，『精神病に関する医学＝哲学論』影山任佐訳，中央洋書出版部，1990〕.
13. Kalman Applbaum, "Marketing Global Healthcare: The Practices of Big Pharma," *Socialist Register*, http://www.mcareol.com/mcolfree/mcolfre1/visiongain/blockbuster.htm (2008 年 6 月 17 日閲覧).
14. 医薬品にかける出費は，IMS Health ウェブサイトの複数の箇所に掲載されている．次を参照されたい．http://www.imshealth.com (2008 年 6 月 28 日閲覧).
15. http://www.imshealth.com/deployfiles/imshealth/Global/Content/StaticFile/Top_Line_Data/Global_Top_15_Therapy_Classes.pdf (2011 年 5 月 1 日閲覧).

第 1 章　かつて医療と呼ばれていたもの

1. Alfred Worcester, Past and present methods in the practice of medicine, *Boston Medical and Surgical Journal* 166, 159-164 (1912).
2. Worcester, Past and present methods in the practice of medicine.
3. Arthur Kleinman, *The Illness Narratives* (New York: Basic Books, 1988)〔アーサー・クラインマン『病いの語り──慢性の病いをめぐる臨床人類学』江口重幸・上野豪志・木田紳訳，誠信書房，1996〕.
4. Michael Oldani, Filling Scripts: A Multi-Sited Ethnography of Pharmaceuticals Sales Practice, Psychiatric Prescribing, and Phamily Life in North America (博士論文, Princeton University, 2006).
5. http://www.decodog.com/invent/psychological1.html (2009 年 10 月 27 日閲覧); 著者より入手可能
6. http://www.fiercepharma.com/special-reports/pfizer-top-13-advertising-budgets (2010 年 10 月 10 日閲覧).

7. Hank McKinnell, *A Call to Action* (New York: McGraw Hill, 2005)〔ハンク・マッキンネル『ファイザー CEO が語る未来との約束』〕.
8. Charles C. Mann and Mark L. Plummer, *The Aspirin Wars* (New York: Alfred A. Knopf, 1991)〔チャールズ・C・マン，マーク・L・プラマー『アスピリン企業戦争――薬の王様 100 年の軌跡』平沢正夫訳，ダイヤモンド社，1994〕.
9. Kalman Applbaum, *The Marketing Era* (New York: Routledge, 2004).
10. Applbaum, *The Marketing Era*. 以下も参照のこと．Kalman Applbaum, Pharmaceutical marketing and the invention of the medical consumer, *PLoS Medicine* 3, e189 (2006).
11. Joseph Liebenau, *Medical Science and Medical Industry* (Basingstoke: Macmillan Press, 1987).
12. James H. Young, *The Medical Messiahs: The Social History of Health Quackery in Twentieth-Century America* (Princeton: Princeton University Press, 1992).
13. Liebenau, *Medical Science and Medical Industry*.
14. Claude C. Hopkins, "My Life in Advertising" (1927), 次の書からの引用．James H. Young, *The Medical Messiahs: The Social History of Health Quackery in Twentieth-Century America*, 21 (Princeton: Princeton University Press, 1992).
15. British Medical Association, *Secret Remedies* (London: British Medical Association, 1909).
16. Charles E. Rosenberg, "The Therapeutic Revolution: Medicine, Meaning and Social Change in Nineteenth-Century America," 次の書籍に収録されている．*The Therapeutic Revolution*, ed. M. J. Vogel and C. E. Rosenberg, 3–25 (Philadelphia: University of Pennsylvania Press, 1979).
17. British Medical Association, *Secret Remedies*.
18. 次の文献に引用されている．*BMJ* 328:137 (2004), doi:10.1136/bmj.328.7452.1371.
19. Liebenau, *Medical Science and Medical Industry*; P.J. Hilts, *Protecting America's Health: The FDA, Business and One Hundred Years of Regulation* (New York: Alfred A. Knopf, 2003).
20. Edward S. Shorter, "Primary Care." 次の書籍に収録されている．*The Cambridge Illustrated History of Medicine*, ed. Roy Porter (Cambridge: Cambridge University Press, 1996).
21. Mann and Plummer, *Aspirin Wars*.
22. Giulio Mandich, Venetian patents (1450–1550), *Journal of the Patent Office Society* 30, 177 (1948); Frank D. Prager, The early growth and influence of intellectual property, *Journal of the Patent Office Society* 34, 106–140 (1952).
23. Christine MacLeod, *Inventing the Industrial Revolution. The English Patent System, 1660-1800* (Cambridge: Cambridge University Press, 1988); An Act concerning Monopolies and Dispensations with Penal Laws, and the Forfeitures thereof（The Statute of Monopolies（専売条例）という名で知られている法律）の第 6 条を参照のこと．
24. Peter Drahos and John Braithwaite, *Information Feudalism: Who Owns the Knowledge Economy?* (London: Earthscan, 2002).

25. Jean-Paul Gaudilliere, How pharmaceuticals became patentable: The production and appropriation of drugs in the twentieth century, *History and Technology* 24, 99–106 (2008); Maurice Cassier, Brevets pharmaceutiques et sante publique en France, *Enterprise et histoire* 36, 29–47 (2004).
26. 興味深いことに，彼らはまた，特許は特定の医薬品に国家の承認を与えることになると反論した．そうなれば，承認を得た薬の製造企業は商業的な強みを得ることになり，新薬の真の有害性が完全に認識されなかった場合には，薬害が生じると批判したのだった．
27. Michael Bliss, *The Discovery of Insulin* (Toronto: McClelland and Stewart, 1982)〔マイケル・ブリス『インスリンの発見』堀田饒訳，朝日新聞社，1993〕.
28. http://en.wikipedia.org/wiki/Jonas_Salk.
29. David Healy, *The Antidepressant Era*, chap. 2 (Cambridge, MA: Harvard University Press, 1998)〔デーヴィッド・ヒーリー『抗うつ薬の時代――うつ病治療薬の光と影』林建郎・田島治訳，星和書店，2004〕.
30. Drahos and Braithwaite, *Information Feudalism*. この協定の骨子は 1980 年代にファイザー社において作成されていたらしい．国際貿易協定にするには 10 年の歳月を要したわけだ．
31. インドは西欧の法律に同調して 2005 年に特許法を採択したが，それ以前の 1995 年に，すでに西欧の製薬企業の影響を色濃く受けた TRIPS 協定が発効していた．
32. すでに特許を取得している薬物群に由来する新たな分子には，特許は許可されない．ただし，その薬物群の特定の化合物に，その薬物群の他の分子にはない薬効がそなわっていると証明できる場合には，その限りではない．たとえば，1940 年代の抗ヒスタミン薬「プロマジン」に一個の塩素イオンを追加するという些細な変更を加えただけで，1950 年に，まったく異なる作用を持つ「クロルプロマジン」が生まれた．これは，第一世代の抗精神病薬の一つになった．プロマジンに加えた些細な変更により生まれたもう一つの薬は，第一世代の抗うつ薬の一つとなった「イミプラミン」である．その後も，他の一連の化合物が合成され，それらはそれぞれ異なる生物学的作用により，精神疾患の治療手段となることに加えて，脳のメカニズムを調べる新たな研究に道を拓いた．
33. 1992 年 5 月 22 日に出願された米国特許 No. 5,229,382 (1991 年 4 月 23 日に出願された特許の継続)．1991 年 4 月 24 日に出願されたヨーロッパ特許 EP-A-0,454,436.
34. 親化合物に特許が付与された時点で，これらの異性体はすでに発表されており，薬理活性は通常，いずれかの異性体に割り当てられている．
35. David Healy, *Let Them Eat Prozac* (New York: New York University Press, 2004)〔デイヴィッド・ヒーリー『抗うつ薬の功罪―― SSRI 論争と訴訟』田島治監修，谷垣暁美訳，みすず書房，2005〕.

36. David Healy, "From Mania to Bipolar Disorder," in *Bipolar Disorder*, ed. Y. Latham and M. Maj (Chichester: John Wiley and sons, 2009).
37. http://www.cafepress.com/bipolartshirts（2007 年 9 月 1 日閲覧）.
38. *Staying Well … with Bipolar Disorder, Relapse Prevention Booklet*（イーライリリー社の the Manic-Depressive Fellowship sponsored との共同制作，2005）, 17.
39. Shankar Vedantam, "Suicide risk tests for teens debated," *Washington Post*, June 16, 2006; Shankar Vedantam, "The depressionist," *Washington Post*, May 26, 2009.
40. David Sheahan, "Angles on panic," in *The Psychopharmacologists*, ed. David Healy, 3, 479–504 (London: Arnold, 2000).
41. 第 7 章のコーラの物語を参照のこと.
42. Thomas Hager, *The Demon under the Microscope* (New York: Harmony Books, 2006)〔トーマス・ヘイガー『サルファ剤，忘れられた奇跡――世界を変えたナチスの薬と医師ゲルハルト・ドーマクの物語』小林力訳，中央公論新社，2013〕.
43. Richard Harris, *The Real Voice* (New York: Macmillan Press, 1964), 13.
44. Harris, *The Real Voice*, 89.
45. Cited in Harris, *The Real Voice*, 86.
46. Harris, *The Real Voice*.
47. Cited in Harris, *The Real Voice*, 76.
48. Harris, *The Real Voice*, 47.

第 2 章　医療とマーケッター

1. Alexis Jetter, "Pregnant pause," *Vogue*, May 2009, 144–146.
2. American Medical Association, *Nostrums and Quackery* (Washington, DC: American Medical Association Press, 1912).
3. Steven R. Belenko, *Drugs and Drug Policy in America* (Westport: Green-wood Press, 2000); David F. Musto, *The American Disease: Origins of Narcotic Control* (New York: Oxford University Press, 1987); Steven B. Karch, *A Brief History of Cocaine* (Boca Raton, FL: CRC Press, 1998).
4. Leo Meyler, *Side Effects of Drugs* (New York: Elsevier, 1952)〔L・メイラー『医薬品の副作用大事典』秋田大学医学部訳，西村書店，1990〕.
5. Philip Knightley, Harold Evans, E. Potter, and M. Wallace, *Suffer the Children: The Story of Thalidomide* (London: Andrew Deutsch, 1979).
6. Peter Temin, *Taking Your Medicine: Drug Regulation in the United States* (Cambridge, MA: Harvard University Press, 1980).
7. Louis Lasagna, Congress, the FDA and new drug development: Before and after 1962, *Perspectives in Biology and Medicine* 32, 322–343 (1989).

8. C. Robin Ganellin, "Cimetidine," in *Chronicles of Drug Discovery*, ed. Jasjit S. Bindra and Daniel Lednicer, 1-37（New York: John Wiley and Sons, 1990）.
9. Matthew Lynn, *The Billion-Dollar Battle: Merck v. Glaxo*（London: Mandarin, 1991）.
10. Barry J. Marshall（ed.）, *Helicobacter Pioneers*（Carlton South: Blackwell, 2002）.
11. Leigh Thompson, *Forsyth v. Eli Lilly* 裁判における証拠物件 98 のメモ（1990 年 2 月 7 日）
12. Zyprexa Product Team Off-Site. Zyprexa: MultiDistrict Litigation 1596, Document ZY201548768（July 25, 2001）.
13. Gary D. Tollefson, Zyprexa Product Team: 4 Column Summary. Zyprexa: MultiDistrict Litigation 1596, Document ZY200270343（1997）; 次のサイトで入手可能．http://www.furiousseasons.com/zyprexa.docs（accessed Feb. 10, 2007）
14. Christoph U. Correll et al., Cardiometabolic risk of second-generation antipsychotic medications during first-time use in children and adolescents, *JAMA* 302, 1765-1773（2009）; Christopher K. Varley and Jon McClellan, Implications of marked weight gain associated with atypical antipsychotic medications in children and adolescents, *JAMA* 302, 1811-1812（2009）.
15. Terence Young, *Death by Prescription*（Toronto: Key Porter Books, 2001）.
16. Lynn, *The Billion-Dollar Battle*, 18.
17. http://www.mcareol.com/mcolfree/mcolfrellvisiongain/blockbuster.htm（accessed June 17, 2008）.
18. Lilly documents, Cross-Brand Segmentation. Zyprexa: MultiDistrict Litigation 1596, Document ZY200085380 および Document ZY200083203（2000）; 次のサイトで入手可能．http://www.furiousseasons.com/zyprexa.docs（2007 年 2 月 10 日閲覧）
19. Lilly documents, Cross-Brand Segmentation. Zyprexa: MultiDistrict Litigation 1596, Document ZY 200085380 および Document ZY 200083203（2000）; 次のサイトで入手可能．http://www.furiousseasons.com/zyprexa.docs（2007 年 2 月 10 日閲覧）
20. Lynn, *The Billion-Dollar Battle*, 19.
21. Edward Shorter, *From Paralysis to Fatigue: A History of Psychosomatic Illness in the Modern Era*, 311-313（New York: Free Press, 1992）.
22. Françoise Simon and Philip Kotler, *Building Global Bio brands*, 147（New York: Free Press, 2003）.
23. Julie M. Donohue, Merisa Cavasco, and Meredith B. Rosenthal, A decade of direct-to-consumer advertising of prescription drugs, *New England Journal of Medicine* 357, 673-681（1991）.
24. ファイザー社の線維筋痛症治療薬リリカが登場したのも，このタイミングだった．
25. Glen Spielmans, Duloxetine does not relieve painful physical symptoms in depression: A

meta-analysis, *Psychotherapy and sychosomatics* 77, 12−16 (2008).
26. George Ashcroft, "The receptor enters psychiatry," in *The Psychopharmacologists*, ed. David Healy, 3, 189−200 (London: Arnold, 2000).
27. Jeremy Greene, *Prescribing by Numbers* (Baltimore: Johns Hopkins University Press, 2007).
28. Steven Woloshin and Lisa M. Schwartz, Giving legs to restless legs: A case study of how the media makes people sick, *PLoS Medicine* 3, 170−174 (2006), doi:1o.1371/journal. pmed.0030170. 胃食道逆流症性疾患（GERD）の範疇が乳児の疝痛を含めるまでに拡大されたのと同様に，かつて子どもたちの成長痛と言われていた症状も，むずむず脚症候群に含まれるようになり，子どもたちはいま，心血管虚脱とその結果の死亡リスクを伴うドパミン作動薬で治療されている．
29. Peter Kramer, *Listening to Prozac* (New York: Viking Press, 1993)〔ピーター・D・クレイマー『驚異の脳内薬品——鬱に勝つ「超」特効薬』渋谷直樹監修，堀たほ子訳，同朋社，1997〕.
30. E. Fuller Torrey, The going rate on shrinks: Big pharma and the buying of psychiatry, *The American Prospect*, 15−16 (July 2002).
31. Daniel Bell, *The cultural contradictions of capitalism* (New York: Basic Books, 1995)〔ダニエル・ベル『資本主義の文化的矛盾』（講談社学術文庫 84）林雄二郎訳，講談社，1976〕; Thomas Franks, *Commodify your Dissent* (New York: Norton, 1999); Joseph Heath and Andrew Potter, *The Rebel Sell: How the Counterculture Became Consumer Culture* (Chichester: Capstone, 2005).
32. Dora B. Weiner, *The Citizen-Patient in Revolutionary and Imperial Paris* (Baltimore: Johns Hopkins University Press, 2002).
33. Laurie Garrett, *Betrayal of Trust: The Collapse of Global Public Health* (New York: Hyperion, 2000)〔ローリー・ギャレット『崩壊の予兆——迫りくる大規模感染の恐怖』山内一也・野中浩一訳，河出書房新社，2003 年〕.
34. Merrill Goozner, *The $800 Million Pill* (Berkeley: University of California Press, 2004)〔メリル・グーズナー『新薬一つに 1000 億円⁉ アメリカ医薬品研究開発の裏側』〕.
35. British Medical Association, *Secret Remedies* (London: British Medical Association, 1909).
36. *L. Kilker v. SmithKline Beecham d/b/a GlaxoSmithKline*, First Judicial District of Pennsylvania, Civil Trial Division no. 1813 (Sept. 3, 2009).
37. John H. Coverdale, Laurence B. McCullagh, and Frank A. Chervenak, The ethics of randomized placebo controlled trials of antidepressants with pregnant women: A systematic review, *Obstetrics and Gynecology* 112, 1361−1368 (2008); Anne Drapkin Lyerly et al., Risk and pregnant body, *Hastings Center Report* 39, 34−42 (2009); David Healy, Derelie Mangin, and Barbara Mintzes, The ethics of randomized placebo controlled trials of antidepressants with pregnant women, *International Journal of Risk and Safety in Medicine* 22, 1−10 (2010),

doi:10.3233/JRS-2010-0487.

第３章　エビデンスに従え

1. Jason Dana and George Loewenstein, A social science perspective on gifts to physicians from industry, *JAMA* 290: 2, 252–255 (2003).
2. Michael A. Steinman, Michael G. Shlipak, and Steven J. McPhee, Of principles and pens: Attitudes of medicine house staff toward pharmaceutical industry promotions, *American Journal of Medicine*, 110, 551–557 (2001).
3. Meredith Wadman, The senator's sleuth, *Nature* 461, 330–33 (Sept. 17, 2009).
4. James Lind, *A Treatise of the Scurvy* (1752; Edinburgh: Edinburgh University Press, 1953), 145.
5. Philippe Pinel, *Traité médico-philosophique sur la manie* (1800), trans. D. Davis (London: Cadell and Davies, 1806).
6. Philippe Pinel, *Traité medico-philoso phique sur l'aliénation mentale* (1809), trans. Gordon Hickish, David Healy, and Louis C. Charland (Chichester: John Wiley and Sons, 2009).
7. Pierre C.A. Louis, 次の文献で引用されている．A. M. Lienfeld, Ceteribus paribus: The evolution of the clinical trial, *Bulletin of the History of Medicine* 56, 1–18, 6 (1982).
8. Pierre C.A. Louis, 次の文献で引用されている．M.D. Rawlins, Development of a rational practice of therapeutics, *BMJ* 301, 729–733 (1990).
9. L.M. Lawson (1849), 次の文献で引用されている．Charles E. Rosenberg, "The therapeutic revolution: Medicine, meaning and social change in nineteenth-century America," in *The Therapeutic Revolution*, ed. M.J. Vogel and C.E. Rosenberg, 20 (Philadelphia: University of Pennsylvania Press, 1979).
10. 狂犬病の原因は，細菌ではなくウイルスであることが，のちに判明する．
11. Roy Porter, *The Greatest Benefit to Mankind* (London: Fontana Press, 1999).
12. Martha Marquardt, *Paul Ehrlich* (New York: Henry Schumann 1951).
13. Paul De Kruif, *Microbe Hunters* (New York: Harcourt, 1926)〔ポール・ド・クライフ『微生物の狩人』秋元寿恵夫訳，岩波文庫，1980〕.
14. Sandra Hempel, *The Strange Case of the Broad Street Pump: John Snow and the Mystery of Cholera* (Berkeley: University of California Press, 2009)〔サンドラ・ヘンペル『医学探偵ジョン・スノウ——コレラとブロード・ストリートの井戸の謎』杉森裕樹・大神英一・山口勝正訳，日本評論社，2009〕.
15. Lawrence Altman, *Who Goes First? The Story of Self Experimentation in Medicine* (New York: Random House, 1987).
16. Sanjeebit J. Jachuk, H. Brierley, S. Jachuk and P.M. Willcox, The effect of hypotensive drugs on the quality of life, *Journal of the Royal College of General Practitioners* 32, 103–105 (1982).

17. Ronald Fisher, *The Design of Experiments* (Edinburgh: Oliver and Boyd, 1935).
18. Steven T. Ziliak and Deirdre N. McCloskey, *The Cult of Statistical Significance: How the Standard Error Cost Us Jobs, Justice and Lives* (Ann Arbor: University of Michigan Press, 2008).
19. チャーリー・プール（Charlie Poole）に広く帰されている表現.
20. Gordon C. Smith and Jill P. Pell, Parachute use to prevent death and major trauma related to gravitational challenge, *BMJ* 327, 1459–1461 (2003).
21. Thomas Hager, *The Demon under the Microscope* (New York: Harmony Books, 2006)〔トーマス・ヘイガー『サルファ剤, 忘れられた奇跡』〕.
22. Philip J. Deveraux and the POISE Study Group, Effects of extended release metoprolol succinate in patients undergoing non-cardiac surgery (POISE trial): A randomized controlled trial, *Lancet* 371 (2008), doi:10.1016/S0140-6736 (08) 60601-7.
23. Marc A. Pfeffer, Emmanuel A. Burdmann, Chao-Yin Chen et al., A trial of darbepoetin alfa in type 2 diabetes and chronic kidney disease and anemia, *NEJM* 361 (2009), doi:10.1056/NEJMoa0907845; Philip A. Marsden, Treatment of anemia in chronic kidney disease: Strategies based on evidence, *NEJM* 361 (2009), doi:10.1056/NEJMe0909664.
24. Bruce M. Psaty and Richard A. Kronmal, Reporting mortality findings in trials of rofecoxib for Alzheimer disease or cognitive impairment, *JAMA* 299, 1813–1817 (2008).
25. Harry Collins and Trevor Pinch, *Dr. Golem. How to Think about Medicine* (Chicago: University of Chicago Press 2005).
26. Mary Robertson and Michael Trimble, Major tranquilizers used as antidepressants, *J Affective Disorders* 4, 173–193 (1982).
27. David Healy, *Let Them Eat Prozac* (New York: New York University Press 2004)〔デイヴィッド・ヒーリー『抗うつ薬の功罪』〕.
28. この数値のデータは, 抗うつ薬に関するFDAのレビューに基づく. M. Stone and L. Jones, *Clinical Review* (2006), 31; http://www.fda.gov/ohrms/dockets/ac/06/briefing/2006-4272b1-index.htm.
29. ここで言及しているデータも主張も, たとえばメランコリーのような, 二次ケアにおける重篤なうつ病のケースには当てはまらない. このことは製薬会社にとってプラスに働く. というのは, メランコリーにおけるプラセボ群のずっと低い反応を, 抗うつ薬が実際に効いたエビデンスとして表現できるからだ.
30. David Healy, The assessment of outcome in depression: Measures of social functioning, *Reviews in Contemporary Pharmacotherapy* 11, 295–301 (2000).
31. Daniel Kahnemann, Paul Slovic, and Amos Tversky, *Judgment under Uncertainty: Heuristics and Biases* (Cambridge: Cambridge University Press, 1982).
32. ALLHAT (The antihypertensive and lipid-lowering treatment to prevent heart attack trial),

Major outcomes in high-risk hypertensive patients randomized to angiotensin-converting enzyme inhibitor or calcium channel blocker vs. diuretic, *JAMA* 288, 2981–2997 (2002).

33. Healy, *Let Them Eat Prozac*〔デイヴィッド・ヒーリー『抗うつ薬の功罪』〕.

34. Joseph F. Wernicke et al., Low-dose fluoxetine therapy for depression, *Psychopharmacology Bulletin* 24, 183–188 (1988).

35. Jean Thuillier, *Ten Years that Changed the Face of Mental Illness*, trans. Gordon Hickish (London: Martin Dunitz, 1999).

36. David J. Osborn et al., Relative risk of cardiovascular and cancer mortality in people with serious mental illness from the United Kingdom's General Practice Research Database, *Archives of General Psychiatry* 64, 1123–1131 (2007); Sukanta Saha, David Chant, and John McGrath, A systematic review of mortality in schizophrenia, *Archives of General Psychiatry* 64, 11123–1131 (2007).

37. Archibald Cochrane, *Effectiveness and Efficiency* (London: Nuffield Provincial Hospitals' Trust, 1972)〔A・C・コクラン『効果と効率——保健と医療の疫学』森亨訳，サイエンティスト社，1999〕.

38. "Percentage of practice that is evidence based" (Sheffield University website): http://www.shef.ac.uk/scharr/ir/percent/html (2009 年 10 月 30 日閲覧)

39. Iain Chalmers, Kay Dickerson, and Thomas C. Chalmers, Getting to grips with Archie Cochrane's Agenda, *BMJ* 305, 786–788 (1992).

40. David L. Sackett, Brian R. Haynes, Gordon Guyatt, and Peter Tugwell, *Clinical Epidemiology: A Basic Science for Clinical Medicine* (Boston: Little Brown, 1985); David L. Sackett and William M. Rosenberg, The need for evidence-based medicine, *Journal of the Royal Society of Medicine* 88, 620–624 (1995).

41. David Healy and Marie Savage, Reserpine exhumed, *British Journal of Psychiatry* 172, 376–378 (1998).

42. David L. Davies and Michael Shepherd, Reserpine in the treatment of anxious and depressed patients, *Lancet* 117–121 (1955).

43. Michael Shepherd, "Psychopharmacology: Specific and non-specific," in *The Psychopharmacologists*, ed. David Healy, 2, 237–257 (London: Arnold, 1998).

44. F. Horace Smirk and E. Garth McQueen, Comparison of rescinamine and reserpine as hypotensive agents, *Lancet* 115–116 (1955); Douglas C. Wallace, Treatment of hypertension. Hypotensive drugs and mental changes, *Lancet* 116–117 (1955).

45. Martin H. Teicher, Carol Glod, and Jonathan O. Cole, Emergence of intense suicidal preoccupation during fluoxetine treatment, *American Journal of Psychiatry* 147, 207–210 (1990).

46. Charles Medawar and Anita Hardon, *Medicines Out of Control?* (Amsterdam: Aksant, 2004)

〔チャールズ・メダワー，アニタ・ハードン『暴走するクスリ？——抗うつ剤と善意の陰謀』吉田篤夫・別府宏圀訳，特定非営利活動法人　医薬ビジランスセンター，2005〕.

47. Austin Bradford Hill, Reflections on the controlled trial, *Annals of the Rheumatic Diseases* 25, 107–113 (1966).

第 4 章　データの改竄

1. このように大きく再編成された部門には，商務／財務部，法務部，特許部，および比較的独立した製造業務部門などが含まれる.
2. CenterWatch, *State of the Clinical Trials Industry* (Boston: CenterWatch, 2009).
3. Kurt Eichenwald and Gina Kolata, "A doctor's drug studies turn into fraud," *New York Times*, May 17, 1999; Steve Stecklow and Laura Johannes, "Questions arise on new drug testing. Drug makers relied on clinical researchers who now await trial," *Wall Street Journal*, Aug. 15, 1997; Carl Elliott, "Guinea pigging. Healthy human subjects for drug safety trials are in demand. But is it a living!" *New Yorker*, 36–41, Jan. 7, 2008.
4. 2003 年 4 月 24 日に Ian Barton から Richard Eastell と Aubrey Blumsohn に送られた電子メール（cc: M. Royer）
5. Aubrey Blumsohn, Authorship, ghost-science, access to data and control of the pharmaceutical scientific literature — who stands behind the word? *American Association for the Advancement of Science Professional Ethics Reports* 19 (Summer 2006), http://www.aaas.org/ssp/sfr1/per/per46.pdf.
6. Claire Dyer, Aubrey Blumsohn: Academic who took on industry, *BMJ* 340, 22–23 (2010).
7. 製薬企業は，親会社と現地会社とを区別したり，企業が主導する臨床試験と治験責任医師が主導する臨床試験とを区別したりする戦略を駆使して，法に抵触しないように図っている．企業にとって都合のよいことに，もっともやっかいな試験結果は，企業が主導した臨床研究ではないと定義できる研究の中にある可能性がある.
8. 次のような企業が含まれている．Alliance, Adis Communications, Alpha-Plus, Axis Healthcare Communications, ClinResearch, Complete Healthcare Communications, Current Medical Directions, Envision Pharma, Evolution Medical Communications, Excerpta Medica, Gardiner-Caldwell, GYMR, HealthCare Project Management, Heron Evidence Development, IntraMed, Lowe Fusion Healthcare, MedBio Publications, Medical Writes, MSource Medical Development, Pacific Communications, Pharmanet, Ruder Finn, Scientific Therapeutics Information, Synapse Medical Communications, Thompson Scientific Connections, Watermeadow Medical, Wolters Kluwer Health.
9. WPP という企業名は，もともと Wire and Plastics Products PLC（ワイヤおよびプラスチック製品会社）の略だった．しかし同社の業態は創業当時のものとは大きく

変わり，現在は世界最大の広告会社になっている．現在の社名は略称だけが使われている．

10. GYMR のウェブサイトより（2004 年 2 月 25 日閲覧）．
11. David Healy, *Let Them Eat Prozac* (New York: New York University Press, 2004)〔デイヴィッド・ヒーリー『抗うつ薬の功罪』〕．
12. 無作為化比較試験の結果報告の品質尺度として認められている手段がある．たとえば，無作為化手順やオリジナルの治験実施計画書の主要評価項目に関する記述内容などを調べるものだ．企業主導型臨床試験の報告と独立機関主導型臨床試験の報告を盲検によって比較すると，企業主導の試験のほうが，よい成績を示す．規定に準拠することについては，メディカルライターはまさに専門家だが，学者はそうではない．
13. Bruce M. Psaty and Richard A. Kronmal, Reporting mortality findings in trials of rofecoxib for Alzheimer disease or cognitive impairment, *JAMA* 299, 1813−1817 (2008).
14. Catherine DeAngelis and Phil B. Fontanarosa, Impugning the integrity of medical science: The adverse effects of industry influence, *JAMA* 299, 1833−1836 (2008).
15. 全文については，次を参照のこと．http://www.healyprozac.com
16. Armen Keteyian, "Suicide epidemic among veterans," *CBS News Investigates*, Nov. 13, 2007, http://www.cbsnews.com/stories/2007/11/13/cbsnews_investigates/main3496471.shtml. 元兵士の自殺率が一般の米国民の 2 倍であることを暴いた CBS ニュースの調査．
17. http://www.healthyskepticism.org/presentations/2007/Study329.ppt（2010 年 9 月 1 日に閲覧）
18. Jon Jureidini, Leemon B. McHenry, and Peter R. Mansfield, Clinical trials and drug promotion: Selective reporting of Study 329, *International Journal of Risk and Safety in Medicine* 20, 73−81 (2009).
19. Alison Bass, *Side Effects* (Chapel Hill, NC: Algonquin Books, 2008).
20. Martin D. Keller, Neal D. Ryan, and Michael Strober et al., Efficacy of paroxetine in the treatment of adolescent major depression: A randomized, controlled trial, *Journal of the American Academy of Child and Adolescent Psychiatry* 40, 762−772 (2001).
21. 次を参照．http://www.healthyskepticism.org/presentations/2007/Study329.ppt.
22. サリー・レイデン（Sally Laden）がダニエル・バーナム（Daniel Burnham）に送った電子メール．re Par 222 manuscript, Dec. 14, 2000.
23. Louis Sulman, Certain conditions in which a volatile vasoconstrictor has proved of particular value — A preliminary report, *Medical Times* 63, 374−375 (1935).
24. Nicholas Rasmussen, *On Speed: The Many Lives of Amphetamine* (New York: New York University Press, 2008).
25. Rasmussen, *On Speed*.

26. Rasmussen, *On Speed*.
27. Soma Weiss, Chemical structure: biological action: therapeutic effect, *NEJM* 220, 906−911 (1939).
28. Rasmussen, *On Speed*.
29. Louis Lasagna, "Back to the future: Evaluation and drug development 1948−1998," in *The Psychopharmacologists*, ed. David Healy, 2, 135−166 (London: Arnold, 1998).
30. Sandra Hempel, *The Strange Case of the Broad Street Pump: John Snow and the Mystery of Cholera* (Berkeley: University of California Press, 2009)〔サンドラ・ヘンペル『医学探偵ジョン・スノウ』〕.
31. Robert Whitaker, *Anatomy of an Epidemic* (New York: Crown Publishers, 2010)〔ロバート・ウィタカー『心の病の「流行」と精神科治療薬の真実』小野善郎監修／翻訳，門脇陽子・森田由美訳，福村出版，2012〕.
32. David Michaels, *Doubt Is Their Product* (New York: Oxford University Press, 2008).
33. Michaels, *Doubt Is Their Product*.
34. James Turk and Jon Thompson, *Universities at Risk: How Politics, Special Interests and Corporatization Threaten Academic Integrity* (Toronto: Lorimer Press, 2008).
35. Jason Lazarou, Bruce H. Pomeranz, and Paul N. Corey, Incidence of adverse drug reactions in hospitalized patients: A meta-analysis of prospective studies, *JAMA* 279, 1200−1205 (1998).
36. Charles M. Beasley et al., Fluoxetine and suicide: A meta-analysis of controlled trials of treatment for depression, *BMJ* 303, 685−692 (1991).
37. Ian Oswald, Letter, *BMJ* 303, 1058 (1991).
38. すべてのやりとりは，次のサイトに掲載されている．http://www.healyprozac.com.
39. M.N. Graham Dukes and Barbara Schwartz, *Responsibility for Drug-Induced Injury* (New York: Elsevier 1988).
40. David Healy, Guest Editorial: A Failure to Warn, *International Journal of Risk and Safety in Medicine* 12, 151−156 (1999).
41. David Healy, Emergence of antidepressant-induced suicidality, *Primary Care Psychiatry* 6, 23−28 (2000).
42. Carl Elliott, Introduction, in *Prozac as a Way of Life*, ed. Carl Elliott and Tod Chambers (Durham, NC: Duke University Press, 2004). 原論文は，次のとおり．P. Kramer, The valorization of sadness: Alienation and melancholic temperament, *Hastings Center Report* 30, 13−19 (2000); C. Elliott, Pursued by happiness and beaten senseless: Prozac and the American Dream, *Hastings Center Report* 30, 7−12 (2000); D. DeGrazia, Prozac, enhancement and self-creation, *Hastings Center Report* 30, 34−40 (2000); J. C. Edwards, Passion, activity and "the care of the self," *Hastings Center Report* 30, 31−33 (2000); D. Healy, Good science or good business? *Hastings Center Report* 30, 19−22 (2000).

43. 次からの引用．Elliott, Introduction, in *Prozac as a Way of Life*.
44. David Healy and Dinah Cattell, The Interface between authorship, industry and science in the domain of therapeutics, *British Journal of Psychiatry* 182, 22–27 (2003).
45. Aubrey Blumsohn, http://scientific-misconduct.blogspot.com (2006 年 9 月 25 日閲覧)
46. 投書の全文は次のとおり．「製薬企業の報告書は，同業界が学術界と結んでいる提携関係を認めるべきだという熱心な勧告に満ちていた．しかし，根本的な科学の規範を侵し，その事実を指摘する者を訴えるような組織とのあいだに，どんな提携関係が築けるというのか．THES やランセットや BMJ は，お抱え弁護士の助言に基づいて，このような問題は控えめにしか表現しない．近ごろ英国王立医学会で開かれた利益相反に関する会議において，とりわけ製薬業界がデータを隠蔽していることに学会員が懸念を表明した際，製薬業界の広報担当者は会議の参加者たちに問いかけた．当該学術分野において英国を代表する 25 人の教授たち——自分の給料以外に，製薬業界とのリンクから年間 15 万ポンドを報酬として受け取っている者たち——は，利益相反をコントロールするという提案をどう見なすだろうかと．彼はまた，生命保険の 40%は製薬企業の株式に投資されており，製薬業界の利益を損なう事象は医師の不利益になるという事実を考慮するようにと医学会を促した．かつて医療と製薬業界は，人類がこうむっている現実の苦悩のいくらかを改善しようと，全力で川を遡っていた．しかし，しばらく前から流れに身を任せるようになった製薬業界は，医療もその流れに引きずりこんでしまった．その過程で，患者たちは置き去りにされた．なぜなら，骨粗鬆症のような疾患のための不必要な薬を多量に消費させることができる，はるかに大勢の消費者のほうが好まれるようになったからだ——人々を震え上がらせて消費させるために“科学”を使うことができさえすれば，だが．こうした新たな製薬業界は，ファストフード業界やタバコ業界と同じように，科学との真の提携など歓迎しようとはしないだろう」
47. Jon Jureidini, Leemon B. McHenry, and Peter R. Mansfield, Clinical trials and drug promotion: Selective reporting of Study 329, *International Journal of Risk and Safety in Medicine* 20, 73–81 (2009). 次も参照のこと．Melanie Newman, The rules of retraction, *BMJ* 341, 1246–1248 (2010).
48. David Healy, Did regulators fail over selective serotonin reuptake inhibitors? *BMJ* 333, 92–95 (2006).
49. Catherine DeAngelis, The influence of money on medical science, *JAMA* 296, 996–998 (2006).
50. Cathyrn Clary, *Zoloft: Publications Steering Committee Update* (July 27, 2000); シビンスキー（Szybinski）訴訟で入手可能になった文書．著者から入手可能．
51. David Healy and Dinah Cattell, The Interface between authorship, industry and science in

the domain of therapeutics, *British Journal of Psychiatry* 182, 22−27（2003）.
52. L. Duggan et al., Olanzapine for schizophrenia, *Cochrane Database of Systematic Reviews Issue* 2（2005）, art. no.: CD001359, doi:10.1002/14651858.CD001359.pub2.
53. Clary, *Zoloft: Publications Steering Committee Update.*
54. American College of Neuropsychopharmacology, Preliminary report of the task force on SSRIs and suicidal behavior in youth, *Neuropsychopharmacology* 31, 473−492（2006）.
55. Gary D. Tollefson et al., Absence of a relationship between adverse events and suicidality during pharmacotherapy for depression, *Journal of Clinical Psychopharmacology* 14, 163−169（1994）; Andrew Leon et al., Prospective study of fluoxetine treatment and suicidal behavior in affectively ill subjects, *American Journal of Psychiatry* 156, 195−201（1999）; Charles B. Nemeroff, Michael T. Compton, and Joseph Berger, The depressed and suicidal patient: Assessment and treatment, *Annals of the New York Academy of Science* 932, 1−23（2001）.
56. Kimberly A. Yonkers et al., The management of depression during pregnancy: A report from the American Psychiatric Association and the American College of Obstetricians and Gynecologists, *General Hospital Psychiatry* 31, 403−413（2009）.
57. Herschel S. Jick, James A. Kaye, and Susan Jick, Antidepressant and the risk of suicidal behaviors, *JAMA* 292, 338−342（2004）.
58. Charles M. Beasley et al., Fluoxetine and suicide: A meta-analysis of controlled trials of treatment for depression, *BMJ* 303, 685−692（1991）.
59. Robert D. Gibbons et al., The relationship between antidepressant prescription rates and rate of early adolescent suicide, *American Journal of Psychiatry* 163, 1898−1904（2006）.
60. Gardner Harris, "Senator Grassley seeks financial details from medical groups," *New York Times*, Dec. 7, 2009, http://www.nytimes.com/2009/12/07/health/policy/07grassley.html.
61. Duff Wilson, "Medical Schools quizzed on ghostwriting," *New York Times*, Nov.17, 2009, http://www.nytimes.com/2009/11/18/business/18ghost.html.
62. Meredith Wadman, The senator's sleuth, *Nature* 461, 330−334（2009）.
63. http://www.gsk-clinicalstudyregister.com（2009 年 10 月 23 日に閲覧）.

第5章　ガイドラインに縛られて

1. Deborah Cohen, Complications: Tracking down the data on oseltamivir, *BMJ* 339, 1342−1347（2009）; Peter Doshi, Neuraminidase inhibitors: The story behind the Cochrane review, *BMJ* 339, 1348−1351（2009）.
2. Fiona Godlee, We want raw data now, *BMJ* 339, 1319（2009）.
3. Andrew Mosholder, Review and evaluation of clinical data, application NDA # 20−272（11th May 1993）, 次の書籍からの引用．Robert Whitaker, *Mad in America*（Boston: Perseus Publishing, 2001）.

4. David Healy, *The Creation of Psychopharmacology* (Cambridge, MA: Harvard University Press, 2002).
5. Richard Harris, *The Real Voice* (New York: Macmillan, 1964).
6. Robert Rosenheck et al., Effectiveness and cost of olanzapine and haloperidol in the treatment of schizophrenia: A randomised controlled trial, *JAMA* 290, 2693−2702 (2003); Jeffrey A. Lieberman et al., Effectiveness of antipsychotic drugs in patient with chronic schizophrenia, *NEJM* 353, 1209−1223 (2005); Peter B. Jones et al., Randomized controlled trial of the effect on quality of life of second vs first generation antipsychotic drugs in schizophrenia, *Archives of General Psychiatry* 63, 1079−1087 (2006).
7. Trevor A. Sheldon and George D. Smith, Consensus conferences as drug promotion, *Lancet* 341, 100−102 (1993).
8. J.F. Guest, W.M. Hart, R.F. Cookson, and E. Lindstrom, Pharmaco-economic evaluation of long-term treatment with risperidone for patients with chronic schizophrenia, *British Journal of Medical Economics* 10, 59−67 (1996).
9. Stephen Almond and Orla O'Donnell, The cost-effectiveness of olanzapine compared to haloperidol in the treatment of schizophrenia in the UK. リリー・インダストリー社用に作成された最終報告書は，Personal Social Services Research Unit, University of Canterbury (1996), *PharmacoEconomics* 17, 383−389 (2000).
10. Ann Mortimer et al., Consensus statement on schizophrenia standards in care for maintenance therapy and poorly responding/treatment intolerant patients, CINP meeting. *International Journal of Neuropsychopharmacology* 1, Abstracts Supplement (1998).
11. David Healy, Psychopharmacology and the ethics of resource allocation, *British Journal of Psychiatry* 162, 23−29 (1993).
12. Donald Eccleston, The economic evaluation of antidepressant drug therapy, *British Journal of Psychiatry* 163, Supplement 20 (1993).
13. Ffion Johnstone, Ian Rickard, and David Healy, The costs of psychotropic medication, *British Journal of Psychiatry* 167, 112−113 (1995).
14. 次を参照のこと．*Dwight McKee and Allen Jones v. Henry Hart, Sydni Guido, Wesley Rish, Albert Masland, James Sheehan, and Daniel P. Sattele*, CIVIL ACTION No. 4: CV-02-1910, in US District Court for the Middle District of Pennsylvania; M. Petersen, "Making drugs, shaping the rules: Big Pharma is eager to help states set medication guidelines," *New York Times*, Feb. 1, 2004, sec. 3:1, 10.
15. Timothy Kendall, Linsey McGoey, and Emily Jackson, If NICE was in the USA, *Lancet*, doi:10.10116/5c E (2009); Fiona Godlee, NICE at 10, *BMJ* 338, 344 (2009).
16. Carroll W. Hughes et al., The Texas children's medication algorithm project: Report of the Texas consensus conference panel on medication treatment of childhood major depressive

disorder, *Journal of the American Academy of Child and Adolescent Psychiatry* 38, 1442－1454 (1999).

17. このガイドラインを採用した州は，ペンシルベニア，カリフォルニア，コロラド，ネヴァダ，イリノイ，ケンタッキー，ニューメキシコ，ニューヨーク，オハイオ，サウスカロライナ，メリーランド，ミズーリ，ワシントンDC．一部には，州内の行政区域がガイドラインを採用したケースもある．
18. Rob Waters, "Medicating Aliah," *Mother Jones*, May/June 2005, 50－55.
19. Duff Wilson, "Poor children likelier to get antipsychotics," *New York Times*, Dec. 12, 2009, http://www.nytimes.com/2009/12/12/health/12medicaid.html?r=2&scp=r&sq=antipsychotics&st=cse.
20. National Institute for Health and Clinical Excellence (NICE), Guidance on the use of newer (atypical) antipsychotic drugs for the treatment of schizophrenia, *Technology Appraisal Guidance* 43 (June 2002), 右のサイトで閲覧可能．http://www.nice.org.uk
21. L. Duggan et al., Olanzapine for schizophrenia, *Cochrane Data base of Systematic Reviews Issue* 2, Art. No.: CD001359 (2005), doi:10.1002/14651858.CD001359.pub2.
22. David Healy et al., Lifetime suicide rates in treated schizophrenia: 1875－1924 and 1994－1998 cohorts compared, *British Journal of Psychiatry* 188, 223－228 (2006).
23. Joanna Le Noury et al., The incidence and prevalence of diabetes in patients with serious mental illness in North West Wales: Two cohorts 1875－1924 and 1994－2006 compared. *BMC Psychiatry* 8, 67 (2008), doi:10.1186/1471-224X-8-67.
24. ジプレキサの特許取得に関する訴訟の一部としてカナダの規制当局に提出されたデータに対する，筆者自身のアクセスに基づく．
25. ガイドライン策定プロセスに関与した複数の人物との会話に基づく．
26. Jeffrey A. Lieberman et al., Effectiveness of antipsychotic drugs in patients with chronic schizophrenia, *NEJM* 353, 1209－1223 (2005); Peter B. Jones et al., Randomized controlled trial of the effect on quality of life of second vs. first generation antipsychotic drugs in schizophrenia, *Archives of General Psychiatry* 63, 1079－1087 (2006).
27. David Healy and David Nutt, British Association for Psycho pharmacology consensus on statement on childhood and learning disabilities psychopharmacology, *Journal of Psychopharmacology* 11, 291－294 (1997).
28. Carroll W. Hughes et al., The Texas children's medication algorithm project: Report of the Texas consensus conference panel on medication treatment of childhood major depressive disorder, *Journal of the American Academy of Child and Adolescent Psychiatry* 38, 1442－1454 (1999).
29. "Depression: 3 million kids suffer from it. What you can do," *Newsweek*, Oct. 7, 2002, 52－61.

30. Vera H. Sharav, The impact of FDA modernization act on the recruitment of children for research, *Ethical Human Sciences and Services* 5, 83−108 (2003).
31. Martin D. Keller et al., Efficacy of paroxetine in the treatment of adolescent major depression: A randomized, controlled trial, *Journal of the American Academy for Child and Adolescent Psychiatry* 40, 762−772 (2001).
32. Kendall, McGoey, and Jackson, If NICE was in the USA.
33. Graham J. Emslie et al., A double-blind, randomized placebo-controlled trial of fluoxetine in depressed children and adolescents, *Archives of General Psychiatry* 54, 1031−1037 (1997). 同臨床研究における FDA 内部のメディカル・レビューでは，その結果がネガティブであったことが明らかにされている.
34. Graham J. Emslie et al., Fluoxetine for acute treatment in children and adolescents: A placebo-controlled randomized clinical trial, *Journal of the American Academy of Child and Adolescent Psychiatry* 41, 1205−1215 (2002). 臨床試験開催時には，その 1 〜 2 週間前に被験者の薬物投与を中止して，全員にプラセボを投与することがよくある．これはウォッシュアウト期間，またはプラセボによる治験導入期と呼ばれるもので，それまで受けていた薬物治療を洗い流すのが目的である．この期間にプラセボに反応する患者を除外することはよくある.
35. David J. Carpenter et al., Safety of Paroxetine in the Treatment of Children and Adolescents with OCD, Abstract 58, the 4th annual NCDEU meeting (2001) での発表; Daniel A. Geller et al., Efficacy and Safety of Paroxetine in Pediatric OCD: Results of a Double-Blind Placebo Controlled Trial, the 42nd Annual NCDEU Meeting, Session III-16 (2001) での発表 (さらに the APA annual meeting, Philadelphia, May 2001, NR 349 でも発表された); Karen D. Wagner et al., Safety and Tolerability of Paroxetine in Children and Adolescents: Pooled Results from Four Multi-center Placebo-Controlled Trials, the 42nd Annual NCDEU Meeting, Session II-61 (2002) での発表 .
36. Karen D. Wagner et al., Efficacy of sertraline in the treatment of children and adolescents with major depressive disorder: Two randomized controlled trials, *JAMA* 290, 1033−1041 (2003).
37. Wagner et al., Efficacy of sertraline in the treatment of children and adolescents with major depressive disorder.
38. Central Medical Affairs Team, Seroxat. Adolescent Depression. Position Piece on the Phase III studies, Oct. 1998, SmithKline Beecham Confidential Document, 著者から入手可能．また，*the Canadian Medical Association Journal* のウェブサイトからも入手可能．W. Kondro, Drug company experts advised staff to withhold data about SSRI use in children, *Canadian Medical Association Journal* 170, 783 (2004), http://www.healthyskepticism.org/files/docs/gsk/pa roxetine/study329/19981014PositionPiece.pdf.

39. この意見は，企業のデータベースと，提出された臨床試験に関して FDA が公表した声明を精査することにより，どのような臨床試験がおこなわれたかについて筆者が得た知識に基づくものである．
40. Editorial: De pressing research, *Lancet* 363, 1335 (2004).
41. 当時 NICE の中心的存在だった人物との会話に基づく．
42. ガイドラインの枠組み作成に関与する者は，いまやみなビジネスに関与しており，SSRI の特許期間延長によって生じた利益が示すように，彼らの判断は多大な金銭的結果をもたらす可能性がある．子どもたちに投与された，もう一つの SSRI 薬の話は，この件をさらに明らかにするものだ．セレクサ〔一般名シタロプラム〕はデンマークのルンドベック社が合成した薬で，アメリカではフォレスト・ラボラトリーズ社が販売をおこなった．1996 年にルンドベック社は子どもたちに対するセレクサの臨床試験を始めたが，その結果は 2006 年になるまで公表されなかった．2002 年にフォレスト社はアメリカで，子どもたちに対する，もう一つのセレクサの臨床試験をおこなう．子どもたちに抗うつ薬を使用することに関する懸念が高まるなか，フォレスト社の担当者は，セレクサにおける彼らの“データ”を，有効性があり，しかも副作用がないものとして発表した．この二件目の臨床試験の結果はゴーストライターにより執筆され，2004 年に次の論文として発表された．Karen D. Wagner et al., A randomized placebo-controlled trial of citalopram for the treatment of major depression in children and adolescents, *American Journal of Psychiatry* 161, 1079–1083 (2004). こうした発表や論文は，それより前にルンドベック社によっておこなわれた臨床試験には一言も触れていなかった．ルンドベック社の研究では，セレクサはプラセボを打ち負かすことができず，セレクサ服用群における自殺行動率はプラセボ群のそれより劇的に増加していたのである．A. L. Von Knorring et al., A randomized, double-blind, placebo-controlled study of citalopram in adolescents with major depressive disorder, *Journal of Clinical Psychopharmacology* 26, 311–315 (2006) 同社の株価を分析していた株式市場アナリストにとって，セレクサは，当時問題を抱えていた他の薬より良好な製品に見えた．ティームスターズ労働組合はフォレスト社の株に年金基金を投資し，フォレスト社の重役は株を売って利益を得た．しかし，以前におこなわれた臨床試験のニュースが広まると，フォレスト社の株価が下落する．ティームスターズ労働組合は証券訴訟を起こし，結果的に 6500 万ドルの賠償金を手にすることになった (B. Maier and B. Carey, “Drug maker accused of fraud,” *New York Times*, Feb. 25, 2009, http://www.nytimes.com/2009/02/26/business/26drug.html?_r=3&ref=health). 明らかに今日の医学の臨床試験には，従来はなかったようなさまざまな利害関係が関与しているのである．
43. Melanie Newman, The rules of retraction, *BMJ* 341, 1246–1248 (2010).
44. Erick H. Turner et al., Selective publication of antidepressant trials and its influence on

apparent efficacy, *NEJM* 358, 252－260 (2008).

45. Jean Delay and Pierre Deniker, 38 Cas de psychoses traitées par la cure prolongée et continue de 4560 R P, *C.R. Congrès Méd Alién Neurol France* 50, 497－502 (1952).
46. National Institute for Health and Clinical Excellence (NICE), *Bipolar disorder: Clinical Guideline* 38 (2006), available at http://www.nice.org.uk.
47. Sumant Khanna et al., Risperidone in the treatment of acute mama: Double-blind, placebo-controlled study, *British Journal of Psychiatry* 187, 229－234 (2005).
48. Sandhya Srinivasan et al., Trial of risperidone in India- concerns, *British Journal of Psychiatry* 188, 489－492 (2006).
49. このガイドラインは二種類ある．長いほうのバージョンは，双極性障害における成人用の基準を子どもが満たすまでは小児双極性障害の診断を下すべきでないと明記している．一方，短いほうのバージョンは，このことに言及していない．配布されたのは，この短いほうのバージョンだ．
50. http://www.best-practice.net (2010 年 1 月 4 日閲覧).
51. 過活動膀胱の例をとると，臨床実験では，かつて切迫性尿失禁と呼ばれた病態に対してデトルシトール〔一般名，酒石酸トルテロジン〕のような抗コリン薬を服用した患者群は，48 時間のうちにトイレに行く回数が一回減ることが示されていた．病態の呼び名を過活動膀胱に変えることにより，アメリカにおける患者数は 1200 万人から 3000 万人に増加したが，臨床試験の結果は以前と同じような些細な効果しか示していない――とはいえ，副作用は顕著に増加している．
52. P. Colbrook, Can you ignore guidelines? *BMJ Careers*, 143－144 (April 9, 2005).
53. Tim Croudace et al., Impact of the ICD-10 primary health care (PHC) diagnostic and management guidelines for mental disorders on detection and outcome in primary care: Cluster randomized controlled trial, *British Journal of Psychiatry* 182, 20－30 (2003); Peter Tyrer, Michael King, and J. Fluxman, Treatment of common mental disorders in general practice: Are current guidelines useless? *British Journal of Psychiatry* 183, 78 (2003).
54. Edward Evarts, "A discussion of the relevance of effects of drugs on animal behavior to the possible effects of drugs on psychopathological processes in man." in *Psychopharmacology: Problems in Evaluation*, ed. Jonathan O. Cole and Ralph W. Gerard, 284－306, esp. 302 (Washington, DC: National Academy of Sciences/National Research Council, 1959).
55. David Healy et al., Psychiatric bed utilisation: 1896 and 1996 compared, *Psychological Medicine* 31, 779－790 (2001).
56. Healy et al., Lifetime suicide rates in treated schizophrenia.
57. Le Noury et al., Incidence and prevalence of diabetes in patients with serious mental illness in North West Wales.
58. Craig W. Colton and Ronald W. Manderscheid, Congruencies in increased mortality rates,

years of potential life lost, and causes of death among public mental health clients in eight states, *Preventing Chronic Disease*, 3:2 (2006), http://www.cdc.gov/pcd/issues/2006/apr/05_0180.htm.

59. Urban Osby et al., Time trends in schizophrenia mortality in Stockholm County, Sweden: A cohort study, *BMJ* 321, 483–484 (2000).

60. Matti Joukamaa, Markku Heliovaara, and Paul Knekt et al., Schizophrenia, neuroleptic medication and mortality, *British Journal of Psychiatry* 188, 122–127 (2006); David J. Osborn et al., Relative risk of cardiovascular and cancer mortality in people with serious mental illness from the United Kingdom's General Practice Research Database, *Archives of General Psychiatry* 64, 242–249 (2007); Suhanta Saha, David Chant, and John McGrath, A systematic review of mortality in schizophrenia, *Archives of General Psychiatry* 64, 1123–1131 (2007).

61. J. J. P. Kastelein et al., Simvastatin with or without Ezetimibe in familial hypercholesterolemia, *NEJM* 358, 1431–1443 (2008). ファイザー社のトルセトラピブは，まだ開発段階で，同じ効果があると宣伝されていた．しかし，投与された患者の死亡率の増大が明らかになったため，この薬の開発は最終的に中止された．P.J. Barter et al., Effects of Torcetrapib in patients at high risk for coronary events, *NEJM* 357, 2109–2122 (2007).

62. Writing Group for the Women's Health Initiative Investigators, Risks and benefits of estrogen plus progestin in healthy postmenopausal women: Principal results from the women's health initiative randomized controlled trial, *JAMA* 288, 321–333 (2002).

63. ONTARGET, Telmisartan, Ramipril, or both in patients at high risk for vascular events, *NEJM* 358, 1547–1559 (2008).

64. Steven E. Nissen and Kathy Wolski, Effect of Rosiglitazone on the risk of myocardial infarction and death from cardiovascular causes, *NEJM* 356, 2457–2471 (2007).

65. Committee on Finance, US Senate, Staff Report on GlaxoSmithKline and the Diabetes Drug Avandia (2010), http://finance.senate.gov/press/Gpress/2010/prg022010a.pdf.

66. Craig J. Currie et al., Survival as a function of HbA1c in people with type 2 diabetes: A retrospective cohort study, *Lancet* (2010), doi:10.1016/S0140-6736 (09) 61969-3; Advance Collaborative Group, Intensive blood glucose control and vascular outcomes in patients with type 2 diabetes, *NEJM* 358, 2560–2572 (2008); Action to Control Cardiovascular Risk in Diabetes Study Group, Effects of intensive glucose lowering in type 2 diabetes, *NEJM* 358, 2545–2559 (2008).

67. Karen Davis et al., Mirror, *Mirror on the Wall: An International Update on the Comparative Performance of American Health Care* (Washington, DC: Commonwealth Fund, 2007), http://www.commonwealthfund.org/Content/Publications/Fund-Reports/2007/May; John Abramson, *Overdosed America* (New York: Harper Perennial, 2005).

68. American Academy of Pediatrics, "New AAP Policy on Lipid Screening and Heart Health in Children," http://www.aap.org/advocacy/release/julyo8lipidscreening.htm（2009 年 12 月 15 日閲覧）.
69. Thomas Jefferson, Peter Doshi, Matthew Thompson, and Carl Heneghan, Ensuring safe and effective drugs: who can do what it takes? *BMJ* 342, 148－151（2011）.
70. Doron Garfinkel, Sarah Zur-Gil, and Joshua Ben-Israel, The war against polypharmacy: A new cost-effective geriatric-palliative approach for improving drug therapy in disabled elderly people, *Israel Medical Association Journal* 9, 430－434（2007）; Doron Garfinkel and Derelie Mangin, Feasibility study of a systematic approach for discontinuation of multiple medications in older adults, *Archives of International Medicine* 170, 1648－1654（2010）.

第 6 章　医療の測りまちがい

1. のちに，シングレアのパッケージには，うつ病と自殺行動を引き出す危険性があるという警告を記載することが，FDA によって義務付けられた.
2. Neil Pearce, *Adverse Reaction: The Fenoterol Story*（Aukland: Auckland University Press, 2007）.
3. たとえば，加工食品にバター風味として添加されるジアセチルは，閉塞性細気管支炎――ポップコーン肺と呼ばれる症状――を引き起こすことが知られている.
4. Walter O. Spitzer et al., The use of beta agonist and the risk of death and near death from asthma, *NEJM* 326, 501－506（1992）; Shelley Salpeter, Nicholas S. Buckley, Thomas M. Ormiston, and Edwin Salpeter, Meta-analysis: Effect of long-acting beta agonist on severe asthma exacerbations and asthma related deaths, *Annals of Internal Medicine* 144, 904－912（2006）.
5. John Berger, *A Lucky Man*（Harmondsworth, UK: Penguin Books, 1973）; M. Winckler, *The Case of Doctor Sachs*（New York: Seven Stories Press, 1998）.
6. Steven Timmermans and Marc Berg, *The Gold Standard: The Challenge of Evidence Based Medicine and Standardization in Health Care*（Philadelphia: Temple University Press, 2003）.
7. Edward Shorter and David Healy, *Shock Therapy*（New Brunswick, NJ: Rutgers University Press, 2008）.
8. Hillel Schwartz, *Never Satisfied: A Cultural History of Diets, Fantasies and Fat*（New York: The Free Press, 1986）.
9. Schwartz, *Never Satisfied.*
10. しかし 1960 年代以前の神経性無食欲症の有病率がどれほどのものであったかを正確に知るのは難しい．とはいえ絶対的な意味での有病率がどれほどのものであったとしても，治療を受けようとした患者の数は，その後に比較すると，ごくわずかにすぎなかった．1970 年代と 80 年代のある時点では，ロンドンにあるほぼ

すべての病院で，精神科の部長ポジションは摂食障害の研究者によって占められているという状況になっていた．

11. T.R. Dawber, G.F. Meadors, and F.E. Moore, National Heart Institute, National Institutes of Health, Public Health Service, and Federal Security Agency, Washington, DC, Epidemiological Approaches to Heart Disease: The Framingham Study, Presented at a Joint Session of the Epidemiology, Health Officers, Medical Care, and Statistics Sections of the American Public Health Association at the 78th Annual Meeting in St. Louis, MO, Nov. 3, 1950.
12. Theodore Eisenberg and Martin T. Wells, Statins and adverse cardiovascular events in moderate-risk females: A statistical and legal analysis with implications for FDA pre-emption, *Journal of Empirical Legal Studies* 5, 507–550 (2008).
13. 心血管の発作の既往症がある男性では，薬剤を使ってコレステロールのレベルを下げることは，さらなる心血管イベントにより命を落とすリスクを低減するように見受けられる．しかし，こうしたケースにおいてさえ，スタチン系の薬剤には，さらなる心臓発作のリスクを軽減するアスピリンに似た抗炎症作用があることがいまや明らかになっており，その有効性は，コレステロールに対する作用よりも，抗炎症作用がもたらしている可能性がある．コレステロール低下薬は体中のさまざまなシステムに作用するため，ある種のケースでは，他の理由によりスタチン剤が有益であると判明することもあるだろう．しかし，スタチン剤の今日の巨大な売り上げやそれを服用している人々の厖大な数に反して，血中コレステロール濃度を調べること以上の研究はほとんどおこなわれていない――そんなことをしたら優れたマーケティング物語が崩壊してしまうからであることは，ほぼ間違いないだろう．
14. John Abramson, *Overdosed America: The Broken Promise of American Medicine* (New York: Harper Perennial, 2004).
15. Ramon Estruch et al., Effects of a Mediterranean-style diet on cardiovascular risk factors: A randomized trial, *Annals of Internal Medicine* 146, 1–11 (2006).
16. Isabelle Savoie and Arminee Kazanjian, Utilization of lipid-lowering drugs in men and women: A reflection of the research evidence, *Journal of Clinical Epidemiology* 55, 97–98 (2002); Peter S. Sever et al., Prevention of coronary and stroke events with atorvastatin in hypertensive patients who have average or lower than average cholesterol concentrations in the Anglo-Scandinavian Cardiac Outcomes Trial — Lipid lowering arm (ASCOT-LLA), *Lancet* 361, 1149–1155 (2003).
17. Savoie and Kazanjian, Utilization of lipid-lowering drugs in men and women.
18. Colette B. Raymond et al., Population-based analysis of statin utilization in British Columbia, *Clinical Therapeutics* 29, 2107–2115 (2007).

19. Dudley Gentles et al., Serum lipid levels for a multicultural population in Auckland, New Zealand, *New Zealand Medical Journal* 120, 1－12 (2008).
20. Gentles et al., Serum lipid levels for a multicultural population in Auckland, New Zealand.
21. Robert A. Wilson, *Feminine Forever* (New York: M. Evans, 1966).
22. Gillian Sansom, *The Myth of Osteoporosis* (Ann Arbor, MI: Century Publications, 2003); Elaine S. Berman, Too Little Bone: The Medicalization of Osteoporosis, *Journal of Women's Health and Law* 1, 257－277 (1999).
23. K. Bassett, "On trying to stop the measurement of bone density to sell drugs," in *Tales from the Other Drug Wars*, ed. M. L. Barer et al. (Vancouver: Centre for Health Services and Policy Research, 2000).
24. http://www.npr.org/templates/story/story.php?storyId=121609815.
25. Tamir Ali and Roger H. Jay, Spontaneous femoral shaft fracture after long-term alendronate, *Age and Ageing* 38, 625－626 (2009).
26. E.E. Roughead, K. McGeehan, and G. P. Sayer, Bisphosphonate use and subsequent prescription of acid suppressants, *British Journal of Clinical Pharmacology* 57, 813－816 (2004); Redonda G. Miller et al., Incidence of gastro-intestinal events among bisphosphonate patients in an observational setting, *American Journal of Managed Care* 10, 207－215 (2004).
27. J.J. Wolff et al., The effect of exercise training programs on bone mass: A meta-analysis of published controlled trials in pre and post-menopausal women, *Osteoporosis International* 9, 1－12 (1999).
28. Max Hamilton, A rating scale for depression, *Journal of Neurology, Neurosurgery and Psychiatry* 23, 56－62 (1960).
29. Max Hamilton, "Rating Scales in Depression," in *Depressive Illness, Diagnosis, Assessment, Treatment*, ed. P. Kielholz, 100－108 (Berne: Hanns Huber Publishers, 1972).
30. David Healy, Derelie Mangin, and Barbara Mintzes, The ethics of controlled trials in prenatal depression, *International Journal of Risk and Safety in Medicine* 22, 1－10 (2010), doi:10.3233/JRS-2010-048.
31. Ray Moynihan and David Henry, The fight against disease mongering: Generating knowledge for action, *Public Library of Science Medicine* 3 (2006). この号に記載された論文は，すべて病気づくりに関するものである.
32. Leonore Tiefer, Female sexual dysfunction: A case study of disease mongering and activist resistance, *Public Library of Science Medicine* 3, e178 (2006), doi:10.1371/Journalpmed.0030178.
33. Jennifer Berman and Laura Berman, *For Women Only* (New York: Henry Holt, 2001)〔ジェニファー・バーマン，ローラ・バーマン『バーマン姉妹の WOMEN ONLY――心もか

らだも満ちたりる愛しかた愛されかた』大川玲子監修，平野久美子訳，小学館，2004〕.

34. *Diagnostic and Statistical Manual*, Third Edition (Washington, DC: American Psychiatric Association, 1980)〔米国精神医学会編『DSM-III 精神障害の分類と診断の手引』高橋三郎訳，医学書院，1982〕.
35. Kimberly A. Yonkers et al., The management of depression during pregnancy: A report from the American Psychiatric Association and American College of Obstetricians and Gynecologists, *General Hospital Psychiatry* 31, 403–413 (2009).
36. いまでは，これらの薬剤すべてのラベルに，自殺の危険性に関する警告文が記載されている.
37. Jason Lazarou, Bruce H. Pomeranz, and Paul N. Corey, Incidence of adverse drug reactions in hospitalized patient: A meta-analysis of prospective studies, *JAMA* 279, 1200–1205 (1998).
38. The Institute for Safe Medication Practices, *QuarterWatch* 1-3 (2009), http://www.ismp.org/QuarterWatch/2009Q3.pd.
39. Thomas E. Bittker, The industrialization of American psychiatry, *American Journal of Psychiatry* 142, 149–154 (1985).
40. Philip M. Sinaikin, Categorical diagnosis and a poetics of obligation: An ethical commentary on psychiatric diagnosis and treatment, *Ethical Human Sciences and Services* 5, 141–148 (2003); Philip M. Sinaikin, Coping with the medical model in clinical practice or "How I learned to stop worrying and love DSM," *Journal of Critical Psychology, Counselling and Psychotherapy*, 204–213 (2004).
41. http://www.ahrq.gov/clinic/USpstfab.htm.
42. Kimberly S. Yarnall, Kathryn I. Pollak, and Truls Ostbye, Primary care: Is there enough time for prevention? *American Journal of Public Health* 93, 635–641 (2003).
43. Larry Eliot and Daniel Atkinson, *The Gods That Failed: How Blind Faith in the Markets Has Cost Us Our Future* (London: Bodley Head, 2008).
44. James Spence, *The Purpose and Practice of Medicine* (Oxford: Oxford University Press, 1960).
45. James Lind, *A Treatise of the Scurvy* (1752; Edinburgh: Edinburgh University Press, 1953).
46. Mark Bostridge, *Florence Nightingale* (Harmondsworth, UK: Penguin Books, 2009).
47. L.J. Rather, *Collected Essays on Public Health and Epidemiology of Rudolf Virchow* (New York: Science History Publications, 1985).
48. Kenneth F. Kiple, *Plagues, Pox and Pestilence: Disease in History* (London: Weidenfeld and Nicolson, 1997).
49. Richard Harris, *The Real Voice* (New York: Macmillan Press, 1964), 64.
50. Eric Kimbuende, Usha Ranji, Janet Lundy, and Alina Salganicoff, *US Health Care Costs* (2010), http://www.kaiseredu.org/topics_im.asp?imID=1&parentID= 61&id=358 (2011 年 5 月 6 日閲覧); David Leonhardt, "The choice: A longer life or more stuff," *New York Times*,

Sept. 27, 2006, http://www.nytimes.com/2006/ 09/27leonhardt.html（2011 年 5 月 9 日閲覧）

51. 世界保健機関による，世界の医療制度ランキングについては次を参照．http://www.photius.com/rankings/who_world_health_ranks.html.
52. Bob Roehr, Healthcare in the US ranks lowest among developed countries, *BMJ* 337, 889（2008）.
53. Nananda Col, James E. Fanale, and Penelope Kronholm, The role of medication noncompliance and adverse drug reactions in hospitalizations of the elderly, *Archives of Internal Medicine* 150, 841−845（1990）.
54. US Congress, Congressional Budget Office, *Technological Change and the Growth of Health Care Spending*（Jan. 2008）.

第 7 章　翳りゆくケア

1. Padmaja Chalassani, David Healy, Richard Morriss, Presentation and frequency of catatonia in new admissions to two acute psychiatric admission units in India and Wales, *Psychological Medicine* 35, 1667−1675（2005）.
2. Ray Moynihan and David Henry, Disease Mongering is now part of the global health debate, *PLoS Medicine*（2008）, doi:10.1371/journal.pmed.0050106; Steven Woloshin and Lisa Schwartz, Giving legs to Restless Legs. A case study of how the media makes people sick, *PLoS Medicine*（2006）, doi:10.1371/journal.pmed.0030170.
3. Jerome Groopman, *How Doctors Think*（New York: Norton, 2007）〔ジェローム・グループマン『医者は現場でどう考えるか』美沢惠子訳，石風社，2011〕.
4. Jason Lazarou, Bruce Pomeranz, and Paul Corey, Incidence of adverse drug reactions in hospitalized patients: A meta-analysis of prospective studies, *JAMA* 279, 1200−1205（1998）.
5. The Institute for Safe Medication Practices, *Quarter Watch* 1−3（2009）, http://www.ismp.org/QuarterWatch/2009Q3.pd.
6. 他の選択肢には，次の用語がある．Pharmakosepsis〔医薬性＋敗血症〕, pharmacoscotoma〔医薬性＋暗点〕, pharmacotoxicity〔医薬性＋有毒性〕, pharmakonosis〔医薬性＋感染症〕.
7. Annemarie Mol, *The Logic of Care*（London Routledge, 2008）.
8. Michael Bliss, *The Discovery of Insulin*（Toronto: McClelland and Stewart, 1982）.
9. Edward Shorter and David Healy, *Shock Therapy*（New Brunswick, NJ: Rutgers University Press, 2008）.
10. Thomas Hager, *The Demon under the Microscope*（New York: Harmony Books, 2006）〔トーマス・ヘイガー『サルファ剤，忘れられた奇跡』〕.
11. Jeremy A. Greene, *Prescribing by Numbers: Drugs and the Definition of Disease*（Baltimore: Johns Hopkins University Press, 2007）.

12. Greene, *Prescribing by Numbers.*
13. Louis Lasagna, Congress, the FDA, and new drug development: Before and after 1962, *Perspectives in Biology and Medicine* 32, 322–343 (1989).
14. Greene, *Prescribing by Numbers.*
15. http://www.aace.com/meetings/consensus/hyperglycemia/hyperglycemia.pdf.
16. Action to Control Cardiovascular Risk in Diabetes (ACCORD), Effects of intensive glucose lowering in type 2 diabetes, *NEJM* 358, 2545–2559 (2008).
17. John Abrahams, *Science, Politics and the Pharmaceutical Industry* (London: UCL and St. Martin's Press, 1995).
18. Dwight L. Evans et al., Mood disorders in the medically ill: Scientific review and recommendation, *Biological Psychiatry* 58, 175–189 (2005).
19. "Best Practice: Translating Scientific Discovery into CNS Therapeutic Advantage," http://www.best-practice.net (2008年6月6日に閲覧)
20. Gabrielle A. Carlson et al., Methodological issues and controversies in clinical trials with child and adolescent patients with bipolar disorder: Report of a consensus conference, *Journal of Child and Adolescent Psychopharmacology* 13, 13–27 (2003).
21. Peter S. Jensen et al., Consensus report on impulsive aggression as a symptom across diagnostic categories in child psychiatry: Implications for medication studies, *Journal of the American Academy of Child and Adolescent Psychiatry* 6, 309–322 (2007).
22. Testimony of David J. Graham MD, MPH, to Congress, Nov. 18, 2004, http://www.consumersunion.org/pub/core_health_care/001651.html.
23. Joseph S. Ross et al., Pooled analysis of rofecoxib placebo-controlled clinical trial data: Lessons for postmarketing pharmaceutical surveillance, *Archives of Internal Medicine* 169, 1976–1984 (2009).
24. Martin H. Teicher, Carol Glod, and Jonathan O. Cole, Emergence of intense suicidal preoccupation during fluoxetine treatment, *American Journal of Psychiatry* 147, 207–210 (1990).
25. David Healy, The antidepressant tale: Figures signifying nothing? *Advances in Psychiatric Treatment* 12, 320–328 (2006).
26. Charles M. Beasley et al., Fluoxetine and suicide: A meta-analysis of controlled trials of treatment for depression, *BMJ* 303, 685–692 (1991).
27. これらのデータを使って計算すると，プロザックによる自殺行為の相対リスクは，下限値0.2～上限値16の95%信頼区間において1.9倍になる．このことは，リスクの増加がまったくない可能性もあるものの，これらのデータからのもっとも蓋然性の高いリスク増加率は1.9倍であり，16倍にまでなりうることを示している．
28. Beasley et al., Fluoxetine and suicide. 強調は著者による．

29. David E. Wheadon et al., Lack of an association between fluoxetine and suicidality in bulimia nervosa, *Journal of Clinical Psychiatry* 53, 235–241 (1992).
30. Food and Drug Administration, Psychopharmacological Drugs Advisory Committee, 34th Meeting, Sept. 20, 1991.
31. David Healy, Did regulators fail over selective serotonin reuptake inhibitors? *BMJ* 333, 92–95 (2006).
32. Carol Bombardier et al., VIGOR Study Group, Comparison of upper gastrointestinal toxicity of rofecoxib and naproxen in patients with rheumatoid arthritis, *NEJM* 343, 1520–1528 (2000).
33. David Armstrong, "Bitter Pill: How the New England Journal missed warning signs on Vioxx. Medical weekly waited years to report flaws in article that praised pain drug," *Wall Street Journal*, May 15, 2006.
34. Louis Lasagna, "Back to the future: Evaluation and drug development 1956 to 1996," in *The Psychopharmacologists*, ed. David Healy, 2 (London: Arnold, 1998).
35. Sandor Greenland, Bayesian perspectives for epidemiological research, *International Journal of Epidemiology* 35, 777–778 (2006).
36. Ezra Hauer, The harm done by tests of significance, *Accident Analysis and Prevention* 36, 495–500 (2004).
37. Charles Poole, Why published epidemiology is really junk science, Congress of Epidemiology, Toronto, June 13, 2001.
38. US Supreme Court, *Matrixx Initiatives Inc. et al. v. Siracusano et al.*, No. 09–1156, decided March 22, 2011, 563 US.
39. Kenneth J. Rothman, Writing for Epidemiology, *Epidemiology* 9, 333–337 (1998).
40. Arif Khan et al., Suicide risk in patients with anxiety disorders; A meta-analysis of the FDA database, *Journal of Affective Disorders* 68, 183–190 (2002).
41. Khan et al., Suicide risk in patients with anxiety disorders.
42. Arif Khan et al., Suicide rates in clinical trials of SSRIs, other antidepressants and placebo: Analysis of FDA reports, *American Journal of Psychiatry* 160, 790–792 (2003).
43. Paul Anthony, FDA "Drug Watch" early warnings will have lasting negative effect, PhRMA says, The Pink Sheet, no. 001, June 2005.
44. Chris Bushe and Richard Holt, Prevalence of diabetes and impaired glucose tolerance in patients with schizophrenia, *British Journal of Psychiatry* (Supplement 47) 184, s67–71 (2004). この『英国精神医学誌』の付録（サプルメント）は，すべてリリー社が費用を支払って刊行させたものだ．この付録に含まれるすべてとはいわずとも複数の論文は，リリー社の社員によって執筆されている．抗精神病薬を扱っている他の主要な英国の医学誌（*The Journal of Psychopharmacology*）も，そのすぐあと，リ

リー社が後援したシンポジウムの結果を記載した付録を発行した．このような付録は，学術誌にとって多額の収入が得られる機会で，ピアレビュー（査読）を必要としないことも多い．モーズレイの記述は，これら二つの付録に含まれる複数の論文の中で引かれている．

45. Joanna LeNoury et al., The incidence and prevalence of diabetes in patients with serious mental illness in North West Wales: Two cohorts 1875–1924 and 1994–2006 compared, *BMC Psychiatry* 8, 67 (2004), doi:10.1186/1471-244X-8-67.
46. Barry G. Firkin J. A. Whitworth, *Dictionary of Medical Eponyms* (Carnforth, UK: Parthenon Publishing, 1987). ここでの文脈において皮肉なことに，この本は，グラクソ社の教育的なギフトとして英国の医師たちに贈られたものだった．
47. David Michaels, *Doubt Is Their Product* (New York: Oxford University Press, 2008).
48. Parents Med Guide, The use of medication in treating childhood and adolescent depression: information for patients and families, prepared by the American Psychiatric Association and American Academy of Child and Adolescent Psychiatry (2005), http://www.ParentsMedGuide.org (2005 年 2 月 1 日に閲覧).
49. American Psychiatric Association, "APA responds to FDA's new warning on antidepressants," news release, Oct. 15, 2004, http://www.psych.org/news_room/press_releases/04-55apaonfdablackboxwarning.pdf.
50. この会議は，10 月 10 日に開催された――キーフォーヴァーの法案成立の 43 周年目の記念日だった．
51. David Sheahan, "Angles on panic." in *The Psychopharmacologists*, ed. David Healy, 3, 479–504 (London: Arnold, 2000).
52. Food and Drug Administration, Psychopharmacological Drugs Advisory Committee, 34th Meeting, Sept. 20, 1991.
53. *Lyam Kilker and Michelle David v. SmithKline Beecham*, First Judicial District of Pennsylvania, Civil Trial Division 1813 (Sept. 2009).
54. The Tobacco Institute Inc., *Tobacco and the Health of the Nation* (San Francisco: Legacy of Tobacco Documents Library, UCSF, 1969), http://legacy.library.ucsf.edu/cgi/getdoc?tid=dxb34foo&fmt=pdf&ref=results. 製薬企業はまた，これと非常によく似たやり方で，1990 年代の抗うつ薬の販売高上昇に伴って自殺率が減少したとする一連の研究を宣伝した．このような研究のリストについては，次の文献を参照されたい．Goran Isacsson et al., Decrease in suicides among the individuals treated with antidepressants: A controlled study of antidepressants in suicide, Sweden 1995–2005, *Acta Psychiatrica Scandinavia* 120, 37–44 (2009). おそらく，このことを説明するもっとも妥当な理由は，1990 年代に検視解剖率が低下したことにあるだろう．自殺の大半は，検視を経てのみ確定診断されるからだ．次の文献を参照されたい．Svein Reseland et al.,

National suicide rates 1961−2003: Further analysis of Nordic data for suicide, autopsies and ill-defined death rates, *Psychotherapy and sychosomatics* 77, 78−82 (2008).

55. American Psychiatric Association, "APA responds to FDA's new warning on antidepressants, news release, Oct. 15, 2004, http://www.psych.org/news_room/press_releases/04-55apaonfdablackboxwarning.pdf.
56. US District Court for the Central District of California, *Flora Motus v. Pfizer Inc.* (Roerig Division), CV 00-298, Nov. 11, 1999.
57. US Court of Appeal of the Ninth Circuit, *Motus F v. Pfizer Inc.* (Roerig Division), No 02-55372, 02-55498, Amicus Brief D Troy et al., Sept. 3, 2002.
58. US Court of Appeal of the Ninth Circuit, *Motus F v. Pfizer Inc.* (Roerig Division), No 02-55372, 02-55498, Amicus Brief D Troy et al., Sept. 3, 2002.
59. *Montag v. Honda Motor Co.*, 75 F. 3d 1414, Jan. 22, 1996, http://www.appellate.net/briefs/geieramicus.pdf.
60. Joint Meeting of the CDER Psychopharmacologic Drugs Advisory committee and the FDA Pediatric Advisory Committee, Bethesda, September 13, 2004, 435.
61. Joint Meeting of the CDER Psychopharmacologic Drugs Advisory committee and the FDA Pediatric Advisory Committee, Bethesda, Sept. 13, 2004, 332.
62. Greg D. Curfman, Stephen Morrissey, and Jeffrey Drazen, Why doctors should worry about pre-emption, *NEJM* 359, 1−3 (2009).
63. *Warner-Lambert v. Kent* Supreme court docket 06-1498. 右の URL を参照. www.scotuswiki.com/index.php?title=Warner-Lambertv.Kent.
64. *Wyeth v. Diana Levine*. In US Supreme Court, No. 06-1249 Citations 555 US 555.
65. "Supreme Court rules against Wyeth in liability case," *Reuters*, March 4, 2009, http://www.reuters.com/article/domesticNews/idUSTRE 5233VS20090304.
66. Clifford J. Rosen, The Rosiglitazone story: Lessons from an FDA advisory committee, *NEJM* 357, 844−846 (2007), 1056/nejmp078167; Steven Nissen and Kathy Wolski, Effect of rosiglitazone on the risk of myocardial infarction and death from cardiovascular causes, *NEJM* 356, 2457−2471 (2007).
67. Deborah Cohen, Rosiglitazone: What went wrong? *BMJ* 341, 530−534, c4848 (2010).
68. Philip D. Home et al., Rosiglitazone evaluated for cardiovascular out comes in oral agent combination therapy for type 2 diabetes (RECORD): A multicentre, randomised, open-label trial, *Lancet* 373, 2125−2135 (2009).
69. Cohen, Rosiglitazone: What went wrong?
70. US Senate, Committee on Finance, Staff report on GlaxoSmithKline and the diabetes drug Avandia (2010), http://finance.senate.gov/newsroom/chairman/release/?id=bc56b552-efc5-4706-968d-f7032d5cd2e4.

71. Adrienne Fugh-Berman et al., Promotional tone in reviews of menopausal hormone therapy after the women's health initiative: An analysis of published articles, *Public Library of Science Medicine* 8, e1000425 (2011).

第8章　ファルマゲドン

1. Annemarie Mol, *The Logic of Care* (London: Routledge, 2008).
2. Samuel Sessions and Alan Detsky, The "Shadow Government" in Health Care, *JAMA* 304, 2742−2743 (2010).
3. 1920年代に知能検査が政治目的に使用されたことに似ている．この件については，次の書を参照．Steven J. Gould. *The Mismeasure of Man* (Harmondsworth, UK: Penguin Books, 1980)〔スティーヴン・J・グールド『人間の測りまちがい——差別の科学史』鈴木善治・森脇靖子訳，河出書房新社，2008〕.
4. Deposition of Ian Hudson in *Tobin v. SmithKline Beecham*, Dec. 15, 2000, 30−33 (Harlow, UK).
5. Joseph S. Ross et al., Pooled analysis of rofecoxib placebo-controlled clinical trial data: Lessons for postmarketing pharmaceutical surveillance, *Archives of Internal Medicine* 169, 1976−1984 (2009).
6. Philip Fine, Make Big Pharma provide their raw data, *University World News*, Jan. 18, 2009, http://www.universityworldnews.com/article.php?story= 20090115191615198
7. BBCのテレビ番組『パノラマ』で2007年1月29日に放映された *Secrets of the Drugs Trials*の書き起こし原稿. news.bbc.co.uk//1/hi/programmes/panorama/6317137.stm.
8. Jon Thompson, Patricia Baird, and Jocelyn Downie, *The Olivieri Report* (Toronto: Lorimer, 2001).
9. David Healy, Derelie Mangin, and Barbara Mintzes, The ethics of controlled trials in prenatal depression, *International Journal of Risk and Safety in Medicine* 22, 1−10 (2010), doi:10.3233/JRS-2010-048.
10. Sessions and Detsky, "Shadow Government" in Health Care.
11. Geoffrey Venning, Validity of anecdotal reports of suspected adverse drug reactions: The problem of false alarms, *BMJ* 284, 249−253 (1982).
12. David Healy and Dinah Cattell, The Interface between authorship, industry and science in the domain of therapeutics, *British Journal of Psychiatry* 182, 22−27 (2003).
13. Erick H. Turner et al., Selective publication of antidepressant trials and its influence on apparent efficacy, *NEJM* 358, 252−260 (2008).
14. Gonzalo Laje et al., Genetic markers of suicidal ideation emerging during citalopram treatment of major depression, *American Journal of Psychiatry* 164, 1530−1538 (2007).
15. R. Border et al., Analysis of the direct cost of adverse drug reactions in hospitalized patients,

European Journal of Clinical Pharmacology, 56, 935−941 (2001), doi:10.1007/s002280000260.

16. Sessions and Detsky, "Shadow Government" in Health Care.
17. Richard J. Wurtman and R.L. Bettiker, The slowing of treatment discovery, 1965−1995, *Nature Medicine* 1, 1122−1125 (1995).
18. Paul R. Gross and Norman Levitt, *Higher Superstition: The academic left and its quarrel with science* (Baltimore: Johns Hopkins University Press, 1994).
19. Ivan Illich, *Limits to Medicine* (Medical Nemesis) (Harmondsworth, UK: Penguin Books, 1976)〔イヴァン・イリッチ『脱病院化社会』〕.
20. John Abramson, *Overdosed America: The Broken Promise of American Medicine* (New York: Harper Perennial, 2005).
21. Zyprexa: Primary Care Sales Force Resource Guide, Zyprexa MDL 1596, Plaintiffs' Exhibit 01926 (2002), 7.
22. Gardiner Harris, "Senator Grassley seeks financial details from medical groups," *New York Times*, Dec. 7, 2009, http://www.nytimes.com/2009/12/07/health/policy/07grassley.html.
23. 追いやられたのは，エモリー大学のチャールズ・ネメロフ，スタンフォード大学のアラン・シャッツバーグ，ブラウン大学のマーティン・ケラー——研究 329 の"著者"である．
24. Meredith Wadman, The senator's sleuth, *Nature* 461, 330−334 (Sept. 17, 2009).
25. Sandra Hempel, *The Strange Case of the Broad Street Pump: John Snow and the Mystery of Cholera* (Berkeley: University of California Press, 2009)〔サンドラ・ヘンペル『医学探偵ジョン・スノウ』〕.
26. Dwight D. Eisenhower, Military industrial complex speech (1961), http:// www.cnn.com/SPECIALS/cold.war/episodes/12/documents/eisenhower.speech (2002 年 4 月 21 日に閲覧).
27. Kenneth Kiple, *Plagues, Pox and Pestilence* (London: Weidenfield and Nicholson, 1997).
28. Hank McKinnell, *A Call to Action* (New York: McGraw Hill, 2005)〔ハンク・マッキンネル『ファイザー CEO が語る未来との約束』〕.

著者略歴

(David Healy)

医学博士，精神科認定医．精神医学・精神薬理学史家．カーディフ大学，北ウェールズ心理学的医学部門，教授．英国精神薬理学会（British Association for Psychopharmacology）の元事務局長．これまでに，*The Creation of Psychopharmacology*（Harvard University Press 2002），*The Antidepressant Era*（Harvard University Press, 1999）〔邦訳『抗うつ薬の時代――うつ病治療薬の光と影』（星和書店，2004）〕，*Let Them Eat Prozac: The Unhealthy Relationship between the Pharmaceutical Industry and Depression*（James Lorimer & Company Ltd, 2003; New York University Press, 2004）〔邦訳『抗うつ薬の功罪―― SSRI 論争と訴訟』（みすず書房，2005）〕，*Psychiatric Drugs Explained*. 5th edition（Churchill Livingstone, 2008）〔邦訳『ヒーリー精神科治療薬ガイド』（みすず書房，2009）〕，*Mania: A Short History of Bipolar Disorder*（The Johns Hopkins University Press, 2008）〔邦訳『双極性障害の時代――マニーからバイポーラーへ』（みすず書房，2012）〕ほか多数の著書がある．公式ウェブサイト（http://davidhealy.org）に自身の活動に関する多くの情報をアーカイヴしている．2012 年には薬のリスクに関する情報を草の根的に募り，集積・公開するプロジェクト RxISK.org（https://www.rxisk.org）を立ち上げた．

監訳者略歴

田島治〈たじま・おさむ〉医学博士．杏林大学保健学部教授（精神保健学），同医学部精神神経科兼担教授を経て，2015 年 4 月より，はるの・こころみクリニック院長．杏林大学名誉教授．専門は臨床精神薬理学．著書に『抗うつ薬の真実』（星和書店，2011），『社会不安障害――社交恐怖の病理を解く』（筑摩書房，2008），『精神医療の静かな革命――向精神薬の光と影』（勉誠出版，2006），ほか．ヒーリーの著書『抗うつ薬の功罪』（みすず書房，2005）『ヒーリー精神科治療薬ガイド』（みすず書房，2009）の翻訳を監修．同じくヒーリー『抗うつ薬の時代』も共訳（星和書店，2004）．

訳者略歴

中里京子〈なかざと・きょうこ〉翻訳家．早稲田大学教育学部卒業．訳書にジェーン・カンピオン他『ピアノ・レッスン』（学樹書院，1995），ローワン・ジェイコブセン『ハチはなぜ大量死したのか』（文春文庫，2011），レベッカ・スクルート『不死細胞ヒーラ』（講談社，2011），ギルバート・ウォルドバウアー『食べられないために』（みすず書房，2013），デイミアン・トンプソン『依存症ビジネス』（ダイヤモンド社，2014），フィリップ・ヒューストン他『交渉に使える CIA 流――嘘を見抜くテクニック』（創元社，2015）など多数．

デイヴィッド・ヒーリー
ファルマゲドン
背信の医薬
田島治監訳
中里京子訳

2015年 3 月 30 日　印刷
2015年 4 月 10 日　発行

発行所 株式会社 みすず書房
〒113-0033 東京都文京区本郷 5 丁目 32-21
電話 03-3814-0131(営業) 03-3815-9181(編集)
http://www.msz.co.jp

本文組版 キャップス
印刷所 萩原印刷
扉・表紙・カバー印刷所 リヒトプランニング
製本所 誠製本

ISBN 978-4-622-07907-1
[ファルマゲドン]